U0304675

百病新治丛书

心血管病新治

主　编　杨继国　王纯丽　康传贞

副主编　考希良　孟宪卿　刘继强
　　　　李　俊　崔秀红

中医古籍出版社

图书在版编目（CIP）数据

心血管病新治/杨继国，王纯丽，康传贞主编．－北京：中医古籍出版社，2012.4

（百病新治丛书）

ISBN 978－7－5152－0155－9

Ⅰ．①心… Ⅱ．①杨…②王…③康… Ⅲ．①心脏血管疾病－治疗 Ⅳ．①R540.5

中国版本图书馆 CIP 数据核字（2012）第 063448 号

百病新治丛书

心血管病新治

杨继国　王纯丽　康传贞　主编

责任编辑　刘　婷

封面设计　陈　娟

出版发行　中医古籍出版社

社　　址　北京东直门内南小街 16 号（100700）

印　　刷　北京金信诺印刷有限公司

开　　本　880mm×1230mm　1/32

印　　张　15.5

字　　数　430 千字

版　　次　2012 年 4 月第 1 版　2012 年 4 月第 1 次印刷

印　　数　0001～2000 册

书　　号　ISBN 978－7－5152－0155－9

定　　价　32.00 元

前　言

　　一本书，首先要以实用性和易理解为出版前提。实用性指的是能为阅读者带来有用的知识，而不管这些阅读者是否是医学读者，通过阅读能够获取到相关的知识，从而提高自己对一些疾病的初步认识；易理解指的是阅读者能够从书籍作者的字里行间就能对所述内容看得明白，能够理解这些知识的涵义。本着这两大基本原则，我们编写了《心血管病新治》这本书。编者都是从事一线临床工作的多年医师，对心血管疾病的认识专业而深刻。在专业的基础上，充分考虑到不同读者的理解层次，以简洁通俗的语言从中西医学角度对心血管疾病进行了较为详细的描述。

　　本书采用的是中西医学相融合的编著方式。西医学方面的知识涉及疾病的基本概念、疾病的诊断与鉴别诊断、疾病的治疗和康复；中医学方面的知识涉及疾病的名称、基本概念、中医方面诊断与鉴别诊断、中医经典治疗和临证备要、中医名家的经验集录、预防调护。可以说已经将所述病种从中西医学角度阐述的较为详细，仔细品读之后就会发现真正将实用性和易理解有效地结合了起来。

　　在心血管疾病的发病率日益增高的今天，能够编著一本实用易懂的专业著作让广大读者受益，是件非常荣幸和必要的事情。我国现在的总体经济水平已经跃居全球第二，这对一个发展中的社会主义国家来说已经是真正的奇迹。新的社会形势特点和生活方式对人们的身心带来了新的影响，我们在享受着经济发展带来丰富物质生活快乐的同时，也在饱尝着一些疾病带来的痛苦和煎熬。比如过分的进食大鱼大肉、饮酒嗜烟等等，也就是所谓的高热量、和高脂饮食，使得高血压病和冠心病的发病率大为增加，从而加重了整个社会的负担。

当前，"看病难、看病贵"已成为全世界普遍的难题，这必然会导致医学的变革。而中医学"治未病"的理念，为解决这一难题提供了一条新思路。后世的医家将"治未病"理解为三个层面：一是"未病先防"，二是"既病防变"，三是"已病早治"。详细言之，"未病先防"即是在没有疾病的时候要预防疾病的发生；"既病防变"是指对已经发病要防止疾病进一步地发展和恶化；"已病早治"是指已经发病要及时治疗。

中医学在长期医学实践的积累过程中，对"治未病"逐步形成了样式多种、角度各异、简便廉验的干预手段。中医学除了使用中药或中成药保健预防外，更重视通过养性、适度运动、辨体质膳食并加以针灸、沐足、按摩、导引等方法内外综合调整身心。这些内容在本书中都会有所涉及。正如《黄帝内经》所言："其知道者，法于阴阳，和于术数，饮食有节，起居有常，不妄作劳，故能形与神俱，而尽终其天年，度百岁乃去。"

随着我国进入老龄化社会，心血管疾病的发生率显著增高，治疗这些疾病的医疗费用也呈高速增长态势。我们在进一步提高疾病诊治水平的同时，更要将视点前移，把关注的重点放在预防上面。降低发病率，延长寿命，提高生存质量，进而为国家和人民分忧，降低医疗卫生总体费用显得非常迫切与必要。编写组成员着眼于此，力求从中医角度发掘新的问题解决方式，为我国的医疗卫生工作作出自己应尽的义务和贡献。希望本书的出版能为广大读者带来新的影响。

目　　录

第一章　心力衰竭

心力衰竭（heart failure）是一种复杂的临床综合征，是由于个中原因的初始心肌损伤，引起心脏结构和功能的变化，最后导致心室泵血功能低下。此时心脏不能泵出足够的血液以满足组织代谢需要，或仅在提高充盈压后方能泵出组织代谢所需要的相应血量。发病率高，五年存活率与恶性肿瘤相似，妊娠、劳累、静脉内迅速大量补液等均可加重有病心脏的负担，而诱发心力衰竭。

一、病因

（一）基本病因

1. 原发性心肌舒缩功能障碍

（1）心肌病变　主要见于节段性心肌损害如心肌梗死、心肌缺血，弥漫性心肌损害如心肌炎、扩张型心肌病、肥厚型和限制型心肌病及结缔组织病的心肌损害等。

（2）原发或继发性心肌代谢障碍　常见于冠心病、肺心病、高原病、休克和严重贫血等各种疾病。主要由于心肌缺血缺氧，引起心肌能量代谢障碍或伴发酸中毒使能量产生减少导致舒缩功能障碍。

2. 心脏负荷过度

（1）压力负荷过度　又称后负荷过度，是指心脏在收缩时所承受的阻抗负荷增加。左室压力负荷过度常见于高血压、主动脉流出道受阻等疾病；右室压力负荷过度常见于肺动脉高压、肺动脉狭窄、肺阻塞性疾病及肺栓塞等。

（2）容量负荷过度　又称前负荷过度，是指心脏舒张期所承受的容量负荷过大。左室容量负荷过度包括主动脉瓣、二尖瓣关闭不全及由右向左或由左向右分流的先天性疾病；右室容量负荷过度包括房间隔缺损、肺动脉瓣或三尖瓣关闭不全等；双室容量负荷过度包括严重贫血、甲状腺功能亢进、脚气性心脏病及动静脉瘘。

（3）心脏舒张受限　常见于心室舒张期顺应性减低，限制型心肌病和心包疾病、二尖瓣狭窄和三尖瓣狭窄可使心室充盈受限，导致心房衰竭。

（二）心衰的诱因

1. 感染

为常见的诱因，呼吸道感染占首位，特别是肺部感染，可能与肺淤血后清除呼吸道分泌物的能力下降有关。发热、代谢亢进及窦性心动过速等增加心脏的血流动力学负荷。风湿热、感染性心内膜炎、各种变态反应性炎症和感染性疾病所致的心肌炎症均会直接损害心肌功能，加重原有心脏疾病。

2. 心律失常

快速性心律失常如最常见的心房纤颤使心排血量降低。心动过速会增加心肌耗氧量，诱发和加重心肌缺血。严重的心动过缓可以减低心脏排血量。心律失常还会导致心房辅助泵作用丧失，使心室充盈功能受损。

3. 肺栓塞

心衰病人长期卧床，易产生血栓而发生肺栓塞，因右心室的血流动力学负荷增加而加重右心衰。

4. 劳力过度

体力活动、情绪激动和气候变化、饮食过度或摄盐过多。

5. 妊娠和分娩

可加重心脏负荷和增加心肌耗氧量而诱发心衰。

6. 贫血和出血

慢性贫血病人心排血量增加、心脏负荷增加、血红蛋白的摄氧量减少，可以导致心肌缺氧甚至坏死，引起贫血性心脏病。大量出血使血容量减少，回心血量和心排血量降低，使心肌供血量减少和反射性的心率增快，心肌耗氧量增加，从而导致心肌缺血缺氧。

7. 其他

包括电解质紊乱和酸碱平衡失调。洋地黄过量、利尿剂过量、心脏抑制药物和抗心率失常药物及糖皮质激素类药物引起水钠潴留。

二、临床分类

1. 急性心衰和慢性心衰

按照心衰发展速度分为急性和慢性心衰，以慢性占多数，急性心衰中以急性左心衰为常见。

2. 左心衰竭、右心衰竭和全心衰竭

左心衰竭的特征是肺循环淤血，主要见于左室梗死、高血压、主动脉瓣病人。右心衰竭以体循环淤血为主要表现。左心衰竭发展可致右心衰竭，即全心衰竭。

3. 低排血量型和高排血量型心衰

低排血量型心衰的特征是有外周循环异常的临床表现。高排血量型心衰病人通常四肢温暖和潮红、脉压增大或至少正常。见于甲状腺功能亢进、动静脉瘘、脚气病、贫血和妊娠等。

4. 收缩性和舒张性心衰

收缩性心衰主要临床特点源于心排血量不足、收缩末期容量增大、摄血分数降低和心脏扩大。舒张性心衰是起因于非扩张性纤维组织代替了正常可扩张的心肌组织，心室顺应性下降，因而心搏量降低，左室舒张末期压增高而发生心衰，而代表心脏收缩功能的摄血分数正常。

三、预防

1. 预防感冒

在感冒流行季节或气候骤变情况下，患者要减少外出，出门应戴口罩并适当增添衣服，患者还应少去人群密集之处。若发生呼吸道感染，则非常容易使病情急剧恶化。

2. 适量活动

做一些力所能及的体力活动，但切忌活动过多、过猛，更不能参加较剧烈的活动，以免心力衰竭突然加重。

3. 饮食宜清淡少盐

饮食应少油腻，多蔬菜水果。对于已经出现心力衰竭的病人，一定要控制盐的摄入量。盐摄入过多会加重体液潴留，加重水肿，但也不必完全免盐。

4. 健康的生活方式

一定要戒烟、戒酒，保持心态平衡，不让情绪过于兴奋波动，同时还要保证充足的睡眠。

四、中医治疗成果

临床研究成果：心力衰竭一定要从脾（胃）论治。

1. 心与脾（胃）生理、病理上的相关性

心属火，脾（胃）属土，二者之间存在着火土相生的母子关系，相互滋生，相辅相成。有云"子能令母虚，母能令子实"。

2. "心脾（胃）同治"的同步性与治脾（胃）愈心的实践性

"内伤脾胃，百病由生"。脾胃为后天之本，气血生化之源，脾（胃）衰则诸病丛生，心气、心血失养，心病乃生，故有"心胃同病"之说。对于心力衰竭，一定要病人注意调理脾胃，切忌膏粱厚味、勿令饱餐等，特别是心力衰竭的病人，也不忘健脾和胃导滞之法，却可在心病治疗上收功，远比心病只从心来治效果高出许多。

3. 重视脾胃升降治疗心力衰竭的重要性

"脾居中焦，为气机升降之枢"，升降出入是机体生理活动的基本形式，是维持人体生命活动的必然过程。即脾（胃）功能失调，饮食精微不化，扰乱脂质代谢，聚而生浊，或为湿热，或为痰湿，浊痰交织，滞而化瘀，阻碍心机不能运转，成为所谓"痰湿阻滞心脉"的"胸痹"证。因此，升降脾胃，阻断病理形成，可谓"不治已病治未病"。其病位在心，但其根在脾。不言而喻，升降脾胃愈心病的重要意义就寓于其中。

4. 心脾（胃）同治中"标本缓急"的从属性

无论从病因，还是从治法上，中医学均认为：心力衰竭发生多由脾胃病在先。这是因为"脾（胃）为生痰之源"。心虽主血和脉两个方面，但只有脾（胃）运化与升清正常，血的化生之源不断，脉管得养，血质正常，无浊痰湿热之邪稽留于体内，才能使心的功能活动正常，反之则脾（胃）病及心。

第一节 慢性心力衰竭

慢性心力衰竭是临床极为常见的危重症，常是所有不同病因器质性心脏病的主要并发症。晚近，尽管一些重要的心血管疾病（如冠心病、高血压及瓣膜病等）的发病率和死亡率有所控制，但心衰的发病率却日益增高。心衰的高发病率，与人群老龄化、冠心病治疗水平提高、患者存活时间延长有关。

1. 影响心排血量的五个决定因素为

①心脏的前负荷，②后负荷，③心肌收缩力，④心率，⑤心肌收缩的协调。上述诸因素中单个或多个的改变均可影响心脏功能，甚至发生心力衰竭。基本病因如下：

①前负荷过重：心室舒张回流的血量过多，如主动脉瓣或二尖瓣关闭不全，室间隔缺损，动脉导管未闭等均可使左心室舒张期负荷过重，导致左心衰竭；先天性房间隔缺损可使右心室舒张期负荷过重，导致右心衰竭。贫血、甲状腺机能亢进等高心排血量疾病，由于回心血量增多，加重左、右心室的舒张期负荷，而导致全心衰竭。

②后负荷过重：如高血压、主动脉瓣狭窄或左心室流出道梗阻，使左心室收缩期负荷加重，可导致左心衰竭。肺动脉高压，右心室流出道梗阻，使右心室收缩期负荷加重，可导致右心衰竭。

③心肌收缩力的减弱：常见的如由于冠状动脉粥样硬化所引起的心肌缺血或坏死，各种原因的心肌炎（病毒性、免疫性、中毒性、细菌性），原因不明的心肌病，严重的贫血性心脏病及甲状腺机能亢进性心脏病等，心肌收缩力均可有明显减弱，导致心力衰竭。

④心室收缩不协调：冠心病心肌局部严重缺血招致心肌收缩无力或收缩不协调，如室壁瘤。

⑤心室顺应性减低：如心室肥厚、肥厚性心肌病，心室的顺应性明显减低时，可影响心室的舒张而影响心脏功能。

2. 诱发因素有

①感染：病毒性上感和肺部感染是诱发心力衰竭的常见诱因，感染除可直接损害心肌外，发热使心率增快也加重心脏的负荷。

②过重的体力劳动或情绪激动。

③心律失常：尤其是快速性心律失常，如阵发性心动过速、心房颤动等，均可使心脏负荷增加，心排血量减低，而导致心力衰竭。

④妊娠分娩：妊娠期孕妇血容量增加，分娩时由于子宫收缩，回心血量明显增多，加上分娩时的用力，均加重心脏负荷。

⑤输液（或输血过快或过量）：液体或钠的输入量过多，血容量突然增加，心脏负荷过重而诱发心力衰竭。

⑥严重贫血或大出血使心肌缺血缺氧，心率增快，心脏负荷加重。

一、诊断

（一）现代科学方法诊断

1. 临床表现

心衰的临床表现取决于多种因素，包括病人的年龄，心功能受损程度，病变发展速度及受累的心室状况等。心衰的发展过程分为4个阶段：第一阶段有发展心衰的高危险因素，如高血压、冠状动脉疾病和糖尿病等，但无结构性心脏病和心衰症状和体征；第二阶段又导致心衰的结构异常，但无心衰的症状和体征。第三阶段有结构性心脏疾病，出现心衰症状；第四阶段有严重结构性心脏疾病，顽固性心衰，需特殊治疗。

（1）左心衰竭　　主要表现呼吸困难和心排血量降低所致的临床综合征。

①症状

呼吸困难：呼吸困难是左心衰早期出现的主要症状。劳力性呼吸困难：呼吸困难最先发生在重体力活动时，休息后可自行缓解。正常人和心衰病人劳力性呼吸困难之间主要差别在于后者在正常人活动量时也会出现呼吸困难的加重。随着左室功能不全的加重，引起呼吸困难的劳力强度逐步下降。夜间阵发性呼吸困难：阵发性呼吸困难常在夜间发作。病人突然醒来，感到严重窒息和恐怖感，并迅速坐起，需30分钟或更长时间后方能缓解。通常伴有两肺哮鸣音，称为心源性哮喘。端坐呼吸：卧位时很快出现呼吸困难，常在卧位1~2分钟出现，需用枕头抬高头部。急性肺水肿：是心源性哮喘的进一步发展。

咳嗽、咳痰和咯血：咳嗽是较早发生的症状，常发生在夜间，坐位或立位时咳嗽可减轻或停止。痰通常为浆液性，呈白色泡沫状，有时痰内带血丝。

体力下降、乏力和虚弱：是几乎所有病人都有的症状，最常见原因是肺淤血后发生呼吸困难，以及运动后心排血量不能正常增加，心排血量降低导致组织器官灌注不足有关。老年人可出现意识模糊、记忆力减退、焦虑、失眠、幻觉等精神症状、动脉压一般正常，但脉压减小。

泌尿系统症状：左心衰竭血流再分配时，早期可出现夜尿增多。严重的左心衰竭时心排血量重度下降，肾血流减少而出现少尿，或血尿素氮、肌酐升高并有肾功能不全的相应表现。

②体征

一般体征：活动后呼吸困难，重者出现发绀、黄疸、颧部潮红、脉压减小，动脉收缩压下降、脉快。外周血管收缩，表现为四肢末梢苍白、发冷及指趾发绀及窦性心动过速、心律失常等交感神经系统活动增高伴随征象。

心脏体征：一般以左心室增大为主。在急性病变，如急性心肌梗死、突发的心动过速、瓣膜或腱索断裂时还未及心脏扩大已经发生衰竭；可闻及舒张早期奔马律、P_2亢进，左心功能改善后，P_2减弱。心尖部可闻及收缩期杂音，心功能恢复后杂音减弱或消失；交替脉最常见于左室射血阻力增加引起的心衰。偶尔有交替脉伴电交替。

肺部体征：肺底湿罗音是左心衰竭时肺部的主要体征。阵发性呼吸困难者，两肺有较多湿罗音，可闻及哮鸣音及干啰音。在急性肺水肿时，双肺满布湿罗音、哮鸣音及咕噜音。

（2）右心衰竭　主要表现为体循环淤血为主的综合征。

①症状

胃肠道症状：长期胃肠道淤血，可引起食欲不振、腹胀、恶心、呕吐、便秘及上腹部疼痛症状。

肾脏症状：肾脏淤血引起肾功能减退，白天尿少，夜尿增多。可有少量的蛋白尿、少数透明颗粒或颗粒管型和红细胞。血尿素氮可升高。

肝区疼痛：肝淤血肿大，肝包膜被扩张，右上腹饱胀不适，肝区疼痛，重者可发生剧痛而误诊为急腹症等疾病。长期肝淤血的慢性心衰，可发生心源性肝硬化。

呼吸困难：单纯右心衰竭时通常不存在肺淤血，气喘没有左心衰竭明显。在左心衰竭基础上或是二尖瓣狭窄发生右心衰竭时，因肺淤血减轻，故呼吸困难较左心衰竭时减轻。

②体征

除原有心脏病体征外，可有以下体征：

心脏体征：因右心衰竭患者，可有右心衰竭时心脏增大较单纯左心衰竭时明显，呈全心扩大。单纯右心衰竭患者，可有右心室及（或）右心房肥大。当右心室肥厚显著时，可在胸骨下部左右有收缩期强而有力的搏动。剑突下常可明显搏动，亦为右室增大的表现。可闻及右室舒张期奔马律。

肝颈静脉返流征：轻度心衰病人休息时颈静脉压可以正常，但按压右上腹时上升至异常水平，称肝颈静脉返流征。颈外静脉充盈较肝大或皮下水肿出现早，故为右心衰竭的早期征象，有助于与其他原因引起的肝肿大相区别。

淤血性肝大和压痛：肝肿大和压痛常发生在皮下水肿出现之前，是右心衰竭最重要和较早出现的体征之一。右心衰竭在短时间迅速加重，肝急剧增大，肝包膜迅速被牵张，疼痛明显，并出现黄疸，转氨酶升高。长期慢性右心衰竭患者发生心源性肝硬化，肝质地较硬，压痛不明显。

水肿：发生于颈静脉充盈及肝肿大之后，是右心衰竭的典型体征。首先出现在足、踝、胫骨前较明显，向上延及全身，发展缓慢。早期白天出现水肿，睡前水肿程度最重，睡后消失。晚期可出现全身性、对称性凹陷性水肿。当伴有营养不良或肝损害，血浆白蛋白过低时，出现颜面水肿，常提示预后不良。

胸水和腹水：主要与体静脉和肺静脉压同时升高以及胸膜毛细血管通透性增加有关。一般以双侧胸水多见，常以右侧胸水量较多。

其他：发绀多为周围性，或混合性，即中心性和周围性发绀并存；严重而持久的右心衰竭可有心包积液、脉压降低或奇脉。

（3）全心衰竭　全心衰竭多见于心脏病晚期，病情危重。同时具有左、右心衰竭的临床表现。

2. 实验室和辅助检查

（1）常规化验检查　有助于对心衰的诱因、诊断与鉴别诊断提供依据，指导治疗：①末梢血液检查：贫血为心衰加重因素，白细胞增加及核左移提示感染，为常见诱因；②尿常规及肾功能：有助于与肾脏疾病所致的呼吸困难和肾病性水肿的鉴别；③水电解质紊乱及酸碱平衡的检测：低钾、低钠血症及代谢性酸中毒等是难治性心衰的诱因；④肝功能：有助于与门脉性肝硬化所致的非心源性水肿的鉴别；⑤甲状腺功能：甲状腺功能亢进与减退是心衰的病因和诱发加重因素；⑥脑钠素（BNP）：血浆脑钠素与左室功能不全的程度呈正相关，可作为心衰严重程度的判定指标。BNP > 100pg/ml 即可诊断心功能不全或症状性心衰，也是鉴别心源性呼吸困难与肺源性呼吸困难敏感性和特异性高的指标。

（2）心电图检查　心衰本身无特异性心电图变化，但有助于心脏基本病变的诊断，如提示心房、心室肥大、心肌劳损、心肌缺血从而有助于各类心脏病的诊断；确定心肌梗死的部位，对心律失常作出正确诊断，为治疗提供依据。

（3）二维超声及多普勒超声检查　心衰诊断中最有价值的单项检查，可诊断心包、心肌或心瓣膜病；定量或定性房室内径、心脏几何形状、室壁厚度、室壁运动、心包、瓣膜及血管结构，瓣膜狭窄和关闭不全程度，测量左心射血分数（LVEF），左室舒张末期容量和收缩末期容量；区别收缩功能不全和舒张功能不全；左心射血分数和收缩末期容量是判断收缩功能和预后最有价值的指标。舒张功能减退时，EF 斜率（二尖瓣前叶舒张中期关闭速度）降低，左室快速充盈期（RFP）缩短和缓慢充盈期（SFP）延长，舒张晚期与早期流速峰值之比（即 A/E）增大，左心射血分数正常。

（4）核素心室造影及核素心肌灌注显像　核素心室造影可准确测定左室容量，LVEF 及室壁运动。核素心肌灌注显像可诊断心肌缺血和心肌梗死，对鉴别扩张型心肌病和缺血性心肌病有一定帮助。

（5）X 线检查　左心衰竭 X 线表现为心脏扩大，心影增大的程度取决于原发的心血管疾病，并根据房室增大的特点，可作为诊断左心衰竭原发疾病的辅助依据。肺淤血的程度可判断左心衰竭的程度。左心衰竭 X 线显示肺静脉扩张，肺门阴影扩大且模糊、肺野模糊，肺纹理增多，两肺上野静脉影显著，下野血管变细，呈血液再分配现象。

（6）有创性血流动力学监测　多采用 Swan – Ganz 漂浮导管和温度稀释法进行心脏血管内压力和心排血功能的测定。可用于严重心衰、治疗效果不佳的泵功能监测。还可用于呼吸困难和低血压的鉴别诊断分析并指导临床用药。

3. 分级

根据临床表现，呼吸困难和心源性水肿的特点，以及无创性和（或）有创性辅助检查及心功能的测定，一般不难做出诊断。临床诊断应包括心脏病的病因（基本病因和诱因）、病理解剖、病理生理、心律及心功能分级等诊断。

美国纽约心脏协会（NYHA）分级　一般将心功能分为四级，心衰分为三度。

Ⅰ级：体力活动不受限，日常生活不引起过度乏力、呼吸困难或心悸，即心功能代偿期。

Ⅱ级：体力活动轻度受限。休息时无症状，日常活动即可引起乏力、心悸、呼吸困难或心痛，亦称Ⅰ度或轻度心衰。

Ⅲ级：体力活动明显受限，休息时无症状，轻于日常活动即可引起上述症状，亦称Ⅱ度或中度心衰。

Ⅳ级：不能从事任何体力活动，休息时亦有充血性心力衰竭或心绞痛症状，任何体力活动后加重。亦称Ⅲ度或重度心衰。

4. 鉴别诊断

（1）左心衰竭的鉴别诊断　左心衰竭时以呼吸困难为主要表现，应与肺部疾病引起的呼吸困难相鉴别。虽然大多数呼吸困难的病人都有明显的心脏病或肺部疾病的临床证据，但有部分病人心源性和肺源性呼吸困难的鉴别是困难的。慢性阻塞性肺疾病也会在夜间发生呼吸困难而憋醒，但常伴有咳嗽、咳痰，咳出痰后呼吸困难缓解，而左心衰竭者坐位时可减轻呼吸困难。有重度咳嗽和咳痰病史的呼吸困难常是肺源性呼吸困难。急性心源性哮喘与支气管哮喘发作时鉴别较为困难，前者常见于有明显心脏病临床证据的病人，且发作时如咳粉红色泡沫样痰，或者肺底部有湿罗音，可进一步与支气管哮喘相鉴别。呼吸和心血管疾病两者并存时，如有慢性支气管炎或哮喘病史者发生左心衰竭常发生严重的支气管痉挛和哮鸣音。对支气管扩张剂有效者支持肺源性呼吸困难，而对利尿剂、强心和扩血管药有效则支持心衰是呼吸困难的主要原因。呼吸困难病因仍难以确定是肺功能测定有所帮助。此外，代谢性酸中毒、过度换气及心脏神经症等，有时可引起呼吸困难，也应注意。

（2）右心衰竭的鉴别诊断　右心衰竭和（或）全心衰竭引起的肝大、水肿、腹水及胸水应与心包炎或缩窄性心包炎、肾源性水肿、门脉性肝硬化引起者相鉴别。应仔细询问病史，结合相关体征及辅助检查以资鉴别。

（二）中医诊断方法

中医无"心力衰竭"或"心功能不全"的病名全称，但有心衰的记载。《素问·逆调论》写到"若心气虚衰，可见喘息持续不已"、"夫不得卧，卧则喘着是水气之客也"。汉代张仲景提出了与心衰有关的"支饮"与"心水"。支饮表现为"咳逆倚息，短气不得卧，其形如肿"；心水表现为"身重而少气，不得卧，烦而躁，其人阴肿"，并在《伤寒论》中创造性的提出真武汤、葶苈大枣泻肺汤等。《圣济总录·心脏门》中提出了"心衰"一词，"心衰则健忘，心热则多汗，不足胸腹肋下与腰背隐痛，惊悸恍惚，少颜色、舌体强。"《医参》"心主脉，爪甲色不华，则心衰矣。"

"心衰"的中医诊断多用心悸、喘证、水肿等病名。主要表现为心悸、胸闷、气短、倦怠乏力，动则汗出，自汗或盗汗，面色淡白，舌淡、脉沉细；或午后低热、自汗出、五心烦热、颧红、口干、舌红少苔、脉虚细数或结代；或不得卧，面色晦暗，口唇青紫，肢体浮肿，尿少腹胀，或伴胸水、腹水，舌有瘀斑，脉涩或结代。

二、治疗

（一）中医治疗

1. 辨证治疗

本病属于中医"水肿"、"痰饮"、"心悸"病范畴。中医古籍中之"心悸"、"水肿"、"咳喘"等病，也描述了属于本病范畴的一些内容，其最根本的病理变化是：久病体弱，元气虚衰，气血阴阳俱损，经脉运行不畅，导致阳失温煦，阴失濡养，水饮停蓄，痰瘀闭阻。最常见的证候有心肺气虚、心脾气虚、心肾阳虚、痰饮阻肺、气虚血瘀、阳气虚脱等。

（1）心肺气虚证　心悸气短，咳嗽，气喘而促，动则尤甚，面色苍白，自汗出，易感冒，口唇青紫，舌质淡暗，苔薄白，脉沉细而弱。

辨证分析：肺主一身之气，心主血脉，心肺气虚则见气短、气喘，劳则气耗，故动则尤甚；气虚无力行血而见血行滞涩之口唇青紫，舌淡暗等症；肺主皮毛，气虚不固故见自汗，易感冒。面色苍白，脉沉细弱均属气虚之象。病位在心肺，其性属虚。心悸气短，动则加剧是本证辨证要点。

治法：补益心肺。

代表方：举元煎加味。常用药：人参9g，黄芪15g，白术12g，升麻9g，玉竹12g，当归12g，川芎6g。兼见畏寒肢冷等阳虚见证者，加肉桂6g，附子9g（先煎）；舌暗有瘀点者，加丹参15g，红花6g。

（2）心脾阳虚证　心悸气短，动则加剧，腹胀纳呆，恶心欲吐，下肢浮肿，面色萎黄，便溏不爽，舌淡胖苔白腻，脉沉细或结代。

辨证分析：心中阳气不足，鼓动无力故见心悸气短，动则加剧，脉见沉细或结代；脾阳虚衰运化不利故见纳呆、腹胀；阳虚不运则水湿内停，中焦升降失常故见恶心欲吐、便溏不爽、下肢浮肿，舌淡胖苔白腻。病位在心脾，其性属虚，心悸气短、动则尤甚、腹胀便溏等是本证辨证要点。

治法：温补脾肾。

代表方：理中汤加味。常用药：人参9g，白术15g，干姜9g，炙甘草12g，桂枝12g，茯苓18g，半夏9g。水肿较甚者，加车前子12g（包煎），北五加皮9g；心悸气短较甚者，加黄芪15g，升麻6g。

（3）心肾阳虚证　心悸怔忡，畏寒肢冷，尿少浮肿，身倦欲寐，唇青舌紫，舌淡暗或青紫，苔白滑，脉沉微。

辨证分析：心阳虚衰不能自持，故见心悸怔忡；阳虚则外寒，故见畏寒肢冷；阳微阴盛故静而少动，身倦欲寐；肾主水，肾阳衰微气不化水则水停体内而见尿少身肿；阳气不运则血脉迟滞，故见唇青舌紫、舌淡暗、青紫。病位在心肾，其性属虚。心悸肢冷、尿少身肿、身倦欲寐，是本证的辨证要点。

治法：温阳利水。

方剂：真武汤加味。常用药：附子15g（先煎），白术12g，茯苓15g，白芍12g，桂枝15g，生姜12g，泽泻12g。水肿较甚者，加五加皮9g，防己12g，猪苓15g；气虚明显者，加人参9g，生黄芪15g。

（4）气虚血瘀证　心悸怔忡，胸胁刺痛，胸闷气短，动则喘息，两颧暗红，口唇青紫，舌暗紫苔薄白，脉沉细涩或结代。

辨证分析：气虚则气短，动则喘甚；气虚心失所养，神不守舍故心悸怔忡；气为血帅，气虚推动无力则血行滞涩，故见口唇青紫，舌暗紫、脉沉细涩或结代、两颧暗红、胸胁刺痛等血瘀表现。病位在气血，其性属因虚致实。舌暗紫，脉细涩、胸胁刺痛是本证辨证要点。

治法：益气活血。

代表方：四君子汤合血府逐瘀汤加减。常用药：党参15g，白术12g，茯苓15g，生黄芪15g，柴胡12g，枳壳12g，桃仁12g，红花6g，川芎9g，当归15g，丹参15g。兼见阳虚者，加桂枝15g，附子9g（先煎）；兼阴虚者，加白芍15g，熟地12g；气滞明显者，加青皮6g，香附12g。

（5）痰饮阻肺证　胸闷气短，咳嗽气喘，咳浊唾黏痰或泡沫样痰，腹胀纳呆，尿少浮肿，苔白腻，脉滑。

证候分析：痰饮浊邪阻于胸肺，肺气不得素降，故见胸闷气短，咳嗽气喘；肺为水之上源，肺气郁闭则水湿不行，故见尿少浮肿；咳浊唾黏痰或泡沫样痰，腹胀纳呆，苔白腻，脉滑，均是痰饮内停之象。病位在肺脾，其性属实。胸闷咳喘、咳痰是本证的辨证要点。

治法：泻肺逐饮，健脾化痰。

代表方：温胆汤合葶苈大枣泻肺汤加减。常用药：陈皮12g，半夏12g，茯苓15g，枳实12g，竹茹9g，葶苈子12g，白芥子12g，厚朴 6g，大枣 6g。痰饮化热，口干渴，苔黄腻者，加瓜蒌 15g，黄连 9g，冬瓜仁 15g；咳吐清涎，畏寒肢冷者，加干姜 9g，细辛 3g，桂枝 12g。

（6）阳气虚脱证　心悸喘促，呼吸困难，甚则张口抬肩，面色青灰，烦躁不安，大汗淋漓，四肢厥冷，严重者昏厥谵妄，舌质紫黯，脉微欲绝。

辨证分析：病久体衰，阳气渐耗，阴寒内盛，正邪交争于内故见烦躁不安，心悸；阳气虚脱，故见喘促、大汗淋漓、四肢厥冷、面色青灰等症。病位在心肾，其性属虚，烦躁、大汗淋漓、四肢厥冷等是本证的辨证要点。

治法：回阳救逆，益气固脱。

代表方：肾附龙牡汤加减。常用药：生晒参 9g，附子 9g（先煎），生龙骨 15g，生牡蛎 15g，干姜 9g，肉桂 9g，五味子 12g，山萸肉 9g，五味子 12g，甘草 9g。

2. 中成药

（1）寄生肾气丸　温阳补肾利水。每次 1～2 丸，每日 2～3 次。

（2）生脉饮　益气养阴。每次 1～2 支，每日 3 次。

（3）参苓白术丸　健脾益气，化湿利水。每次服 6g，每日 3 次。

3. 临证备要

（1）本病以虚为本，以虚为主，实因虚生，实从虚来，故治疗以补虚为主，邪实标急时，先予祛邪，邪气稍缓则兼顾补虚，祛邪药物用量不可过猛，服用时间不宜过长。

（2）正虚以气虚、阳虚为主。从脏腑而言，着重在心、脾、肾三脏。心气来源于脾气，脾阳根源于肾阳，治疗时三脏兼顾，不可截然分开。

（3）邪实主要表现在水、饮、痰、瘀四种。从临床疗效而论，水停饮停易祛，痰瘀内阻难效。

（二）现代和前沿治疗

1. 治疗原则、目的和策略

治疗心衰患者的目的是改善生活质量和延长寿命，并防止临床综合征的进展。因此，心衰的治疗必须采取长期的综合性治疗措施，包括对原发疾病的病因和诱因的治疗、调节神经体液因子的过度激活及改善心室功能等，达到提高运动耐量、改善生活质量、防止左室进行性扩大、纠正血流动力学异常、缓解症状及降低死亡率等目的。

2. 治疗方法

当慢性心衰的治疗从短期改善血流动力学药物（如利尿剂、正性肌力药和血管扩张剂）的治疗转为长期应用神经内分泌拮抗剂修复性的治疗策略时，心衰的治疗目标不仅是改善症状，提高生活质量，更重要的是针对心室重塑机制，防止和延缓心室重塑的发展，从而降低心衰的住院率和死亡率。

3. 病因治疗

（1）去除基本病因　如高血压和甲状腺功能亢进的药物控制，通过介入或冠状动脉旁路手术改善冠心病心肌缺血，心脏瓣膜病瓣膜置换和先天性心血管畸形的纠正手术等。

（2）去除诱发因素　感染、心律失常、肺梗死、贫血及水电解质紊乱是常见的心衰诱因。

（3）改善生活方式　降低新的心脏损害的危险因素，如戒烟，戒酒，减轻体重，控制高血压、血脂及糖尿病。

4. 减轻心脏负荷

（1）休息和镇静剂的应用　休息是减轻心脏负荷的主要措施之一，包括限制体力和心理活动，休息可以减轻心脏负荷，减慢心率，增加冠状动脉血供，有利于心功能改善。按照心衰程度限制体力活动，但不强调完全卧床休息，因长期卧床易导致静脉血栓形成、肺栓塞及直立性低血压等并发症。在心功能改善后，应注意鼓励病人尽早活动，并根据病人体力逐渐增加活动量。应予心理治疗，鼓励和安慰病人，可适当应用镇静药物以保证病人充分休息。

（2）低盐饮食　成年人，每日钠摄入量为 3～6g，心衰Ⅰ度者，每日钠摄入量应限制 2g 左右，Ⅱ度心衰患者应限制在 1g 左右。Ⅲ度患者应限制在 0.4g，如用利尿剂的话，钠盐限制可以不必过严，以免低钠。

（3）水分的摄入　在严格限制钠摄入时，一般可不必严格限制水分，液体摄入量以每日 1.5～2L 为宜。但重症心衰、体内已有原发性水潴留、血清蛋白降低或伴有稀释性低钠症，在限制钠盐的同时应限制水的摄入量。

（4）利尿剂的应用

利尿剂的治疗作用：减少血容量、减轻周围组织和内脏水肿，减轻心脏前负荷、减轻肺淤血；利尿后大量排钠，使血管壁张力降低，减轻心脏后负荷，增加心排血量而改善左室功能，能迅速缓解心衰症状，是唯一能充分控制心衰液体潴留的药物。

分类：可分为排钾利尿剂和潴钾利尿剂。

利尿剂的合理应用：一严格掌握指征，避免滥用。使用快速和强效利尿剂要避免发生电解质紊乱、低血容量、休克等严重并发症。二利尿剂使用原则，急性心衰或肺水肿，首选呋塞米静注，如伴有心源性休克，则不宜应用；轻度心衰首选噻嗪类常可获满意疗效。中度心衰需多加用潴钾利尿剂，无效时用襻利尿剂；重度心衰选用襻利尿剂和潴钾利尿剂合用，效果不佳时加用噻嗪类，或间断给予呋塞米肌注或静注。顽固性水肿可用大剂量的呋塞米，或联合应用噻嗪类或襻利尿剂，或短期联合应用多巴胺或多巴酚丁胺。三利尿剂联合应用：如排钾利尿剂联合潴钾利尿剂；潴钾利尿剂不能和钾盐联合应用。四肾功能不全时应选用襻利尿剂，禁用潴钾利尿剂。五间断用药：防止电解质紊乱而使利尿剂更好的发挥作用；六注意水、电解质紊乱，特别是低钾、低镁和低钠血症；七心衰症状控制后，不能将利尿剂作为单一治疗，应与其他的要联合应用。

（5）血管扩张剂的应用

血管扩张剂的应用适应证：临床上有不同程度的肺淤血征象，左室舒张末压力 > 180mmHg；临床上有周围循环灌注不足的表现。瓣膜关闭不全、室间隔缺损、肺动脉高压、瓣膜反流而伴心功能不全者，若病人已有血容量不足应先补充血容量，以免因血管扩张使心排血量更降低。

制剂的选择：病人以前负荷过度心衰为主，应选择扩张静脉为主的药物；以后负荷过度心衰为主，应选用扩张小动脉为主的药物；若后负荷和前负荷过度的心衰都存在，则选用均衡扩张动静脉药物或两类药物联合应用效果较好。

5. 增加心排血量

应用正性肌力药物可增加心肌收缩力，明显提高心排血量，是治疗心衰的主要药物。

（1）洋地黄药物的应用　通过抑制心肌细胞膜 $Na^+ - K^+ - ATP$ 酶，使细胞内 Na^+ 升高，K^+ 降低，Na^+ 与 Ca^{2+} 升高，从而发挥正性肌力作用。应用洋地黄制剂后，心排血量增加，肾血流增加，降低交感神经张力，使周围血管扩张，总外周阻力降低；降低 RAS 活性，减轻醛固酮的水钠潴留作用及兴奋迷走神经、降低窦房结自律性，减慢窦性心率，使房室交界区的有效不应期延长，传导减慢，从而减慢心房扑动、心房颤动的心室率。主要适用于中、重度以收缩功能不全为主，尤其伴心脏扩大、窦性心动过速或室上性快速型心律失常的心衰患者。对伴有心房颤动的心室率快者疗效较好。速效作用类：适用于急性心衰或慢性心衰急性加重时。常用毛花苷丙注射后 10 分钟起效，0.5 ~ 2 小时作用达高峰；每次 0.2 ~ 0.4mg 稀释后静注，如病情需要 4 ~ 6 小时可重复应用。中慢效作用类：适用于中度心衰或维持治疗。目前最常用地高辛，一开始治疗即应用维持量方法，即地高辛每日 0.125 ~ 0.25mg，经过约

5～7 天，后可达稳态治疗血药浓度；或者病情较重者，可先用速效制剂静脉注射，以后维持口服。老年人和肾功能不全的人，地高辛宜用小剂量，并应与利尿剂、血管紧张素转换酶抑制剂等药物联合应用。如地高辛与胺碘酮、维拉帕米、硝苯地平及地尔硫卓合用可使地高辛血药浓度增高，应减半量应用。洋地黄中度的诱因：如低钾、低镁、高钙、酸中毒、心肌缺氧、肾功能减退、严重心肌病变、甲状腺功能低下及老年人等情况。洋地黄中度的临床表现：胃肠道症状：厌食是最早的表现，继而恶心、呕吐，属于中枢性，老年人表现不明显；心脏表现：各种类型的心律失常，最常见的是多源性室早呈二联律、三联律、房性心动过速伴房室传导阻滞及心房颤动伴加速性交界区心律等。在应用洋地黄的过程中，原有的心衰一度好转而又出现加重，应注意是否为洋地黄中毒，提示中毒的神经系统症状：头痛、头晕、乏力、烦躁、失眠及黄、绿视等症状。

（2）非强心苷类正性肌力药物　主要是环腺苷酸依赖性正性肌力药物，包括 β－肾上腺素激动剂（如多巴胺或多巴酚丁胺）及磷酸二酯酶制剂。治疗慢性心衰时，宜用小剂量的多巴胺，此时主要是兴奋多巴胺能受体而使肾血流量增多，提高肾小球滤过率，有显著利尿作用。同时使周围静脉及动脉扩张，降低心脏前后负荷，减轻肺淤血，增加心排血量。大剂量则兴奋 α 受体为主而使外周血管收缩而增加心脏后负荷。多巴酚丁胺加快心率和收缩外周血管的作用均较多巴胺轻。

6. 血管紧张素转换酶抑制剂

血管紧张素转换酶抑制剂（ACEI）能缓解慢性心衰症状，降低病人的死亡率和改善预后，可预防和延缓临床心衰的发生。ACEI 同时抑制 RAS 和 SAS，兼有扩张小动脉和小静脉作用，抑制醛固酮生成，促进水钠排除和利尿，减轻心脏前后负荷；抑制心脏的 RAS，逆转心室肥厚，防止和延缓心室重构。ACEI 还能增加激肽活性剂激肽介导的前列腺素的合成。有血管水肿过敏史及妊娠妇女禁用。常见的副作用为干咳，停药 1～2 周后可自行消失，不能耐受者可换用血管紧张素Ⅱ受体拮抗剂。ACEI不宜用于严重的肾功能不全、双侧肾动脉狭窄及明显主动脉瓣及二尖瓣狭窄等疾病。美国和欧洲心脏心衰治疗指南认为：所有心衰患者，包括无症状性心衰，除非有禁忌证或不能耐受，均需应用ACEI，而且需无限期的终生应用。治疗宜早使用，从小剂量开始，逐渐增加至最大耐受量或靶剂量，而不按症状的改善与否及程度调整剂量。注意观察低血压或低灌注，监测肾功能和血钾等。

7. β受体阻滞剂

心衰时慢性肾上腺素能系统的激活对心肌细胞的损伤介导心室重塑，心肌β受体下调，心肌收缩和舒张期张力增高，耗氧量增加和舒张功能受损。β受体阻滞剂可减轻儿茶酚胺对心肌的毒性作用，使β受体上调，增加心肌收缩反应性，改善舒张功能；减少心肌细胞 Ca^{2+} 内流，减少心肌耗氧量；减慢心率和控制心律失常；防止、减缓和逆转肾上腺素能介导的心室重塑和内源性心肌细胞收缩功能的异常。临床试验显示，选择性 $β_1$ 受体阻滞剂比索洛尔、美托洛尔和非选择性β受体阻滞剂卡维地洛（有α受体阻滞作用）能显著降低慢性心衰病人总死亡率、猝死率及心血管事件死亡率，冠心病或糖尿病人均可获得益处，并可被病人良好耐受。安全应用β受体阻滞剂时应注意以下问题：充分使用ACEI、利尿剂和洋地黄类等药物控制心衰，在血流动力学稳定基础上，开始使用β受体阻滞剂；从小剂量开始递增剂量渐进缓慢，每1~4周增加剂量，达最大耐受量或靶剂量。即使注意以上各点，仍有一些病人在开始使用β受体阻滞剂一个月内心衰会加重，这种作用常被误认为β受体阻滞剂对心脏的负性变力作用，实际上多由于受体阻滞剂对肾血流量影响，导致水肿加重。此时若使用利尿剂可使心衰好转，可继续使用β受体阻滞剂。长期应用3个月左右以后，血流动力学可明显好转；清醒静息状态下，心率不满于50次/分作用可继续使用。总之，应在医生严密观察指导下使用。1999年美国公布的ACTION-HF建议：所用NYHAⅡ、Ⅲ级病情稳定者均需应用β受体阻滞剂，除非有禁忌症或不能耐受，而应尽早应用。

8. 醛固酮拮抗剂

醛固酮在心肌细胞外基质重塑中起着重要作用。而心衰患者长期应用 ACEI，常出现"醛固酮逃逸"现象，即血醛固酮水平不能保持稳定持续的降低。因 ACEI 能抑制醛固酮的分泌，醛固酮拮抗剂有阻断醛固酮的作用，故两者是一个很好的组合。1999 年公布的 RALES 实验证明，重度心衰患者的常规治疗基础上，加用螺内酯，最大剂量 25mg/d，平均应用 24 个月，总死亡率降低 29%。主要不良反应是高血钾和男性乳腺增生。

9. 血管紧张素 II 受体拮抗剂

血管紧张素 II 受体拮抗剂（ARB）与经 ACE 和非 ACE 途径产生的血管紧张素 II 和血管紧张素 II 受体结合。因此，理论上阻断血管紧张素 II 作用更完全。临床试验证明，ARB 治疗心衰有效，但其效果是否相当于或是强于 ACEI 尚未定论。当前仍不宜以 ARB 取代 ACEI 广泛于心衰治疗，仍以 ACEI 为首选。可用于不能耐受 ACEI 咳嗽反应和血管性水肿时。也可以 ARB 和 ACEI 合用。

10. 其他血管扩张剂

钙拮抗剂对心衰患者并未证实有益。因此不主张应用于收缩性心衰患者，但临床实验证明，长效非洛地平、氨氯地平对收缩性心衰患者是安全的，故可用于冠心病心绞痛伴心衰患者。哌唑嗪有较好的急性血流动力学效应，可用于各种心脏病所致的慢性充血性心衰。

11. 舒张性心功能不全为主的心衰的治疗

包括逆转心脏的异常舒张特性及直接降低充盈压以减轻肺静脉充盈：去除舒张性心衰的因素：如积极的控制高血压，应用硝酸酯类、β 受体阻滞剂和钙拮抗剂，缓解和改善心肌缺血，及手术解除诱因，如缩窄性心包炎心包切除术、手术或球囊扩张术解除左室流出道梗阻；松弛心肌：如钙拮抗剂维拉帕米可加快肥厚型心肌病的心室舒张；逆转左室肥厚、改善舒张功能：ACEI、钙拮抗剂和β受体阻滞剂等；降低前负荷、减轻肺淤血、可利用利尿剂和静脉扩张剂（如硝酸盐类）；心动过速的控制、心房颤动的迅速复律。窦性心律对维持房室同步，增加心室充盈十分重要。地高辛等正性肌力药不仅无效，还可能引起不良作用。

（三）现代医家治疗经验

1. 临床分型治疗

谢乐分3型治疗慢性心衰77例。①气阴两虚型予炙甘草汤合血府逐瘀汤，去生地、火麻仁、大枣、桔梗组方；②阴虚血瘀型予真武汤和血府逐瘀汤加减；③风痰阻滞型予瓜蒌薤白半夏汤合血府逐瘀汤加减。结果显效33例，有效37例，无效7例，有效率90.9%。

刘建民等报道分5型治疗慢性心衰182例。①心气虚型治宜补益心气，方用生脉饮加减；②气阴两虚型治宜气阴双补，方用自拟宁心汤（生地、玄参、人参、天冬、麦冬、黄连、山栀子、茯苓、柏子仁、远志、丹参、当归、桔梗、炙甘草）；③心肾阳虚型治宜补益心肾，方用济生肾气丸合真武汤加减；④气虚血瘀型治宜益气活血化瘀，方用补阳还五汤加减；⑤痰浊内阻型治宜利湿化痰，方用二陈汤加减。车向前根据多年的临床实践，将本病的诊断和治疗，在辨证的基础上归纳为心脾气虚、痰浊夹瘀、心肾阳虚、水饮凌心、心阳衰败、阴竭阳脱5型，分别使用益气健脾、活血化瘀、温阳利水、化痰平喘、益气强心、回阳救脱法治疗，取得较为满意的效果。

谭焕民等分7型辨证治疗86例慢性心衰。①心气不足型治宜益气养心，方用红参、麦冬、五味子、生地、沙参、丹参、柏子仁、炙甘草；②气虚血瘀型治宜益气化瘀，方用红参、党参、丹参、赤芍、瓜蒌仁、益母草、三七粉；③心阳虚衰型治宜温阳益气，方用红参、熟附子、桂枝、茯苓、干姜、桂枝、白术、甘草；④阳虚水泛型治宜温阳利水，方用熟附子、桂枝、茯苓、白术、泽泻、猪苓、葶苈子、车前子、丹参、淫羊藿；⑤痰浊壅肺型治宜益肾纳气，温肺化痰，方用红参、法半夏、茯苓、细辛、干姜、葶苈子、瓜蒌、薤白、白芥子、丹参、甘草；⑥阴竭阳脱型治宜益气固脱，回阳救逆，方用红参、熟附子、肉桂、干姜、白芍、当归、黄芪、龙骨、牡蛎、炙甘草。

2. 专法治疗

关德民等运用温阳利水法（基本方：茯苓 40g，白术 25g，白芍 30g，炮附子、桂枝各 15g，生姜、陈皮、半夏各 20g）为主治疗 60 例Ⅲ度充血性心力衰竭患者，配合小剂量地高辛、巯甲丙脯酸口服，结果心衰由原来的Ⅲ度转为Ⅰ度 21 例。转为Ⅱ度 34 例，心衰无改变 5 例。

王月红运用温通辛散法（基本方：当归、川芎、羌活、黄芪、泽泻各 15g，木香、白术各 10g，合欢皮、瓜蒌仁、茯苓、猪苓各 20g）治疗风心病、冠心病、肺心病引起的充血性心力衰竭 32 例。治疗后，按心功能分级恢复到Ⅰ级的 16 例，Ⅱ级的 9 例、Ⅲ级的 4 例、Ⅳ级的 3 例。周一平运用益气活血、利湿化痰法（基本方：黄芪、红参、白术、丹参、益母草、茯苓、泽泻、葶苈子、法半夏、木香、枳壳）为主治疗心衰，寒痰瘀阻加苏梗、桔梗、大腹皮，肺肾两虚型加附片、桂枝、大腹皮，Ⅱ度以上心衰应用强心剂、利尿剂、卡托普利、结果显示显效率 44.2%，有效率 90.7%。

周仲瑛等运用益气助阳、活血通脉法（基本方：附子、人参、玉竹、三七、葶苈子、泽兰、石菖蒲、甘草等组成）治疗心衰 61 例，西药综合治疗法（利尿剂、强心剂、血管扩张剂单用或联合用药）治疗心衰 40 例为对照组。结果中药治疗组在改善患者临床症状、体征和心脏功能等方面明显优于对照组，证明益阴助阳、活血通脉可为治疗心衰的基本大法。

3. 专方治疗

王双乾等自拟心衰饮（黄芪、高丽参、附子、桂枝、葶苈子、车前子、白术、白芍、益母草、生甘草）治疗本病 32 例，肺心病心衰喘甚、水肿严重者加炙麻黄、五味子、苏子、黄芪加倍；血压高者加夏枯草、丹参；胸闷胸痛者加延胡索、三七、薤白，结果显效 28 例，有效 3 例，无效 1 例。

邓德明等自拟心宁煎剂（红参、炙附子、桂枝、泽泻、白芍、丹参、茯苓、黄芪、葶苈子、桑白皮）治疗心肾阳虚型心衰 50 例，辅以吸氧、低盐饮食，口服利尿剂、开博通等基础治疗。对照组在基础治疗上加用地高辛 0.25mg，每日 1 次口服，部分病人加用米力农、多巴酚丁胺滴注。临床治疗 4 周后，治疗组在改善心功能、提高病人生活质量方面，明显优于对照组。

金长娟依据多年来的临床经验，自拟强心泻肺方（万年青根、葶苈子、川椒目、桑白皮、丹参、车前子、灵芝、仙灵脾）治疗西药常规治疗无效的难治性心衰 70 例，结果显效率为 47.1%，有效率为 52.9%。

高林林等以王肯堂之鸡鸣散加味治疗慢性心衰 40 例，每日一剂，头煎于睡前煎好，晨起立即服用。对照组 20 例晨起服用地高辛 0.25mg，每日一次，水肿明显加利尿剂。结果治疗组有效率及降低心室率明显优于对照组。其他经典加减方加减治疗心衰，药切病机，取得较好的效果，如天王补心丹、五苓散、真武汤。

三、慢性心力衰竭的饮食与护理

（一）饮食

心力衰竭时心脏排血量不足，同时有水和钠的排泄减少，此外还有胃肠淤血引起肠道的吸收障碍。

对此，饮食上的安排是少食多餐，减轻心脏负担，食物要容易消化，严禁吃得过饱，每日食物可分 4 至 5 次食用。并限制食盐及各种含钠盐食物的摄入量，选用低热量、低盐、富含维生素、易于消化、不易产气的食物以防水肿。蔬菜中芹菜、茴香菜、金花菜、蕹菜等含钠量较高宜少食。各种豆制品、咸菜、腌制食品（因含有钠盐）均属禁忌。如果缺钾可食用含钾高的海带、紫菜、瘦肉、橘子等。适当补充维生素 B_1 和维生素 C 有利于保护心肌。心力衰竭病人。适当控制总热量，每日的主食量控制在 150～300g 为宜，蛋白质也要适当控制。多吃些水果、蔬菜，适量地吃些鱼、瘦肉、奶制品。

（二）慢性心衰患者的运动康复

患有慢性心衰的病人，往往过分依赖药物的治疗，而忽视运动保健，这是不对的。我们知道，慢性心衰的基本病理特点是静脉系统和重要脏器淤血。药物治疗固然可以纠正血液动力学的异常，缓解症状，单纯依靠药物，效果不能尽如人意。因此，以药物配合适当的、合理的运动来改善静脉的淤血，日益受到医学界的重视。合理的运动应处理好以下关系：①处理好动与静的关系：慢性心衰症状明显期，体力活动应该予以限制，过多体力活动可以加重心脏负担，加重病情。此期的保健重点以静为主，以动为辅。活动必须循序渐进，开始可以在床上伸展四肢再缓慢下床，进行床边运动，室内运动；经过一段时间后再逐渐增加活动量，进行一定的室外活动。要以轻体力、小活动量、长期坚持为原则。②处理好运动和药物的关系：运动是促进慢性心衰康复的重要手段，但不可把运动看得高于一切，忽视药物治疗。症状明显期以药物为第一选择。运动可以增强体质，正确的运动可以减少对药物的依赖。此外，合理的运动还可以促进药物从体外排泄，减少药物的蓄积。

（三）预防

主要有三方面：①积极防治各种器质性心脏病。②避免各种心力衰竭的诱发因素。防治呼吸道感染、风湿疾病的活动、避免过劳、控制心律失常、限制钠盐、避免应用抑制心肌收缩力的药物，对妊娠前或妊娠早期已有心功能不全者应节制生育。③积极防治影响心功能的合并症，如甲状腺功能亢进、贫血及肾功能不全等。

（四）日常护理注意事项

首先保持病室环境安静、舒适整齐、空气新鲜，冬天注意保暖，以防止呼吸道感染而加重病情。氧疗可改善机体缺氧，促进组织代谢，维持生命活动，是心功能不全治疗的重要措施之一。给氧应从小流量开始，待病人适应后根据需要调节流量。

心功能不全患者，应根据心动能不全程度，采取适当体位配合治疗。一般病人应采取高枕位睡眠；较重者采取半卧位或坐位，可以减少夜间气短、喘憋等呼吸困难症状。严重心功能不全或急性左心功能不全患者，应采取端坐位，同时双下肢下垂，使回心血量减少，膈肌下降，胸腔容积扩大，肺活量增加，可缓解呼吸困难；对于轻度心功能不全患者，不宜做重体力活动，如允许可限于日常生活活动。对于中度心功能不全患者，增加卧床休息，避免激烈运动项目，较适于散步一类轻活动，出现心功能不全症状即止；对于重度心功能不全患者应绝对卧床休息，待心功能改善后，根据病情恢复情况尽早活动，以防止长期卧床而导致肌肉萎缩、消化功能减退、静脉血栓形成等，活动应注意循序渐进。

①轻度心力衰竭病人，限制体力活动。较重心力衰竭病人以卧床休息为主；心功能改善后，应适当下床活动，以免下肢血栓形成和肺部感染。②减轻胃肠道负担，宜少量多餐，适当控制每日进食总量。宜用低盐饮食，每日食盐不宜超过5g（1钱）；忌食盐腌制食品及含盐炒货。心力衰竭时，由于胃肠道充血，消化机能低下，容易引起腹胀，如再进食过多，胃部饱满，易导致膈肌痉挛，影响心肺功能，因此，心力衰竭病人的饮食原则是以易消化、清淡的半流质或软食为主，并少食多餐。③严禁烟、酒，不喝浓茶或咖啡。④严格按医嘱服药，不得随便改变药物的用法和用量，特别在服用利尿剂和地高辛时更应如此，以免发生不良后果。⑤感冒、腹泻、发热或病情变化时要及早就诊。⑥要注意的是育龄妇女要做好避孕

措施。

第二节　急性心力衰竭

急性心衰系指急性的心脏病变引起心肌收缩力明显降低，或心室负荷加重而导致急性心排血量显著、急剧的降低，体循环或肺循环压力突然增高，导致组织器官灌注不足和急性肺淤血的临床表现。临床上以急性左心衰竭为常见，表现为急性肺水肿，重者伴心源性休克。急性右心衰较少见，可发生于急性右心室梗死，或由大面积肺梗死引起的急性肺源性心脏病。

急性心衰常由于一定诱因，使心功能代偿的病人突然发生心衰，或使已有心衰的病人突然病情加重。因此，它可发生在心脏功能正常，或无心脏病变的病人。常见病因有：急性弥漫性心肌损害，如急性心肌梗死、急性心肌炎等；急性心脏负荷过重，如突然动脉压显著增高，或高血压危象；原有瓣膜狭窄（二尖瓣、主动脉瓣）或左室流出道梗阻者突然过度体力活动；快速心律失常或输液过多过快时；急性容量负荷过重，如急性心肌梗死、感染性心内膜炎或外伤引起的乳头肌断裂或功能不全、腱索断裂、瓣膜穿孔等导致急性瓣膜反流，在输液过多过快时可导致肺静脉压显著升高而发生急性肺水肿。急性左心衰竭发作后，如原发病因和诱因得以去除，病人可完全恢复。如病人存活，而原发病继续存在，则可发展为慢性心衰。此时由于各种代偿机制已有充分时间作用，病人可有一段的稳定时间，但一旦又有诱因时可再次发生心衰。

一、诊断

（一）现代科学方法诊断

急性左心衰竭发生急骤，主要表现为急性肺水肿，由于肺毛细血管楔嵌压急剧上升，症状发展极为迅速且十分危重。病人突然出现严重呼吸困难、端坐呼吸、烦躁不安、面色苍白、皮肤湿冷、大汗淋漓。并频繁咳嗽，严重时咳粉红色泡沫样痰。听诊心率增快，开始肺部可无湿罗音，或仅有哮鸣音，继而发展为双肺满布湿罗音和哮鸣音。心尖部可听到舒张期奔马律，P_2亢进。由于病人激动，交感神经激活至血管收缩，动脉压常升高。胸部 X 线示肺纹理增多、增粗或模糊，肺间质水肿所致的 Kerley B 线。双肺门有呈放射状分布的大片云雾状阴影，或呈粗大结节影、粟粒状结节影。

根据典型症状和体征，一般诊断并不困难。常需与重度支气管哮喘相鉴别。后者常有以往反复发作史，出汗和发绀不明显，胸廓过度扩张，叩诊呈过清音，呼吸时辅助呼吸肌的使用特别明显，肺部哮鸣音呈高音调、乐鸣音，干鸣音和湿罗音较肺水肿少。大量粉红色泡沫样痰和心尖部舒张期奔马律有助于急性肺水肿的诊断。急性心肌梗死是左心功能不全因其病理生理改变的程度不同，临床表现差异很大，可表现为轻度肺淤血，或因每搏量和心排血量下降，左室充盈压升高而发生肺水肿。当血压下降，严重组织灌注不良则发生心源性休克。合并心源性休克时，应与其他原因引起的休克相鉴别。心源性休克多与肺淤血、肺水肿并存是主要特征，如无肺循环和体循环淤血征，则心源性休克的可能性极少。

（二）中医诊断

急性心力衰竭属中医学"怔忡"、"喘证"、"胸痹"及"心痛"等范畴。主要表现为心悸喘促、不能平卧、浮肿、舌暗脉结代或促。急性左心衰中医诊断为夜间心悸，端坐呼吸，喉中哮鸣等表现。右心衰竭发作时可有喘促气短、不能平卧、腹部、全身水肿及胸闷、心痛彻背的表现。

注意虚实的错杂，本病在反复发作过程中，每见邪气尚实而正气已虚。可因阳虚饮停，上凌心肺，泛溢肌肤，而见喘咳心悸，胸闷，咳痰清稀，肢体浮肿，尿少，舌质淡胖，脉沉细。

（三）民间经验诊断

喘证以呼吸困难，甚则张口抬肩，鼻翼扇动，不能平卧为其临床特征，严重者可致喘脱。病因为外感六淫、内伤饮食、情志不舒以及久病体虚所致。病变主要在肺和肾，而与脾、心有关。病理性质有虚实之分。实喘在肺，为邪气壅盛，气失宣降；虚喘主要在肾，为精气不足，肺肾出纳失常。辨证治疗以虚实为纲。

二、治疗

（一）民间和经验治疗

本病属于中医学"喘证"的范畴，呼吸困难，喘息气促，甚至张口抬肩，鼻翼煽动，不能平卧为主要临床表现，虚喘尤重治肾，补正当辨阴阳。虚喘有补肺、补肾及健脾、养心的不同治法，且每多相关，应结合应用，但肾为气之根，故必须重视治肾，纳气归原，使根本得固。扶正除辨别脏器所属外，须进一步辨清阴阳。阳虚者温养阳气，阴虚者滋阴填精，阴阳两虚者根据主次酌情兼顾。一般而论，以温阳益气为主。治法：扶阳固脱，镇摄肾气。方药：参附汤合黑锡丹。参附汤益气回阳，黑锡丹镇摄浮阳，纳气定喘。应用时尚可加龙骨、牡蛎、山萸肉以固脱。同时还可加服蛤蚧粉以纳气定喘。若呼吸微弱，间断难续，或叹气样呼吸，汗出如洗，烦躁内热，口干颧红，舌红无苔，或光绛而紫赤，脉细微而数，或散或芤，为气阴两竭之危证，治应益气救阴固脱，可用生脉散加生地、山萸肉、龙骨、牡蛎以益气救阴固脱。若出现阴竭阳脱者，加附子、肉桂急救回阳。

（二）中医和经典治疗

1. 辨证论治

（1）气阴两虚证　心悸气喘，活动加剧，大汗淋漓，颧红唇绀，神疲眩晕，苔少，舌质红，脉微细数。

辨证分析：心之气阴两虚。心主血脉，心气虚则推动无力，心脉失养，则心悸气喘；动则气耗，故活动则加剧；心气不足，营卫不固，汗液外泄，则大汗淋漓；阴虚则热，故颧红唇绀；脉微细数，均为气阴两虚，虚热内扰之象。病位在心，病性属虚。心悸气喘、大汗淋漓、舌红少苔为本证辨证要点。

治法：益气养阴，宁心安神。

代表方：生脉散加减。常用药：西洋参 15g（炖服），麦冬 12g，五味子 9g，黄精 12g，黄芪 15g，炙甘草 10g，茯神 12g。以气虚为主者，加人参 10g（炖服）；心悸烦躁者，加生龙牡各 20g（先煎），磁石 30g（先煎）。

（2）心肾阳虚证　心悸气喘，畏寒肢冷，腰酸尿少，面色苍白，全身浮肿，舌淡苔白，脉沉细弱。

辨证分析：心肾阳虚，心脉运行受阻，水不化气，上逆则心悸气喘；肾阳虚弱，水液气化失常，膀胱失其温煦，则腰酸尿少；阳气虚弱，不能温运四肢百骸，则面色苍白，畏寒肢冷；阳虚水泛，水液溢于肌肤，则全身浮肿；舌淡苔白，脉沉细弱，为阳虚之象。病位在心、肾，病性属虚。心悸气喘、全身浮肿，舌淡苔白为本证的辨证要点。

治法：温阳利水，宁心安神。

代表方：真武汤加减。常用药：制附子 10g，肉桂 3g，干姜 3g，茯苓 12g，白术 12g，车前子 9g（包），泽泻 10g，党参 15g，黄芪 20g。水肿甚者，加猪苓 10g，葶苈子 6g；汗多者，加牡蛎 15g（先煎），浮小麦 9g；恶心呕吐者，加生姜 3 片，吴茱萸 3g。

2. 中成药

（1）生脉饮　益气养血复脉。每次 10ml，每日 3 次。

（2）参附注射液　益气回阳，救逆固脱。每次 40～60ml，加入葡萄糖中，静脉点滴。

（三）现代和前沿治疗

首先确定并治疗诱因。急性肺水肿常可找到诱因，如急性心肌梗死、快速心律失常及输液过多过快等。有高血压危象引起者应迅速降压，可用硝普钠。如器质性心脏病伴快速性心律失常对抗心律失常药物无效，而非洋地黄引起，应迅速电击复律等。经初步诊断处理后，应及时对基本病因和基础疾病作出诊断。如重度二尖瓣狭窄、感染性心内膜炎伴瓣膜穿孔及肥厚梗阻性心肌病等，并给予相应的处理。

1. 体位

取坐位，双腿下垂，以减少静脉回心血量，减轻心脏前负荷。

2. 吸氧

开始氧流量为 $2 \sim 3L/min$，也可高流量给氧 $6 \sim 8L/min$，需要时予面罩加压给氧或正压呼吸。应用酒精吸氧，或有机硅消泡剂，使泡沫表面张力降低而破裂，有利于肺泡通气的改善。

3. 镇静剂

吗啡是治疗急性肺水肿极为有效的药物。吗啡通过抑制中枢性交感神经而反射性降低外周静脉和小动脉张力，减轻心脏前后负荷；降低呼吸中枢兴奋性，使呼吸频率减慢，呼吸深度变小，松弛支气管平滑肌，改善通气功能；其中枢镇静作用能够减轻病人烦躁不安而减低耗氧。用法：一般 $3 \sim 5mg$ 静脉注射，必要时每隔 15 分钟重复一次，共 $2 \sim 3$ 次，或 $5 \sim 10mg$ 皮下注射或肌肉注射。严密观察疗效和呼吸抑制等不良反应。低血压或休克、慢性肺部疾病、神智障碍及晚期危重病人伴有呼吸抑制者禁用吗啡。老年人慎用或减量应用，或用哌替啶 $50 \sim 100mg$ 肌注。

4. 快速利尿

呋塞米 $20 \sim 40mg$ 静脉给予，可大量迅速利尿，减少血容量，降低心脏前负荷，缓解肺淤血。本药有扩张静脉作用，故肺水肿的缓解常在利尿作用发生之前，但对于急性心肌梗死的左心衰竭应慎用，以免引起低血压、休克或严重心律失常等不良反应。

5. 四肢轮流结扎止血带降低前负荷

可用橡皮管或血压计袖带，充气压力应低于舒张压 10mmHg，以保证动脉血流仍能够通过而又能阻碍静脉血回流。四肢中只有三肢加压，每隔 15～20 分钟放松一肢，轮流加压。

6. 血管扩张剂

对任何病因引起的急性肺水肿（二尖瓣狭窄伴肺动脉高压除外）均有良好疗效。首选药为硝普钠，初选剂量 16 微克/分钟，在严密观察下逐渐增至 50～200 微克/分钟。用药中严密观察血压，使血压维持在 100/60mmHg 以上为宜。如肺水肿并低血压或休克时，可用硝普钠和多巴胺或多巴酚丁胺联合静滴，两者联合用药可降低心脏前后负荷，又可避免血压过度下降。在严重低血压时，应静脉滴注多巴胺 5～15μg/（Kg·min）。一旦血压升至 90mmHg 以上，则可同时静滴多巴酚丁胺 3～13μg/（Kg·min），以减少多巴胺用量。如血压不升，可加大多巴胺剂量（≥5～15μg/（Kg·min））。轻度低血压时，也可用多巴胺和多巴酚丁胺合用，硝酸甘油初始量为 5～10 微克/分钟，以后可根据治疗反应调整剂量，维持量 50～100 微克/分钟。

7. 强心苷

如果近一周内未用地高辛，或两周内未用过洋地黄毒苷，可给予毛花苷丙 0.4mg，或毒毛旋花子苷 0.125mg 静脉注射，若无中毒反应可酌情 2～4 小时后重复原剂量。急性心肌梗死避免在发病时 24 小时内应用，但如果合并快速心房颤动亦可慎用。禁用于高度二尖瓣狭窄伴窦性心律者，此时应以扩血管药物为主。

8. 氨茶碱

可解除支气管痉挛、减轻呼吸困难；氨茶碱还有正性肌力作用、扩张外周血管和利尿作用。常用剂量 0.25g 以葡萄糖水稀释后静脉推注，10 分钟推完。必要时 4～6 小时可重复使用。

9. 其他疗法

糖皮质激素的应用，可降低外周血管阻力和解除支气管痉挛；静脉放血适用于大量输血输液所致的急性肺水肿；主动脉内气囊反搏术对药物治疗无效，或伴有低血压及休克者可取得较好疗效。

三、康复饮食及家庭护理

（一）康复原则

1. 合理休息

休息是减轻心脏负担的重要方法，可使机体耗氧量明显减少，使肾供血增加，有利于水肿的消退。除午睡外，下午宜增加数小时卧床休息。

2. 调整心态

病人自己应该保持平和心态，不自寻烦恼。各种活动要量力而行，既不逞强，也不过分依赖别人。不能忽视自己的疾病，也不要过分关注。原有心脏病者，要注意自我保护，避免过度劳累、兴奋、激动。一旦发生突然烦躁的气急，如在家里，应从速送附近医院急救，分秒不能延误。如在医院发生，立即呼救，取坐位、双下肢下垂，尽量保持镇静，消除恐惧心理。在大多数情况下，只要能及时就诊，用药得当，会渡过危险期，挽救生命。

（二）饮食与禁忌

1. 适宜的饮食

①粮食类：大米、面粉、小米、玉米、高粱。
②豆类：豆浆、豆腐等。

③禽、畜肉类：鸡肉、鸭肉、猪肉、牛肉。

④油脂类：植物油为主，动物油少用。

⑤水产类：淡水鱼及部分含钠低的海鱼。

⑥奶、蛋类：牛奶（250ml），鸡蛋或鸭蛋。

⑦蔬菜类：含钠量高者除外。

⑧水果：各种新鲜水果。

⑨调味品：醋、糖、胡椒、葱、姜、咖喱。

⑩饮料：淡茶、淡咖啡。

2. 不宜的饮食

①粮食类：各种面包或加碱的机器切面、饼干、油条、油饼及发酵做的各种点心。

②豆类：豆腐干、霉豆腐等。

③禽、畜肉类：含食盐及安息香酸的罐头食品、肠类、咸肉、腊肉、肉松。

④油脂类：奶油。

⑤水产类：咸鱼、熏鱼、罐头鱼及部分含钠高的海鱼。

⑥奶、蛋类：咸蛋、松花蛋、乳酪等。

⑦蔬菜类：咸菜、酱菜、榨菜及部分含钠高的蔬菜，如菠菜、卷心菜、芹菜等。

⑧水果：葡萄干、含食盐及安息香酸的水果罐头或果汁、水果糖等。

⑨调味品：味精、食盐、酱油、番茄酱等。

⑩饮料：汽水、啤酒、牛肉汁等。

（三）家庭护理

随着人口的老龄化及医疗救治水平的提高，心力衰竭的发病率逐渐上升，65 岁以上的人群心衰的患病率高达 4%～6%。心衰患者大多数在家休养，因此，除了对症治疗外，更应做好家庭护理。

1. 诱因

感染是诱发心衰的常见原因，所以慢性心衰病人无论何种感染，均需早期应用足量的抗生素。有些体弱病人感染时症状不典型，体温不一定很高，仅表现为食欲不佳、倦怠等，应密切观察病情变化，预防心衰发生。

2. 合理休息

休息是减轻心脏负担的重要方法，可使机体耗氧明显减少，使肾供血增加，有利于水肿的减退。除午睡外，下午宜增加数小时卧床休息。急性期和重症心衰时应卧床休息，待心功能好转后应下床做一些散步、气功、太极拳等活动，但要掌握活动量，当出现脉搏大于 110 次/分，或比休息时加快 20 次/分，有心慌、气急、心绞痛发作或异搏感时，应停止活动并休息。

3. 心理护理

慢性心衰病人长年卧床，易产生"累赘"感，对生活信心不足，同时又惧怕死亡。因此，家属应多关心体贴，生活上给予必要的帮助，使病人保持良好的情绪。病人自己也应保持平和的心态，不自寻烦恼。各种活动要量力而行，既不逞强，也不过分依赖别人。对自己的疾病不能忽视，也不要过分关注，因为过分紧张往往更易诱发急性心衰。

4. 合理饮食

饮食在心功能不全的康复中占重要地位，其原则为低钠、低热量、清淡易消化，足量维生素、碳水化合物、无机盐，适量脂肪，禁烟、酒。还应少食多餐，因饱餐可诱发或加重心衰。

5. 合理用药

应严格按医嘱用药，切忌自作主张更改或停用药物，以免发生严重后果。并应熟悉常用药的毒副作用，这样有利于不良反应的早发现、早就医、早处理。

6. 皮肤护理

慢性心衰病人常被迫采取右侧卧位，所以应加强右侧骨隆突处皮肤的护理，预防褥疮。可为病人定时按摩、翻身，护理动作应轻柔，防止皮肤擦伤。对水肿严重者的皮肤更应加强保护。

7. 定期复查

应定期抽血复查地高辛浓度和血钾、钠、镁及尿素氮、肌酐等。并定期复查心电图，心功能测定可每 3 个月检查一次。检查体重及水肿情况，并根据病情由医生决定药物是否需要调整。

8. 自我监测

心衰病人应学会自我监测，以便对出现的各种症状和所用药物的毒副作用及时发现，如出现气短、乏力、夜间憋醒、咳嗽加重、泡沫状痰、倦怠、嗜睡、烦躁等，可能为心衰的不典型表现，应及时就医。

第二章　心律失常

心律失常（cardiac arrhythmia）是由于窦房结激动异常或激动产生于窦房结以外，激动的传导缓慢、阻滞或经异常通道传导，即心脏活动的起源和（或）传导障碍导致心脏搏动的频率和（或）节律异常。心律失常是心血管疾病中重要的一组疾病。它可单独发病亦可与心血管病伴发。可突然发作而致猝死，亦可持续累及心脏而衰竭。"心律紊乱"或"心律不齐"等词的含义偏重于表示节律的失常，心律失常既包括节律又包括频率的异常，更为确切和恰当。

心律失常可见于各种器质性心脏病患者，其中以冠状动脉粥样硬化性心脏病（简称冠心病）、心肌病、心肌炎和风湿性心脏病（简称风心病）为多见，尤其在发生心力衰竭或急性心肌梗塞时。发生在基本健康者或植物神经功能失调患者中的心律失常也不少见。其它病因尚有电解质或内分泌失调、麻醉、低温、胸腔或心脏手术、药物作用和中枢神经系统疾病等。部分病因不明。

一、诊断

（一）现代科学方法诊断

根据心律失常发作时心率、节律、起止特点、持续时间和伴随症状等并结合心电图检查常可明确诊断，必要时可行希氏束电图，心腔内电图等电生理检查。

1. 病史

心律失常的诊断应从采集详尽的病史入手。尽量让患者描述发生心悸等症状时的感受。病史通常能提供对诊断有用的线索：①心律失常的存在及其类型；②心律失常的诱发因素：烟、酒、咖啡、运动及精神刺激等；③心律失常发作的频繁程度、起止方式；④心律失常对患者造成的影响。

2. 体格检查

除检查心率与节律外，某些心脏体征有助于心律失常的诊断。例如，完全性房室传导阻滞或房室分离时心律规则，当 PR 间期变化，第一心音强度亦随之变化。若心房收缩与房室瓣关闭同时发生，颈静脉可见巨大 a 波。由于心房收缩发生在心动周期的不同时间，有时可听到心房奔马律。左束支传导阻滞可伴随第二心音反常分裂。

颈动脉窦按摩通过提高迷走神经张力，减慢窦房结冲动发放频率和延长房室结传导时间与不应期，对某些心律失常的诊断可提供帮助。其操作方法是：患者取平卧位，尽量伸展颈部，头部转向对侧，轻轻推开胸锁乳突肌，在下颌角处触及颈动脉搏动，先以手指轻触并观察患者反应。如无心率变化，继续以轻柔的按摩手法逐渐增加压力，持续约 5 秒。严禁双侧同时施行。老年患者颈动脉窦按摩偶尔会引起脑梗死。因此，事前应在颈部听诊，如听到颈动脉嗡鸣音应禁止施行。窦性心动过速对颈动脉窦按摩的反应是心率逐渐减慢，停止按摩后回复至原来水平。房室结折返性心动过速或房室结参与的房室折返性心动过速的反应是心动过速突然终止或无变化。心房颤动与心房扑动的反应是心室率减慢，随后恢复原来心率，但心房颤动与扑动依然存在。

3. 心电图检查

是诊断心律失常最重要的一项非侵入性检查技术。应记录 12 导联心电图，并记录清楚显示 P 波导联的心电图长条以备分析，通常选择 V1 或 Ⅱ导联。节律分析应包括：心房与心室节律是否规则，频率各为若干？PR 间期是否恒定？P 波与 QRS 波群形态是否正常？P 波与 QRS 波群的相互关系等等。

4. 长时间心电图记录

动态心电图（Holter ECG monitoting）检查使用一种小型便携式记录器，连续记录患者 24 小时的心电图，患者日常工作与活动均不受限制。这项检查便于了解心悸与晕厥等症状的发生是否与心律失常有关、明确心律失常或心肌缺血发作与日常活动的关系以及昼夜分布特征、协助评价抗心律失常药物疗效、起搏器或埋藏式心脏复律除颤器的疗效以及是否出现功能障碍等。

若患者心律失常间歇发作、且不频繁，有时难以被动态心电图检查发现。此时。可应用事件记录器，记录发生心律失常及其前后的心电图，通过直接回放或经电话传输图形至医院。尚有一种记录装置交由患者自行启动，便于检测症状性心律失常。

5. 运动试验

患者在运动时出现心悸等症状，可作运动试验协助诊断。但应注意，正常人进行运动试验，亦可发生室性期前收缩。运动试验诊断心律失常的敏感性不如动态心电图。

6. 食管心电图

解剖上左心房后面毗邻食管，因此，插入食管电极导管并置于心房水平时，能记录到清晰的心房电位，并能进行心房快速起搏或程序电刺激。

食管心电图结合电刺激技术对常见室上性心动过速发生机制的判断可提供帮助，如确定是否存在房室结双径路。房室结折返性心动过速能被心房电刺激诱发和终止。食管心电图能清晰地识别心房与心室电活动，便于确定房室分离，有助于鉴别室上性心动过速伴有室内差异性传导与室性心动过速。食管快速心房起搏能使预激图形明显化，有助于不典型的预激综合征患者确立诊断。应用电刺激诱发与终止心动过速，可协助评价抗心律失常药物疗效。食管心房刺激技术亦有助于确定病态窦房结综合征的诊断。此外，作为治疗上的应用，应用快速心房起搏，可终止药物治疗无效的某些类型室上性折返性心动过速。

7. 信号平均技术（signal – averaging technique）

为了记录到微伏级的心电信号，首先应设法删除由骨骼肌、电源线与器械产生的杂乱电信号。应用信号平均技术可在体表检测来自窦房结、房室结、希氏束与束支等处的电活动。

临床上，信号平均技术最常应用于检测心室晚电位。心室晚电位位于 QRS 波群终末部分，振幅 $5 \sim 25 \mu V$，体表心电图无法加以识别。其产生机制与心室内传导的延迟与断续有关。心肌梗死后发生持续性室性心动过速的患者中，心室晚电位检出率高达 70% ~ 90%，无室性心动过速发作的心肌梗死患者，心室晚电位检出率为 7% ~ 15%，正常人仅 0% ~ 6%。因此，从心肌梗死后患者检出心室晚电位，可作为识别易发生室性心动过速与心脏性猝死的一项独立的危险因素。心室晚电位属于高频电信号，除应用信号平均技术以外，频域分析技术（富里叶转换）亦可用作检测目的。

8. 临床心电生理检查

心腔内心电生理检查是将几根多电极导管经静脉和（或）动脉插入，放置在心腔内的不同部位记录局部电活动，包括右心房、右心室、希氏束、束支、房室旁路、冠状窦（记录左心房电活动）。与此同时，应用程序电刺激和快速心房或心室起搏，测定心脏不同组织的电生理功能，诱发临床出现的心动过速，对不同的治疗措施（如药物、起搏器、植入式心脏转律除颤器、导管消融与手术治疗等）的疗效作出预测与评价。患者接受电生理检查，大抵基于以下三个方面的原因：①诊断性应用：确立心律失常及其类型的诊断，了解心律失常的起源部位与发生机制；②治疗性应用：以电刺激终止心动过速发作或评价某项治疗措施能否防止电刺激诱发的心动过速；植入性电装置能否正确识别与终止电诱发的心动过速；通过电极导管，以不同种类的能量（射频、激光等）消融参与心动过速形成的心肌，以达到治愈心动过速的目的；③判断预后：通过电刺激确定患者是否易于诱发室速、有发生心脏性猝死的危险。患者进行心电生理检查的主要适应证包括：

（1）病态窦房结综合征 当患者出现发作性晕厥等症状，临床怀疑为病态窦房结综合征，但缺乏典型心电图表现，可进行心电生理检查测定窦房结功能。测定指标包括：

①窦房结恢复时间（sinus node recovery time，SNRT）：于高位右心房起搏，频率逐级加速，随后骤然终止起搏。SNRT 是从最后一个右房起搏波至第一个恢复的窦性心房波之间的时限。如将此值减去起搏前窦性周期时限，称为校正的窦房结恢复时间（corrected SNRT，CSNRT）。正常时，SNRT 不应超过 2000 毫秒，CSNRT 不超过 525 毫秒。

②窦房传导时间（sinoatrial conduction time，SACT）：通过程序期前刺激或心房起搏测定。SACT 正常值不超过 147 毫秒。SNRT 与 SACT 对病态窦房结综合征诊断的敏感性各为 50% 左右，合用时可达 65%，特异性为 88%。因此，当上述测定结果异常时，确立诊断的可能性较大。若属正常范围，仍不应排除窦房结功能减低的可能性。此外，应同时检测房室结与室内传导功能，以便对应用起搏器的种类及其工作方式作出抉择。

（2）房室与室内传导阻滞 体表心电图往往不能准确判断房室及室内传导阻滞的部位。当需要了解阻滞的确切部位时，可作心电生理检查。

房室传导系统心电生理检查内容包括：测定房室结维持 1∶1 传导的最高心房起搏频率（正常不小于 130 次/分钟），以程序心房刺激测定房室结与希氏束-浦肯野系统的不应期，以及各种传导间期，如 PA（反映心房内传导）、AH（反映房室结传导）、HV（反映希氏束-浦肯野系统传导）等。

室内（希氏束分叉以下）传导阻滞时体表心电图 PR 间期可正常或延长，但 HV 间期显示延长（>55 毫秒）。如 HV 间期显著延长（>80 毫秒），提示患者发生完全性房室传导阻滞的危险性颇高。HV 间期延长对传导障碍诊断的特异性高（约 80%），但敏感性低（约 66%）。

（3）心动过速　当出现以下几种情况时应进行心电生理检查：①室上性或室性心动过速反复发作伴有明显症状，药物治疗效果欠佳者；②发作不频繁难以作详尽的诊断性或治疗性检测者；③鉴别室上性心动过速伴有室内差异性传导抑或室性心动过速有困难者；④进行系列的心电生理－药理学试验以确定抗心律失常药物疗效；⑤评价各种非药物治疗方法的效果；⑥心内膜标测确定心动过速的起源部位，并同时进行导管消融治疗。

（4）不明原因晕厥　晕厥的病因包括心脏性与非心脏性两大类。引起晕厥的三种常见的心律失常是：病态窦房结综合征、房室传导阻滞及心动过速。晕厥患者应首先接受详细的病史询问、体格检查、神经系统检查。非侵入性心脏检查包括体表心电图、动态心电图、信号平均技术、运动试验与倾斜试验等。如经上述检查仍未明确晕厥的病因，患者又患有器质性心脏病时，应接受心电生理检查。此项检查可在70%的患者获得有诊断价值的结果。非器质性心脏病患者则仅为12%。

9. 心律失常的临床表现及分类。

（1）窦性心律失常　窦性心律者频率过快、过慢或节律不规则时，称为窦性心律失常。

①窦性心动过速：窦性心律，心率＞100次/分。常见于运动、情绪激动、发热、甲状腺机能亢进症及心力衰竭等，某些药物如阿托品和肾上腺素等亦可引起。患者除心悸外无其它明显症状。心电图示窦性心律，P波频率＞100次/分。

②窦性心动过缓：窦性心律，心率＜60次/分。常见于运动员、老人、颅内压增高及某些器质性心脏病人。轻者无明显症状，心率过慢时可引起头晕、胸闷和心悸。心电图示窦性心律，P波频率＜60次/分。

③窦性心律不齐：窦性心律，节律不规则。常见于儿童及青年，多无症状。心电图示窦性心律，P－P间隔相差0.12秒以上。

④窦性停搏：窦房结于一个或多个心动周期中不产生冲动。常

见于窦房结功能低下，洋地黄等药物中毒及高钾血症等。轻者可无症状或仅感心悸，如停搏时间过长，可致眩晕、昏厥甚至猝死。心电图示很长一段时间无P波，其后可现异位节律点的逸搏。

⑤病态窦房结综合征：系窦房结及其周围组织病变导致窦房结起搏及传导功能障碍。常见病因包括冠心病、心肌病及心肌炎等。临床上以脑供血不足症状为主，轻者主诉头晕和眼花等，重者可出现昏厥和抽搐，即阿一斯综合征发作。心电图表现为窦性心动过缓、窦性停搏或窦房阻滞，也可与快速房性心律失常交替出现，称快慢综合征。

（2）期前收缩 又称过早搏动（简称早搏），是提早出现的异位心搏。根据起搏部位不同可分为房性、房室交界区性和室性早搏。可见于正常人，往往与精神紧张和吸烟等有关；亦可见于各种心脏病、电解质紊乱、心导管检查及服用洋地黄和奎尼丁等药物时。轻者可有心跳间歇和停顿感，重者引起心悸、气短、乏力和心绞痛。听诊心律不齐、第一心音增强、第二心音减弱或消失。心电图特征：

①房性期前收缩：提前出现 P－QRS－T 波，P 波与窦性 P 波略有差异；PR 间期≥0.12 秒；QRS 波群与窦性者相似；多有不完全代偿间歇。

②房室交界区性期前收缩：提前出现 QRS－T 波，QRS 波为室上型，其前无 P 波或 QRS 波群前后出现逆行 P 波；多有完全代偿间歇。

③室性期前收缩：提前出现 QRS 波，QRS 波宽大畸形，时限≥0.12 秒，其前无 P 波；T 波宽大且与 QRS 波群主波方向相反；有完全代偿间歇。

（3）阵发性心动过速 阵发性心动过速系阵发出现的迅速而规律的异位心律。根据起搏点位置不同分为房性、房室交界区性及室性阵发性心动过速。前二者统称室上性心动过速，可见于健康人，亦见于风湿性心脏病、预激综合征、甲状腺机能亢进症及洋地黄中毒等。室性心动过速多见于严重而广泛的心肌病变，也见于洋地黄和奎尼丁等药物中毒及心导管检查。阵发性心动过速具有突然发作、突然终止的特点。室上性阵发性心动过速发作时多有心悸、胸闷和头晕症状，除非发作时间长、频率快或基础心脏病较严重，一般较少引起显著的血液动力学障碍。而室性阵发性心动过速者由于心排血量明显降低，易出现心绞痛、心力衰竭、休克甚至阿一斯综合征。体检示心率 160～220 次/分。心电图特征：

①室上性阵发性心动过速：3 个或 3 个以上连续的室性早搏；心率 140～220 次/分；不易辨认 P 波，节律绝对均齐；QRS 波形态一般为室上型。

②室性阵发性心动过速：3 个或 3 个以上连续的室性早搏；心率 140～220 次/分；QRS 波时限 >0.12 秒；若发现 P 波，其与 QRS 波群无关，T 波与 QRS 波主波方向相反；可见心室夺获或室性融合波。

（4）扑动与颤动　异位节律点发出冲动时，频率超过阵发性心动过速形成扑动和颤动。根据异位起搏点不同分为心房扑动与颤动（简称房扑、房颤）和心室扑动与颤动（简称室扑、室颤）。房扑和房颤多见于器质性心脏病，如风湿性心脏病、心肌病和冠心病等，亦见于甲状腺机能亢进症和洋地黄中毒等。室扑和室颤多见于急性心肌梗死、不稳定型心绞痛、严重低钾血症及洋地黄中毒等。房扑或房颤可引起心悸、胸闷等，如果发作时心室率过快或原心脏病严重者，可导致心绞痛、急性左心衰竭或休克。另外，心房栓子脱落可致体循环栓塞，以脑栓塞常见。房扑或房颤发作时，体检心律绝对不齐，心音强弱不一、脉搏短绌。心室扑动与颤动是心源性猝死的原因之一，患者突然意识丧失、抽搐，体检脉搏消失，血压下降为零，心音消失，继而呼吸停止。心电图特征：

①房扑：P 波消失，代之以 240～350 次/分、形态、间隔、振幅绝对规则的 F 波；QRS 波群多为室上型，房室传导比例多为 2～4：1。

②房颤：P 波消失，代之以 350～600 次/分、形态、间隔及振幅绝对不规则的 f 波；QRS 波群多呈室上型；R－R 间隔绝对不等。

③室扑与室颤：P－QRS－T 波群消失，室扑时代之以均匀连续大幅度波动、其频率为 150～250 次/分；室颤则表现为形态、频率、振幅完全不规则的波动，其频率为 500 次/分。

（5）房室传导阻滞　系冲动在房室传导的过程中受到阻滞。按阻滞程度可分为三度，第一度和第二度房室传导阻滞为不完全性，第三度为完全性。房室传导阻滞多见于冠心病、风湿性心脏病、心肌炎和洋地黄中毒等。第一度房室传导阻滞多无症状，听诊第一心音减弱；第二度房室传导阻滞在心室率慢时可引起心悸、头晕及胸闷等症状，听诊除有心脏病杂音外，心律不规则；第三度房室传导阻滞轻者可无症状或感头晕、心悸、憋气等，重者可引起晕厥、抽搐，即阿—斯综合征发作，听诊心律慢而规则，约 30～50 次/分、大炮音等。心电图特征：

①第一度房室传导阻滞：PR 间期延长＞0.20 秒，每个 P 波后均有—QRS 波群。

②第二度房室传导阻滞：Ⅰ型：PR 间期逐渐延长，R－R 间期逐渐缩短，若干个心搏后有—QRS 波群脱落（文氏现象）；Ⅱ型：一系列正常心搏后突然出现 QRS 波群脱落。

③第三度房室传导阻滞：心房、心室各自均匀搏动，心室率慢于心房率，如果阻滞部位较高，QRS 波群为室上型，反之 QRS 波群宽大畸形。

（6）心室内传导阻滞　指希氏束分叉以下的传导阻滞，一般分为左、右束支及左束支前和后分支传导阻滞。心脏听诊无特异性发现。心电图特征：

①右束支传导阻滞：QRS 波群时限＞0.12 秒，Ⅰ导联 S 联波增宽，V1 导联呈 rSR1 型，V5、V6 导联 R 波窄高，S 波宽，T 波与 QRS 波群主波方向相反。

②左束支传导阻滞：QRS 波群时限＞0.12 秒，V1、V2 导联呈 rS 或 QS 波，Ⅰ导联及 V5、V6 导联 R 波增宽、有切迹、T 波与 QRS 波群主波方向相反。

（二）中医诊断

根据心律失常以上的特点和症状，本病属于中医学"心悸"的范畴。心悸的发生多因体质虚弱、饮食劳倦、七情所伤、感受外邪及药食不当等，以致气血阴阳亏损，心神失养，心主不安，或痰、饮、火、瘀阻滞心脉，扰乱心神。

1. 诊断依据

（1）自觉心搏异常，或快速，或缓慢，或跳动过重，或忽跳忽止，呈阵发性或持续不解，神情紧张，心慌不安，不能自主。

（2）伴有胸闷不舒，易激动，心烦寐差，颤抖乏力，头晕等症。中老年患者，可伴有心胸疼痛，甚则喘促，汗出肢冷，或见晕厥。

（3）可见数、促、结、代、缓、沉、迟等脉象。

（4）常由情志刺激如惊恐、紧张，及劳倦、饮酒、饱食等因素而诱发。

2. 病证鉴别

（1）惊悸与怔忡　心悸可分为惊悸与怔忡。大凡惊悸发病，多与情绪因素有关，可由骤遇惊恐，忧思恼怒，悲哀过极或过度紧张而诱发，多为阵发性，病来虽速，病情较轻，实证居多，可自行缓解，不发时如常人。怔忡多由久病体虚，心脏受损所致，无精神等因素亦可发生，常持续心悸，心中惕惕，不能自控，活动后加重，多属虚证，或虚中夹实。病来虽渐，病情较重，不发时亦可兼见脏腑虚损症状。惊悸日久不愈，亦可形成怔忡。

（2）心悸与奔豚　奔豚发作之时，亦觉心胸躁动不安。《难经·五十六难》云："发于小腹，上至心下，若豚状，或上或下无时"，称之为肾积。故本病与心悸的鉴别要点为：心悸为心中剧烈跳动，发自于心；奔豚乃上下冲逆，发自少腹。

（3）心悸与卑慄　《证治要诀·怔忡》描述卑慄症状为："痞塞不欲食，心中常有所歉，爱处暗室，或倚门后，见人则惊避，似失志状"。其病因在于"心血不足"。卑慄之胸中不适由于痞塞。
心悸则缘于心跳,有时坐卧不安,但不避人,无情志异常。卑慄为
一种以神志异常为主的病证,一般无促、结、代、疾、迟等脉象出
现。

（三）民间经验诊断

1. 中医脉象变化与辨证的关系

观察脉象变化也是心悸辨证中的重要内容,如脉率快速型心
悸,可有一息六至之数脉,一息七至之疾脉,一息八至之极脉,一
息九至之脱脉,一息十至以上之浮合脉。脉率过缓型心悸,可见一
息四至之缓脉,一息三至之迟脉,一息二至之损脉,一息一至之败
脉,二息一至之奇精脉。脉律不整型心悸,脉象可见有数时一止,
止无定数之促脉;缓时一止,止无定数之结脉;脉来更代,几至一
止,止有定数之代脉;脉来乍疏乍数,忽强忽弱之雀啄脉。临床应
结合病史、症状,决定脉症从舍。一般认为,凡久病体虚而脉象弦
滑搏指者为逆,病情重笃,而脉象散乱模糊者为病危之象。

2. 中医脉象变化与心律失常的关系

脉象的异常是心悸病证的重要表现,临床常见脉象有:迟脉,
是一种脉率在 40 次/分~50 次/分之间的脉律基本规整的脉象,见
于窦性心动过缓、完全性房室传导阻滞。结脉,指脉率缓慢而伴有
不规则歇止的脉象,见于Ⅱ度以上窦房、房室传导阻滞,室内传导
阻滞,及多数过早搏动。代脉,指脉率不快而伴有规则歇止的脉
象,多见于Ⅱ度窦房、房室传导阻滞,以及二联律、三联律等。以
上迟脉、结脉、代脉多见于气血阴阳不足,如《伤寒论·辨脉法》
云:"阴盛则结",《素问·脉要精微论》:"代则气衰"。数脉,是
指脉律规整而脉率在 100 次/分~150 次/分之间的一种脉象,见于
窦性心动过速;疾脉,指脉来疾速,脉率在 150 次/分以上而脉律
较整齐的一种脉象,见于阵发性以及非阵发性室上性心动过速、房
扑或房颤伴 2:1 房室传导等;促脉,指脉率快速而兼有不规则歇

止的一种脉象，多见于过早搏动。数脉、促脉多见于正虚邪实之证，古云："阳盛则促"，"数为阳热"，邪实多见阳盛实热或邪实阻滞之证。而促脉则多见于真阴重绝、阳亢无制。对以上三脉，古人有"实宜凉清虚温补"之训。

二、治疗

（一）民间和经验治疗

1. 治疗心悸的验方和时方

（1）甘草黄泽汤

组方：炙甘草、生甘草、泽泻各 30g，黄芪 15g。

制用法：水煎服日 1 剂。自汗失眠者先服桂枝龙骨牡蛎汤，待兼症消失后再服本方。

（2）益气温阳活血汤

组方：党参、黄芪、丹参各 30g，补骨脂、附子各 9g，川芎12g，桂枝、甘草各 6g。

制用法：每日 1 剂水煎服。阴虚加生地、麦冬、五味子；下肢浮肿加车前子；早搏频繁加甘松。

2. 治疗心悸的秘方和偏方

（1）茯苓细粉、米粉、白糖各等份。加水适量，调成糊，以微火在锅里摊烙成极薄的煎饼，早、晚分作主食吃。

（2）桑椹 15g。用桑椹煮水，代茶饮。

（3）龙眼肉、炒枣仁各 10g，芡实 12g，山萸肉 10g，白糖少许。将枣仁、芡实洗净，与龙眼肉、山萸肉同放入铝锅内，加水适量；将铝锅置武火上烧沸，用文火煎熬 20 分钟，滤去药渣，放入白糖，搅匀，装入茶壶内。吃龙眼肉饮药液。

（4）茉莉花、石菖蒲各 6g，清茶 10g。共研粗末，每日 1 剂，沸开水冲泡，随意饮用。

（5）猪心 1 个，大枣 15g。猪心带血破开，放入大枣，置碗内加水，蒸熟，每日中午食之。

（6）猪腰 500g，山药 20g，当归 10g，党参 20g，油、盐、酱油、醋、葱、姜各适量。将猪腰对半剖开，取去网膜及导管，洗净；加入山药等 3 味中药清炖至熟，将猪腰取出晾凉，切成腰花装盘，浇上各调料即成。当菜肴食之。

（7）酸枣仁 15g，粳米 100g。将枣仁炒黄研末，备用；将粳米洗净加水煮作粥，临熟，下酸枣仁末，再煮，空腹食之。

（8）猪心 1 个，党参 15g，丹参、黄芪各 10g。将党参等三味药用纱布包好，加水与猪心共炖熟，吃肉饮汤，日服 1 次。

（二）中医和经典治疗

心悸的治疗应分虚实。虚证分别予以补气，养血，滋阴，温阳；实证则应祛痰，化饮，清火，行瘀。但本病以虚实错杂为多见，且虚实的主次，缓急各有不同，故治当相应兼顾。同时，由于心悸以心神不宁为其病理特点，故应酌情配合安神镇心之法。

1. 证治分类

（1）心虚胆怯证　心悸不宁，善惊易恐，坐卧不安，不寐多梦而易惊醒，恶闻声响，食少纳呆，苔薄白，脉细略数或细弦。

证机概要：气血亏损，心虚胆怯，心神失养，神摇不安。

治法：镇惊定志，养心安神。

代表方：安神定志丹加减。本方益气养心，镇惊安神，用于心悸不宁，善惊易恐，少寐多梦，食少，纳呆者。

常用药：龙齿、琥珀镇惊安神；酸枣仁、远志、茯神养心安神；人参、茯苓，山药益气壮胆；天冬、生地、熟地滋养心血；配伍少许肉桂，有鼓舞气血生长之效；五味子收敛心气。

气短乏力，头晕目眩，动则为甚，静则悸缓，为心气虚损明显，重用人参，加黄芪以加强益气之功；兼见心阳不振，用肉桂易桂枝，加附子，以温通心阳；兼心血不足，加阿胶、首乌、龙眼肉以滋养心血；兼心气郁结，心悸烦闷，精神抑郁，加柴胡、郁金、合欢皮、绿萼梅以疏肝解郁；气虚夹湿，加泽泻，重用白术、茯苓；气虚夹瘀，加丹参、川芎、红花、郁金。

（2）心血不足证　心悸气短，头晕目眩，失眠健忘，面色无华，倦怠乏力，纳呆食少，舌淡红，脉细弱。心神不宁。

证机概要：心血亏耗，心失所养。

治法：补血养心，益气安神。

代表方：归脾汤加减。本方有益气补血，健脾养心的作用，重在益气，意在生血，适用于心悸怔忡，健忘失眠，头晕目眩之症。

常用药：黄芪、人参、白术、炙甘草益气健脾，以资气血生化之源；熟地黄、当归、龙眼肉补养心血；茯神、远志、酸枣仁宁心安神；木香理气醒脾，使补而不滞。

五心烦热，自汗盗汗，胸闷心烦，舌淡红少津，苔少或无，脉细数或结代，为气阴两虚，治以益气养血，滋阴安神，用炙甘草汤加减以益气滋阴，补血复脉。兼阳虚而汗出肢冷，加附子、黄芪、煅龙骨、煅牡蛎；兼阴虚，重用麦冬、地黄、阿胶，加沙参、玉竹、石斛；纳呆腹胀，加陈皮、谷芽、麦芽、神曲、山楂、鸡内金、枳壳健脾助运；失眠多梦，加合欢皮、夜交藤、五味子、柏子仁、莲子心等养心安神。若热病后期损及心阴而心悸者，以生脉散加减，有益气养阴补心之功。

（3）阴虚火旺　心悸易惊，心烦失眠，五心烦热，口干，盗汗，思虑劳心则症状加重，伴耳鸣腰酸，头晕目眩，急躁易怒，舌红少津，苔少或无，脉象细数。

证机概要：肝肾阴虚，水不济火，心火内动，扰动心神。

治法：滋阴清火，养心安神。

代表方：天王补心丹合朱砂安神丸加减。前方滋阴养血，补心安神，适用于阴虚血少，心悸不安，虚烦神疲，手足心热之症；后方清心降火，重镇安神，适用于阴血不足，虚火亢盛，惊悸怔忡，心神烦乱，失眠多梦等症。

常用药：生地、玄参、麦冬、天冬滋阴清热；当归、丹参补血养心；人参、炙甘草补益心气；黄连清热泻火；朱砂、茯苓、远志、枣仁、柏子仁安养心神；五味子收敛耗散之心气；桔梗引药上行，以通心气。

肾阴亏虚，虚火妄动，遗精腰酸者，加龟版、熟地、知母、黄柏，或加服知柏地黄丸；若阴虚而火热不明显者，可单用天王补心丹；若阴虚兼有瘀热者，加赤芍、丹皮、桃仁、红花、郁金等清热凉血，活血化瘀。

（4）心阳不振证　心悸不安，胸闷气短，动则尤甚，面色苍白，形寒肢冷，舌淡苔白，脉象虚弱或沉细无力。

证机概要：心阳虚衰，无以温养心神。

治法：温补心阳，安神定悸。

代表方：桂枝甘草龙骨牡蛎汤合参附汤加减。前方温补心阳，安神定悸，适用于心悸不

取"阳得阴助而生化无穷"之意；炙甘草益气养心；龙骨、牡蛎重镇安神定悸。

形寒肢冷者，重用人参、黄芪、附子、肉桂温阳散寒；大汗出者重用人参、黄芪、煅龙骨、煅牡蛎、山萸肉益气敛汗，或用独参汤煎服；兼见水饮内停者，加葶苈子、五加皮、车前子、泽泻等利水化饮；夹瘀血者，加丹参、赤芍、川芎、桃仁、红花；兼见阴伤者，加麦冬、甘枸杞、玉竹、五味子；若心阳不振，以致心动过缓者，酌加炙麻黄、补骨脂，重用桂枝以温通心阳。

（5）水饮凌心证　心悸眩晕，胸闷痞满，渴不欲饮，小便短少，或下肢浮肿，形寒肢冷，伴恶心，欲吐，流涎，舌淡胖，苔白滑，脉象弦滑或沉细而滑。

证机概要：脾肾阳虚，水饮内停，上凌于心，扰乱心神。

治法：振奋心阳，化气行水，宁心安神。

代表方：苓桂术甘汤加减。本方通阳利水，适用于痰饮为患，胸胁支满，心悸目眩等症。

常用药：泽泻、猪苓、车前子、茯苓淡渗利水；桂枝、炙甘草通阳化气；人参、白术、黄芪健脾益气助阳；远志、茯神、酸枣仁宁心安神。

兼见恶心呕吐，加半夏、陈皮、生姜以和胃降逆；兼见肺气不宣，肺有水湿者，咳喘，胸闷，加杏仁、前胡、桔梗以宣肺，葶苈子、五加皮、防己以泻肺利水；兼见瘀血者，加当归、川芎、刘寄奴、泽兰叶、益母草；若见因心功能不全而致浮肿、尿少、阵发性夜间咳喘或端坐呼吸者，当重用温阳利水之品，如真武汤。

（6）瘀阻心脉证　心悸不安，胸闷不舒，心痛时作，痛如针刺，唇甲青紫，舌质紫暗或有瘀斑，脉涩或结或代。

证机概要：血瘀气滞，心脉瘀阻，心阳被遏，心失所养。

治法：活血化瘀，理气通络。

代表方：桃仁红花煎合桂枝甘草龙骨牡蛎汤。前方养血活血，理气通脉止痛，适用心悸伴阵发性心痛，胸闷不舒，舌质紫暗等症；后方温通心阳，镇心安神，用于胸闷不舒，少寐多梦等症。

常用药：桃仁、红花、丹参、赤芍、川芎活血化瘀；延胡索、香附、青皮理气通脉止痛；生地、当归养血活血；桂枝、甘草以通心阳；龙骨、牡蛎以镇心神。

气滞血瘀，加用柴胡、枳壳；兼气虚加黄芪、党参、黄精；兼血虚加何首乌、枸杞子、熟地；兼阴虚加麦冬、玉竹、女贞子；兼阳虚加附子、肉桂、淫羊藿；络脉痹阻，胸部窒闷，加沉香、檀香、降香；夹痰浊，胸满闷痛，苔浊腻，加瓜蒌、薤白、半夏、广陈皮；胸痛甚，加乳香、没药、五灵脂、蒲黄、三七粉等祛瘀止痛。

（7）痰火扰心证　心悸时发时止，受惊易作，胸闷烦躁，失眠多梦，口干苦，大便秘结，小便短赤，舌红，苔黄腻，脉弦滑。

证机概要：痰浊停聚，郁久化火，痰火扰心，心神不安。

治法：清热化痰，宁心安神。

代表方：黄连温胆汤加减。本方清心降火，化痰安中，用于痰热扰心而见心悸时作，胸闷烦躁，尿赤便结，失眠多梦等症状者。

常用药：黄连、山栀苦寒泻火，清心除烦；竹茹、半夏、胆南星、全瓜蒌、陈皮清化痰热，和胃降逆；生姜、枳实下气行痰；远志、菖蒲、酸枣仁、生龙骨、生牡蛎宁心安神。

痰热互结，大便秘结者，加生大黄；心悸重者，加珍珠母、石决明、磁石重镇安神；火郁伤阴，加麦冬、玉竹、天冬、生地养阴清热；兼见脾虚者加党参、白术、谷麦芽、砂仁益气醒脾。

2. 临证备要

（1）心悸不可以一方一概治之　证有虚实，以心气、心阴、心阳虚衰为本，以痰瘀闭阻为标。初起表现心气不足者常选用补气之品，以炙甘草汤为基本方，可少佐温阳之剂，如肉桂或附子，取其"少火生气"之意。同时加用健脾渗湿之品，以资后天气血生化之源，增加益气药的效力。气虚血瘀者用补阳还五汤加生脉散为基本方，气滞血瘀者用血府逐瘀汤加生脉散为基本方，心阳不振者用真武汤加黄芪、桂枝、菖蒲、远志为基本方，再随证加减。心阴虚者滋补阴血为主，如甘麦大枣汤、天王补心丹、黄连阿胶汤等，应于养阴药中酌加温通心阳之品，如桂枝、瓜蒌皮、薤白等，以补而不腻，滋阴通阳。同时注意在辨证沦治基础上加用养血安神或重镇安神之品，以护养心神。

（2）心悸应辨病辨证相结合　功能性心律失常多由植物神经功能失常所致，临床以快速型多见。辨证多为气阴两虚，心神不安，以益气养阴，重镇安神为法，每见效验。器质性心律失常，临床以风心病、冠心病、病毒性心肌炎为多见。冠心病伴心律失常者以气虚血瘀为主，常用益气活血之法，兼有痰瘀者，配以豁痰化瘀之剂。风心病伴心律失常者，以"通"为主要治则，常以桂枝配赤芍加活血化瘀通络之品。桂枝为通心脉要药，赤芍活血通络，意在各展其长而又相得益彰。病毒性心肌炎伴心律失常者，治疗不可忽视"病毒"因素，在益气养阴、活血通阳基础上加用清热解毒之剂，如大青叶、地丁草、苦参、黄连等。缓慢型心律失常病机主要为心气虚弱，推动气血运行无力；肾阳不足，不能助心阳搏动。治疗应以补心气，温肾阳为法，方以麻黄附子细辛汤、保元汤合生脉散加减为主。取炙黄芪、党参、制附子益气补阳，细辛、麻黄、桂枝温通心阳，配以活血通脉、滋阴敛气之品，遵张景岳"善补阳者，必阴中求阳，则阳得阴助而生化无穷"之训。

（3）心律失常的急危重症及处理　临床上心律失常变化往往比较迅速。在猝死病人中有相当患者是由于心律失常所致，如何防止心律失常中突发事件的发生，是临床工作中的重要问题。首先是提高认识水平，再者掌握应急本领，同时发挥中西医特长。一般地说室性早搏较房性早搏病情严重，室性早搏中多源性室早、频发室早，两个室早联发以及早搏的 R 波落在前一个心动周期的 T 波顶点上，均被认为是危险征象，必须严密观察，及时处理。室性心动过速及室性扑动是严重的心律失常，必需立即处理以防室颤。室颤是快速性心律失常中最为严重的情况，心脏已经失去泵血作用，必须争分夺秒给予除颤。对重症心律失常患者，应采用综合疗法，中西医结合，取长补短，协同作用，有助于疗效的提高。

（三）现代医家治疗经验

1. 气血不足、心脉失养

患者表现为心悸气短，神疲自汗，头晕目眩，失眠多梦，面色苍白或萎黄，舌质淡，脉细弱等，证属气血不足、心脉失养，治宜益气补血、养心安神。可选用归脾丸，此药由人参、黄芪、白术、当归、龙眼肉、酸枣仁、远志、茯神、木香、炙甘草、大枣等组成，每次服 1 丸，每日 3 次。其它如人参养荣丸、柏子养心丸等也可参考选用。

2. 心阴亏虚、心失所养

患者表现为心悸不宁，心中烦热，失眠梦多，头晕耳鸣，面赤咽干，腰酸盗汗，小便短黄，舌质红，苔薄黄，脉细数等，证属心阴亏虚、心失所养，治宜滋阴降火、养心安神。可选用天王补心丸，此药由生地、元参、天冬、麦冬、当归、丹参、人参、茯苓、酸枣仁、柏子仁、五味子、远志等组成，每次服 1 丸，每日 3 次。其它如朱砂安神丸、安神补心丸等也可参考选用。

3. 心阳不振、心失所养

患者表现为心悸气短，面色苍白，少气无力、怔忡，声低息弱，劳累后尤甚，胸中痞闷，入夜为甚，畏寒喜温，甚则肢厥，小便清长，舌质淡苔白，脉沉缓等，证属心阳不振、气血运行无力、心失所养，治宜温补心阳、安神定悸。可选用加味生脉饮，此药由人参、麦冬、五味子、黄芪、附子等组成，每次服 1 支（10ml），每日 2~3 次。其它如荣心丸、补脑丸、扶正增脉冲剂等也可参考选用。

4. 心脉痹阻、心失所养

患者表现为心悸胸闷，时有胸痛，痛如针刺，或向后背、上肢放射痛，唇甲青紫，舌质有瘀点或瘀斑，脉涩或有结代等，证属心脉痹阻、心失所养，治宜理气活血、通脉安神。可选用心舒宝，此药由刺五加、丹参、白芍、山楂、郁金等组成，每次服 2 片，每日 2~3 次。其它如舒心口服液、心可舒片等也可参考选用。

5. 心虚胆怯、扰乱心神

患者表现为心悸气短，多梦易醒，善惊易恐，坐立不安，畏风自汗，情绪不宁，恶闻喧哗吵闹，舌淡，脉细弱等，此属心虚胆怯、扰乱心神，治宜益气养心、镇惊安神。可选用宁志丸，此药由人参、茯苓、茯神、远志、柏子仁、酸枣仁、琥珀、石菖蒲、当归等组成，每次服 1 丸，每日 3 次。其它如琥珀养心丹、安神定志丸等也可参考选用。

（四）名老中医治疗经验

1. 陈可冀治疗心律失常经验

李某，心悸半年，日夜悸动不宁，情志失和或稍劳累时症状加重。经常胸闷，神疲乏力，生性急躁，心烦口干，纳食少，偶有大便干结或溏薄，小便正常，舌淡黯红，舌苔前半光剥中裂，后半苔微黄稍厚。患者长期从事编辑工作，伏案用脑，劳伤心神，阴精内耗，心神失养，故见心悸不宁，失眠多梦。阴虚内热，虚火妄动，故见面赤心烦，口干唇燥，尤以舌尖红光剥无苔为阴虚火旺之明证。阴虚日久，心气必耗，气虚不能鼓血运行，血循行迟缓，脉络瘀阻，故见舌质淡黯，脉结代。证属气阴亏虚，心脉瘀阻。治宜滋阴益气，活血化瘀，佐以宁心安神。方以左归饮合参麦散加减。生熟地黄、枸杞子、山萸肉、茯苓、北条参、五味子、丹参、川芎、炒枣仁、柏子仁、远志。

二诊：持续服药 30 剂，心悸、疲乏症状明显好转，大便干结之象已除，唯失眠、头晕、耳鸣尚存，血压正常，面色红赤，舌尖红稍减，舌体前段光剥处已见薄白苔，舌根苔厚腻黄，舌质淡黯，脉弦细。气阴虽渐恢复，但心肾未能既济，故虚火上扰清窍致头昏耳鸣。投以养阴益肾，宁心安神，改用定心汤与左归饮加减。生熟地黄、玄参、枸杞子、山萸肉、茯苓、酸枣仁、柏子仁、生龙骨、生牡蛎、龙眼肉、莲子心、丹参、川芎。

三诊：服药 20 剂，心悸之症已去八九，胸闷、心烦，口干尽除，精神感爽适，唯失眠未见改善。十多天来胃脘胀满，纳谷不香，舌尖红，舌体前段光剥处已布白苔，根部之苔由微黄转白腻，舌质淡黯，脉弦细。素有胃病宿痰，加之两月来迭进滋阴之品，脾运有碍，枢机失灵，胃气失和，故腹胀，舌苔根厚腻。改用健脾和胃，佐以宁心安神。太子参、炒白术、茯苓、炙甘草、陈皮、柴胡、厚朴花、砂仁、炒枣仁、远志、生龙齿。

四诊：服上药 10 剂，上腹胀满明显减轻，纳食增加日 6 两左右，大便正常，体力尚可，外出散步及练太极拳心慌偶发，头重耳鸣症状也见改善，失眠多梦仍在，自觉服初诊之方药诸症改善明显，故以该方制成蜜丸 2 斤，继续调治，以巩固疗效。

2. 邓铁涛治疗心律失常经验

李某，患关节痛七八年。目前出现心悸，胸口压迫感，心电图示：窦性心动过速，不完全性右束支传导阻滞，Ⅰ度房室传导阻滞。就诊症见：心悸，胸口压迫感，关节痛，面肿，疲乏无力，睡眠只有二三个小时，纳食一般，舌淡嫩，苔白，脉细数而涩促。由风湿病引起的心悸，可见于风湿性心脏炎及慢性风湿性心脏病。此病除按痹证辨证外，还应重视心悸的辨证，注意邪与正的矛盾关系。此属标实而本虚之证，治以攻补兼施，以攻为补，寓攻于补，是治疗本病的关键。本虚为气阴亏虚，标实是风湿夹瘀。治宜益气养阴为主，兼以祛湿活血。方以生脉散加味。太子参21g，麦门冬9g，五味子9g，桑椹子12g，女贞子15g，沙参12g，丹参15g，玉竹15g，甘草6g，枳壳4.5g，桑寄生30g。

二诊：服药21剂，诸症改善，舌脉同前，因虚象有所改善，稍增治标之药。桑寄生30g，白蒺藜12g，威灵仙12g，太子参24g，麦门冬9g，丹参12g，五味子9g，炙甘草4.5g，怀山药12g，茯苓9g，鸡血藤15g。

三诊：服前药30剂，心悸一直未再发，精神食欲均佳，关节仍痛，舌嫩，舌上有针头样红点，苔薄，脉细数，已无促脉。治疗仍以祛风湿为主。处方：桑寄生30g，白蒺藜12g，威灵仙12g，鸡血藤18g，太子参24g，麦门冬9g，五味子9g，炙甘草6g，茯苓9g，怀山药9g，宽筋藤18g。追踪3年，未再复发。

3. 祝谌予治疗心律失常经验

白某，心悸伴头晕，胸闷2年。患者1992年春不慎感冒，以后经常心悸，脉律不齐，严重时每分钟可停跳十几次，伴头晕，目昏，胸闷憋气，劳累或生气后易发。曾在北京某院内科查心电图示：室性早搏频发，二度Ⅰ型房室传导阻滞。疑诊为心肌炎后遗症，求中医治疗。现症：心悸阵作，有时停跳感，乏力头晕，胸闷憋气，神疲纳差，睡眠不安，颜面晦暗不华，昨日月经来潮，诸症加重，且腰酸膝软，小腹隐痛。舌暗淡，脉沉细无力，脉律不整。证属心血亏损，心阳不足，心肾不交。治宜益心气，助心阳，补心血，交通心肾，方以生脉散合桂枝甘草汤加味。党参10g，麦冬10g，五味子10g，柏子仁10g，桂枝10g，炙甘草6g，生黄芪30g，菖蒲 10g，郁金 10g，丹皮 10g，川断 15g，桑寄生 20g，菟丝子 10g。每日 1 剂，水煎服。

二诊：服药 14 剂，心悸减轻，自觉早搏明显减少，月经 1 周净，昨日因生气，今日早搏又增至每分钟五六次，伴乏力气短明显，舌脉同前。前方去川断，桑寄生，菟丝子，加丹参 30g，白术 10g，白芷 10g。

三诊：早搏基本控制。但 3 天前月经来潮，上午则头晕不能自持，视物旋转，大便溏薄，舌淡，脉细弦。证属气血不足，血不上荣，治用补中益气汤加减，以补气升阳，养血安神。生黄芪 30g，党参 10g，白术 10g，升麻 5g，柴胡 10g，当归 10g，陈皮 10g，炙甘草 6g，川断 15g，桑寄生 20g，菟丝子 10g，菖蒲 10g，炒枣仁 15g，五味子 10g。

四诊：服药 3 剂，头晕即愈，精力充沛，未再心悸，复查心电图大致正常。以后每逢月经期前后，即有数天头晕心悸，早搏发作，均用上方控制，拟配丸药巩固。半年后随访一直未发生早搏，精神体力均佳。

4. 周仲瑛治疗心律失常经验

心悸应辨病辨证相结合：功能性心律失常多由植物神经功能失常所致，临床以快速型多见。辨证多为气阴两虚，心神不安，以益气养阴，重镇安神为法，每见效验。器质性心律失常，临床以风心病、冠心病、病毒性心肌炎为多见。冠心病伴心律失常者以气虚血瘀为主，常用益气活血之法，兼有痰瘀者，配以豁痰化瘀之剂。风心病伴心律失常者，以"通"为主要治则，常以桂枝配赤芍加活血化瘀通络之品。桂枝为通心脉要药，赤芍活血通络，意在各展其长而又相得益彰。病毒性心肌炎伴心律失常者，治疗不可忽视"病毒"因素，在益气养阴、活血通阳基础上加用清热解毒之剂，如大青叶、地丁草、苦参、黄连等。缓慢型心律失常病机主要为心气虚弱，推动气血运行无力；肾阳不足，不能助心阳搏动。治疗应以补心气，温肾阳为法，方以麻黄附子细辛汤、保元汤合生脉散加减为主。取炙黄芪、党参、制附子益气补阳，细辛、麻黄、桂枝温通心阳，配以活血通脉、滋阴敛气之品，遵张景岳"善补阳者，必阴中求阳，则阳得阴助而生化无穷"之训。

（五）现代和前沿治疗

1. 治疗与护理

（1）一般治疗与护理

①心理护理。应向病人适当作解释工作，消除其思想顾虑和悲观情绪，取得理解和合作。对一些功能性心律失常，往往经过休息、精神安慰和消除各种诱因取得显效，必要时可酌用镇静剂。

②休息。护士应协助做好生活护理，保持周围环境安静整洁。对可能出现心功能不全者应嘱其卧床休息。对某些功能性心律失常的病人，应鼓励其维持正常的生活和工作，注意劳逸结合。

③饮食。饱食、进食刺激性饮料（如浓茶、咖啡等）、吸烟和酗酒均可诱发心律失常，应予避免。指导病人少量多餐，选择清淡、易消化、低脂和富于营养的饮食。心功能不全的病人应限制钠盐摄入，对服用利尿剂者应鼓励多进食富含钾盐的食物，如桔子、香蕉等，避免出现低钾血症而诱发心律失常。

④吸氧。缺氧可导致或加重心律失常，根据血氧浓度及血氧饱和度调节氧气浓度和流量。

⑤密切观察病情变化，监测脉搏、心率、心律和血压等。测心率、脉搏时应连续测定 1 分钟，对有房颤者，在有条件时，应由二人同时分测心率和脉率。此外应注意患者有无胸闷、心悸、呼吸困难和心绞痛等症状，严防阿一斯综合征发作。发现异常时应及时报告医生予以处理。

⑥心电监护。对心律失常者行心电监护有助于诊断、治疗、观察疗效及判断预后。要求护士应熟悉监护仪的各种性能，在心电监护中能鉴别各种心律失常并及时做好记录，必要时心电图检查。注意应在监护仪上设定心率报警范围，以便在严重心动过速及心动过

缓时及时报警。

⑦对各种心律失常均应积极查找病因及诱因，进行针对性治疗，其中由贫血及甲状腺机能亢进症等引起者常能得以有效控制。对房室传导阻滞患者尚应注意有无应用抗心律失常药物史，如系药物引起，则应及时停药并予对症处理。

（2）心律失常的治疗和护理

①窦性心律失常

A. 对窦性心动过速首先寻找和去除诱因，并予对症处理，必要时可酌予镇静剂或β受体阻滞剂如心得安等。

B. 对窦性心动过缓的治疗仅限于心率过慢引起头晕、晕厥、低血压及心力衰竭者，对合并血液动力学障碍者可选用阿托品或异丙肾上腺素等药物，无效者可安置心脏起搏器。对洋地黄、奎尼丁等药物引起者，应立即停药。

C. 窦性心律不齐一般不予特殊治疗。

②过早搏动：偶发者无需治疗，如发作频繁且症状明显或可能诱发恶性心律失常时，应予药物治疗，对房性早搏，可选用心得安或异搏定等；对室性早搏可选用慢心律、心律平或奎尼丁等。对急性心肌梗死诱发的室性早搏，利多卡因疗效最佳，可通过连续心电监护或24小时动态心电图监测估价疗效和观察副作用，如出现多源性室性早搏及频发室性早搏、连发性早搏，应立即通知医生，并准备好抢救药物及除颤机。对洋地黄引起的频发室性早搏，应酌情停药；应用利尿剂时，应警惕由低钾血症引起的室性早搏。

③阵发性心动过速

A. 阵发性室上性心动过速：首先采用机械兴奋迷走神经的方法，如按压颈动脉窦、按压眼球或刺激咽部等终止发作。按压颈动脉窦时切忌用力过猛或双侧同时按压，必要时心电监护，且终止后立即停止按压。无效时可选用西地兰、异搏定、或心律平稳后缓慢静脉注射，且同时监测心律和心率。药物治疗无效或合并心绞痛、心力衰竭时，宜采用体外同步直流电复律。

B. 室性阵发性心动过速：如患者一般情况尚好，可选用利多卡因或溴苄胺等静脉注射。必要时行体外直流同步电复律。

④扑动与颤动

A. 心房扑动与颤动：（a）对急性发作者应监测和记录脉率、心率、呼吸和血压，注意观察有无心绞痛和呼吸困难等症状，根据医嘱备好药物及电除颤器。（b）对慢性房扑可用洋地黄控制心室率；对急性发作者，尤其是心室率过快时首选体外同步直流电复律。对慢性房颤多用药物如洋地黄、异搏定或心律平等控制心室率；急性房颤因心室率过快而诱发心绞痛或心力衰竭时，首选体外同步直流电转复。对无血液动力学障碍者，可静脉注射西地兰或异搏定控制心室率，注射宜缓慢，且同时监测心率和血压，当心室率<90 次/分或转成窦性心律时立即停止推注。（c）为防止心房内血栓形成，慢性房颤患者可服小剂量阿斯匹林，如心房明显增大，血流瘀滞或心房内有血栓形成者应进行终身抗凝治疗。

B. 心室扑动与颤动：立即行体外非同步直流电除颤，同时做好心肺复苏的准备。

⑤房室传导阻滞

A. 第一度房室传导阻滞：无需特殊治疗。

B. 第二度房室传导阻滞：密切观察，当心室率<40 次/分时，可试用阿托品或异丙肾上腺素。第二度Ⅱ型房室传导阻滞，上述药物治疗的同时，应做好人工心脏起搏的准备。

C. 第三度房室传导阻滞：如 QRS 波群时限<0.12 秒；心室率>40 次/分；无明显血液动力学障碍，可严密观察，暂不处理。如心室率<40 次/分且合并血液动力学障碍时，可予异丙肾上腺素稀释后静脉滴注，必要时安置临时心脏起搏器。同时密切监护心率和血压等，注意有无心力衰竭，严防阿—斯综合征发作。对合并室早者尤应注意，警惕发生室性心动过速或心室颤动，如出现心脏停搏，应立即心肺复苏。急性发作的第三度房室传导阻滞在药物治疗一周后仍不恢复者，若合并严重的血液动力学障碍，应考虑安置永久性心脏起搏器。

D. 洋地黄或抗心律失常药物引起第一度房室传导阻滞时，应报告医生考虑是否停药，如出现高度房室传导阻滞，立即停药，通知并协助医生作必要的处理。

⑥心室内传导阻滞：慢性心室内传导阻滞，如为单一束支或双束支病变且无明显症状者，可不予特殊治疗，嘱其定期随诊复查。急性心肌梗死合并心室内阻滞，常示梗塞范围较大，应严密监护，酌情作好安置临时起搏器的准备。如系洋地黄或奎尼丁等药物所致，应立即停药，按前述处理。

三、康复

（一）老年人的康复实践

由于心律失常可以引起血流动力学异常，而且心脏性猝死的直接原因大多为心律失常，因此针对心律失常的预防康复治疗意义重大。老年人心律失常症状明显者影响正常生活，使生活质量及运动耐量下降，致残率高。广义的康复治疗应从疾病发生开始，包括合理膳食、戒烟、少饮酒、控制体重、适当体育锻炼等。减少或去除可能引起的心律失常的危险因素。

①应正确、认真对待心律失常。因为即使是老年人，发生心律失常也不完全都是恶性心律失常，应正确分析其性质，发生的可能原因，并给予正确的解释说明，消除病人心理的紧张与恐惧，使病人保持良好的心态，从某种意义上讲，心律失常的临床症状可以减轻。

②调整饮食结构，合理膳食。应低盐、低脂饮食，适当控制体重，戒烟戒酒。减少易患因素。

③合理安排日常生活和工作，适当参加有益身心健康的活动，保持良好的心情，适当参加体育锻炼，如散步、打太极拳、气功、起床或睡前按摩等，对于有慢性肺源性心脏病者要提高呼吸道局部防御能力，并应长期重视氧疗，减少发病机会。

④药物或非药物治疗。对于严重的恶性心律失常，尤其持续性室性心动过速或心房颤动，必须采取有效积极治疗，防止猝死的发

生。这类病人可以长期口服抗心律失常药物或采用非药物治疗手段，如射频消融技术、植入型心律转复除颤器的应用等。

⑤对于无症状心律失常的老年人应定期进行体格检查，及早发现并给予预防治疗，防止发展致恶性心律失常。对于缺血性心律失常，应着眼于从根本上纠正心肌缺血，改善心肌代谢，适当配合抗心律失常药物，并做好长期随访工作。

(二) 心律失常的日常饮食康复

心律失常患者安排好日常的饮食，对疾病的康复起重要作用。心律失常常由冠心病、高血压心脏病、风湿性心脏病、心肌病等多种原因引起。在饮食中应避免促使高血压、动脉硬化等病情发展及加重的食品，同时还应限制热量供给，降低肥胖者的体重，减轻心脏负担。

①限制热量供给。一般每日每公斤体重 25 ~ 35 卡，身体肥胖者可按下限供给。

②限制蛋白质供给，一般按每日每公斤体重 1 ~ 1.5g 供给，出现心衰及血压高时，蛋白质应控制在每日每公斤体重 1g 以内。

③限制高脂肪、高胆固醇食物，如动物内脏、动物油、肌肉、蛋黄、螃蟹、鱼子等。

④应供给富含 VitB、VitC 及钙、磷的食物，以维持心肌的营养和脂类代谢。应多食用新鲜蔬菜及水果，以供给维生素及无机盐，同时还可防止大便干燥。

⑤禁用刺激心脏及血管的物质，如烟酒、浓茶、咖啡及辛辣调味品。慎食胀气的食物，如生萝卜、生黄瓜、圆白菜、韭菜、洋葱等，以免胃肠胀气，影响心脏活动。

⑥限制盐及水的摄入。尤其对有水肿的患者，更应严格控制。有水肿和心力衰竭者，饮食中不得加盐和酱油。

⑦应少食多餐，避免过饥过饱，尤其饮食过饱会加重心脏负担，加重原有的心律失常。

第三章 病态窦房结综合征

病态窦房结综合征简称病窦综合征，别名又称窦房结功能不全，心动过缓 - 过速综合征，快 - 慢综合征，窦房结疾病，窦房结功能衰竭。由窦房结及其邻近组织病变引起窦房结起搏功能和（或）窦房传导障碍，从而产生多种心律失常和临床症状。大多于40岁以上出现症状。年龄 40 ~ 50 和 60 ~ 70 岁最多见。

窦房结及其邻近组织的病变引起窦房结起搏功能和（或）窦房结传导障碍，从而产生多种心律失常和临床症状。病因有冠心病、风湿性心脏病、高血压心脏病等，可能以窦房结及其邻近组织的特发性纤维化变性最常见。以心率缓慢所致的脑、心、肾等脏器供血不足尤其是脑供血不足症状为主，如心悸、乏力、头晕、近乎晕厥甚至晕厥等症状。合并快速心律失常时称为慢 - 快综合征。治疗应针对病因，无症状者可定期随诊，有时出现脑供血不足症状如近乎晕厥或晕厥者，宜安置按需型人工心脏起搏器，必要时再加用药物控制快速心律失常。

起病隐袭，进展缓慢，有时被偶然发现。以心、脑、胃肠及肾等脏器供血不足的症状为主，如乏力、胸痛、心悸、头晕、失眠、记忆力减退、易激动、反应迟钝、尿多、食欲差等。可持久或间歇发作。出现高度窦房阻滞或窦性停搏时，可发作短阵晕厥或黑蒙。偶可发生心绞痛、心力衰竭或休克等。急性下壁心肌梗死和心肌炎，可引起暂时性窦房结功能不全，急性期过去后多消失。临床表现轻重不一，可呈间歇发作性。多以心率缓慢所致脑、心、肾等脏器供血不足，尤其是脑血供不足症状为主。轻者乏力、头昏、眼花、失眠、记忆力差、反应迟钝或易激动等，易被误诊为神经官能症，老年人还易被误诊为脑血管意外或衰老综合征。严重者可引起短暂黑蒙、近乎晕厥、晕厥或阿斯综合征发作。部分患者合并短阵室上性快速心律失常发作，又称慢－快综合征。

快速心律失常发作时，心率可突然加速达 100 次/分钟以上，持续时间长短不一，心动过速突然中止后可有心脏暂停伴或不伴晕厥发作。严重心动过缓或心动过速除引起心悸外，还可加重原有心脏病症状，引起心力衰竭或心绞痛。心排出量过低严重影响肾脏等脏器灌注还可致尿少、消化不良。慢快综合征还可能导致血管栓塞症状。

一、诊断

(一) 现代科学方法诊断

病态窦房结综合征诊断标准：《中华内科杂志》1977 年 6 月邀请有关专家研究制定标准如下：

1. 病窦综合征

(1) 主要依据为窦房结的功能衰竭，表现为以下三项中的一项或几项，并可除外某些药物、神经或代谢功能紊乱等所引起者。①窦房传导阻滞。②窦性停搏（停顿时间持续 2 秒以上）。③明显的、长时间的（间歇性或持续性）窦性心动过缓（心率常在 50 次/分钟以下），大多数同时有①和/或②。单独窦性心动过缓者，需经阿托品试验证明心率不能正常地增快（少于 90 次/分钟）。

(2) 作为次要依据的、伴发的心律失常，在主要依据基础上，可有以下表现：①阵发性心房颤动或扑动或房性（或交接性）心动过速，发作终止时，在恢复窦性心律前易出现较长间歇。这类病例常被称为心动过速－心动过缓综合征（快－慢综合征）。部分病例经过一个时期后变成慢性心房颤动或扑动。②交界区功能障碍。以起搏功能障碍较常见，表现为交界性（结性）逸搏发生在间歇后 2 秒以上，或交界性心律频率在 35 次/分钟以下；亦可出现 Ⅱ～Ⅲ度房室传导阻滞。这种情况有时被称为"双结性病变"。

（3）在少数病例，诊断依据为：①慢性心房颤动或扑动，有可靠资料说明以往有上述窦房结功能衰竭的主要依据者；或经电转复（或药物转复），恢复窦性心律后出现这种表现者。②持久的、缓慢的交界性心律，心率常在 50 次/分钟以下（窦房结持久的停顿），有时可间断地稍增快。

2. 可疑病窦综合征

（1）慢性房颤、室率不快（非药物引起），且病因不明，或电转复时窦房结恢复时间超过 2 秒，且不能维持窦性心律。

（2）窦性心动过缓，多数时间心率在 50 次/分钟以下，阿托品试验（－）；或/和窦性停搏停顿时间不及 2 秒。

（3）在运动、高热、剧痛、三度心衰等情况下，心率增快明显少于正常反应，平时阿托品试验（－）。

3. 说明

（1）病窦综合征一般系指慢性病例（包括急性心肌梗塞后遗留下者），但发生于急性心肌梗塞或急性心肌炎的较短暂的病态有时被称为急性病窦综合征。

（2）"明显的、长时间的（间歇性或持续性）窦性心动过缓"，系指窦性心律在 24 小时中的多数时间内 ≤50 次/分钟，偶亦可快至 60~70 次/分钟。

（3）窦性心动过缓、窦房传导阻滞、窦性停搏亦可由下述情况引起，一般不诊断为病窦综合征，应注意鉴别：①药物：洋地黄、β 阻滞剂、奎尼丁、利血平、胍乙啶、心可定、异搏停、吗啡、锑剂类等。②植物神经功能紊乱。③对迷走神经的局部刺激（机械性刺激如颈动脉窦过敏、局部炎症、肿瘤等刺激），或其他原因引起的迷走神经功能亢进。④排尿晕厥。⑤中枢神经系统疾病引起颅压增高所致的脑病。⑥黄疸。⑦血钾过高。⑧甲状腺机能减退。

（4）以上标准不适用于运动员及儿童。

（5）诊断书写要求：除作出病窦综合征的诊断外，为了全面反映病情，尚应写明以下诊断：①病因诊断：如病因不能肯定可写"病因不明"。②功能诊断：如阿－斯综合征（脑缺血性晕厥），急性左心衰竭等。③详细列述观察到的心律失常，如窦性心动过缓、窦房传导阻滞、交界性逸搏心律、阵发性心房颤动等。

4. 阿托品试验

（1）方法　试验前卧位做心电图对照。静脉快速推注阿托品1mg 或 0.02mg/kg（可用 2ml 生理盐水稀释），以后 1、3、5、10、15、20 分钟时分别描记心电图，共 7 次，变化明显者可观察到 30 分钟。有条件者同时示波连续观察心电图更好。

（2）结果评定　①注射后全部观察时间内窦性心律 < 90 次/分者为（＋）。②注射后出现交接性自主心律或原有交接性心律持续存在者为（＋）。

（3）注意　前列腺肥大者慎用，青光眼患者忌用。

（4）评价　对于鉴别缓慢的窦性心律失常是功能性还是器质性的有辅助诊断价值。有一定假阴性及假阳性，前者多于后者。

5. 程度分类

（1）心动过速－心动过缓综合征（快－慢综合征）。

（2）双结病变，窦房结与房室交接处功能均不正常，表现有房室交接处逸搏，逸脱心律（或）Ⅱ度、Ⅲ度房室传导阻滞。

（3）全传导系功能障碍，表现有窦房、房内、房室交接处及室内传导阻滞。

6. 西医诊断依据

有持续或间歇出现慢于 50 次/分钟的窦性心律兼有窦房阻滞或窦性静止以及缓慢的逸搏心律或异位心动过速时，可诊断为本综合征。仅有窦性心动过缓或窦性心律中偶现窦房阻滞，交接处性逸搏者须随访观察方能作出肯定诊断。心房颤动未经治疗而心室率仅60 次/分钟左右或心房扑动时心房率在 200 次/分钟以下须高度怀疑本综合征。进行动态心电图监护，可检出平时被忽略的异常心律，有助于诊断。对可疑病人可作：①激发试验：嘱病人运动，或静脉注射阿托品 1~1.5mg，心率如不超过 90 次/分钟和（或）出现窦房阻滞、交接处性心律、室上性心动过速属阳性。使用异丙肾上腺素（3~5μg/（kg·min）静脉注射）、新斯的明（0.3~0.5mg 静脉注射）后出现以上情况者亦属阳性，但有一定危险性，不宜常规使用。②窦房传导时间测定：用人工心房内程序起搏发放房性早搏，如窦房结自律周期为 A1－A1 秒，房性早搏 P 波（A2）的冲动经窦房交接处侵入窦房结使之提前除极，并从此时开始重新安排窦性频率，产生房性早搏后第一个窦性 P 波（A3）。A2－A3 间距称回复周期（returning cycle），等于心房冲动传到窦房结以及窦房结的冲动传到心房的时间和窦房结固有周期之和。前两者的平均值称窦房传导时间 SACT = A2A3 － A1A1/2，实验测定的正常窦房传导时间为 82±19.2 毫秒，最高限度为 120 毫秒，>150 毫秒提示有窦房传导障碍。③窦房结恢复时间测定：用人工心房内快速起搏，起搏频率 10~20 次/分钟逐渐增至 100~160 次/分钟后分别维持 1~2 分钟，然后在心电图监视下突然停止心房起搏，测定窦房结在心房停止起搏后恢复活动所需的时间（从末次起搏信号到第一次窦性 P 波间的距离）称为窦房结恢复时间。正常在 1 秒左右，本综合征常延至 1.5 秒以上。上述测定结果在正常范围者，不能否定诊断，显著超过正常有参考价值。

当患者出现因显著窦缓而重要脏器供血不足症状、特征性心电图表现（至少出现上述 1 项）和窦房结功能障碍的动态心电图或经食管调搏实验表现，又能排除其他引起显著窦缓原因（如颅内压增高、甲状腺功能减退症、阻塞性黄疸等）时，可诊断病窦综合征。按心电图表现又可分为心动过缓型、双结病变型、慢－快综合征型和全传导系统障碍型。

（二）中医诊断

病窦综合征属中医学"迟脉证"、"心悸"、"晕厥"等范畴。中医学认为，本病为本虚标实之证，多由于年高体弱，阳气不足，气机不畅，血运不利，津液不布而形成的血瘀、痰湿阻滞所致。《脉经》云：迟脉，一息三至，去来极慢。《濒湖脉学》认为：迟为阳不胜阴，故脉来不及。迟脉的脉象是指脉搏一息三至或更低的脉象。

本病病位在心、证属虚实夹杂。常见的病机如下：①气阴两虚：素体不足，或思虑过度，积劳虚损，耗伤心气、损伤心阴；心气虚损，则运血无力，血滞心脉；心卫不足，则心失濡养，心脉不畅，发为本病。②心肾阳虚：先天不足，肾阳素虚，或年高体弱，命门火衰，或久病不愈、劳倦内伤而及肾阳，或寒湿饮邪损伤心阳。若肾阳素亏、不能温煦心阳，或心阳不能下交于肾，日久均可成心肾阳虚而发病。③阳虚欲脱：素有心气虚弱，或心阳不振，或失治导致心阳大伤，则血行失运而神失所养，血不载气，气亦失其温煦而成本病。④心血瘀阻：久病体虚，心气不足或心阳虚衰，不能温通血脉，即可引起心脉不通，瘀血阻滞，或七情所伤，导致气机郁结，气滞血瘀，或夹痰浊内阻脉络，皆可造成心脉瘀阻。

（三）民间诊断

迟来一息至惟三，阳不胜阴气血寒，但把浮沉分表里，除阴需益火之源。迟脉在一呼一吸时间内，仅有三次，见于窦性心动过缓、完全性房室传导阻滞；多见于气血阴阳不足。脉搏来去缓慢，脉率每分钟在 41～59 次之间（一息三至），脉律规整的脉象。迟脉主寒证，因寒则气血凝滞，气血运行缓慢。若脉迟而有力，为实寒证；阳气虚弱，无力推动血液正常运行，脉迟而无力，为虚寒证。正常青年人（尤其是运动员）、孕妇产后和老年人亦可见迟脉。引起迟脉的直接病理因素是窦性心动过缓和房室传导阻滞；迷走神经兴奋如黄疸、呕吐、神经官能症、疼痛等，可引起神经性迟脉。迟脉可见于心肌病变，如急性心肌梗塞时出现迟脉，可能为较严重的心律紊乱。此外，还可见于甲状腺功能减退症、营养不良症等。作为广义的迟脉，是脉来不足三至的脉象，应与缓脉、结脉相鉴别。缓脉一息四至，来去从容和缓，可以是正常人的脉象（平脉）；若兼有虚、浮、细、濡脉时则主脾虚、湿病。在脉率上，缓脉每分钟 80 次左右，迟脉每分钟 60 次以下，容易鉴别。迟脉与结脉的区别在于脉律，迟脉来去缓慢而脉律规整，结脉来去缓慢而有不规则歇止。在脉形上，迟脉尚需与涩脉鉴别。临床上迟脉与浮脉兼见主表寒，迟脉与沉脉兼见主里寒，迟脉与滑脉兼见主寒痰，迟脉与涩脉兼见主血虚，迟脉与细脉兼见主阳虚。在临床上，迟脉与数脉为相反的脉象。

良性早搏与精神、情绪、过度疲劳、过多吸烟、饮酒、喝浓茶有关。老年人中良性早搏十分常见。患有心脏疾病，如冠心病、风湿性心脏病、充血性心力衰竭、心肌病、心肌炎时，更易出现室性早搏。

良性早搏如症状不明显，不需用抗心律失常药物治疗，应加强锻炼，增强体质，保持情绪稳定、戒烟，少饮酒和浓茶。不少良性早搏病人的自觉病状是精神紧张所致，医护人员的不正确解释导致医源性病状。少数病人确有与早搏相关病状，可酌情选用 β 阻断剂、普罗帕酮、美西律、莫雷西嗪等。

器质性心脏疾病引起的心律失常多见，如冠心病，尤其是心肌梗死后和心力衰竭。对这些病人使用上述药物，可明显增加病人死亡与猝死的风险。

因此，对良性早搏病人来说，重点在于解除顾虑，不用特殊药物，即使早搏持续存在，也会预后良好。

对于有器质性心脏病的早搏病人，不可滥用抗心律失常药物，而应针对基础心脏病治疗。如对心肌梗死后病人，提倡使用阿司匹林、β 阻断剂、血管紧张素转换酶抑制剂和"他汀"类降脂药物等。而对心力衰竭病人，提倡使用血管紧张素转换酶抑制剂、β 阻断剂，症状明显的病人，应使用利尿剂和地高辛。

早搏不等同于器质性心脏病，使用抗心律失常药物一定要慎重。

二、治疗

（一）民间经验治疗

迟脉的形成，是阳虚阴盛，病机是气分、血分、脏腑寒冷。临床要把浮迟相兼定为表寒，用麻黄汤、桂枝汤发表治疗；把沉迟定为里寒，治疗要用参芪桂附，补益机体的阳气、元气、分经络、脏腑用药。迟脉主寒证、五脏病、或者久病痰多。沉迟为久病，阳气不达于四肢，四肢气血不足，必然四肢发冷；久而久之，化成癥瘕、肿瘤。寒性收引，其性疼痛，因为寒冷病机引起的疼痛，脉象为紧、脉迟。无力而迟的脉象，濡、弱、沉、细、微、涩、虚，都兼有迟脉，都是气血不足的虚寒病症。

1. 心宝治疗病态综合征

主要有强心，增加冠状动脉流量，抗缺氧及提高乌头碱诱发心脏停搏的作用等。

（1）强心　增强心肌收缩力，能使离体兔心脏收缩曲线峰由4.4 厘米增大至 7.0 厘米，为给药前的 143%；亦可使培养心肌细胞的搏动幅度曲线明显增大。

（2）抗缺氧　能显著提高小鼠常压耐缺氧的能力。

（3）扩张冠状动脉　可显著增加离体兔心冠状动脉的灌流量，增加 31.2%。

（4）显著提高乌头碱诱发大鼠心脏停搏的用量。

2. 红参

9～15g，水煎服，每日 1 剂；或切片咀嚼，适用于阳气虚弱型。

3. 补骨脂

30～60g，水煎服，每日 1 剂，亦适用于阳虚型。

4. 针灸

（1）体针

法一：针刺双侧内关、太渊穴，每次捻针 20 分钟。

法二：取主穴神门，大陵，配穴心俞、完骨、膈俞、神堂、志室、膻中。每日 1 次，12 次为 1 疗程。

法三：选穴：第一组：内关、神门，配足三里；第二组：心俞、神堂，配三阴交。具体方法，取上述两侧穴，针刺心俞、神堂时取俯卧位，针身与皮肤呈 70 度角，向脊柱方向斜刺，深度 1 寸，余穴按常规法针刺行针。两组穴位交替使用，每日 1 次，留针30～45 分钟，中间行针 2 次，每次约 1 分钟，7 天为 1 疗程。

法三：选心俞、厥阴俞、通里、太冲穴，随证加减。每日 1 次。

法四：针刺人中、内关、足三里，用强刺激，持续施治 5～10 分钟，艾灸百会、气海、关元。对厥脱证急救用之。

（2）耳针　选穴内分泌、心、神门、交感、胃、皮质下等，用胶布固定王不留行子，每天按压 2～3 次，每次 5 分钟，保留5～7 天。

推拿按摩　取心俞、膈俞、至阳及臂部内侧穴，采用点、揉、按等手法，在上述穴位上进行刺激，手法由轻到重，每日 1 次，每次为 15 分钟，10 次为 1 疗程。

（二）中医治疗

1. 辨证论治

（1）心阳不振证　心悸，怔忡，胸闷气短，头昏蒙，面色㿠白，体倦乏力，舌淡苔白，脉沉细迟缓或结代。

辨证分析：心中阳气不足，内虚不能自持，故见心中动悸、怔忡；阳虚鼓动无力，故见脉沉细迟缓或结代；心阳不振故见胸闷气短；头为诸阳之会，阳虚则头昏蒙不清；面色㿠白，肢冷畏寒，舌淡均是阳虚表现。病位在心，病性属虚。脉迟缓、心悸气短、体倦乏力是本证辨证要点。

治法：温阳通脉。

代表方：参附汤合桂枝甘草汤加味。常用药：人参9g，附片12g（先煎），桂枝15g，炙甘草12g，当归15g，细辛3g。时自汗出者，加生龙骨15g，五味子9g；头昏蒙沉重，胸闷气短较甚者，加生黄芪15g，升麻9g。

（2）阳虚寒盛证　心悸气短，胸闷憋喘或窒痛，头昏蒙沉重，面色晦滞，肢冷畏寒，甚则厥逆，唇甲青紫，舌暗瘀斑，苔薄白，脉沉迟涩。

辨证分析：阳虚气弱故见心悸气短，胸闷憋喘，头昏蒙沉重；阴寒内盛，则见面色晦滞，肢冷畏寒，厥逆；阳虚不运，寒凝血滞，故见唇甲青紫、胸闷窒痛，舌暗瘀斑，脉沉迟涩。病位在心，属虚实夹杂。心悸气短，肢冷畏寒，唇甲青紫是本证辨证要点。

治法：温阳散寒，化瘀通脉。

代表方：麻黄附子细辛汤加味。常用药：麻黄6g，附子12g（先煎），细辛3g，甘草9g，肉桂6g，干姜9g，当归15g，通草9g，仙茅12g，红花9g。本方之运用，从小剂量开始，逐渐增大药量，有不少患者，随着剂量的增加，病情不断得以改善。但切忌用量过大，以免出现毒副作用。

（3）瘀血阻滞证　心悸时作，胸闷气滞，胸痛隐隐，甚则刺痛，唇甲色暗，舌紫暗有瘀斑、瘀点、脉沉涩或结代。

辨证分析：瘀血阻滞心脉，脉道不通，故见脉沉涩结代，心痛隐隐，甚则刺痛；瘀血内阻，气行不畅，故见胸闷气滞，心悸时作；舌紫暗有瘀斑、瘀点、唇甲色暗均是瘀血之外象。病位在心及血脉，病性属实。脉沉涩、舌暗瘀斑、胸闷胸痛是本证辨证要点。

治法：活血化瘀，理气通脉。

代表方：血府逐瘀汤加减。常用药：丹参15g，当归15g，川芎9g，赤芍12g，桃仁12g，红花9g，柴胡15g，枳壳12g，桂枝15g，香附12g，元胡9g，川牛膝12g。瘀血较著，加三七粉3g（冲），五灵脂12g；兼阳虚寒盛，肢冷畏寒者，加细辛3g，麻黄

6g，附片9g（先煎）。

（4）气血亏虚证 心悸怔忡，面色无华，头昏神疲，体倦乏力，失眠多梦，唇甲色淡，舌淡苔薄白，脉结代或迟缓。

辨证分析：心主血脉，其华在面，气血亏虚不能养心故心悸怔忡，不能上荣则头昏、面色无华、唇甲色淡，心神失养故失眠多梦，神疲；血少气亏故见体倦乏力，脉来迟缓或结代。病位在心，病性属虚。心悸怔忡、面色无华、唇甲色淡是本证辨证要点。

治法：补气养血。

代表方：炙甘草汤加减。常用药：人参9g，桂枝12g，熟地18g，当归15g，麦冬12g，干姜6g，炙甘草15g，阿胶12g（烊化）。心悸较甚者，加龙骨18g（先煎），琥珀粉3g（冲）；舌有瘀斑、胸闷心痛者，加丹参15g，檀香3g。

2. 临证备要

（1）正气不足，心肾阳虚是本病是本病的根本所在，是各种证候产生的根源。

（2）治疗本病，温补阳气，散寒通脉是最基本的法则。常用药物如麻黄、附子、细辛、桂枝等，其剂量应因人而宜，应从小剂量起步，逐渐加量，以出现疗效又无毒副作用为度，切不可猛浪从事。

（三）现代医家治疗经验

1. 林慧娟治疗经验

现代医学治疗病态窦房结综合征多用阿托品、麻黄素或异丙基肾上腺素以提高心率，同时针对原发病进行治疗。如药物治疗无效且症状严重者，装置按需型人工心脏起搏器，但此治疗花费昂贵且有创伤，病人多不易接受。而中药对本病的疗效尚好。病态窦房结综合征的基本病理变化为气阳虚衰，阴寒内盛，痰浊阻络，血脉瘀阻。因此，在治疗上要根据气、阳、阴寒、痰浊、瘀血的孰轻孰重进行辨证治疗。临床常采用以下6法。

（1）益气法　适用于心气亏虚证。临床上此类病人多为病窦的轻型。主证：疲乏无力，气短微言，心悸怔忡，舌淡苔薄白，脉沉缓。代表方剂：保元汤、独参汤、补中益气汤。常用药物：人参、黄芪、党参、炙甘草等。

（2）温阳法　适用于心肾阳虚证。主证：心悸气短，动则加剧，畏寒肢冷，头昏目眩，舌苔薄白，脉沉迟。代表方剂：参附汤、保元汤、二仙汤等。常用药物：人参、附子、肉桂、桂枝、干姜、麻黄、当归、巴戟天、仙茅、鹿茸、锁阳、细辛等。

（3）散寒助阳法　适用于阴寒内盛证。主证：胸中冷痛，四肢厥逆。甚则昏厥，舌质黯淡苔白滑，脉弦迟。代表方剂：麻黄附子细辛汤、四逆汤等。常用药物：麻黄、附子、桂枝、细辛、薤白、川椒、吴茱萸等。

（4）阴阳双补法　适用于阴阳俱虚证。主证：心悸胸闷，乏力畏寒，口干失眠。舌红少苔，脉虚弱结代或细数结代。代表方剂：炙甘草汤、右归丸。常用药物：熟地、生地、麦冬、炙甘草、桂枝、党参、人参、黄芪、菟丝子、枸杞子、鹿角胶、肉佳、附子、玉竹、黄精等。

（5）化痰泄浊法　适用于痰浊痹阻证。主证：胸闷如窒，心悸怔忡，胸腹满胀，苔腻舌黯，脉弦缓或迟。代表方剂：瓜蒌薤白半夏汤、导痰汤。常用药物：瓜蒌、半夏、薤白、陈皮、茯苓、枳实、竹茹、菖蒲、郁金、白芥子等。

（6）活血化瘀法　适用于血瘀阻络证。主证：心痛彻背，心悸胸闷，舌质紫黯，脉迟或缓。代表方剂：血府逐瘀汤、手拈散、补阳还五汤。常用药物：当归、川芎、红花、赤芍、丹参、葛根、三七、延胡索、五灵脂等。

虽然概括以上 6 种治法，但由于气血阴阳之互根及本病的本虚标实，因此，在临床上往往两法或几法合并应用。如益气与温阳法，温阳与活血法，温阳与化痰法及益气温阳活血法的配合应用，多取得较好疗效。此外，经临床与实验研究证明，人工合成的附子有效成分之一消旋去甲乌药碱（附子 1 号）具有提高窦房结的自律性和提高心率的作用，中成药心宝及部分温补类的中药，也有提高心率的作用。

2. 李宜方治疗经验

（1）气阳亏虚型　主证：胸闷气短，头晕心慌，畏寒肢冷，神疲乏力。面白自汗，表情淡漠，舌淡胖或淡紫，脉沉迟或结代。治法：温阳益气，复脉养心。方用四逆汤合麻黄附子细辛汤加味：人参9～12g，黄芪（另炖）30～60g；炮附子15g，麻黄6～9g，仙茅12～15g，当归15g，黄精15g，甘草6g。水煎服日1剂。加减：①脾阳虚腹胀、食少便稀者，加白术15g，茯苓15g，炒山药30g，炒薏苡仁30g（任选2～3种），去当归、黄精。②肾阳虚腰膝酸软者，加淫羊藿12g，鹿角胶12g，巴戟天12g，补骨脂12g，肉桂6g，去桂枝。③痰多泛恶，不欲食，苔白厚腻者。加茯苓15g，川贝母9g，半夏9g，陈皮9g，去当归、黄精。④胸部刺痛，舌淡紫或有瘀斑或瘀点者，加丹参15g，赤芍12g，红花6g，三七粉3g（冲）。若有条件者可配合静滴参附注射液或附子注射液。附子能提高与改善窦房结功能及提高心功能。温阳益气还可选用二仙汤、保元汤、右归饮、金匮肾气丸等加减。根据临床观察，细辛有提高窦房结频率及交界区频率，并可加速房室传导的功能，药理研究细辛有兴奋心肌的作用。一般用量6～10g。甚至15g。其副作用有唇、舌、指趾发麻，停药后消失，个别人有中毒反应，对年老体弱、儿童、产妇不应过量使用。方中麻黄善走气分，温通而鼓动心气，振奋心阳，推动血运，桂枝入血分，温经通脉，气行脉通故能提高心率；当归、黄精为补血养阴之品，亦宗景岳"善补阳者，必阴中求阳"之意。

（2）气阴两虚型　主证：头晕心慌，胸闷气短，心烦口干，失眠多梦，手足心热，便秘，舌红苔少，脉沉细结代或促。治法：益气养阴，复脉宁心。方用加味炙甘草汤：西洋参9～12g（另炖）。生地15～30g，桂枝9～12g，炙甘草12～15g，麦冬15～30g，阿胶11g（烊化），炒酸枣仁30g，当归15g，麻子仁12g，生姜 3 片，大枣 10 枚，水煎服，日 1 剂。病窦其脉有单纯过缓者，亦有过缓与过速交替者，即快—慢综合征，中医谓"乍迟乍数脉"，《内经》云："乍疏乍数曰死。"说明有此脉者病情较重。非定死。此时脉"数"非热象，乃阳虚不能潜于阴即格阳于外，虚阳外越，所谓阴极似阳的假象，亦乃阳衰至极，是病窦典型表现，不可用苦寒清热之品。病窦日久，也可出现阴阳两虚，此时治疗宜注意忌用温燥之品，应补气以化精，补精以化气，扶阳育阴，育阴涵阳、亦即景岳"善补阳者，必于阴中求阳，则阳得阴助而生化无穷；善补阴者，必阳中求阴，阴得阳升而泉源不竭"之意。

（3）阳脱型 主证：四肢厥冷，面色苍白，大汗淋漓，胸闷如窒。头晕眼前发黑，或一时意识丧失，此乃阿—斯综合征前兆，脉微欲绝。治法：急救回阳，复脉。方用参附汤或独参汤，或生脉散合四逆汤浓煎热服。对有阿—斯综合征前兆者，有预防作用。此期要采用中西医结合治疗，以防意外。若心率特慢，35~40 次/分钟时，需用异丙肾上腺素 1mg 加入 10% 葡萄糖 300~500ml 中静滴，滴速 15 滴/分钟以迅速提高心率救一时之急。对房颤不能给予药物或电击转复者，恐窦房结不能起搏。

（四）现代医学及前沿治疗

①病因治疗。

②药物治疗：可选用 β_1 受体兴奋剂、M 受体拮抗剂和非特异性兴奋传导促进剂，但一般对多数患者疗效欠满意。

③安装人工起搏器：对药物治疗无效、慢-快综合征型或伴心力衰竭而治疗困难、或反复出现症状（如晕厥等）及心电图 >3 秒长间歇者宜首选安装人工起搏器。

三、康复

①积极防治原发病，及时控制、消除原发病因和诱因是预防本病发生的关键。

②慢性完全性传导阻滞、病态窦房结综合征，如心室率过慢，

心排血量不足以维持一般体力劳动的需要时，要考虑安置人工心脏起搏器，以防止心脑综合征的发生。

③慢性完全性传导阻滞，最好不用洋地黄制剂，因其可增加阻滞的程度，对伴有心脑综合征的病人，应禁用洋地黄制剂，因易加重此综合征的发生。在稳定的完全性房室传导阻滞伴心衰时，可慎用洋地黄。

④起居有常，适当地散步，练气功，打太极拳，以使筋脉气血流通，有益于健康。

第四章　心脏骤停与心脏性猝死

一、诊断

心脏骤停系指心脏泵血功能的突然停止。偶有自行恢复，但通常会导致死亡。心脏性猝死（SCD）系指由于心脏原因所致的突然死亡。可发生于原来有或无心脏病的病人中，常无任何危及生命的前期表现，突然意识丧失，在急性症状出现后1小时内死亡。心脏性猝死与心脏骤停的区别在于前者是所有生物学功能不可逆性的停止，而后者通过紧急治疗干预有逆转的可能。

绝大多数心脏性猝死发生在有器质性心脏病的患者。在西方国家，酒精引起的心脑血管病、高血压、冠心病等有较高的发病率，80%的心脏猝死是由以上因素导致的，其中冠心病患者中约有75%均有不同程度的心肌梗死病史。心脏骤停的病理生理学表现主要是心律失常，尤其是致死性快速性心律失常、严重缓慢性心率失常和心室停顿。非心律失常性心脏性猝死所占比例比较少，常由心脏破裂、心脏流入和流出道的急性阻塞、急性心脏压塞等原因导致。

（一）现代科学方法诊断

心脏骤停与心脏性猝死几乎均发生在原有器质性心脏病的病人，其中约80%的基本病因是冠心病。但文献上亦有报道少数无心脏病证据（临床及组织学检查）的"正常人"发生猝死。心脏性猝死是心脏病死亡的最常见形式。

1. 发病特点

心脏骤停和心脏性猝死发病高峰：一在出生后至6个月，二在

45～75岁。其危险因素与冠心病危险因素相平行。心脏骤停和心脏性猝死的临床特征由4个部分组成：

（1）前驱症状　在心脏猝死前几周～几个月通常可有胸痛、心悸、呼吸困难、软弱、乏力及其他许多非特异性主诉，在发生心脏骤停前几小时或几分钟内可能发生心律失常、缺血或心力衰竭等更为特异的心脏疾病症状。

（2）终末事件开始　指心血管状态发生急剧改变与心脏骤停发生前的一段时间，自瞬间至1小时不等。由于该段时间短暂，病人难以回忆在心脏骤停前曾有过的任何症状，因此在这个时期内的临床信息有限。有一些研究报道在心脏骤停前几分钟或几小时有心电活动的改变，有窦性频率增快、窦性心律不齐的消失和室性早搏级别增高等作为室性心动过速、心室颤动的前奏。

心脏性死亡可分为心律失常死亡和循环衰竭死亡两种。在心脏病引起死亡者中，90%是因为心律失常，尤其在终末事件开始后1小时内的死亡者中，93%由快速性心律失常（心室颤动）所致。以循环衰竭死亡者则多发生在非心脏疾病的终末期，95%病人死亡前处于昏迷状态，其最终发生的心律失常以缓慢性心律失常更为常见。

（3）心脏骤停　其临床特征是脑血流不足而致突然意识丧失。当病人意外发生虚脱时，根据病人皮肤颜色是苍白或是大片青紫，没有或仅有濒死的呼吸运动，动脉搏动消失特别是心音消失，可确定心脏骤停的诊断。心脏骤停者如无积极干预往往导致死亡，罕见自发逆转。

心脏性猝死最常见的心电机制是致命性室性心律失常（室性心动过速或心室颤动），为院外心脏骤停病人的60%～85%。其次为显著心动过缓和心室停搏（占10%～30%），为严重器质性心脏病者表现，提示长期严重缺血引起心内膜浦肯野纤维弥漫性损害。少数心脏性猝死原因是电机械分离、心室破裂、心脏压塞、心内机械性梗阻和主动脉夹层破裂等。

（4）生物学死亡或存活　从心脏骤停进展到生物学死亡的时

间过程与心脏骤停的机制、基本疾病的性质以及心肺复苏的早晚有关。以心室颤动作为起始事件者，大部分病人在 4～6 分钟内便开始导致不可逆脑损伤，随后的几分钟内即可发生生物学死亡。以室性心动过速为起始事件者，在心脏骤停开始到死亡之间的一段较长时间，有机会可望成功复苏，如果室速并不自发逆转，则病人常死于室颤或缓慢心律失常或心脏停搏。缓慢心律失常和心室停搏，由于严重的心脏病或同时存在的多系统疾病使他们进展更为迅速，预后很差。

2. 发病基础与触发因素

75% 心脏猝死由冠心病引起，另 25% 心脏性猝死的基础心脏病是心室肌异常，如肥厚型或扩张型心肌病、心肌炎、心脏瓣膜病和原发性心电生理异常。

心肌缺血可诱发心律失常，而再灌注可促进持续性钙内流亦可触发心律失常。损伤后愈合的心肌和肥厚的心肌在急性缺血时最易导致心电不稳定性。但异常的心肌必须与触发因素（室性早搏）共同作用方可导致致命性心律失常。

3. 心脏性猝死临床预测

心源性猝死直接原因大多数系心室颤动（VF）所致，而心室颤动的电生理基础是心室肌电不稳定，因此预测心室颤动的发生对预防心脏性猝死有重要意义。

（1）心电不稳定的临床预测

A. 过去有原发性心室颤动的冠心病（无心肌梗死）病人，在心脏复苏后 1 年内，约 30% 复发心室颤动而猝死。

B. 冠心病等心脏病病人存在心室颤动阈降低的因素。如过度吸烟、疲劳、激动，可加重心肌缺血和增加儿茶酚胺的释放，而致心室颤动发作。

C. 严重电解质紊乱特别是低钾血症、低镁血症。细胞内缺钾，引起心肌细胞复极延迟，使心肌应激性增高，增加猝死危险陆。

D. 心脏明显增大，显著左室功能减退，如重度心力衰竭伴晕厥病人，不论其晕厥病因为何，均有发生猝死的高度危险性。

E. 不稳定型心绞痛频繁发作伴 ST 段压低 >2mm 者。

（2）心电不稳定的电生理预测

A. 目前一致认为 Lown 室性早搏分级对冠心病不稳定型心绞痛、急性心肌梗死极早期有一定预测价值，高危室性早搏（3～5级）突发心室颤动的危险性增高，但此分级不适用于其他心脏病及无器质性心脏病的室性心律失常。

下述特征的室性早搏多见于病理情况，且提示心电不稳定，有诱发心室颤动的可能：①室性早搏 QRS 波群不光滑，有明显切迹或顿挫；②室性早搏 QRS 波振幅 <1.0mV；③室性早搏总宽度 >0.16 秒；④室性早搏 ST 段有水平段，或室性早搏 T 波与 QRS 主波同方向，且 T 波变尖并两肢对称；⑤多源性、多形性或 RonT 型室性早搏；⑥不同类型早搏同时存在或（和）传导阻滞并存者；⑦室性早搏起源于左室或左束支，而呈完全性右束支阻滞型；⑧心前区导联室性早搏呈 QR、QRS、qR、Qr 型，伴 ST 段抬高和 T 波倒置，提示有急性心肌梗死。

B. ST 段明显抬高或呈单相曲线提示缺血心肌细胞与正常心肌细胞存在损伤电流，后者可使已复极的正常心肌细胞除极而诱发早搏。

C. 心室复极延迟 QT 间期延长和各导联 QT 间期离散度增大，为急性心肌梗死病人发生猝死的预测信号。

D. 高度房室传导阻滞（AVB）及高度室内传导阻滞，特别是合并 QT 间期明显延长和（或）室性早搏者，亦易猝死。

E. 心室晚电位（VLP）急性心肌梗死后心室晚电位持续阳性者，一年内出现持续性室性心动过速，猝死率高达 16%～28%，而阴性者仅 0.8%～3.5%。心室晚电位阳性对扩张型心肌病、右室心肌病病人的猝死也有同样预测价值。

F. 心率变异性（HRV）：心肌电稳定性有赖于自主神经系统张力的平衡，HRV 是一种评估心脏自主神经系统功能的方法。心率变异性是预测心肌梗死后猝死危险性的一项独立、敏感指标。如呈持续性降低预示将发生室性心动过速或猝死。

4. 症状体征

心脏性猝死的发生，具有上午发生率增高的节律变化。上午发生率增高可能与病人此时体力和精神活动增加有关。心肌缺血心室纤颤及血栓形成等危险性增高，是上午易发生心脏性猝死的可能原因。猝死发生前病人可无任何症状，甚至可无明确器质性。心脏病史约半数以上的猝死病人在 2 周内常有胸痛心悸、恐惧渐重的疲乏无力等先兆症状。

心脏丧失有效收缩 4~15 秒即出现临床体征主要有：突然意识不清或抽搐呼吸迅速变浅变慢或停止、大动脉搏动消失、心音消失、瞳孔散大、皮肤出现发绀、神经反射消失，有些病人在睡眠中安静死去。

心电图检查可发现 PQRS 波消失，而出现粗细不等的室颤波形或心电图，呈缓慢畸形的 QRS 波但不产生有效的心肌机械性，收缩心室停搏心电图呈直线或仅有房波。

（1）临床表现特点　①突然意识丧失或抽搐；②大动脉搏动（股动脉颈动脉）消失；③听不到心音测不到血压；④急性苍白或发绀继之呼吸停止、瞳孔散大、固定肛门括约肌松弛。

（2）实验室和器械检查，心电图出现心室颤动，心室停搏或室性自搏心律等；脑电图的表现为脑电波低平。

事实上只要患者有急性意识丧失和大动脉搏动消失两项，就足以确立心脏骤停的诊断不必依靠心电图和其他检查，以免延误抢救时机。

5. 化验检查

可出现由于缺氧所致的代谢性酸中毒血 pH 值下降，血糖淀粉酶增高等表现。

（1）心电图　心脏骤停时做的心电图常有 3 种类型：①心室颤动最常见：占 77%~85%，表现为 QRS 波消失代之以规则或不规则的心室扑动或颤动波；②心室停顿：占 5% 因心室电活动停止，心电图呈一直线或尚有心房波；③电－机械分离：约占15％，表现为缓慢宽大低幅的QRS波，但不产生有效的心室机械性收缩，一般认为心室停顿和电机械分离复苏成功率较低。

（2）脑电图　脑电波低平

6. 鉴别诊断

心脏骤停时常出现喘息性呼吸或呼吸停止，但有时呼吸仍正常，在心脏骤停的过程中如复苏迅速和有效自动呼吸，可以一直保持良好。心脏骤停时常出现皮肤和黏膜苍白和发绀，但在灯光下，易忽略在心脏骤停前如有严重的窒息或缺氧则发绀常很明显。

心脏骤停因可引起突然意识丧失应与许多疾病，如：昏厥癫痫脑血管疾病大出血肺栓塞等进行鉴别这些情况。有时也可以引起心脏骤停，如：这些病患者的大动脉搏动消失，应立即进行复苏心脏按压术，对正在跳动的心脏并无大碍，而对心输出量不足的心脏还有帮助。

（二）中医诊断

从临床表现来看，心脏骤停与心脏性猝死属于中医学"厥证"的范畴。厥证是以突然昏倒，不省人事，四肢逆冷为主要临床表现的一种病证。病情轻者在短时间内苏醒，但病情重者，则昏厥时间较长，严重者甚至一厥不复而导致死亡。

引起厥证的病因主要有情志内伤、体虚劳倦、亡血失津，主要是气机突然逆乱，升降乖戾，气血阴阳不相顺接。

1. 诊断依据

（1）临床表现为突然昏仆，不省人事，或伴四肢逆冷。

（2）患者在发病之前，常有先兆症状，如头晕、视物模糊、面色苍白、出汗等，而后突然发生昏仆，不知人事，"移时苏醒"或不苏醒，发病时常伴有恶心、汗出，或伴有四肢逆冷，醒后感头晕、疲乏、口干，但无失语、瘫痪等后遗症。

（3）应了解既往有无类似病证发生，查询发病原因。发病前有无明显的精神刺激，情绪波动的因素，或有大失血病史，或有暴饮暴食史，或有素体痰盛宿疾。

2. 病证鉴别

（1）厥证与眩晕　眩晕有头晕目眩，视物旋转不定，甚则不能站立，耳鸣，但无神志异常的表现。与厥证突然昏倒，不省人事，迥然有别。

（2）厥证与中风　中风以中老年人为多见，素体常有肝阳亢盛。其中脏腑者，突然昏仆，并伴有口眼㖞斜、偏瘫等症，神昏时间较长，苏醒后有偏瘫、口眼㖞斜及失语等后遗症。厥证可发生于任何年龄，昏倒时间较短，醒后无后遗症。但血厥之实证重者可发展为中风。

（3）厥证与痫病　痫病常有先天因素，以青少年为多见。病情重者，虽亦为突然昏仆，不省人事，但发作时间短暂，且发作时常伴有号叫、抽搐、口吐涎沫、两目上视、小便失禁等。常反复发作，每次症状均相类似，苏醒缓解后可如常人。厥证之昏倒，仅表现为四肢厥冷，无叫吼、吐沫、抽搐等症。可作脑电图检查，以资鉴别。

（4）厥证与昏迷　为多种疾病发展到一定阶段所出现的危重证候。一般来说发生较为缓慢，有一个昏迷前的临床过程，先轻后重，由烦躁、嗜睡、谵语渐次发展，一旦昏迷后，持续时间一般较长，恢复较难，苏醒后原发病仍然存在。厥证常为突然发生，且昏倒时间较短，常因情志刺激、饮食不节、劳倦过度、亡血失津等导致发病。

（三）民间经验诊断

（1）本病的特点有急骤性，突发性和一时性。急骤发病，突然昏倒，移时苏醒。往往在发病前有明显的诱发因素，最多见的是情志过极，如暴怒、紧张、恐惧、惊吓等。发作前有头晕、恶心、面色苍白、出汗等先期症状。发作时昏仆、不知人事、或伴有四肢逆冷。对于重症患者，应采取中西医结合、中成药、针灸等综合应急措施，及时救治。

（2）各型之厥，特点不同，但也有其内在的联系，这种联系主要是由生理上的关联和病因病机的共性所决定。例如气厥与血厥，因气为血帅，血为气母而互相影响；又如痰厥与气厥由于痰随气动而互相联系。至于情志过极以致气血逆乱而发厥，则与气厥、血厥、痰厥均有密切关系。因此临床上既要注意厥证不同类型的特点，又要把握厥证的共性，全面兼顾，方能提高疗效。

（3）厥证是内科常见危急重症。由于厥证常易进而并发脱证，故有时也厥脱并称。近十多年来，中医加强了对本证的研究与探索，治疗本证的药物剂型，已从传统的口服丸、散、片、汤剂型发展为多种剂型，尤其是注射剂型，给药途径也从单一口服发展为多途径的给药，从而提高了中医治疗厥脱证的疗效。回阳救逆的参附注射液，以及益气养阴的生脉注射液和参麦注射液等，可根据临床情况，于急需时采用。

二、治疗

（一）民间和经验治疗

本病从临床表现来看，也属于中医学的"脱证"范畴，是以亡阴亡阳为特征的病证，有暴脱、虚脱之分。临床上因中风、大汗、剧泻、大失血等导致阴阳离决者，称为暴脱；若久病元气虚弱、精气逐渐消亡所引起者，则称虚脱。脱证的病因病机主要是在高热大汗、剧烈吐泻、失血过多的情况下，阴液或阳气迅速亡失所引起。

[民间灸法]

1. 艾火灸

（1）暴脱
取穴：素髎、气海、关元、涌泉。

灸法：用艾炷或艾条灸，壮数不限，灸至脉回汗止肢温为度。

（2）虚脱

取穴：百会、关元、神阙、内关。

灸法：艾条或艾炷灸，灸至脉回肢温汗止为度。

2. 大灸法

选用大灸法，适用于中阳虚衰，元气不充，久病不起欲脱者。

［单穴灸法］

1. 命关灸

取命关穴，命关为奇穴，位于左乳下1.6寸，旁开2寸处。用艾条悬灸此穴，直至病情缓解。

2. 隔盐灸

取食盐适量，纳入脐窝（神阙），使之与脐平，上置艾炷点燃施灸，每次施灸5~30壮，或更多，以脉回汗止为度。

［古代验方］

（1）久冷伤惫脏腑，泄利不止，中风不省人事等疾，宜灸神阙(《针灸资生经》)。

（2）一切急魇暴绝，灸足两大指内，去甲一韭叶(《针灸大成》)。

（3）尸厥卒倒气脱，百会、人中、合谷、间使、气海、关元(《类经图翼》)。

（二）中医和经典治疗

厥证乃危急之候，当及时救治为要，醒神回厥是主要的治疗原则，但具体治法又当辨其虚实。

实证：开窍、化痰、辟秽而醒神。开窍法适用于邪实窍闭之厥证，以辛香走窜的药物为主，具有通关开窍的作用。主要是通过开泄痰浊闭阻，温通辟秽化浊，宣窍通利气机而达到苏醒神志的目的。在使用剂型上应选择丸、散、气雾、含化以及注射之类药物，宜吞服、鼻饲、注射。本法系急救治标之法，苏醒后应按病情辨证治疗。

虚证：益气、回阳、救逆而醒神。适用于元气亏虚、气随血脱、津竭气脱之厥证。主要是通过补益元气，回阳救逆而防脱。对于失血、失津过急过多者，还应配合止血、输血、补液，以挽其危。由于气血亏虚，故不可妄用辛香开窍之品。

1. 气厥

（1）实证　由情志异常、精神刺激而发作，突然昏倒，不知人事，或四肢厥冷，呼吸气粗，口噤握拳，舌苔薄白，脉伏或沉弦。

证机概要：肝郁不舒，气机上逆，壅阻心胸，内闭神机。

治法：开窍，顺气，解郁。

代表方：通关散合五磨饮子加减。前方辛香通窍，取少许粉剂吹鼻取嚏，以促其苏醒，本法仅适用于气厥实证。后方开郁畅中，降气调肝。必要时可先化饲苏合香丸宣郁理气，开闭醒神。

常用药：本证因气机逆乱而厥，"急则治其标"，可先通关开窍，急救催醒。通关散以皂角辛温开窍，细辛走窜宣散，合用以通诸窍。用沉香、乌药降气调肝，槟榔、枳实、木香行气破滞，檀香、丁香、藿香理气宽胸。

若肝阳偏亢，头晕而痛，面赤躁扰者，可加钩藤，石决明，磁石等平肝潜阳；若兼有痰热，症见喉中痰鸣，痰壅气塞者，可加胆南星、贝母、橘红、竹沥等涤痰清热；若醒后哭笑无常，睡眠不宁者，可加茯神、远志、酸枣仁等安神宁志。

由于本证的发作常由明显的情志精神因素诱发，且部分患者有类似既往病史，因此平时可服用柴胡疏肝散、逍遥散、越鞠丸之类，理气解郁，调和肝脾。

（2）虚证　发病前有明显的情绪紧张、恐惧、疼痛或站立过久等诱发因素，发作时眩晕昏仆，面色苍白，呼吸微弱，汗出肢冷，舌淡，脉沉细微。本证临床较为多见，尤以体弱的年轻女性易于发生。

证机概要：元气素虚，清阳不升，神明失养。

治法：补气，回阳，醒神。

代表方：生脉注射液、参附注射液、四味回阳饮。前二方为注射剂，适用于急救。从功效上看，三方均能补益正气，但生脉注射液重在益气生津，而参附注射液及四味回阳饮均能益气回阳。

常用药：首先急用生脉注射液或参附注射液静脉推注或滴注，补气摄津醒神。苏醒后可用四味回阳饮加味补气温阳，药用人参大补元气，附子、炮姜温里回阳，甘草调中缓急。

汗出多者，加黄芪、白术、煅龙骨、煅牡蛎，加强益气功效，更能固涩止汗；心悸不宁者，加远志、柏子仁、酸枣仁等养心安神；纳谷不香，食欲不振者，加白术、茯苓、陈皮健脾和胃。

本证亦有反复发作的倾向，平时可服用香砂六君子丸、归脾丸等药物，健脾和中，益气养血。

2. 血厥

（1）实证　多因急躁恼怒而发，突然昏倒，不知人事，牙关紧闭，面赤唇紫，舌黯红，脉弦有力。

证机概要：怒而气上，血随气升，菀阻清窍。

治法：平肝潜阳，理气通瘀。

代表方：羚角钩藤汤或通瘀煎加减。前方以平肝潜阳熄风为主，适用于肝阳上亢之肝厥、头痛、眩晕。后方活血行气，适用于气滞血瘀，经脉不利之血逆、血厥等症。

常用药：可先吞服羚羊角粉，继用钩藤、桑叶、菊花、泽泻、生石决明平肝熄风，乌药、青皮、香附、当归理气通瘀。

若急躁易怒，肝热甚者，加菊花、丹皮、龙胆草；若兼见阴虚不足，眩晕头痛者，加生枸杞、珍珠母。

（2）虚证　常因失血过多，突然昏厥，面色苍白，口唇无华，四肢震颤，自汗肢冷，目陷口张，呼吸微弱，舌质淡，脉芤或细数无力。

证机概要：血出过多，气随血脱，神明失养。

治法：补养气血。

代表方：急用独参汤灌服，继服人参养营汤。前方益气固脱，后方补益气血。

常用药：独参汤即重用一味人参，大补元气，所谓"有形之血不能速生，无形之气所当急固"。亦可用人参注射液、生脉注射液静脉推注或滴注。同时对急性失血过多者，应及时止血，并采取输血措施。缓解后继用人参养营汤补养气血，药用人参、黄芪为主益气，当归、熟地养血，白芍、五味子敛阴，白术、茯苓、远志、甘草健脾安神，肉桂温养气血，生姜、大枣和中补益，陈皮行气。

若自汗肤冷，呼吸微弱者，加附子、干姜温阳；若口干少津者，加麦冬、玉竹、沙参养阴；心悸少寐者，加龙眼肉、酸枣仁养心安神。

3. 痰厥

素有咳喘宿痰，多湿多痰，恼怒或剧烈咳嗽后突然昏厥，喉有痰声。或呕吐涎沫，呼吸气粗，舌苔白腻，脉沉滑。

证机概要：肝郁肺痹，痰随气升，上闭清窍。

治法：行气豁痰。

代表方：导痰汤加减。本方燥湿化痰，行气开郁。适用于风痰上逆，时发晕厥，头晕、胸闷、痰多等症。喉中痰涎壅盛者，可先予猴枣散化服。

常用药：陈皮、枳实理气降逆；半夏、胆南星、茯苓燥湿祛痰；白芥子化痰降气。

若痰湿化热，口干便秘，舌苔黄腻，脉滑数者，加黄芩、栀子、竹茹、瓜蒌仁清热降火。

（三）现代医家治疗经验

1. 怡情移性法

张震夏认为："七情之病，最需怡悦性情"，治疗气厥以五磨饮合甘麦大枣汤加减。组成：沉香1.5g（后下），乌药3g，太子参10g，大枣6g，炙甘草6g，淮小麦50g，云茯苓10g，红枣5枚，炒枳壳10g，淡子芩3g，炙远志3g。（上海中医学院. 老中医临床经验选编，1978，4）

2. 化痰开窍法

张鸿祥治疗癔病发为厥病，给予化痰湿、养心安神、清心开窍、平肝阴之方，用二陈汤合甘麦大枣汤加减。组成：姜半夏10g，陈皮6g，石决明50g（先煎），焦枳实10g，姜竹茹10g，茯苓皮12g，生熟甘草各6g，淮小麦50g，大红枣10枚，全蝎粉2g，牛黄清心丸2粒（化服）。（上海中医学院. 老中医临床经验选编，1997，7）

3. 扶阳行水法

李斯炽治疗寒厥，认为阳气虚衰则为寒厥，脾胃阳虚，不能运化水饮，则可聚液生痰，治法当以扶阳行水为主，并佐以养阴以维阳，镇降以摄阳，方用参附牡蛎汤加味。组成：党参15g，附片10g，龙骨12g，牡蛎12g，茯苓18g，白术12g，麦冬15g，五味子6g，白芍12g。服用4剂之后，症状好转，有阳气来复之象，给予上方去干姜，加入生姜6g，合成真武汤、生脉散，加龙骨、牡蛎，服4剂后痊愈。（李斯炽医案. 重庆：四川科学技术出版社，1983，8）

4. 醒脑益气法

黄其姜以自制醒脑益气汤治疗脑动脉硬化性昏厥。组成：九节菖蒲5g，川芎5g，川贝母10g，田七5g，丹参15g，黄连3g，天花粉 10g，西洋参 5g（另炖冲），麦冬 10g。加减：抽搐风动加钩藤、羚羊角，昏厥加至宝丹化浊开窍，清热解毒，痰壅加安宫牛黄丸以清热解毒，豁痰开窍，西洋参益气生津，田七活血化瘀。（黄其姜. 醒脑益气汤治疗脑动脉硬化性昏厥，广东医学，1993（5＞：270）

（四）名老中医治疗经验

1. 朱良春治疗厥证经验

吉某，男，43 岁。1967 年 5 月初诊。去年 5 月突然昏倒，四肢抽筋，不吐白沫。起初 1～2 月发作一次，以后逐渐加剧，每 2～3 天发作一次，经中西医治疗，效果不显。目前神疲乏力，头昏目糊，夜寐易醒，纳呆，每餐约一两半。舌苔腻，脉弦滑。证属厥证——风阳上扰，痰浊内蒙，治拟平肝潜阳，化痰宣窍。珍珠母 30g，生铁落 60g，白蒺藜 9g，制南星 9g，石菖蒲 9g，夜交藤 30g，决明子 15g，蝎蜈片 3g，5 剂。二诊：5 天来未发昏厥，抽搐，头晕目糊有显著改善，胃纳亦增作，精神较前振作。苔腻渐化，脉象弦滑。原方去珍珠母。10 剂。

后经随症加减治疗一月，至 6 月 22 日诸症解除，返回单位上班。随访 4 年未复发。

2. 曾绍裘治疗厥证经验

何某，女，26 岁。因初产后失血颇多，遂感心悸。一日，突然昏仆，不省人事，面色苍白，移时苏醒，复如常人。初则自以为偶然之患，尚不介意，继则发作频仍，二三日一发，殆十数次。经多方治疗不效。脉象沉弱，舌质淡红无苔，面色㿠白无华，无手足抽搐、口眼歪斜、痰涎上涌等症，殊非中风，乃血厥也。治宜调理阴阳，用白薇汤加味。党参 30g，当归 24g，白薇 10g，丹参 10g，枣仁 12g，甘草 10g。

服十余利病瘳。3 年未见复发。

3. 焦树德治疗厥证经验

陈某，男，51 岁。1975 年 10 月初诊。近二月曾突然仆倒两次，神志清楚，数小时后如常。1975 年 10 月 18 日经某医院诊断为椎基动脉供血不全，椎动脉血流图示椎动脉弹性减弱。因患"胃溃疡"做过胃大部切除手术。今年 7 月患痢疾，此后血压经常为 150/100mmHg 左右。近两月猝倒两次，平素时有头晕，夜寐多梦，大便急迫溏薄，小溲时有迟缓，血压 120/90mmHg，舌苔白，脉弦。辨证：阳气不能上达，气虚血瘀，络道不通；治法：益气化瘀，疏通络道，以使阳气上达。方药：生黄芪 30g，豨莶草 30g，茺蔚子 15g，生白芍 20g，清半夏 12g，熟地 30g，全蝎 6g，桃仁 24g，乌梢蛇 15g，葛根 15g。

二诊：服上方药 14 剂，头晕减轻。舌苔薄白脉弦细。生黄芪 30g，熟地 30g，姜黄 12g，生白芍 30g，公丁香 5g，葛根 15g，白梅花 15g，全蝎 6g，桃仁 24g。

三诊：服上方药 28 剂，头晕之症继减。舌苔薄白，质淡红，脉略弦。生黄芪 30g，生白芍 18g，淡附片 18g，桃仁 24g，全蝎 6g，熟地 30g，乌梢蛇 15g，葛根 15g。

四诊：服上方药 15 剂，诸症未作，唯右手稍有胀感。舌苔，脉象正常。方药：大熟地 30g，豨莶草 30g，葛根 15g，珍珠母 30g，五灵脂 6g，全蝎 6g，生白芍 24g，乌梢蛇 15g，炒白芥子 12g。嘱患者服此方 10 剂，另配九剂服用。

（五）现代和前沿治疗

心脏骤停发生后，最主要的抢救措施是及时正确地进行心肺脑复苏。心肺脑复苏是针对心脏骤停旨在尽快建立有效循环提高心输出量，而采取的一系列措施。研究表明心脏停搏时间越长，全身组织特别是脑组织经受缺氧的损害越严重，维持生命的可能性就越小。因此心脏骤停抢救成功的关键，是开始抢救时间的早晚。据统计心肺复苏成功的病例 64%，是在心脏停搏后 4 分钟内急救的，因此提出抢救心脏骤停的最佳时机，是在心脏停搏后 0~4 分钟内。而心脏停搏大多数发生在院外，既无药物又无抢救设备，因此就地就近立即组织抢救，切忌观望等待或远距离转送就显得尤为重要了。

整个复苏抢救过程大致可以分为 3 个阶段：

一是基本的生命支持；

二是进一步的支持生命活动，争取恢复心跳；

三是复苏后处理。无论何种原因引起的心脏骤停，其处理原则大致相同，首要任务是尽快建立有效循环，保持呼吸道通畅，提高心输出量给予有效的生命支持。在现场一无药物二无设备的条件下，一般可先按照 Gordon 等提出的 ABCD 方案，进行抢救即呼吸道（airway A），保持通畅进行人工呼吸（breathing B），人工循环（circulation C）在建立有效循环和人工呼吸的基础上，再转院或确定进一步治疗（definite treatment D），处理心脏复跳后的各种后遗症及原发病，心脏骤停的复苏处理大致可分为 3 期。

第 1 期：基本的生命支持

胸外心脏按压法：是现场抢救最基本的首选方法，必须立即进行且效果良好，是心脏复苏关键措施之一。首先，应在病人背部垫一块木板或让病人仰卧睡在硬地上，以加强按压效果。在医院内对可能发生心脏骤停的病人，如急性心肌梗死严重心律失常患者，均应常规睡硬板床，以便一旦发生心脏骤停时，可立即施行胸外心脏按压。以往认为按压的作用原理，是直接挤压心脏的结果。当按压胸骨时，使心脏排血放松时，则心脏舒张使血液回流心腔。目前认为按压主要是引起胸内压力普遍性增高，促进血液流动放松时，使胸内压力普遍降低，促进静脉血液流向右心，以达到维持有效血液循环之目的。

胸外心脏按压的方法：正确的按压部位，应在胸骨的上 2/3 与下 1/3 的交界处，如果胸外按压部位不当，不仅无效反而有害。如按压位置太低，有损伤腹部脏器或引起胃内容物反流，导致窒息的可能。如部位过高，可伤害大血管。如果按压部位不在中线，则可能引起肋骨骨折，乃至气胸。术者以左手掌的根部，置于上述按压部位，右手掌压在左手背上，其手指不应加压于病者胸部；按压时两肘伸直借助身体重力和用肩背部力量，垂直向下使胸骨下压 3 ~ 5 厘米。然后放松，但掌根不离开胸壁。以往认为按压时间约占每一按压和放松周期的 1/3，放松的时间应占其余的 2/3，这样能获得最大血流动力学效应。但近年来实践证明，当心脏按压与放松时间相等时（各占 50%），心脏射血量最多，为了达到有效按压术者，必须注意自己的体位和高度，可跪在床上或地上借助自身重量，进行按压次数以 60 ~ 80 次/分钟为好，在按压起始的 2 ~ 3 分钟，可达 100 次/分钟，若操作恰当可使收缩压短期内上升达 80 ~ 90mmHg（10.6 ~ 12 千帕斯卡），并可能促使心脏复跳，但过长时间的快速按压会造成心肌损伤，且由于舒张期过短影响心室充盈，心输出量反而下降；也不宜采取急促冲刺式，按压使心脏产生喷射性血流，而影响心输出量。此外在按压前若能先抬高患者下肢，解开病人衣领和衣扣，可增加静脉回流，对维持循环很有裨益，必须强调指出不要因为听诊心脏或作心电图而频繁地停止按压。进行向心内注药（仅限于无静脉输液情况下）、电击、气管插管等必要治疗措施时应由有经验者执行按压，停歇时间应尽量缩短不要超过 10 秒（最多 15 秒），以免干扰复苏抢救。在胸外按压心脏的同时，要进行人工呼吸，更不要为了观察心电图，而频频中断心肺复苏。事实上出现心电活动，并不等于循环恢复（可能是电 - 机械分离）应作全面分析。

　　按压有效的主要指标是：

　　A. 按压时能扪及大动脉搏动，上肢收缩压 >60mmHg（8.0 千帕斯卡）。

　　B. 患者面色、口唇、指甲及皮肤等色泽再度转为红润。

　　C. 扩大的瞳孔再度缩小，眼睫毛反射恢复。

　　D. 呼吸改善或出现自主呼吸，昏迷变浅，病人出现挣扎。只要按压有效，就应坚持下去。

　　近年来已研制成功心肺复苏器（heart - lung resuscitator），代替人工进行胸外心脏按压，取得了较好的效果。它依靠电力压缩氧气或人工杠杆作动力，按压泵多由硬橡皮制作，按压前宜在泵与胸壁之间垫一块泡沫塑料，以减轻对胸廓的摩擦损伤，按压时应固定按压泵在适当位置上，压力不宜太大，以免导致肋骨骨折和胸内脏器损伤。一般按压速率及胸骨下压程度与人工胸外按压相似，该仪器能自动控制，每压胸 5 次进行 1 次吹入氧气动作，尤适用于急诊室心肺监护病房使用。

心前区捶击（拳击）：目前认为心前区捶击不宜常规列为心脏复苏的第一项措施，心前区捶击应在心脏停搏后 1 分钟内进行，否则常无效。方法是施行者用握拳的拳底肌肉部分，距患者胸壁20～30 厘米高度捶击胸骨中部，重复 2～3 次，若无效即应放弃，不可浪费时间。心前区捶击，只能刺激有反应的心脏。它不能代替有效的胸外心脏按压，对缺氧性心脏停顿或电－机械分离现象者心前区捶击并无帮助，对缺氧而仍有心跳的心脏捶击可能诱发心室颤动。对室性心动过速，而循环尚未停止的患者，也不应施行心前区捶击。尽管有人报道捶击可终止室性心动过速，但笔者仍持慎重态度，因为也有诱发室颤的报道。

人工呼吸：现场抢救最简便的方法，是口对口吹气或口对鼻吹气。在施行前，首先要保持呼吸道通畅。病人仰卧，双肩垫高，解松衣领及裤带，挖出口中污物、义齿及呕吐物，然后术者用一手托起病人下颌，使其头部后仰另一手捏紧患者鼻孔，深吸一口气紧贴病人口部用力吹入，使病人胸廓扩张；吹毕立即松开鼻孔，让患者胸廓及肺部自行回缩，而将气排出。如此反复进行。每分钟吹气16～18 次，口对口吹气效果欠佳者，应迅速改为口对鼻吹气。向鼻吹气时将患者口闭住，此法尤适用于牙关紧闭的病人，若现场只有一个抢救者，则应胸外按压 4～5 次，然后口对口或口对鼻吹气1 次。如果有 2 个抢救者，则一个负责胸外按压，另一个负责口对口或口对鼻吹气，两者要紧密配合。口对口或口对鼻吹气的主要缺点是可能引起胃扩张。避免的方法，是在吹气时用手在患者上腹部中度加压或预先插入食管阻塞器（esophageal obturator），以免将气吹入胃内，一旦有关人员到达现场应即作气管插管，加压给氧必要时施行气管切开术。

胸内心脏按压：近年来，胸内心脏按压术又重新被重视。通过胸内心脏按压与胸外按压的对照，研究表明前者效果确切，心排血量增加程度和心脑血液灌注量，均优于后者，且较少遗留神经系统后遗症。但胸内心脏按压需要一定的设备和条件，需要开胸手术器械。只能在医院内施行，如胸外按压无效或不宜行闭式胸外按压，应立即开胸，施行胸内心脏按压。主要指征：因胸骨或脊柱畸形影响胸外心脏按压效果：如漏斗胸鸡胸；心脏病理情况需要做胸内按压：如心脏骤停伴有严重心肌损伤，心室疝、心室壁瘤、急性心肌梗死，合并心脏破裂，心脏穿透伤，心房黏液瘤，严重二尖瓣狭窄，心包压塞，肺动脉栓塞等，严重肺气肿张力性气胸等。

方法：皮肤简单消毒后，迅速沿左第4肋间胸骨边缘至腋前线作弧形切口，进胸撑开肋间切口（若有肋骨牵开器更好）。暴露心脏必要时切开心包膜，将右手伸入胸腔，拇指在前方其余4指置于心脏后方，将心脏握在手中，直接按压心脏，若患者心脏过大可双手按压。即右手4指置于心脏后方，左手放在心脏前面进行有节律的按压，以 60~80 次/分钟进行，直至心脏复跳。本法优点是可直接观察心脏情况，且按压效果比较确切，缺点是对心肌有一定损伤，且常因无菌操作不严格，并发感染亦可能引起胸腔出血。

第 2 期：进一步的支持生命活动恢复自动心跳

在基本生命支持基础上，还必须进行决定性诊治，概括起来可称为 3D 即明确诊断（diagnosis）、除颤（defibrillation）和药物（drug）治疗。

明确诊断：尽可能迅速地进行心电图，检查心电监护和必要的血流动力学监测，明确引起心脏骤停的病因和心律失常的类型，以便采取相应的治疗措施。

除颤：一旦心电图证实为心室颤动，有电除颤设备的单位，应立即进行直流电非同步除颤复律，首次电能为 250~300J，若室颤波细小可先静注肾上腺素 0.5~1.0mg 后，再电击若无电除颤设备。也可立即静注利多卡因、托西溴苄铵（溴苄胺）等药物除颤，鉴于心脏骤停大多数表现为室颤，因此不少学者主张一旦确立心脏骤停的诊断，可不必等待心电图结果，应立即施行盲目电击除颤，有利于及时挽救患者生命，对于心室停顿无效的室性自主心律（电－机械分离），有条件单位，应立即采用人工心脏起搏器治疗。

药物治疗：目前认为心脏骤停最常用的急救药物是肾上腺素。利多卡因、硫酸镁、托西溴苄铵（溴苄胺）、阿托品、碳酸氢钠等给药途径，分静脉、气管内及心内注射三种。目前认为首选是近心端静脉内给药，如颈外静脉、锁骨下静脉穿刺注药，只要使用恰当，常能达到有效的药物浓度，其次是气管内给药（限用肾上腺素、利多卡因，而去甲肾上腺素和碳酸氢钠禁忌），其优点是不必通过缓慢的静脉血流，并稀释药物注入后在小支气管内暂时储存，逐渐吸收和稀释。注入前应先将药物稀释至10ml，并通过20厘米长塑料胶管插入气管后注入。必要时可重复（隔5～10分钟）。经胸心内注药法，应最后才选用。其理由是心内注射可引起气胸和心肌损伤。穿刺时又要暂停心肺复苏措施（胸外心脏按压和人工呼吸），不利于全身供血和心脏复跳，故不宜作为首选，除非来不及建立静脉给药途径作为应急措施临时使用。

第3期：复苏后的处理

由于心脏骤停可引起脑、心、肾等重要脏器的严重损伤，因此治疗原发病、维持有效循环和呼吸功能，防止再度发生心脏骤停，纠正酸中毒及电解质紊乱，防治脑水肿和急性肾功能衰竭，以及防止继发感染，加强护理是本期处理的重点。分述如下：

治疗原发病：针对不同病因采取相应治疗措施，若心脏骤停是急性心肌梗死所致，则应加强心电监护，注意有无心律失常，每15分钟测脉搏（心率）、心律、血压1次，如有频发室性期前收缩、短阵室速等，应立即给予利多卡因静注，积极按心律失常处理。一般心电监护至少24～72小时，直到病情稳定。

维持有效循环：心脏复跳后，若血压偏低心输出量不足者，应设法寻找原因予以纠正。常见的原因，包括酸中毒、心律失常、心肌收缩无力、血容量不足、呼吸功能不全、微循环障碍未予纠正，以及不正确使用正压辅助呼吸机，使 CO_2 排出过多等等，均应作相应处理。针对低血压本身可以在补充有效血容量基础上，适当应用血管活性药物，一般可首选多巴胺 10~30mg，加于 100~250ml 输液中静滴。如无效可加用间羟胺 10~30mg；也可根据血流动力学检测结果（中心静脉压血流导向漂浮导管，测得的肺动脉楔压以及桡动脉插管直接测压等）调整滴速或选用其他血管活性药物。若经上述治疗无效，必要时可采用辅助循环如主动脉内气囊反搏术，以挽救生命。复苏后若有心功能不全，可适当应用正性肌力药物，如毛花苷 C（西地兰）、毒毛花苷 K、多巴酚丁胺、米力农等，按心力衰竭处理。适当应用改善心肌代谢及营养的药物，如肌苷、三磷腺苷、辅酶 A、辅酶 Q10、细胞色素 C 和 1、6-二磷酸果糖（FDP）等。

维持呼吸功能：心脏复跳后，呼吸功能的维持十分重要。首先应千方百计恢复自主呼吸，若患者不能恢复自主呼吸，则最终难免死亡。此外合理用氧也至关重要，一旦自主呼吸恢复，即不适宜长期高浓度正压吸氧，以免发生呼吸性碱中毒，可改为鼻导管法供氧，如使用呼吸机，成人频率在 18~20 次/分钟，呼吸时间之比为 2:1，并根据动脉血气分析结果，随时调整。保持呼吸道通畅是维持有效呼吸功能的前提。因此要经常吸痰，排除喉头及气管内的分泌物极为重要。气管插管需留置 48 小时以上者，宜及早施行气管切开术。此外对于自主呼吸恢复，但呼吸尚不健全者，视病情可适当使用呼吸兴奋剂，如尼可刹米（可拉明）0.375~0.75g 缓慢静注，随即以 3~3.75g 加入 5% 葡萄糖液 500ml 内按 25~30 滴/分钟静滴，也可应用洛贝林（山梗菜碱）、二甲弗林（回苏灵）等。

防止再度发生心脏骤停：密切观察病情，做好心电监护。一旦发现各种心律失常，即予以相应处理。对室性心律失常者，可首选利多卡因静注或静滴，无效可改用胺碘酮静注或静滴，至少维持 24~48 小时。完全性房室传导阻滞或严重心动过缓者，可用阿托品和（或）异丙肾上腺素治疗，必要时安置人工心脏起搏器。

纠正酸中毒和电解质紊乱：根据血气分析，二氧化碳结合力、血 pH 值及剩余碱等检测结果补充碳酸氢钠。一般在复苏后头 2~3 天仍需给予 5% 碳酸氢钠 200~300ml/d，以保持酸碱平衡。若患者血钠过高或血钾过低，可改用三羟甲氨基甲烷（THAM）静滴，按每次 2~3mg/kg 或根据二氧化碳结合力计算，即用 3.64% nLCM 溶液按每千克体重给予 1ml，可提高二氧化碳结合力 1 容积/dl，一般用量为 250~500ml。THAM 的优点是可同时纠正代谢性和呼吸性酸中毒，不增加细胞外液，也不增加心脏负担，且可同时纠正细胞内外液的酸中毒。缺点是可产生呼吸抑制、低血糖、高血钾及低血钙，鉴于复苏后，一般均有水潴留存在，故水分补充宜限制，一般每天控制在 1500~2000ml。原则上尽量使略偏于脱水状态，以减轻脑水肿。早期高血钾经利尿后多能恢复。脱水疗法，可造成低血钾，应视肾功能情况及尿量适当补充钾。一般复苏后，第 1 天不必补给，以后按尿量及血钾补充。

防治脑水肿脑损伤：包括供氧、头部放置冰帽，必要时可采用人工冬眠，常用异丙嗪 25~50mg 加氢化麦角碱 0.6mg，稀释于 5% 葡萄糖液 100ml 内静滴。一般低温疗法可维持 2~5 天。脑水肿脱水疗法包括 20% 甘露醇 250ml。每 8 小时静脉快速滴注 1 次，必要时并用地塞米松 10mg 或甲泼尼龙（methylprednisolone）60mg，每 6 小时静注 1 次，连用 2~3 天。对于严重脑水肿者，可加用呋塞米（速尿）40~80mg，稀释后静注 1~4 次/d，待病情改善后，改用 50% 葡萄糖液 40~60ml 稀释，每 4~6 小时静注 1 次。也可与甘露醇交替使用，由于脑缺氧可损害血脑屏障，渗透性利尿药可透过血脑屏障，而产生相反性渗透压差，可导致"反跳"，加重脑水肿。因此最好联合使用上述药物，有时可加用 20%~25% 白蛋白 50ml 静滴，1 次/d。一般脱水疗法，需持续 1 周左右，此外可适当应用促进和改善脑组织代谢的药物如胞磷胆碱（citicoline），200~600mg/d；醋谷胺（aceglutamide）100~400mg/d，稀释后静滴；脑活素（cerebrolysin）10~30ml，稀释后静注或静滴；乙胺硫脲（AETantiradon）1g/d，溶于 5% 葡萄糖液 250~500ml 内静滴；γ-

氨基丁酸（γ-amino butyric acid）1~4g/d，溶于5%葡萄糖液500ml内静滴。双氢麦角碱（海得琴 dihydroergotoxinehydergine）肌注0.3~0.6mg/d，都可喜（duxil）40~80mg2次/d口服；还亦可酌用细胞色素、辅酶A、辅酶Q10等。对于抽搐患者，可适当应用地西泮（安定）10mg/次肌注或静注；此外也可应用高压氧治疗。

防治急性肾功能衰竭：在心脏复苏抢救过程中，应尽快补足有效血容量，保持收缩压>90mmHg（12千帕斯卡），以保证足够肾血流量和肾小球滤过率；应避免使用过多的血管收缩药和对肾有毒性的药物，这是防止急性肾功能衰竭最有效的方法。同时应密切注意尿量（应常规放置导尿管），尿比重和渗透压的变化。对于少尿或尿闭者，应及早使用脱水剂，如甘露醇、呋塞米或依他尼酸静注，注意限制水钠摄入；也可使用利尿合剂（酚妥拉明10mg 多巴胺40~80mg 呋塞米40~120mg），加入5%~10%葡萄糖液500ml内静滴，或用罂粟碱30mg每2~4小时肌注1次，必要时可采用腹膜透析或血液透析疗法。

防治继发感染：在心肺复苏过程中难免有消毒不严格，（尤其是胸内心脏按压）胃内容物误入气管，引起吸入性肺炎也屡见不鲜，故心脏骤停复苏后的病人，均应常规使用抗生素以防继发性感染。

此外在心肺复苏过程中，加强护理、预防褥疮、注意营养、水电解质及热量平衡，以及对症和支持疗法均十分重要。

2. 心脏骤停高危病人，包括心脏骤停复苏的病人，预防发生心脏骤停可进行以下预防措施。

（1）药物预防　长期使用抗心律失常药物的病人，猝死发生率未见显著降低，主要原因在于不正确的选用药物和抗心律失常药物的致心律失常作用。目前多数学者认为器质性心脏病病人伴4级以上室性期前收缩时应积极治疗，最好根据电生理药物试验结果，合理选用药物。

β受体阻滞药：为第Ⅱ类药物。经多中心国际大量回顾性及前瞻性研究表明：长期应用该药可减少心绞痛发作，增强病人体力；

降低抬高的 ST 段，减少心肌梗死早期的心律失常，并缩小梗死范围，减少猝死。此外可降低高血压和扩张型心肌病的猝死发生率，但有心力衰竭和低血压病人禁忌长期使用。

利多卡因：为ⅠB 类药静脉给药，半衰期短。经研究表明对急性心肌梗死早期防治猝死有意义，对原发性室颤的预防效果结论不一。

普罗帕酮（心律平）：为ⅠC 类药物，具有膜稳定作用及强力 Na 通道阻滞作用，对室性心律失常有较好疗效。

胺碘酮：为第Ⅲ类药物。若用一般的抗心律失常药，不能抑制病人的心律失常，应考虑胺碘酮治疗该药。一般能成功地抑制持续性 VT 和 VF 的复发电生理检查，可判断严重心律失常复发的高危险和预后。此药亦有强的致心律失常作用，故应谨慎用药。

（2）非药物治疗　药物治疗室速无效不能控制复发，又危及生命属猝死高危者，宜选用非药物治疗。

手术治疗：精确标测室速起源点，进行室速灶或室壁瘤的切除，或室速灶心内膜全部或部分环切等手术，治疗先天性多形性室速伴长 QT 间期综合征，药物治疗晕厥不能控制时，可进行高位左胸交感神经节（胸 1~5）切除，术后可明显降低死亡率。

植入埋藏式自动心脏除颤器：原理是当发生室性心动过速或室颤时，植入的自动心脏除颤器的电极可根据感知的心电，发生 25J 的电能进行电复律，应用该项自动心脏除颤器后，心脏猝死率有所下降。目前的安置技术，也由原先的开胸手术，改为经静脉置放电极、无关电极置入心前皮下。近年有新的仪器推出，此产品集除颤、复律、抗心动过速和起搏于一体，称抗心动过速起搏复律除颤器，持续性室速发作，先用猝发脉冲或连续递减性刺激使其终止。如无效，则发作低能量复律，室颤时则发放高能除颤，脉冲除颤后，如出现心脏停搏或缓慢自搏心律，则发放脉冲维持正常心率。故此为理想的纠律器，但目前该项仪器尚在使用早期，有待积累经验。临床上病人有多次晕厥，心电图上至少记录到 1 次由室速或室颤引起，药物治疗难以收效，又无其他合适的治疗措施，此类猝死高危病人则是应用埋藏式自动心脏除颤器或抗心动过速起搏复律除颤器的指征。

终止复苏的指征：对于原无心脏病的心脏骤停（如溺水电击创伤等）的患者应千方百计尽力抢救其复苏，成功率相对较高。相反原有严重心脏病或疾病晚期的患者，其复苏成功率较低。也应实事求是，一般认为若已出现脑死亡，如完全而持续意识丧失，瞳孔散大固定，对光和角膜反射消失，达 20 分钟以上，脑电图电活动消失，或心搏停止 30 分钟以上或经积极心肺复苏处理半小时，仍不能复跳者可考虑终止复苏。

（六）预后

近年来研究发现猝死者约 75% 死于医院外，其中 40% 死于发病后 15 分钟内，30% 死于发病后 15 分钟至 2 小时。目前国内外报道各类心脏骤停，现场心肺复苏成功率仅为 20% ~ 40%。美国匹斯兹堡市资料证实院外旁观者做心肺复苏成功率达 24%，由医护人员到达后再做心肺复苏的生存率仅 7%，美国华盛顿州西雅图是世界上复苏成功率最高的城市之一。该市心脏呼吸骤停患者的复苏成功率极高，现场复苏初步成功率达 60%，到达医院后其中一半将在 2 ~ 3 周内，因基础疾病及各种并发症而死亡。据上海市医疗救护中心资料显示，1998 年由救护车抢救心脏骤停患者 4564 例，其中进行心肺复苏 4375 例，初期复苏成功者 46 例，未成功者 4329 例，最后仅有 1 例康复出院者，1999 年的情况也类似，抢救心脏骤停与猝死患者 4374 例，现场复苏成功者 59 例，最后康复出院仅 1 例。

心脏复苏后住院期间死亡的最常见原因，是中枢神经系统的损害，缺氧性脑损伤和继发于长期使用呼吸器的感染，占死因的 60%，低心排血量综合征占死因的 30%，而由于心律失常的复苏死亡者仅占 10%。

三、康复

(一) 中国传统的康复方法

加强锻炼,注意营养,增强体质。加强思想修养,陶冶情操,避免不良的精神和环境刺激。对已发厥证者,要加强护理,密切观察病情的发展变化,采取相应措施救治患者苏醒后,要消除其紧张情绪,针对不同的病因予以不同的饮食调养。所有厥证患者,均应严禁烟酒及辛辣香燥之品,以免助热生痰,加重病情。

(二) 现代系统的康复理论和康复实践

(1) 心脏骤停与心源性猝死发生后,心肺复苏的成功率很低。因此目前主要是对其积极预防急救干预(现场急救),主要在于加强普及社区公众的心肺复苏训练,提高公众的急救意识,加强急救体系的建设,扩大急救网络,以及缩短呼叫至到达现场的时间,使患者得到及时救治降低猝死率。

(2) 加强对常见心血管疾病的环境因素,遗传因素的监控,遵循合理的生活方式,避免暴饮暴食、剧烈运动及情绪激动等猝死的诱因。

(3) 熟悉心脏骤停高危患者的识别。

下列几种情况极易出现心脏骤停:①既往有过原发性室颤史;②冠心病患者曾有快速室性心动过速发作史;③急性心肌梗死恢复后,6个月内有室性期前收缩,分级在 Lown 氏Ⅱ级以上,特别是伴有严重左室功能不全(EF < 40%)或有明显心力衰竭者;④有 Q – T 间期延长及 Q – T 间期离散度增加,尤其是伴晕厥者。

(4) 心脏骤停再发的预防　对于持续性室性心动过速或心室颤动的存活者,为预防潜在致死性心律失常的再发,可采用抗心律失常药物治疗,若无效则新近开展的外科治疗或植入抗心动过速和抗心室颤动装置都可考虑。

第五章 晕 厥

晕厥（又称错腋）是大脑一时性缺血、缺氧引起的短暂的意识丧失。晕厥与昏迷不同，昏迷的意识丧失时间较长，恢复较难。晕厥与休克的区别在于休克早期无意识障碍，周围循环衰竭征象较明显而持久。对晕厥病人不可忽视，应及时救治。

晕厥是临床常见的综合征，具有致残甚至致死的危险，表现为突然发生的肌肉无力，姿势性肌张力丧失，不能直立及意识丧失。晕厥有一定的发病率，甚至在正常人也可能出现。国外报道晕厥可见于3%的男性和3.5%的女性，占急诊科病人的3%和住院病人的6%。由于发作多呈间断性，存在多种潜在病因，同时缺乏统一的诊疗标准，部分晕厥病例不易诊断且涉及多个科室。因此，详细了解晕厥的机制、临床表现和诊疗方法对于临床工作非常重要。

首先晕厥须与其他神经系统症状如昏厥、眩晕、跌倒发作、癫痫的痫性发作等相区别。昏厥指肌肉无力伴有不能直立将要跌倒的感觉，但意识尚保留，故有时称"晕厥前状态"。眩晕主要是感到自身或周围事物旋转。跌倒发作是突然发生的下肢肌张力消失以致跌倒，能即刻起立并继续行走，多见于椎基底动脉一过性缺血。上述三者都不出现意识丧失。有时晕厥与癫痫中痫性发作不易鉴别，具体方法详见后述。晕厥发作几乎总是直立位置，通常患者有一种难受的感觉预示即将发生昏倒。接着头晕和地板或周围物体随着摇晃的感觉，并出现精神混乱，打呵欠，眼前暗点，视物模糊，耳鸣，伴或不伴恶心呕吐，面色苍白，大量冷汗。一些缓慢发生的病例中允许患者有时间保护不致受伤，另一些则突发无先兆。

晕厥可由各种心血管和非心血管原因所引起，约1/3病例可重复发生。晕厥最共同的病理生理学基础是继发于心排血量减少引起的急性脑血流减少（脑缺氧的原因），心律失常，包括传导异常则为最常见的原因。心率<30~35次/分钟或>150~180次/分钟可引起晕厥。在有心血管疾病存在时，心率较小的变化也可以是晕厥的原因。心律失常性晕厥很少发生在无器质性心脏病病人身上。老年人的晕厥常由二种以上原因共同引起。

缓慢性心律失常（尤其是突然发生的）可引起晕厥。这些包括病态窦房结综合征，伴有或不伴有快速性心律失常和高度房室传导阻滞。尽管缓慢性心律失常可发生于任何年龄，但最常见于老年人，其原因常是由于心肌缺血及传导系统纤维化所致。地高辛，β-阻滞剂（包括眼睛的β-阻滞剂），钙拮抗剂及其他药物也可引起缓慢性心律失常。

室上性或室性快速性心律失常也可引起晕厥，其原因可能与心肌缺血、心衰、药物毒性（奎尼丁晕厥是最广为人知的）、电解质紊乱、预激综合征及其他疾病有关。心肌缺血所致的晕厥常伴有胸痛，通常与心律失常及心脏传导阻滞有关，很少反映心肌实质缺血引发心室功能减退并伴有心排血量减少。

许多其他机制，常常是联合在一起限制心排血量。例如，由于周围血管扩张所致的全身性血压下降，静脉回心血量减少，低血容量，心脏流出道梗阻。又例如，低碳酸血症诱发的脑血管收缩也可引起脑血流灌注减少。

劳力性晕厥提示心脏流出道梗阻，主要由于主动脉瓣狭窄。这种晕厥反映了由于劳力时不能增加心排血量，周围血管同时发生扩张而引起的脑缺血。长时间的晕厥可引起癫痫发作。低血容量和正性肌力药物（如洋地黄）可使肥厚型梗阻性心肌病病人流出道梗阻加重，可能突然发生晕厥。晕厥常发生在运动后即刻，其原因为静脉回流减少，左房压降低及心室充盈减少。心律失常可能也是起作用的因素。心脏瓣膜置换后功能异常也可能是原因。劳力性晕厥还可由于其他原因引起的流出道梗阻（如肺栓塞所致的肺血管阻塞或肺动脉高压），以及由于左心室顺应性下降引起的左心室充盈不足或心包填塞，或静脉回流受阻（如严重的肺动脉高压或三尖瓣狭窄，心内黏液瘤）所致。黏液瘤可引起体位性晕厥，原因是带蒂的左房黏液瘤阻塞了二尖瓣开口。咳嗽、排尿均可引起静脉回流减少而引起晕厥，晕厥也可发生在做 Valsalva 动作时，胸腔内压力增加限制静脉回流，使心排血量减少，全身性动脉压下降。

周围血管扩张引起的全身动脉压下降可解释颈动脉窦晕厥（常伴有心率缓慢），体位性低血压（包括老年压力感受器介导的心脏加速作用减弱及血管收缩功能退化）和交感神经切除术后晕厥，或各种以血管收缩代偿功能衰竭为特征的周围神经病变引起的晕厥。而且，这也可能是单纯性晕厥（血管抑制型晕厥）的起因。血管舒张的目的是为了受惊吓后的逃避作好准备。当血管扩张后接着发生的是心率减慢而不是受惊吓以后预期应发生的心动过速时，因心排血量的不足而引起晕厥。

晕厥前的焦虑状态可伴有过度换气；低碳酸血症可引起脑血管收缩，进一步降低脑血流量（见下文过度换气性晕厥以及呼吸困难）。

在有食管疾病的吞咽性晕厥通常是由于血管迷走反射机制所导致的心动过缓和血管扩张而产生的。体位性晕厥也可由于血容量减少所致（常由于利尿剂或扩血管药物，或失血时，尤其在老年人）；事实上，病人从血容量不足或血管迷走性晕厥完全恢复，只要改变至水平体位即可。

过度换气性晕厥主要归因于呼吸性碱中毒；低碳酸血症诱发的血管收缩使脑血流减少。另一种良性晕厥是举重者晕厥。在举重前过度换气引起的低碳酸血症，脑血管收缩，周围血管扩张，举重的 Valsalva 动作使静脉回流和心排血量减少，下蹲又进一步阻止静脉回流，从而引起全身血管扩张和血压下降。

很少情况下，晕厥也可由于椎底系统一过性脑缺血发作所致，但典型者常伴有一过性的感觉或运动障碍。晕厥发生在 Takayasu 动脉炎时常伴有偏头痛；晕厥还可发生在锁骨下动脉（包括后脑循环）"窃血"综合征患者上肢活动时。极少数晕厥也可发生于急性主动脉夹层病人。

常见的其他非心血管性晕厥的原因可以是神经性的或代谢性的。晕厥也可发生于癫痫发作过程中或发作后状态。不同原因所致的周围神经病变均可引起直立性低血压。低血糖也可改变脑代谢变化而引起晕厥。过度换气所致的代谢性改变以上已讨论过。发生药物过敏反应时所引起的低血压也可导致晕厥。

一、诊断

（一）现代科学方法诊断

晕厥作为临床常见的综合征，具有一定的致残和致死率。因此尽快对这类患者作出诊断并给予治疗具有十分重要的意义。但是很多情况下晕厥患者确诊并不容易。详细了解患者病史，仔细查体（包括测量血压）和心电图检查是诊断晕厥及判断其发生原因的三个基本要素。其他一些实验室和器械检查也是必要的。

1. 病史和常规检查

病史和体检可确诊约 45% 的晕厥患者。病史可使医师确定患者属于晕厥发作并提供一些有助于诊断和鉴别诊断的信息。采集病史应注意既往史，诱发因素，前驱症状，体位，持续时间，伴发症状，恢复情况，家族史等情况。

诱发因素：发作于接触突然的恐惧、疼痛或不愉快图象、声音等事件后或体弱者站立过久后首先考虑血管迷走性晕厥。转头或压迫颈动脉窦后诱发的晕厥应注意颈动脉窦过敏。体位性低血压引起的晕厥常由于卧位或蹲位突然站立诱发。情境性晕厥由咳嗽、排尿等特殊情境诱发。疲劳、紧张或用力常诱发心源性晕厥，但训练良好的没有心脏病的运动员活动后晕厥应注意血管迷走性晕厥的可能。若晕厥发作于改变体位后（弯腰、翻身等）同时伴有心脏杂音则可能是心房黏液瘤或血栓。上肢活动后出现晕厥的患者若发现双上肢血压或脉搏不对称则应注意锁骨下动脉盗血或主动脉夹层。

前驱症状与体位：血管迷走性晕厥发作前常现出现头晕眼花，

四肢乏力，冷汗、苍白等迷走神经兴奋症状。情境性晕厥一般无前驱症状或有短暂的头晕眼花，接着出现意识丧失。心源性晕厥和广泛脑血管硬化引起的晕厥常无明显前驱症状。高血压脑病引起的晕厥在发生前有剧烈头痛和呕吐。低血糖和过度换气性晕厥前驱期长，表现为头昏乏力，低血糖时出汗明显。低血糖、过度换气及多数心源性晕厥与体位无关。体位性低血压诱发晕厥在患者由卧位站起后很快发生。反射性晕厥多发生在坐位或站位。

持续时间：反射性晕厥持续时间最短，仅数秒钟。过度换气和低血糖诱发的晕厥一般历时数分钟，呈逐渐发展。冠心病引起的晕厥持续时间长。主动脉瓣狭窄引起的意识丧失可长达10分钟之久。发作短暂，无征兆而有心脏病基础的患者首先考虑心律失常。

伴随症状：体位性低血压性晕厥发作时收缩压可低于60mmHg。疼痛性晕厥常伴面部或咽喉疼痛。心源性晕厥常伴心血管体征如心律失常，血压下降，紫绀，呼吸困难等，亦可出现短暂的肢体抽搐。脑源性晕厥患者多有失语、偏瘫等神经系统受损体征。过度换气患者常有手面麻木感或刺痛。反复发作伴多种躯体不适而不伴心脏病的晕厥一般源于精神疾病。

发作后恢复情况：反射性晕厥发作后迅速恢复，少数有片刻软弱无力。心源性晕厥常有胸闷，呼吸急促，乏力；严重者呼吸困难，心绞痛；极严重者可猝死。

既往史和家族史：有晕厥或猝死家族史的晕厥患者应注意长QT综合征、肥厚型心肌病或预激综合征的可能。在老年晕厥患者应特别注意其服药史，尤其是更换药物和服用新药物时。

2. 体格检查

对晕厥患者应立即测量脉搏、心率、血压，同时注意有无面色苍白，呼吸困难，周围静脉曲张。尤其应注意体位性低血压，双上肢血压和心脑系统体征的检查。立位血压应在患者平卧5分钟后站起3分钟后测定。一些特殊的病史、症状或体征往往提示某种类型晕厥的可能。

3. 辅助检查和特殊检查

一般所有晕厥患者都建议进行心电图检查。晕厥患者血电解质、血常规、肝肾功能检查一般难以获得有意义信息故不作为常规检查，除非病史和体检提示上述指标可能存在问题。疑为心源性晕厥而常规心电图不能发现异常者应行心电监测和超声心动检查以了解心脏情况。若怀疑存在心律失常而心电监测无阳性发现可采用心内刺激的电生理描记。刺激时约有 2/3 患者出现室性心动过速、束支传导阻滞、心房扑动、病窦综合征等。这种方法对缺血性心脏病和既往心梗患者有特别的价值。似有植物神经功能异常者可做植物神经功能检查。疑有器质性神经系统疾病应做脑电图、头颅 CT 或 MRI 检查明确中枢神经系统疾病性质。疑有肺功能不全、低血糖者应做动脉血气和血糖测定。

复发性晕厥患者若两次发病间期无自发发作而诊断不清时，可考虑诱导发作。通过再现发作常可使一些晕厥诊断明确，如颈动脉窦过敏，体位性低血压，咳嗽性晕厥（Valsalva 手法：紧闭声门时呼气）。过度换气伴晕厥患者可让之快速深呼吸 2 ~ 3 分钟诱发晕厥。这一操作亦有治疗价值。当患者了解到简单通过控制呼吸就能任意产生或减轻症状时，作为疾病基础的焦虑可得到一定的改善。在上述情况中，最重要的不在于能否诱发症状（上述操作在健康人中也常可诱发出症状），而在于是否发生于自发性发作中的症状的确在人为发作中再现。

头向上倾斜试验（HUT）对于晕厥的鉴别诊断有重要意义，特别是反复发作而无器质性心脏病的病例。对于明确诊断的单发血管迷走性晕厥不需此试验。其原理是：由卧位起立时静脉容积增加，心室前负荷减少，心输出量减少，主动脉弓和颈动脉窦压力感受器张力下降，迷走神经传入张力下降，而交感神经传出张力增加。因此正常人的反应是心率稍增加，收缩压稍降低，舒张压稍增加，平均动脉压不变。在神经介导性晕厥中，突然减少回心血量可导致心室近乎完全排空的高收缩状态，进而过度刺激位于左室下后壁机械感受器 C 纤维，迷走神经传入信号增加，导致神经中枢矛盾性心率下降和外周血管扩张及低血压。操作于上午 9～12 时进行。患者空腹，在试验台平卧 15 分钟同时描记心电图、血压和心率。随后头向上倾斜 60°～80°，保持 30～45 分钟或至出现心动过缓、血压下降等晕厥前或晕厥症状。试验开始同时使用一些药物可提高试验阳性率，但对特异性有一定影响。如普鲁卡因胺、异丙肾上腺素等。特别是舌下含服硝酸甘油 0.3mg 方便且耐受性好，尤其在老年人和冠心病患者，建议使用。试验结束后保持卧位至症状消失。主动脉瓣狭窄，左室流出道狭窄，二尖瓣狭窄，冠脉近端病变和严重脑血管病患者应避免倾斜试验。

　　4. 鉴别诊断

　　根据突然发生的短暂意识丧失、晕倒在地、迅速苏醒和少有后遗症等特点，一般诊断晕厥不难。可以同以下疾病相鉴别。

　　（1）眩晕和昏迷　眩晕、晕厥和昏迷是三种不同程度的意识障碍症状。眩晕是一种主观感的感觉障碍，病人常有周围景物或自身的旋转或摇晃不适等，但无明显意识丧失。昏迷是较长时间意识丧失的严重状态，常有大小便失禁和神经系统病理反射阳性等表现；晕厥介于以上二者之间。其意识丧失时间短，罕有超过 30 分钟者。

　　（2）癫痫、癔症和发作性睡眠　癫痫、癔症和发作性睡眠均为脑源性发作性疾病。癫痫发作时有意识改变或丧失，常有阵发性抽搐或双目凝视、发呆，严重者可有大小便失禁和神经系统病理反射阳性；癔症常因精神因素引起精神极度波动而发病，发作时仅有意识范围狭窄而无意识丧失，其精神障碍和躯体功能等障碍可因暗示加剧或终止，且血压和脉搏并无明显改变等可与晕厥相鉴别；发作性睡眠是大脑皮质有时处于抑制状态，在正常人不易入睡的情况（如行走、骑车或工作等）时反复出现不可抑制的睡眠状态，但随时唤醒，并无意识丧失和血压改变等可与晕厥相鉴别。

（二）中医诊断

1. 辨证要点

（1）临床表现为突然昏仆，不省人事，或伴四肢逆冷。

（2）患者在发病之前，常有先兆症状，如头晕、视物模糊、面色苍白、出汗等，然后发生昏仆，不知人事，"移时苏醒"，发病时常伴有恶心、汗出，或伴有四肢逆冷，头晕、疲乏、口干，但无失语、瘫痪等后遗症。

（3）应了解既往有无类似病证发生，查询发病原因。发病前有无明显的精神刺激，或情绪波动的因素，或有大失血病史，或有暴饮暴食史，或有素体痰盛宿疾。

2. 病证鉴别

（1）厥证与眩晕　眩晕有头晕目眩，视物旋转不定，甚则不能站立，耳鸣，但无神志异常的表现。与厥证突然昏倒，不省人事，迥然有别。

（2）厥证与中风　中风以中老年人为多见，素体常有肝阳亢盛。其中脏腑者，突然昏仆，并伴有口眼㖞斜、偏瘫等症，神昏时间较长，苏醒后有偏瘫、口眼㖞斜及失语等后遗症。厥证可发生于任何年龄，昏倒时间较短，醒后无后遗症。但血厥之实证重者可发展为中风。

（3）厥证与痫病　痫病常有先天因素，以青少年为多见。病情重者，虽亦为突然昏仆，不省人事，但发作时间短暂，且发作时常伴有号叫、抽搐、口吐涎沫、两目上视、小便失禁等。常反复发作，每次症状均相类似，苏醒缓解后可如常人。厥证之昏倒，仅表现为四肢厥冷，无叫吼、吐沫、抽搐等症。可作脑电图检查，以资鉴别。

（4）厥证与昏迷　为多种疾病发展到一定阶段所出现的危重证候。一般来说发生较为缓慢，有一个昏迷前的临床过程，先轻后重，由烦躁、嗜睡、谵语渐次发展，一旦昏迷后，持续时间一般较长，恢复较难，苏醒后原发病仍然存在。厥证常为突然发生，且昏倒时间较短，常因情志刺激、饮食不节、劳倦过度、亡血失津等导致发病。

（三）民间经验性诊断

晕厥常突然意识丧失、摔倒、面色苍白、四肢发凉、抽搐及舌咬破和尿失禁，应询问晕厥前的情况、有无先兆、晕厥时意识障碍的程度和持续时间的长短以及当时是否有面色苍白、脉搏缓慢、尿失禁及肢体抽动等；晕厥常有悲哀、恐惧、焦虑、晕针、见血、创伤、剧痛、闷热、疲劳等刺激因素。排尿、排便、咳嗽、失血、脱水也可为诱因；应了解发作时的体位和头位，由卧位转为立位时常发生直立性低血压性晕厥，颈动脉窦过敏性晕厥多发生于头位突然转动时。

（1）发病前常有先兆症状，如头晕心悸、视力模糊、面色苍白、出汗等，而后突然发生昏仆，不知人事，移时苏醒。发病时常伴有恶心、汗出，或伴有四肢逆冷，醒后感头晕、疲乏、口干，但无失语、瘫痪等后遗症，缓解时如常人。

（2）发病前常有明显的情志刺激史，或有大失血病史，或有暴饮暴食史，或有痰盛宿疾。应了解既往有无类似病证发生。注意询问发作时的体位、持续时间以及厥之前后的表现。

（3）血生化指标、血压监测、脑电图、脑干诱发电位、心电图、颅脑 CT、MRI 等检查有助于诊断。

晕厥须与其他神经系统症状如昏厥、眩晕、跌倒发作、癫痫的痫性发作等相区别。昏厥指肌肉无力伴有不能直立将要跌倒的感觉，但意识尚保留，故有时称"晕厥前状态"。眩晕主要是感到自身或周围事物旋转。跌倒发作是突然发生的下肢肌张力消失以致跌倒，能即刻起立并继续行走，多见于椎基底动脉一过性缺血。上述三者都不出现意识丧失。有时晕厥与癫痫中痫性发作不易鉴别，具体方法详见后述。晕厥发作几乎总是直立位置，通常患者有一种难受的感觉预示即将发生昏倒。接着，头晕和地板或周围物体随着摇晃的感觉，并出现精神混乱，打呵欠，眼前暗点，视物模糊，耳鸣，伴或不伴恶心呕吐，面色苍白，大量冷汗。一些缓慢发生的病例中允许患者有时间保护不致受伤，另一些则突发无先兆。

二、治疗

（一）民间和经验治疗

厥证，是以突然昏倒，不省人事，四肢厥冷为主要表现的一种病证。轻者昏厥时间短，可自行苏醒，醒后无偏瘫、失语、口眼㖞斜等后遗症，重者可一厥不醒而致死亡。见于西医学的休克、虚脱、昏厥、中暑、低血糖昏迷、高血压危象，以及精神性疾患，如癔病性昏迷等。

方 1

组成：枯矾 30g，生姜 15g。

用法：将枯矾研为细末，姜汤送服。

主治：痰厥。证见突然昏厥，喉间有痰声，或呕吐涎沫，呼吸气粗，苔白腻，脉沉滑。

方 2

组成：大黄、巴豆、干姜各等份。

用法：共研细末，炼蜜为丸，如小豆大。每服 3 粒，米汤送下。

主治：四肢厥冷，口噤不语，脉沉实有力者。

方 3

组成：白酒适量。

用法：热灌服。

主治：卒遇大惊而厥者。

方 4

组成：干姜、附子各 5g，葱白 2 根，粳米、红糖各适量。

用法：将干姜、附子共研细末，先用粳米煮粥，待粥煮沸后，加入药末、葱白及红糖，同煮为稀粥，顿服。

主治：大吐大泻引起的四肢厥冷，冷汗自出，口淡不渴，舌苔白，脉微细无力。

方 5

组成：生姜 1 大片，艾炷适量。

用法：将姜片放入脐孔内，紧贴脐孔底部皮肤，置艾炷于姜片之上，点燃灸之，灸至病人苏醒为止。

主治：昏厥。

方 6

组成：食醋。

用法：吹入鼻孔。

主治：惊恐卒死，不省人事。

方 7

组成：小茴香、川椒、葱、姜、盐各适量。

用法：上药共捣匀炒热，布包熨于脐部，或于脐孔中放少许麝香，以神清厥回为度。

主治：阳衰厥逆证。

方 8

组成：大葱。

用法：捣烂纳入肛门及两鼻孔。

主治：小儿无故卒死，大人中恶卒死亦可用。

（二）中医和经典治疗

厥证乃危急之候，当及时救治为要，醒神回厥是主要的治疗原则，但具体治法又当辨其虚实。

实证：开窍、化痰、辟秽而醒神。开窍法适用于邪实窍闭之厥证，以辛香走窜的药物为主，具有通关开窍的作用。主要是通过开泄痰浊闭阻，温通辟秽化浊，宣窍通利气机而达到苏醒神志的目的。在使用剂型上应选择丸、散、气雾、含化以及注射之类药物，宜吞服、鼻饲、注射。本法系急救治标之法，苏醒后应按病情辨证治疗。

虚证：益气、回阳、救逆而醒神。适用于元气亏虚、气随血脱、津竭气脱之厥证。主要是通过补益元气，回阳救逆而防脱。对于失血、失津过急过多者，还应配合止血、输血、补液，以挽其危。由于气血亏虚，故不可妄用辛香开窍之品。

1. 气厥

（1）实证　由情志异常、精神刺激而发作，突然昏倒，不知人事，或四肢厥冷，呼吸气粗，口噤握拳，舌苔薄白，脉伏或沉弦。

证机概要：肝郁不舒，气机上逆，壅阻心胸，内闭神机。

治法：开窍，顺气，解郁。

代表方：通关散合五磨饮子加减。前方辛香通窍，取少许粉剂吹鼻取嚏，以促其苏醒，本法仅适用于气厥实证。后方开郁畅中，降气调肝。必要时可先化饲苏合香丸宣郁理气，开闭醒神。

常用药：本证因气机逆乱而厥，"急则治其标"，可先通关开窍，急救催醒。通关散以皂角辛温开窍，细辛走窜宣散，合用以通诸窍。用沉香、乌药降气调肝，槟榔、枳实、木香行气破滞，檀香、丁香、藿香理气宽胸。

若肝阳偏亢，头晕而痛，面赤躁扰者，可加钩藤，石决明，磁石等平肝潜阳；若兼有痰热，症见喉中痰鸣，痰壅气塞者，可加胆南星、贝母、橘红、竹沥等涤痰清热；若醒后哭笑无常，睡眠不宁者，可加茯神、远志、酸枣仁等安神宁志。

由于本证的发作常由明显的情志精神因素诱发，且部分患者有类似既往病史，因此平时可服用柴胡疏肝散、逍遥散、越鞠丸之类，理气解郁，调和肝脾。

（2）虚证　发病前有明显的情绪紧张、恐惧、疼痛或站立过久等诱发因素，发作时眩晕昏仆，面色苍白，呼吸微弱，汗出肢冷，舌淡，脉沉细微。本证临床较为多见，尤以体弱的年轻女性易于发生。

证机概要：元气素虚，清阳不升，神明失养。

治法：补气，回阳，醒神。

代表方：生脉注射液、参附注射液、四味回阳饮。前二方为注射剂，适用于急救。从功效上看，三方均能补益正气，但生脉注射液重在益气生津，而参附注射液及四味回阳饮均能益气回阳。

常用药：首先急用生脉注射液或参附注射液静脉推注或滴注，补气摄津醒神。苏醒后可用四味回阳饮加味补气温阳，药用人参大补元气，附子、炮姜温里回阳，甘草调中缓急。

汗出多者，加黄芪、白术、煅龙骨、煅牡蛎，加强益气功效，更能固涩止汗；心悸不宁者，加远志、柏子仁、酸枣仁等养心安神；纳谷不香，食欲不振者，加白术、茯苓、陈皮健脾和胃。

本证亦有反复发作的倾向，平时可服用香砂六君子丸、归脾丸等药物，健脾和中，益气养血。

2. 血厥

（1）实证　多因急躁恼怒而发，突然昏倒，不知人事，牙关紧闭，面赤唇紫，舌黯红，脉弦有力。

证机概要：怒而气上，血随气升，菀阻清窍。

治法：平肝潜阳，理气通瘀。

代表方：羚角钩藤汤或通瘀煎加减。前方以平肝潜阳熄风为主，适用于肝阳上亢之肝厥、头痛、眩晕。后方活血行气，适用于气滞血瘀，经脉不利之血逆、血厥等症。

常用药：可先吞服羚羊角粉，继用钩藤、桑叶、菊花、泽泻、生石决明平肝熄风，乌药、青皮、香附、当归理气通瘀。

若急躁易怒，肝热甚者，加菊花、丹皮、龙胆草；若兼见阴虚不足，眩晕头痛者，加生枸杞、珍珠母。

（2）虚证　常因失血过多，突然昏厥，面色苍白，口唇无华，四肢震颤，自汗肢冷，目陷口张，呼吸微弱，舌质淡，脉芤或细数无力。

证机概要：血出过多，气随血脱，神明失养。

治法：补养气血。

代表方：急用独参汤灌服，继服人参养营汤。前方益气固脱，后方补益气血。

常用药：独参汤即重用一味人参，大补元气，所谓"有形之血不能速生，无形之气所当急固"。亦可用人参注射液、生脉注射液静脉推注或滴注。同时对急性失血过多者，应及时止血，并采取输血措施。缓解后继用人参养营汤补养气血，药用人参、黄芪为主益气，当归、熟地养血，白芍、五味子敛阴，白术、茯苓、远志、甘草健脾安神，肉桂温养气血，生姜，大枣和中补益，陈皮行气。

若自汗肤冷，呼吸微弱者，加附子、干姜温阳；若口干少津者，加麦冬、玉竹、沙参养阴；心悸少寐者，加龙眼肉、酸枣仁养心安神。

3. 痰厥

素有咳喘宿痰，多湿多痰，恼怒或剧烈咳嗽后突然昏厥，喉有痰声。或呕吐涎沫，呼吸气粗，舌苔白腻，脉沉滑。

证机概要：肝郁肺痹，痰随气升，上闭清窍。

治法：行气豁痰。

代表方：导痰汤加减。本方燥湿化痰，行气开郁。适用于风痰上逆，时发晕厥，头晕，胸闷，痰多等症。喉中痰涎壅盛者，可先予猴枣散化服。

常用药：陈皮、枳实理气降逆；半夏、胆南星、茯苓燥湿祛痰；白芥子化痰降气。

若痰湿化热，口干便秘，舌苔黄腻，脉滑数者，加黄芩、栀子、竹茹、瓜蒌仁清热降火。

（三）现代和前沿治疗

1. 晕厥发作时治疗

（1）体位　晕厥发作时，应立即将患者置于平卧位，实施心率、血压、呼吸、意识等生命体征监测和输液。多数患者因意识丧失时间较短，很快自行恢复，无明显后遗症。

（2）药物等治疗　对于意识丧失时间较长者，应根据生命体征进行对症治疗。对血压明显下降者应快速补充血容量，酌情选用多巴胺、去甲肾上腺素、间羟胺等药物；明显心动过缓者应酌情选用阿托品、异丙肾上腺素等药物。必要时安装临时心脏起搏器。同时，应注意有无继发性心、脑、肾等重要脏器损害，并进行相应的治疗。

2. 病因治疗

晕厥常有反复发作倾向，故病因治疗对于防止晕厥发作十分重要。如心源性晕厥应及时解除心室流出道或流入道梗阻、心包填塞，及时纠治相应的心律失常和泵功能衰竭等；血管反射性晕厥应防治过度的迷走神经反射和颈动脉窦受压等；脑源性晕厥应治疗相关的神经、精神性疾患等；血源性晕厥应纠治低血压、重度贫血和防止过度换气等；药源性晕厥应及时停用相关药物。

3. 血管迷走性晕厥的治疗

血管迷走性晕厥是一种常见的晕厥，近年来提出可进行下列的治疗措施：

（1）药物治疗　①β 受体阻滞剂：对防治血管迷走性晕厥有较好的疗效，据报道长期服用该药可使 90% 以上的患者不再发作。其作用机制为减弱心肌收缩力、抑制交感神经系统儿茶酚胺的作用从而降低心壁机械感受器的兴奋性，有效的组织反射性血管扩张和血压降低。常用药物有普萘洛尔、美托洛尔或阿替洛尔等。但需要注意该类药物禁用于伴二度 II 型以上房室传导阻滞、心源性休克、支气管哮喘、雷诺病或嗜铬细胞瘤等患者。②钙离子拮抗剂：据报道该药物防治血管迷走性晕厥的有效率约为 70%。其作用机制为降低心肌收缩力和心壁机械感受器的兴奋性，提高脑组织的缺血阈值。常用药物为维拉帕米。但需注意该药禁用于伴房室传导阻滞、心源性休克或病态窦房结综合征等患者。③丙吡胺：据报道该药对防治血管迷走性晕厥有效率达 90%，且对 β 受体阻滞剂治疗的无效的该类患者有效率仍可达 70%。其作用机制为降低迷走神经张力、心肌收缩力和外周血管的扩张，但需注意该药禁用于伴二度Ⅱ型以上房室传导阻滞、青光眼、前列腺肥大、心源性休克、严重心衰等病人和哺乳期的妇女。④M受体拮抗剂等：据报道该类药物防治血管迷走性晕厥的有效率约75%。其作用机制为降低迷走张力和改善脑循环血流。常用药物有阿托品和东莨菪碱等。但需注意该类药物禁用于伴青光眼、幽门梗阻、严重溃疡性结肠炎、前列腺肥大等病人和哺乳期得妇女。另有作者报道，茶碱类能对抗腺苷介导的低血压和心动过缓，氟氢可的松具有保钠、扩容作用，对防治血管迷走性晕厥亦有一定疗效。

（2）人工起搏器治疗　对药物治疗效果不满意且倾斜试验显示心脏抑制型者（即明显心动过缓或传导阻滞伴血压下降者），可选择安装DDI等双腔起搏器，而VVI等单腔起搏器的疗效多不满意。若倾斜试验显示血管抑制型者（即心率正常，而血压下降），不适宜用起搏器治疗。

（3）其他疗法　有作用报道，穿弹力紧身裤、增加钠盐摄入、进行体位锻炼以及氟氢可的松和麻黄碱对防治迷走血管迷走性晕厥有一定疗效。

三、康复

加强锻炼，注意营养，增强体质。加强思想修养，陶冶情操，避免不良的精神和环境刺激。对已发厥证者，要加强护理，密切观察病情的发展变化，采取相应措施救治患者苏醒后，要消除其紧张情绪，针对不同的病因予以不同的饮食调养。所有厥证患者，均应严禁烟酒及辛辣香燥之品，以免助热生痰，加重病情。

第六章　高血压

高血压是最常见的一种慢性病，也是对人类健康威胁最大的疾病之一。据统计，全世界高血压患病人数已达 6 亿，据估计我国现有高血压患者约 1.2 亿人。由于大多数高血压病人早期多无症状，悄无声息，故高血压被医学家形象地称为"无声杀手"。

一、诊断

高血压（hypertension）是以体循环动脉压增高为主要表现的临床综合征，其本身可引起一系列症状，降低患者生活质量、工作质量，重者可危及生命。长期高血压可影响重要器官尤其是心、脑、肾的功能，最终导致脏器功能衰竭。临床常见的有两种类型，第一类为原发性高血压（essential hypertension），又称高血压病（hypertension distance），是一种原因尚未明确的独立性疾病，占所有高血压病人的 90% 以上。另一类是继发性高血压（secondary hypertension），在这类中高血压的病因明确，是某种疾病的临床表现之一，血压暂时性或持久性升高，虽然继发性少见，但如能积极治疗好原发病，可使血压不再升高，这点也是很重要的。

一般情况下，理想的血压为 120/80mmHg，正常血压为 130/85mmHg 以下，130～139/85～89mmHg 为临界高血压，为正常高限；140～159/90～99mmHg 为高血压 Ⅰ 期，此时机体无任何器质性病变，只是单纯高血压；160～179/100～109mmHg 为高血压 Ⅱ 期，此时有左心室肥厚、心脑肾损害等器质性病变，但功能还在代偿状态；180/110mmHg 以上为高血压 Ⅲ 期，此时有脑出血、心力衰竭、肾功能衰竭等病变，已进入失代偿期，随时可能发生生命危险。

（一）现代科学方法诊断

简明标准：

1998 年 9 月 29 日至 10 月 1 日，第七届世界卫生组织/国际高血压联盟的高血压大会在日本召开。在这次会议上，确定了新的高血压治疗指南，明确了诊断高血压的新标准，全面提出了高血压的防治方案。其定义是：在未使用抗高血压药物的情况下，收缩压大于、等于 140mmHg，舒张压大于、等于 90mmHg；既往有高血压史，目前正在使用抗高血压药物，现血压虽未达到上述水平，亦应诊断为高血压。

目前我国已将血压升高的标准与世界卫生组织制订的标准统一。

详细标准：（世界卫生组织于 1978 年制订供参考）

即 3 次检查核实后，按血压值的高低分为正常血压、临界高血压和诊断高血压。

（1）正常血压　收缩压在 18.7 千帕斯卡（140mmHg）或以下，舒张压 12.0 千帕斯卡（90mmHg）或以下，而又非低血压者，应视为正常血压。

（2）临界高血压　收缩压在 18.8～21.2 千帕斯卡（141～159mmHg）和舒张压在 12.1～12.5 千帕斯卡（91～95mmHg）之间者为是。

（3）确诊高血压　收缩压达到或超过 21.3 千帕斯卡（160mmHg）和舒张压达到或超过 12.7 千帕斯卡（95mmHg）者为是。

这里需要注意的是，血压正常与否是人为划的界限，它会随着对血压的进一步认识而不同。过去认为随着年龄的增长，收缩压和舒张压均有增高的趋势，不同的年龄组其数值是不同的，尤以收缩压更明显。而现在有资料表明，无论处于哪个年龄组，收缩压超过21.3 千帕斯卡都会增加脑卒中、心肌梗塞和肾功能衰竭的危险性和死亡率。21.3 千帕斯卡的收缩压是个危险的标志，因此，将

21.3 千帕斯卡作为确诊高血压的界点是有道理的。

下表列出根据血压水平的高低进行的分级

类型	收缩压（mmHg）	舒张压（mmHg）
理想血压	< 120	< 80
正常血压	< 130	< 85
正常高值	130 ~ 139	85 ~ 89
亚组：临界高血压	140 ~ 149	90 ~ 94
1 级高血压（轻型）	140 ~ 159	90 ~ 99
2 级高血压（中型）	160 ~ 179	100 ~ 109
3 级高血压（重型）	≥180	≥110
单纯收缩期高血压	≥140	≥90
亚组：临界收缩期高血压	140 ~ 149	≤90

另一方面，有资料显示，只有当舒张压降至 10.7 千帕斯卡（80mmHg）以下，才可能减少冠心病心肌梗塞的发生和死亡。可见，现在的血压值仍然可能偏高。还需要更多的临床资料和试验进行验证，以便确定更合理、更全面的血压界点和肯定正常血压界点的实际意义。

理想的降压目标　所有高血压患者的血压均应降至 < 140/90mmHg，≤138/83mmHg 更为理想。轻度患者以控制在 120/80mmHg 为好。中青年应降至 < 130/85mmHg，老年患者以控制在 < 140/90mmHg 为宜，单纯收缩压高者亦应将收缩压控制在 140mmHg 以下。若合并糖尿病或心、脑、肾等脏器损害时，应尽量将血压降至 < 130/85mmHg 或达到理想水平。

注意降压要平稳，药物开始用小剂量，逐渐递增，直至血压能控制在正常范围内。忌突然换药或忽服忽停，否则因血压大幅度波动易导致意外。故有人建议，对老年收缩期高血压患者，初始降压目标可将收缩压高于 180mmHg 者降至 160mmHg 以下，收缩压在 160 ~ 179mmHg 之间者使之降低 20mmHg。平时，高血压患者要坚持科学合理的生活方式，适量的运动，戒烟限酒，保持心理平衡。

（二）中医诊断

根据高血压的上述特点，本病多属于中医学"眩晕"范畴。眩是指眼花或眼前发黑，晕是指头晕甚或感觉自身或外界景物旋转。二者常同时并见，故统称为"眩晕"。轻者闭目即止；重者如坐车船，旋转不定，不能站立，或伴有恶心、呕吐、汗出，甚则昏倒等症状。

眩晕的病因主要有情志、饮食、体虚年高、跌仆外伤等方面。其病性有虚实两端，属虚者居多，如阴虚易肝风内动，血虚则脑失所养，精亏则髓海不足，均可导致眩晕。属实者多由于痰浊壅遏，或化火上蒙，而形成眩晕。

1. 诊断依据

（1）头晕目眩，视物旋转，轻者闭目即止，重者如坐车船，甚则仆倒。

（2）严重者可伴有头痛、项强、恶心呕吐、眼球震颤、耳鸣耳聋、汗出、面色苍白等表现。

（3）多有情志不遂、年高体虚、饮食不节、跌仆损伤等病史。

2. 病证鉴别

（1）眩晕与中风 中风以卒然昏仆，不省人事，口舌歪斜，半身不遂，失语，或不经昏仆，仅以喎僻不遂为特征。中风昏仆与眩晕之甚者相似，眩晕之甚者亦可仆倒，但无半身不遂及不省人事、口舌歪斜等诸症。也有部分中风病人，以眩晕、头痛为其先兆表现，故临证当注意中风与眩晕的区别与联系。

（2）眩晕与厥证 厥证以突然昏仆，不省人事，四肢厥冷为特征，发作后可在短时间内苏醒。严重者可一厥不复而死亡。眩晕严重者也有欲仆或晕旋仆倒的表现，但眩晕病人无昏迷、不省人事的表现。

（三）民间经验诊断

由于血压的特点有明显波动性，需要于非同日的多次反复测量才可判断血压升高是否为持续性。目前使用以下三种方法评价血压水平。

1. 诊所偶测血压

诊所偶测血压是目前临床诊断高血压和分级的标准方法，由医护人员在标准条件下按统一的规范进行测量。具体的要求如下：

（1）测量血压的环境应安静、温度适当。测量前至少休息5分钟。测前半小时禁止吸烟，禁饮浓茶或咖啡，小便排空。避免紧张、焦虑、情绪激动或疼痛。

（2）被测者一般采取坐位，测右上臂，全身肌肉放松；不应将过多或太厚的衣袖推卷上去，挤压在袖带之上。肘部应置于心脏同一水平上。

（3）袖带的气囊应环绕上臂的80%，袖带下缘应在肘弯上2.5厘米。将听诊器胸件置于袖带下肘窝处肱动脉上，轻按使听诊器和皮肤全面接触，不能压得太重。

（4）测量时快速充气，气囊内压力应达到使手腕桡动脉脉搏消失，并再升高30mm水银柱（mmHg）然后缓慢放气，使水银柱以恒定的速度下降（2~5mmHg/秒）。以听到第1个响声时水银柱凸面高度的刻度数值作为收缩压；以声音消失时的读数为舒张压。儿童、妊娠、严重贫血或主动脉瓣关闭不全等情况下，听诊声音不消失，此时改定为以变音为舒张压。取得舒张压读数后，快速放气至零（0）水平。

（5）应重复测2次，每次相隔2分钟。取2次读数的平均值记录。如果2次读数的收缩压或舒张压读数相差大于5mmHg，应再隔2分钟，测第3次，然后取3次读数的平均值。

2. 自我测量血压

自我测量血压是受测者在家中或其他环境里给自己测量血压，

简称自测血压。自测血压有以下6大意义：

（1）区别持续性和"白大衣"高血压。在家中自测的血压值不应超过135/85mmHg。

（2）评估抗高血压药物的疗效。

（3）改善病人对治疗的依从性。

（4）可能降低治疗费用。

（5）自测血压具有时间上的灵活性。例如，部分高血压病患者血压多在5~6点或19~20点升高，依靠诊室偶测血压易漏诊，而自测血压易于发现这部分患者。

（6）可经常性观测。随时了解治疗中血压的变化，为诊疗提供更加完善的资料。

自测血压的具体方法与诊所偶测血压基本上相同。可以采用水银柱血压计，但必须培训柯氏音听诊法。一般推荐使用符合国际标准（BHS和AAMI）的上臂式全自动或半自动电子血压计。不推荐使用手腕式和指套式电子血压计。自测血压时，也以2次读数的平均值记录，同时记录测量日期、时间、地点和活动情况。一般而言，自测血压值低于诊所血压值。目前尚无统一的自测血压正常值，推荐135/85mmHg为正常上限参考值。

3. 动态血压监测

动态血压监测应使用符合国际标准（BHS和AAMI）的监测仪。受测者处在日常生活状态下。测压间隔时间15~30分钟，白昼与夜间的测压间隔时间尽量相同。一般监测24小时，如果仅作诊断评价，可以只监测白昼血压。

动态血压监测提供24小时、白昼与夜间各时间段血压的平均值和离散度，能较敏感、客观地反映实际的血压水平、血压变异性和血压昼夜节律，与靶器官损害以及预后比诊所偶测血压有更密切的关系。

（1）高血压患病率与年龄呈正比。

（2）女性更年期前患病率低于男性，更年期后高于男性。

（3）有地理分布差异。一般规律是高纬度（寒冷）地区高于低纬度（温暖）地区。高海拔地区高于低海拔地区。

（4）同一人群有季节差异，冬季患病率高于夏季。

（5）与饮食习惯有关。人均盐和饱和脂肪摄入越高，平均血压水平越高。经常大量饮酒者血压水平高于不饮或少饮者。

（6）与经济文化发展水平呈正相关。经济文化落后的未"开化"地区很少有高血压，经济文化越发达，人均血压水平越高。

（7）患病率与人群肥胖程度和精神压力呈正相关，与体力活动水平呈负相关。

（8）高血压有一定的遗传基础。直系亲属（尤其是父母及亲生子女之间）血压有明显相关。不同种族和民族之间血压有一定的群体差异。

二、治疗

（一）民间和经验治疗

1. 白矾治痰厥和高血压

[方剂] 以白矾60g，米泔水一大煲。

[制用法] 煮热至白矾溶化后，乘温浸双足。

[疗效] 降压效果奇佳。

[验证] 刘某，女，53岁。单用白矾米泔热水浸脚10分钟后，收缩压降低4.00千帕斯卡、舒张压降低2.67千帕斯卡，自觉舒服。其夫惊叹比服一般降压药效果还好。一老妪，患支气管哮喘，呼吸困难，面色苍白，即取白矾10g捣碎开水溶化，徐徐饮下，片刻患者呼吸轻松，病减大半，日后常以白矾冲服，同时服二陈汤加减，历经半年治疗而愈。

[备注] 必须用米泔水煮溶白矾效果才好。有些体瘦病人用开水溶浸后，自觉胸中不适，而用米泔水无此感觉，机理待探。

2. 中药敷贴涌泉穴治疗高血压

[方剂] 桃仁、杏仁各12g，栀子3g，胡椒7粒，糯米14粒。

[制用法] 上药共捣烂，加1个鸡蛋清调成糊状，分3次用。于每晚临睡时敷贴于足心涌泉穴，白昼除去。每天1次，每次敷1足，两足交替敷贴，6次为1疗程。3天测量1次血压，敷药处皮肤出现青紫色。

[疗效] 有降压特效。

[验证] 刘某，女，47岁，1981年5月16日就诊。患高血压8年，长期服降压药收效不佳。头痛胀昏，头面烘热，手足心热，血压22.7/14.7千帕斯卡，舌红，苔薄白，脉弦细。停服降血压中西药，采用本法治疗。5月21日复诊，自觉症状减轻。5月29日三诊，除轻微头痛外，其他症状消失，血压18.7/11.7千帕斯卡。停用敷贴药物，至1982年6月曾多次复查血压，均在18.1~18.7/11.7~12千帕斯卡之间，一般情况良好。

3. 拌菠菜海蜇解头痛面赤

[方剂] 菠菜根100g，海蜇皮50g，香油、盐、味精适量。

[制用法] 先将海蜇洗净成丝，再用开水烫过，然后将用开水焯过的菠菜根与海蜇加调料同拌，即可食用。

[功效] 平肝，清热，降压。可解除高血压之面赤、头痛。

[验证] 郑某，女，57岁，因患高血压平素常头痛不已，后服用本方后明显好转，坚持服用未见复发。

4. 松花蛋菜粥用治高血压

[方剂] 松花蛋1个，淡菜50g，大米50g。

[制用法] 松花蛋去皮，淡菜浸泡洗净，同大米共煮作粥，可加少许盐调味。食蛋菜饮粥，每早空腹用。

[功效] 清心降火。治高血压、耳鸣、眩晕、牙齿肿痛等。

[验证] 据《卫生报》介绍，本方深受广大群众喜爱。

5. 花椒蛋治高血压

［方剂］鹅蛋1个，花椒1粒。

［制用法］在鹅蛋顶端打一小孔，将花椒装入，面糊封口蒸熟。每日吃1个蛋，连吃7天。

［功效］清热解毒。

［验证］据《老年报》介绍，本方具有预防保健作用。

6. 鲜西红柿治高血压

［方剂］鲜西红柿2个。

［制用法］将西红柿洗净，蘸白糖每早空腹吃。

［功效］清热降压、止血。

［验证］周某，女，60岁，长期服用本方，未发现高血压征象。

7. 菊槐绿茶治高血压

［方剂］菊花、槐花、绿茶各3g。

［制用法］以沸水沏。待浓后频频饮用。平时可常饮。

［功效］清热、散风。治高血压引起的头晕头痛。

［验证］本方深受广大高血压患者好评，不断反映效果良好。

8. 醋浸花生米治高血压

［方剂］生花生米、醋各适量。

［制用法］生花生米（带衣者）半碗，用好醋倒至满碗，浸泡7天。每日早晚各吃10粒。血压下降后可隔数日服用1次。

［功效］清热、活血。对保护血管壁、阻止血栓形成有较好的作用。

［验证］石某，男，55岁，患高血压3年，长期服用本方，收效甚佳。

9. 西瓜皮草决明汤降血压

［方剂］风干西瓜皮30g，草决明15g。

［制用法］加水煎汤。代茶饮。

［功效］清热散风。

［验证］据《卫生报》介绍，本方疗效很好。

10. 玉米须煎饮治高血压

［方剂］玉米须 60～80g。

［制用法］将玉米须晒干，洗净，加水煎。每日饮 3 次，坚持服用。

［功效］利尿，利胆，止泻。玉米须中含有大量钙、鳞、铁等微量元素，并含有丰富的谷氨酸，可促进脑细胞的新陈代谢，有利于人体内的脂肪与胆固醇的正常代谢。对治疗高血压病及慢性肾炎，有很好的作用。

［验证］经临床治疗 51 例，有效 45 例，好转 6 例，总有效率 100%。

11. 猪脑炖拘祀补虚治高血压

［方剂］猪脑 1 副，怀山药 30g，枸杞 10g，盐少许。

［制用法］将怀山药、枸杞用纱布包扎好，与猪脑加水共炖，将熟时下盐或调料。食之。

［功效］补肾益精。

［验证］钱某，女，53 岁，坚持服本方，收效甚好。

12. 龙胆硫黄粉治高血压

［方剂］吴茱萸（胆汁制）500g，龙胆草醇根物 6g，硫黄 50g，白矾（醋制）100g，朱砂 50g，环戊甲噻嗪 17.5mg。

［制用法］上药共研细末，贮瓶备用。每次用药粉 200mg 左右，倒入患者肚脐窝内、覆盖棉球、胶布固定。每周换药 1 次，至愈为度。

［功效］降水泻肿、化疫、镇静、安神。

［验证］治疗 116 例，经治 4 次后，总有效率为 77.5%。其中显效率为 29.31%，从 85 例症状疗效看，总有效率为 82.35%。以

Ⅰ、Ⅱ期高血压疗效较好。

［备注］引自《中药鼻脐疗法》。验之临床，本方时肝热、痰火所致的初中期高血压，确有较好的疗效。

13. 肉桂吴茱萸等外敷治高血压

［方剂］肉桂、吴茱萸、磁石各等份。

［制用法］上药共研细末，密封备用。用时每次取上药末 5g，用蜂蜜调匀，贴于涌泉穴上，阳亢者加贴太冲穴，阴阳不足者加贴足三里。每次贴两穴，交替使用。贴后外以胶布固定。并用艾条悬灸 20 分钟。每天于临睡前换药 1 次。

［功效］引火归原，降压止晕。

［验证］临床观察，尤对病情不太严重者疗效满意。对老年患者还可起保健作用。

［备注］引自《外治汇要》。

14. 金银菊花汤治高血压

［方剂］金银花、菊花各 24～30g。

［加减］若头晕明显者，加桑叶 12g；若动脉硬化、血脂高者加山楂 24～30g。

［制用法］本方为 1 日剂量。每日分 4 次，每次用沸水冲泡 10～15 分钟后当茶饮，冲泡 2 次弃掉另换。可连服 3～4 周或更长时间。

［疗效］治高血压有奇效。

［验证］用上药治疗高血压患者 46 例，（其中单纯高血压病 27 例，单纯动脉硬化症 5 例，高血压伴有动脉硬化 14 例）。服药 3～7 天后头痛、眩晕、失眠等症状开始减轻，随之血压渐降至正常者 35 例，其余病例服药 10～30 天后均有不同程度的效果。

15. 泽泻混合并用汤治高血压

［方剂］泽泻 30～50g，川芎、白术各 20～30g，草决明、野菊花、桑寄生各 15～20g，钩藤 40～60g，全蝎 5～10g。

[加减] 若属气血瘀阻型者,加丹参、桃仁、红花各 15 ~ 30g;若属气阴两虚型者,加川断、生地黄各 10g;若属肝阳上亢型者,加玄参、枸杞、麦冬各 10 ~ 15g。

[制用法] 将上药水煎 3 次后合并药液,分 2 ~ 3 次口服。每日 1 剂。10 剂为 1 疗程。

[疗效] 治高血压有神效。

[验证] 用本方治疗高一血压病患者 60 例,其中显效者(血压恢复正常,症状消失)45 例;有效者(血压基本恢复正常,症状好转)12 例;无效者(治疗前后无明显变化)3 例。显效病例经随访 2 年,均未见复发。

16. 向日葵叶汤降血压

[方剂] 鲜向日葵叶 120g。

[制用法] 洗净煎汤。每日 3 次分服。

[疗效] 治高血压。

[验证]《江西中医药》介绍:一男性,年 67 岁,患高血压,头晕眼花、四肢瘫痪、语言謇涩、神志欠清、体温偏高。经连服本品煎剂十余天,血压、体温均恢复正常。

(二) 中医和经典治疗

眩晕的治疗原则是补虚泻实,调整阴阳。虚者当滋养肝肾,补益气血,填精生髓。实证当平肝潜阳,清肝泻火,化痰行瘀。

1. 证治分类

(1) 肝阳上亢证 眩晕,耳鸣,头目胀痛,口苦,失眠多梦,遇烦劳郁怒而加重,甚则仆倒,颜面潮红,急躁易怒,肢麻震颤,舌红苔黄,脉弦或数。

证机概要:肝阳风火,上扰清窍。

治法:平肝潜阳,清火熄风。

代表方:天麻钩藤饮加减。本方功用平肝潜阳,清火熄风,可用于肝阳偏亢,风阳上扰而导致的眩晕。

常用药：天麻、石决明、钩藤平肝潜阳熄风；牛膝、杜仲、桑寄生补益肝肾；黄芩、山栀、菊花清肝泻火；白芍柔肝滋阴。

若肝火上炎，口苦目赤，烦躁易怒者，酌加龙胆草、丹皮、夏枯草；若肝肾阴虚较甚，目涩耳鸣，腰酸膝软，舌红少苔，脉弦细数者，可酌加枸杞子、首乌、生地、麦冬、玄参；若见目赤便秘，可选加大黄、芒硝或当归龙荟丸以通腑泄热，若眩晕剧烈，兼见手足麻木或震颤者，加羚羊角、石决明、生龙骨、生牡蛎、全蝎、蜈蚣等镇肝熄风，清热止痉。

（2）气血亏虚证　眩晕动则加剧，劳累即发，面色㿠白，神疲乏力，倦怠懒言，唇甲不华，发色不泽，心悸少寐，纳少腹胀，舌淡苔薄白，脉细弱。

证机概要：气血亏虚，清阳不展，脑失所养。

治法：补益气血，调养心脾。

代表方：归脾汤加减。本方功用补益气血，健脾养心，主治因心脾两虚，气血不足而导致的眩晕等。

常用药：党参、白术、黄芪益气健脾；当归、熟地、龙眼肉、大枣补血生血养心；茯苓、炒扁豆补中健脾；远志、枣仁养血安神。

若中气不足，清阳不升，兼见气短乏力，纳少神疲，便溏下坠，脉象无力者，可合用补中益气汤；若自汗时出，易于感冒，当重用黄芪，加防风、浮小麦益气固表敛汗；若脾虚湿盛，腹泻或便溏，腹胀纳呆，舌淡舌胖，边有齿痕，可酌加薏苡仁、炒扁豆、泽泻等，当归宜炒用；若兼见形寒肢冷，腹中隐痛，脉沉者，可酌加桂枝、干姜以温中助阳；若血虚较甚，面色㿠白，唇舌色淡者，可加阿胶、紫河车粉（冲服）；兼见心悸怔忡，少寐健忘者，可加柏子仁、合欢皮、夜交藤养心安神。

（3）肾精不足证　眩晕日久不愈，精神萎靡，腰酸膝软，少寐多梦，健忘，两目干涩，视力减退；或遗精滑泄，耳鸣齿摇；或颧红咽干，五心烦热，舌红少苔，脉细数或面色㿠白，形寒肢冷，舌淡嫩，苔白，脉弱尺甚。

证机概要：肾精不足，髓海空虚，脑失所养。

治法：滋养肝肾，益精填髓。

代表方：左归丸加减。本方滋阴补肾，填精补髓，主治因肾精不足，髓海失养而导致的眩晕。常用药：熟地、山萸肉、山药滋阴补肾；龟版、鹿角胶、紫河车滋肾助阳，益精填髓；杜仲、枸杞子、菟丝子补益肝肾；牛膝强肾益精。

若阴虚火旺，症见五心烦热，潮热颧红，舌红少苔，脉细数者，可加鳖甲、知母、黄柏、丹皮、地骨皮等；若肾失封藏固摄，遗精滑泄者，可酌加芡实、莲须、桑螵蛸等；若兼失眠，多梦，健忘诸症，加阿胶、鸡子黄、酸枣仁、柏子仁等交通心肾，养心安神。

若阴损及阳，肾阳虚明显，表现为四肢不温，形寒怕冷，精神萎靡，舌淡脉沉者，或予右归丸温补肾阳，填精补髓，或酌配巴戟天、仙灵脾、肉桂。若兼见下肢浮肿，尿少等症，可加桂枝、茯苓、泽泻等温肾利水；若兼见便溏，腹胀少食，可加白术、茯苓以健脾止泻。

（4）痰湿中阻证　眩晕，头重昏蒙，或伴视物旋转，胸闷恶心，呕吐痰涎，食少多寐，舌苔白腻，脉濡滑。

证机概要：痰浊中阻，上蒙清窍，清阳不升。

治法：化痰祛湿，健脾和胃。

代表方：半夏白术天麻汤加减。本方燥湿化痰，平肝熄风，用于治疗脾虚湿盛，风痰上扰之眩晕。

常用药：半夏、陈皮健脾燥湿化痰；白术、苡仁、茯苓健脾化湿；天麻化痰熄风，止头眩。

若眩晕较甚，呕吐频作，视物旋转，可酌加代赭石、竹茹、生姜、旋覆花以镇逆止呕；若脘闷纳呆，加砂仁、白蔻仁等芳香和胃；若兼见耳鸣重听，可酌加郁金、菖蒲、葱白以通阳开窍；若痰郁化火，头痛头胀，心烦口苦，渴不欲饮，舌红苔黄腻，脉弦滑者，宜用黄连温胆汤清化痰热。

（5）瘀血阻窍证　眩晕，头痛，兼见健忘，失眠，心悸，精神不振，耳鸣耳聋，面唇紫暗，舌暗有瘀斑，脉涩或细涩。

证机概要：瘀血阻络，气血不畅，脑失所养。

治法：祛瘀生新，活血通窍。

代表方：通窍活血汤加减。本方活血化瘀，通窍止痛，用于治疗跌仆外伤，瘀阻头面而导致的眩晕、头痛诸症。

常用药：川芎、赤芍、桃仁、红花活血化瘀，通窍止痛；白芷、菖蒲、老葱通窍理气，温经止痛；当归养血活血；地龙、全蝎善人经络，镇痉祛风。

若兼见神疲乏力，少气自汗等症，加入黄芪、党参益气行血；若兼畏寒肢冷，感寒加重，可加附子、桂枝温经活血。

2. 临证备要

（1）眩晕从肝论治　经曰："诸风掉眩，皆属于肝"，肝木旺，风气甚，则头目眩晕，故眩晕之病与肝关系最为密切。其病位虽主要在肝，但由于病人体质因素及病机演变的不同，可表现肝阳上亢、内风上旋、水不涵木、虚阳上扰、阴血不足、血虚生风、肝郁化火、火性炎上等不同的证候，因此，临证之时，当根据病机的异同择用平肝、柔肝、养肝、疏肝、清肝诸法。

（2）警惕"眩晕乃中风之渐"　眩晕一证在临床较为多见，其病变以虚实夹杂为主，其中因肝肾阴亏，肝阳上亢而导致的眩晕最为常见，此型眩晕若肝阳暴亢，阳亢化风，可夹痰夹火，窜走经隧，病人可以出现眩晕头胀，面赤头痛，肢麻震颤，甚则昏倒等症状，当警惕有发生中风的可能。必须严密监测血压、神志、肢体肌力、感觉等方面的变化，以防病情突变。还应嘱咐病人忌恼怒急躁，忌肥甘醇酒，按时服药，控制血压，定期就诊，监测病情变化。

（三）现代医家治疗经验

1. 郭振球教授微观辨证和微观辨治治疗高血压

郭振球教授临床诊病在四诊观察、辨证论治的基础上，开展了微观辨证和微观辨治对心脑血管疾病和肾系疾病较系统的研究，从细胞水平、亚细胞到分子水平上阐明"证"的实质及其药效学机制，取得了初步成果。临床常用方剂组成：天麻 10g，钩藤 20g，木瓜 10g，萆薢 15g，当归 15g，白芍 15g，续断 12g，黄芪 15g，牛膝 10g，僵蚕 12g，松节 15g，威灵仙 15g。

主治：高血压病，中风半身不遂，手足不能举动，麻木不仁，关节酸痛或咳吐痰涎者。

方解：高血压病的病机是"肝风内动"。风阳上冒，则头目眩晕；内风袭络，血虚不能荣筋，则成半身不遂；血络风邪阻痹，则手足不能举动，而麻木不仁；风盛津液为痰为湿，流窜关节，则可使关节酸痛。凡肢体不仁不用、麻木酸胀，大都是络脉失和、风痰或挟湿阻痹不通之候。方中天麻、钩藤祛风，僵蚕因风而僵反能治风。续断能续能补，威灵仙通络中之气；归、芍、松节和血络而利关节；萆薢、木瓜舒筋除痹；黄芪益气以助血行，可收血行风自灭之效。配入牛膝领诸药上出下行，左右逢源，各不相悖，大意以使风痰湿都得蠲除，而血脉正气的偏虚即可得而恢复健康。

2. 屈自申辨证与辨病结合治疗高血压

屈教授重视现代医学检查，认为辨证与辨病结合是提高疗效的手段。不拘经方时方，古为今用，亦可随症加减，有效是从。有专病专方，有一方所用，有是证用是方，善于化裁创新，都取得良好效果。临床常用方剂组成：丹参 20g，三七 12g（碾粉兑服），黄芪 30g，首乌 20g，胡麻仁 20g，胡桃（打）50g，乌梢蛇 30g，山楂 20g，桃仁 15g，蜂蜜（兑服）60g。

主治：心脑血管病变如高血压、冠心病、高血脂症。症见头昏、心悸、少气、失眠、胸闷紧压或心绞痛、胃呆纳少、舌质淡紫，苔白脉涩。

方解：人以气血为主，气为血帅，以气鼓动血行。年老气血不足则瘀血内停。参芪补气扶正，增强免疫功能。三七不但补气，又能生血、活血化瘀，配以丹参祛瘀生新，改善微循环。加桃仁助力更强，改善心肌适应力。首乌养阴补血，宁心安神。胡桃补肾健脑。配以胡麻仁、蜂蜜、山楂、乌蛇软化血管，既有降压降脂功效，又有润肠通便作用。年老脾胃虚弱，得以山楂健脾开胃，增进食欲，又助消化。人以胃气为本，脾升胃降，胃和则安，脾胃健运能食则生化不息，以营养四肢百骸。本方益气生血，宁心安神，活血化瘀，改善微循环，健脾化湿，强肾健脑，乌发黑发，补充营养，除风湿以通络，润肠通便，调节生理机能，故能达到治疗疾病的效果。本方含有丰富的植物蛋白、脂肪、多种维生素、糖、氨基酸及钙、磷、锌等均为身体每日所必需的营养物质。有预防疾病、增强免疫能力、健身壮体、抗老防衰、延年益寿的功效。

加减：头痛加川芎、白芷、葛根；身痛加灵仙、秦艽、鸡血藤；气虚加党参或人参类；血虚加当归、阿胶；心悸加柏子仁、玉竹；心律不齐加珍珠母、琥珀；失眠加枣仁、夜交藤；高血压加杜仲、天麻、罗布麻叶；高血脂加槐花、五味、茵陈；慢性支气管炎气阴两虚型加沙参、麦冬、银杏叶；脾胃虚加山药、百合、大枣；消化不良加谷芽、麦芽、鸡内金、建曲；腹泻加川连、广香；尿黄或小便不利加木通、石苇、车前草。

3. 王多让平衡阴阳治疗高血压

临床常用经验方组成：丹参30g，川芎15g，益母草30g，牛藤15g，寄生30g，泽泻15g，夏枯草30g，菊花15g，蝉衣12g，草决明15g，珍珠母30g（先煎），木香10g。

主治：高血压病。症见血压升高，眩晕目花，头脑胀痛，肢体麻木，舌质紫暗，脉弦紧或涩。

方解：高血压病属于中医学的眩晕范畴。前贤对眩晕病机的认识，不外"风、火、痰、虚"四端。《内经》有"诸风掉眩皆属肝"，《丹溪心法》有"无痰则不作眩"，《景岳全书》有"无虚则不能作眩"之说；治法无非平肝潜阳、补肾滋阴、化痰除眩、益气养血补虚。而《素问·调经论》云："人之所以有者，气与血耳，"故认为无论是七情、六淫、饮食劳逸都可引起阴阳平衡失调而致五脏六腑营卫气血失常，血液运输不畅而阻于脉络。《素问·调经论》"气血不和，百病变化而生。"正所谓"气为百病之长，血为百病之胎。"气血不调既成，则气血不得上充养脑，清窍空虚，或瘀血夹痰浊风火阻于脑窍，则为眩晕。治疗当以活血通脉，降压除眩为法。本方川芎、丹参、益母草有较强的通行血脉之力，可调整全身血脉的运行，祛除瘀阻；配夏枯草、草决明、菊花、蝉衣等清热平肝，主治头脑眩晕胀痛；牛藤、寄生活血通脉；同时牛藤、泽泻可引血下行而降压；"气行则血行"、"气为血之帅，"故在活血通脉药中佐以行气之木香；配珍珠母镇静安神。诸药合用治疗高血压病，效果卓著。

加减：若头痛明显者可加全蝎 6g，地龙 12g；耳鸣者加磁石 30g（先煎）；若痰浊偏重者加半夏 10g，白术 12g；夜寝不安可加夜交藤 30g，枣仁 30g；手足心热、腰膝酸软者加元参 30g，生地 12g，知母 12g，黄柏 12g；肢体麻木明显者加乌蛇 30g，威灵仙 12g。

4. 詹丈涛滋阴潜阳、平肝熄风治疗高血压

临床常用经验方组成：粉丹皮 15～30g，淮牛藤 15～30g，嫩钩藤（后下）15～30g，黑玄参 15～30g。

主治：原发性或继发性高血压，中医辨证为肝肾阴虚，肝阳偏亢，或肝肾阴虚，内热生风者。用法：第一煎：丹皮、淮牛藤、玄参三味先用开水浸泡 20 分钟，武火煎煮 15～20 分钟，加入钩藤煮 10 分钟，取汁 500ml，再加开水武火煮 10 分钟，取汁，与上煎合并浓缩取汁 300ml，1 日 3 次分服，每次 100ml。

方解：高血压病多以肝肾失调为基础，一期多以肝经郁热或肝阳亢奋为主；二期以肝肾阴虚，肝阳偏亢多见；三期肝肾阴阳亏虚，并损及心脾肺，且多兼见风、痰、瘀、痹之象。方中粉丹皮辛、苦、微寒，归心、肝、肾经，清热，凉血，活血散瘀，擅清血中之虚热，《草本纲目》称："后人专以黄柏治相火，不知丹皮之功更胜也"，故以为君。钩藤，甘、微寒，擅平肝熄风降压，清泄

肝热，为治肝阳上亢，肝风内动之要药，故以为臣。淮牛膝，苦、酸、平，归肝、肾经，擅补肝肾，通经络，强筋骨，引血引热下行；黑玄参，苦、甘、咸、寒，归肺、肾、胃之经，擅养阴清热，活血散结，故以为佐使。方中四味皆有不同程度的滋阴降压、镇静、清热、熄风、解痉的作用，共奏滋阴潜阳，平肝熄风，降压通络的强大功效。

临床应用：作为治疗高血压病的基础处方随症加减化裁运用。Ⅰ期高血压，如肝火旺者，常用本方与龙胆泻肝汤化裁；Ⅱ期高血压，阴虚阳亢者用本方与天麻钩藤饮或镇肝熄风汤加减化裁；肝肾阴虚者与杞菊地黄丸加减化裁；Ⅲ期高血压病已有心、脑、肾损伤，临床表现本虚标实，临床当辨证求因，审因论治，常用本方结合扶正培本（当分脏腑阴阳气血）配伍熄风、豁痰、化瘀、通络之品加减治疗。本方核心在调整肝肾阴阳平衡。以本期从根本上解除高血压病发生发展的内在基础。

（四）名老中医治疗经验

1. 何任治疗高血压经验

苏某，女，36 岁。初诊：1971 年 12 月 6 日。素有高血压（200/135mmHg），头目晕眩，夜寐时手足麻木，且有重感，脉弦苔净。以疏肝平潜为治。桑寄生 9g，钩藤 12g，珍珠母 15g，代赭石 12g，八月札 9g，柴胡 4.5g，制香附 9g，旋覆花 9g（包），乌药 6g。5 剂。

复诊：仍头眩，近日感脘腹部作胀，手足麻，脉微弦，苔薄。以疏理为治。旋覆花 9g（包），代赭石 12g，蔻仁 3g（杵），川朴 4.5g，白芍 9g，大腹皮 9g，柴胡 4.5g，制香附 9g，沉香曲 12g，焦大曲 12g。5 剂。

三诊：药后血压略平（160/110mmHg），面色较红，腹脘气滞感，嗳嗳，脉微弦而数，苔光质暗红。以平降为主。夏枯草 24g，益母草 15g，钩藤 9g，焦山栀 9g，珍珠母 30g，白芍 9g，桑寄生

12g，代赭石 12g，炙龟版 15g，马蹄决明 12g。5 剂。

2. 周仲瑛治疗眩晕经验

（1）眩晕从肝论治　经曰："诸风掉眩，皆属于肝"，肝木旺，风气甚，则头目眩晕，故眩晕之病与肝关系最为密切。其病位虽主要在肝，但由于病人体质因素及病机演变的不同，可表现肝阳上亢、内风上旋、水不涵木、虚阳上扰、阴血不足、血虚生风、肝郁化火、火性炎上等不同的证候，因此，临证之时，当根据病机的异同择用平肝、柔肝、养肝、疏肝、清肝诸法。

（2）警惕"眩晕乃中风之渐"　眩晕一证在临床较为多见，其病变以虚实夹杂为主，其中因肝肾阴亏，肝阳上亢而导致的眩晕最为常见，此型眩晕若肝阳暴亢，阳亢化风，可夹痰夹火，窜走经隧，病人可以出现眩晕头胀，面赤头痛，肢麻震颤，甚则昏倒等症状，当警惕有发生中风的可能。必须严密监测血压、神志、肢体肌力、感觉等方面的变化，以防病情突变。还应嘱咐病人忌恼怒急躁，忌肥甘醇酒，按时服药，控制血压，定期就诊，监测病情变化。

3. 陈孝伯治疗高血压经验

陈老结合中西医学说，师古而不泥古，以求古为今用，洋为中用。在中医辨证论治方面，主张辨证与辨病论治相结合。常用方剂组成：汉防己 15～30g，生黄芪 15～30g，熟地 12g，淮山药 12g，山萸肉 10g，泽泻 12g，白茯苓 15g，丹皮 12g，丹参 15g，卫矛 15g。

按：肾实质性高血压其病因病机与原发性高血压有所不同，该病临床表现大都有不同程度的浮肿和眩晕等症，属祖国医学的"水肿"、"眩晕"等病范畴，其发病特点为本虚表实。本虚主要表现为脾肾气虚和肝肾阴虚，标实是由于水湿、湿热、血瘀、肝风等因素。故临床上根据气阴两虚、水湿血瘀的病机来辨证施治，采用益气养阴、化瘀利湿的法则，以仲景益气利水之"防己黄芪汤"合钱乙的滋补肝肾之"六味地黄汤"，二方加减组成"防芪地黄汤"为基本方进行随证加减治疗。方中主药黄芪益气固表，有利水消肿之效，汉防己祛风行水，两者合用，益气利水，有相得益彰之功；熟地黄滋阴养肾填精，山萸肉敛阴养肝，淮山药益气补脾，泽泻泄肾水，丹皮泻肝火，茯苓渗脾湿。"三补"与"三泻"相反相成，共奏补阴利水之效。加丹参、卫矛以加强化瘀通络利水之功。方中绝大部分药物都通过药理实验研究，对血管有直接及反射性舒张作用，有显著的降压作用和利尿作用。多年来对肾性高血压临床观察疗效显著。

加减：凡肾气不足、下焦阳虚形寒肢冷者加热附块 9～15g（先煎），肉桂 3～5g（后下）以温补肾阳；若脾肾阳虚水肿甚者，加炒白术 12g，川牛膝 15g，车前子 15～30g（包煎），天仙藤 15g，以加强健脾利水和降压之功；阴虚火旺，小溲涩痛者加知母 12g，黄柏 12g，以滋阴降火；肝阳偏亢、头晕痛剧者，加生石决明 30g（先煎），珍珠母 30g（先煎）。

（五）现代和前沿治疗

1. 一般治疗

注意劳逸结合，保持足够的睡眠，参加力所能及的工作、体力劳动和体育锻炼。注意饮食调节，以低盐、低动物脂肪饮食为宜，并避免进富含胆固醇的食物。肥胖者适当控制食量和总热量，适当减轻体重，不吸烟。

服用少量镇静剂可减轻精神紧张和部分症状，可选用：安定、溴化钾、苯巴比妥、利眠宁等。

2. 降压药物治疗

根据病情合理使用降压药物，使血压维持在正常或接近正常水平，对减轻症状，延缓病情进展以及防止脑血管意外、心力衰竭和肾功能衰竭等并发症都有作用。降压药物种类很多，各有其特点，目前趋向于作用持久，服用次数减少的长效制剂或剂型，以方便病人服用。常用的降压药物有：

（1）利尿降压剂　氢氯噻嗪、环戊甲噻嗪、氯噻酮、速尿等。

（2）中枢神经和交感神经抑制剂　利血平、降压灵、盐酸可乐定。

（3）肾上腺素能受体组滞剂　β阻滞剂如心得安、氨酰心安、美多心安等；α阻滞剂如苯苄胺、α+β阻滞剂如柳氨苄心安。

（4）酶抑制剂如血管紧张素转换酶抑制剂如卡托普利、依那普利等。

（5）钙离子拮抗剂如硝苯地平、氨氯地平等。

（6）血管扩张剂如肼苯哒嗪、长压定、哌唑嗪、呱氰啶等。

（7）神经节和节后交感神经抑制剂如呱乙啶、酒石酸五甲呱啶等。

（8）5-羟色胺受体拮抗剂如酮色林等。

（9）复方制剂如复方降压片、复方罗布麻片、安达血平片等。

（10）外用贴剂　李氏药贴、悬压贴、降压申贴等。

3. 降压药物选用的原则

①应用降压药物治疗原发性高血压需长期服药。因此，宜选用降压作用温和、缓慢、持久、副作用少、病人易于掌握而使用方便的口服降压药（如氢氯噻嗪、利血平、复方降压片等）作为基础降压药，再按不同病期选用其他降压药物。

②用降压药一般从小剂量开始，逐渐增加剂量，达到降压目的后，可改用维持量以巩固疗效，尽可能用最小的维持量以减少副作用。

③使用可引起明显直立位低血压的降压药物时，宜向病人说明，从坐位起立或从平卧位起立时，动作应尽量缓慢，特别是夜间起床小便时更要注意，以免血压突然降低引起昏厥而发生意外。

④缓进型第一期病人，症状不明显，一般治疗（包括镇静剂）即能奏效，可不必应用降压药物，必要时用少量作用温和的降压药如利尿剂、萝芙木类或复方降压片即可。第二期病人多需采用两种或两种以上的降压药治疗，如利血平、肼屈嗪和利尿药合用或再选

加酶抑制剂、节后交感神经抑制剂、神经节阻滞剂或肾上腺素受体阻滞剂等。第三期病人多需用降压作用强的药物如节后交感神经抑制剂、神经节阻滞剂，如盐酸可乐定、长压定等治疗。

⑤临床上常联合应用几种降压药物治疗，其优点是：药物的协同作用可提高疗效；几种药物共同发挥作用，可减少各药的单剂量；减少每种药物的副作用，或使一些副作用互相抵消；使血压下降较为平稳。最常用的联合是利尿剂和其他降压药合用，利尿剂既可增强多种降压药疗效，又可减轻引起浮肿的副作用；利血平和肼屈嗪，β受体阻滞剂和米诺地尔合用时，各自减慢和增快心率的副作用互相抵消。

⑥急进型高血压病的治疗措施和缓进型第三期相仿。如血压持续不降可考虑用冬眠疗法；如出现肾功能衰竭，则降压药物以选用甲基多巴、肼屈嗪、米诺地尔、可乐定为妥，血压下降不宜太显著，以免肾血流量减少加重肾功能衰竭。

⑦对血压显著增高已多年的病人，不宜使血压下降过快、过多，病人往往因不能适应较低或正常水平的血压而感不适，且有导致脑、心、肾血液供应不足而引起脑血管意外、冠状动脉血栓形成、肾功能不全等可能。发生高血压危象或高血压脑病时要采用紧急降压措施。

4. 糖尿病人的降血压药物的选择

患者应首选的抗高血压药物是血管紧张素转换酶抑制剂。因为该药对糖尿病患者具有以下作用：

①在发挥降压作用的同时，还可提高肌肉和脂肪对胰岛素的敏感性，这一点对使用胰岛素控制血糖的患者尤为重要。

②对糖脂代谢没有不良影响，有时还可以起到改善糖和脂肪代谢的作用。

③可抑制动脉平滑肌细胞增殖，防止动脉粥样硬化形成，减轻或逆转左心室肥厚，改善心肌功能。

④对早期糖尿病合并肾病患者可明显降低微量蛋白尿，具有保

肾功能。

血管紧张素转换酶抑制剂品种较多，包括苯那普利、赖诺普利、依那普利、培哚普利、福辛普利等。需要指出的是，这些药物有极少数患者服后可能出现干咳等副作用，停服药物后干咳症状随即消失。

三、康复

（一）中国传统的康复方法和现代系统的康复实践

临床治疗和康复医疗相结合，可更好地降低血压，减轻症状，稳定疗效，同时可减少药物用量。康复医疗还有助于改善心血管功能及血脂代谢，防治血管硬化，减少脑、心、肾并发症。康复医疗的作用途径有功能调整与锻炼两个方面。具体方法有：

1. 气功疗法

以松静功为主，其要领是"体松、心静、气沉"。体质较佳者可练站桩功，较差者以坐位练功。

六字诀对于治疗高血压有很好的疗效，一般练功一个月左右，90%的人都可以在某种程度上得到改善。

2. 太极拳

为低强度持续性运动，可扩张周围血管，给心脏以温和的锻炼。太极拳动中取静，要求肌肉放松，"气沉丹田"，有类似气功的作用。

3. 步行

在良好环境下散步或以常速步行 15～30 分钟，有助于降压及改善心血管和代谢功能。

4. 医疗体操

练习太极拳有困难者可教以舒展放松，配合呼吸的体操，可采用太极拳的模拟动作，分节进行。

5. 按摩或自我按摩

按揉风池、太阳及耳穴，抹额及掐内关、神门、合谷、足三里，可助降压和消除症状。

6. 理疗

某些药物的离子导入、脉冲超短波或短波治疗及磁疗都可用来作为镇静及降压的辅助治疗。

（二）高血压病的注意事项

1. 合理膳食

（1）饮食对于高血压的重要性　民以食为天，合理的膳食可以使你不胖也不瘦，胆固醇不高也不低。

（2）高血压患者的饮食宜忌

①碳水化合物食品

适宜的食品——米饭、粥、面、面类、葛粉、汤、芋类、软豆类。

应忌的食品——蕃薯（产生腹气的食物）、干豆类、味浓的饼干类。

②蛋白质食品

适宜的食品——牛肉、猪瘦肉、白肉鱼、蛋、牛奶、奶制品（鲜奶油、酵母乳、冰淇淋、乳酪）、大豆制品（豆腐、纳豆、黄豆粉、油豆腐）。

应忌的食物——脂肪多的食品（牛、猪的五花肉、排骨肉、鲸鱼、鲱鱼、金枪鱼等）、加工品（香肠）。

③脂肪类食品

适宜的食品——植物油、少量奶油、沙拉酱。

应忌的食品——动物油、生猪油、熏肉、油浸沙丁鱼。

④维生素、矿物质食品

适宜的食品——蔬菜类（菠菜、白菜、胡萝卜、番茄、百合根、南瓜、茄子、黄瓜）水果类（苹果、桔子、梨、葡萄、西瓜）。

海藻类、菌类宜煮熟才吃。

应忌的食物——纤维硬的蔬菜（牛蒡、竹笋、豆类）。刺激性强的蔬菜（香辛蔬菜、芒荽、芥菜、葱、芥菜）。

⑤其他食物

适宜的食品——淡香茶、酵母乳饮料。

应忌的食物——香辛料（辣椒、咖喱粉）酒类饮料、盐浸食物（成菜类、成鱼子）酱菜类、咖啡。

（3）高血压病人应注意的饮食习惯

①首先要控制能量的摄入，提倡吃复合糖类、如淀粉、玉米、少吃葡萄糖、果糖及蔗糖，这类糖属于单糖，易引起血脂升高。

②限制脂肪的摄入。烹调时，选用植物油，可多吃海鱼，海鱼含有不饱和脂肪酸，能使胆固醇氧化，从而降低血浆胆固醇，还可延长血小板的凝聚，抑制血栓形成，防止中风，还含有较多的亚油酸，对增加微血管的弹性，防止血管破裂，防止高血压并发症有一定的作用。

③适量摄入蛋白质。高血压病人每日蛋白质的量为每公斤体重1g为宜。每周吃2~3次鱼类蛋白质，可改善血管弹性和通透性，增加尿钠排出，从而降低血压。如高血压合并肾功能不全时，应限制蛋白质的摄入。

④多吃含钾、钙丰富而含钠低的食品，如土豆、茄子、海带、莴笋。含钙高的食品：牛奶、酸牛奶、虾皮。少吃肉汤类，因为肉汤中含氮浸出物增加，能够促进体内尿酸增加，加重心、肝、肾脏的负担。

⑤限制盐的摄入量：每日应逐渐减至6g以下，即普通啤酒盖去掉胶垫后，一平盖食盐约为6g。这量指的是食盐量包括烹调用盐及其他食物中所含钠折合成食盐的总量。适当的减少钠盐的摄入

有助于降低血压，减少体内的钠水潴留。

⑥多吃新鲜蔬菜，水果。每天吃新鲜蔬菜不少于 8 两，水果 2 ~ 4 两。

⑦适当增加海产品摄入：如海带，紫菜，海产鱼等。

2. 适量运动

运动对高血压的重要性：有句话说："年轻时，用健康换取金钱，年老时，用运动换取健康。"运动除了可以促进血液循环，降低胆固醇的生成外，并能增强肌肉、骨骼与关节，防止僵硬的发生。运动能增加食欲，促进肠胃蠕动、预防便秘、改善睡眠。有持续运动的习惯：最好是做到有氧运动，才会有帮助。有氧运动同减肥一样可以降低血压，如散步、慢跑、太极拳、骑自行车和游泳都是有氧运动。

（1）进行运动的注意事项

①勿过量或太强太累，要采取循序渐进的方式来增加活动量。

②注意周围环境气候：夏天：避免中午艳阳高照的时间；冬天：要注意保暖，防中风。

③穿着舒适吸汗的衣服：选棉质衣料，运动鞋等是必要的。

④选择安全场所：如公园、学校，勿在巷道、马路边。

⑤进行运动时，切勿空腹，以免发生低血糖，应在饭后 2 小时。

（2）运动的禁忌

①生病或不舒服时应停止运动。

②饥饿时或饭后一小时不宜做运动。

③运动中不可立即停止，要遵守运动程序的步骤。

④运动中有任何不适现象，应即停止。

3. 戒烟限酒

吸烟会导致高血压。研究证明，吸一支烟后心率每分钟增加 5 ~ 20 次/分，收缩压增加 10 ~ 25mmHg。这是为什么呢？因为烟叶内含有尼古丁（烟碱）会兴奋中枢神经和交感神经，使心率加快，同时也促使肾上腺释放大量儿茶酚胺，使小动脉收缩，导致血压升高。尼古丁还会刺激血管内的化学感受器，反射性地引起血压升高。

长期大量吸烟还会促进大动脉粥样硬化，小动脉内膜逐渐增厚，使整个血管逐渐硬化。同时由于吸烟者血液中一氧化碳血红蛋白含量增多，从而降低了血液的含氧量，使动脉内膜缺氧，动脉壁内脂的含氧量增加，加速了动脉粥样硬化的形成。因此，无高血压的人戒烟可预防了高血压的发生，有高血压的人更应戒烟。

与吸烟相比，饮酒对身体的利弊就存在争议。不时出现各种报告，有的说饮少量酒有益，有的说有害，但可以肯定的一点是，大量饮酒肯定有害，高浓度的酒精会导致动脉硬化，加重高血压。

4. 心理平衡

高血压患者的心理表现是紧张、易怒、情绪不稳，这些又都是使血压升高的诱因。患者可通过改变自己的行为方式，培养对自然环境和社会的良好适应能力，避免情绪激动及过度紧张、焦虑，遇事要冷静、沉着；当有较大的精神压力时应设法释放，向朋友、亲人倾吐或鼓励参加轻松愉快的业余活动，将精神倾注于音乐或寄情于花卉之中，使自己生活在最佳境界中，从而维持稳定的血压。

5. 自我管理

（1）定期测量血压，1~2周应至少测量一次。

（2）治疗高血压应坚持"三心"，即信心、决心、恒心，只有这样做才能防止或推迟机体重要脏器受到损害。

（3）定时服用降压药，自己不随意减量或停药，可在医生指导下及现病情加予调整，防止血压反跳。

（4）条件允许，可自备血压计及学会自测血压。

（5）随服用适当的药物外，还要注意劳逸结合、注意饮食、适当运动、保持情绪稳定、睡眠充足。

（6）老年人降压不能操之过急，血压宜控制在140~159mmHg为宜，减少心脑血管并发症的发生。

（7）老年人及服用去甲肾上腺素能神经末梢阻断药的防止体位性低血压。

（8）不需要严格禁止性生活，注意以下几种情况，不宜进行性生活：①事后不要立即进行房事；②酒后应禁止性生活；③若有头晕，胸闷等不适应停止性生活，并及时就医。

6. 按时就医

①服完药；②血压升高或过低，血压波动大；③出现眼花，头晕，恶心呕吐，视物不清，偏瘫，失语，意识障碍，呼吸困难，肢体乏力等即到医院就医。如病情危重，请求救 120 急救中心。

（三）更年期高血压饮食注意事项

高血压病是更年期的常见多发病，患者除积极的药物治疗外，科学的膳食调理也非常重要。

1. 控制热能摄入，减少高脂肪饮食

高血压病人，如膳食热量摄入过多，饱和脂肪和不饱和脂肪比例失调，多钠、少钾、少钙，单糖过多，纤维素太多，都是不利的。因此，要减少饮食中脂肪的量，特别是动物性脂肪，如肥肉、肥肠等。

2. 应食用低胆固醇食物

高胆固醇食物有动物内脏、蛋黄、鱼子、各种动物油。含胆固醇低的食物有牛奶（每 100g 含 13mg）、各种淡水鱼（每 100g 含 90～103mg）。而 100g 猪肝含 368mg，100g 鸡蛋黄含 1705mg 胆固醇。

3. 限制含糖高的食品

肥胖者或有肥胖倾向的高血压者，要少吃甜的蛋糕、甜饼、甜点心、糖果等。

4. 控制食盐的摄入

一般来说，轻度高血压患者，每人每天摄入食盐量应控制在 6~8g 以下；有急性高血压病的人，食盐应严格控制在 1~2g 以下（折合成酱油约 5~10ml）。大凡合钠多的食物，包括咸菜、咸肉、腐乳等，应在限制之列。

5. 多吃新鲜蔬菜

根据蔬菜上市情况，在低脂肪摄入的前提下，适当增加新鲜蔬菜的摄入量，如芹菜、黄瓜、豆角、西红柿等，均对高血压病患者有益。

6. 严格控制烟、酒

吸烟有害健康，人们已普遍形成公认。可饮酒依然是许多处于更年期的朋友的嗜好，殊不知，饮酒对高血压病十分不利，尤其是过量饮酒。因此，更年期高血压病患者应严格控制烟酒。

附：高血压性心脏病

高血压性心脏病是由于血压长期升高使左心室负荷逐渐加重，左心室因代偿而逐渐肥厚和扩张而形成的器质性心脏病。高血压性心脏病一般出现在高血压病起病数年至十余年后，根据心功能变化情况可分为心功能代偿期和心功能失代偿期。在心功能代偿期，病人可无明显自觉症状，但在心功能失代偿期，则逐渐出现左心衰竭的症状，开始时仅在劳累、饱食或说话过多时感心悸、气喘、咳嗽，以后症状逐渐加重。上述症状呈阵发性发作，多表现为夜间阵发性呼吸困难并痰中带血，严重时可发生急性肺水肿。

[病因病理]

高血压病可分为原发性和继发性两种，各型高血压达到一定的时间和程度使左室负荷加重，继而发生左室肥厚、增大或/和功能不全者，均可称为高血压性心脏病。

[临床表现]

有血压显著升高，多数舒张压持续在 90mmHg 以上。症状有头痛、头昏、乏力、心悸等。心电图示左心室肥大。

[影像学表现]

（1）单纯的左室心肌肥厚（高血压程度不重或病程较短）。X线可仅表现为左室圆隆或隆凸，亦可无明显异常。

（2）血压增高较著、病程较长者，可有典型表现：

①胸主动脉（升弓部和弓降部）扩张，屈曲延长，与增大的左心室构成"主动脉型"心影形态。

②左室增大，早期以心肌肥厚为主，仅表现为左室的圆隆、凸出。左室显著增大，主要为扩张因素造成，出现较晚。

（3）左心功能失代偿时出现肺淤血、间质肺水肿等肺静脉高压表现。

（4）心搏一般增强，左心缘搏动减弱提示左心功能不全。

（5）超声心动图　可探查各心腔大小，测量室壁厚度，对高血压性心脏病的诊断及治疗疗效监测有重要价值。

（6）MRI　能在任意方向层面成像，在显示左室增大及主动脉迂曲方面有其优势。

[鉴别诊断]

需与主动脉瓣关闭不全鉴别

预防常识

（1）本病是由血压长期升高导致心脏后负荷过重所诱发的心脏损害。长期系统的降压治疗能预防本病的发生、发展。

（2）长期、正规的抗高血压治疗能使肥大的心脏的损害程度改善，甚至完全恢复正常形态。单纯强调降压目的、忽视心脏保护的治疗方案是不全面和不科学的。

高血压为什么会导致心衰

高血压时由于动脉血管压力过高，阻碍心脏泵出血液，心脏长期高负荷工作就出现了心肌肥厚和僵硬度增加，最终导致进入心脏的肺静脉血受阻，形成肺淤血。心肌肥大时需氧量增加，血液供应相对不足，常导致心衰发作。

由此可见，高血压与心衰（特别是左心衰）关系密切，是损害心脏舒张功能和收缩功能的主要疾病之一。由高血压引起的心衰的临床特点如下：

由于左心室舒张功能异常，可导致肺淤血，主要表现为：

①出现疲劳、气喘、心悸、咳嗽、咯血等症状。

②平卧时出现气急，坐起后即好转。

③活动量不大，但出现呼吸困难，严重时患者可在睡梦中惊醒。

左心衰竭常可累及右心室功能下降，形成全心衰竭，主要表现为：

①紫绀。

②颈静脉明显充盈。

③右上腹疼痛，并有肝肿大。

④双下肢浮肿，严重时可出现全身浮肿。

⑤少尿，多出现于心衰失代偿期。

⑥中老年人常出现脑血管疾病。

第七章　冠状动脉粥样硬化性心脏病

冠状动脉粥样硬化性心脏病指冠状动脉粥样硬化使管腔狭窄或阻塞，导致心肌缺血、缺氧而引起的心脏病，它和冠状动脉功能性改变即冠状动脉痉挛一起，统称为冠状动脉性心脏病（coronary heart disease，CHD），简称冠心病，亦称缺血性心脏病。

一、临床类型

根据冠状动脉病变部位、范围、血管阻塞程度和心肌供血不足的发展速度、范围和程度的不同，本病可分为五种临床类型。

1. 无症状性心肌缺血型

亦称隐匿性冠心病，患者无症状，但心电图负荷或动态检查有ST段压低，T波减低、变平或倒置等心肌缺血的心电图改变；病理学检查可无明显组织形态改变。

2. 心绞痛型

为一过性心肌供血不足引起，有发作性胸骨后疼痛。病理学检查心肌无明显组织形态改变或有纤维化改变。

3. 心肌梗死型

症状严重，由冠状动脉闭塞致心肌缺血性坏死所致。

4. 缺血性心肌病型

表现为心脏增大、心力衰竭和心律失常，为长期心肌缺血导致的心肌纤维化引起，临床表现与原发性扩张型心肌病类似。

5. 猝死型

因原发性心脏病骤停而猝然死亡，多为缺血心肌局部发生电生理紊乱，引起严重的室性心律失常。

"急性冠脉综合征"（acute coronary syndrome，ACS）是一组有关急性心肌缺血的临床表现总称，通常由冠状动脉疾病导致，增加心源性死亡的危险：ACS由心肌的急性严重缺血甚至坏死导致的一系列疾病谱组成，包括不稳定型心绞痛、非ST段抬高型心肌梗死和ST段抬高型心肌梗死以及心源性猝死。研究认为其有共同的病理基础是冠状动脉内粥样斑块破裂、表现破损或出现裂纹，继而引发不同程度的血栓形成和远端血管栓塞，引起冠状动脉不完全或完全性阻塞。

轻度狭窄的冠状动脉粥样硬化病变可以发生严重痉挛，引起心绞痛、心肌梗死甚至猝死。冠状动脉的其他病变，如炎症（主动脉炎引起的冠状动脉狭窄）、梅毒、栓塞、结缔组织病，创伤、先天性畸形等，亦可导致冠状血管狭窄或阻塞而引起心脏病，但它们远较冠状动脉粥样硬化病变少见。

急性冠脉综合征患者心电图可以表现为ST段抬高或无ST段抬高。大多数ST段抬高的患者最终发生急性Q波形心肌梗死，少数为急性非Q波型心肌梗死。没有ST段抬高发生不稳定型心绞痛或非Q波形心肌梗死，两者鉴别取决于急性期中是否可以检测到心脏标志物。

二、中医的释名

心痛指因外来寒邪侵袭，或情志所伤，或内有所伤而致心系脉络瘀阻引起的在两乳之中、鸠尾之间或虚里部位疼痛，甚则胸痛彻背，喘息不得卧为主要特点的病证。中医的心痛又有广义和狭义之分。广义的心痛指古人所谓的"九心痛"。而本篇指狭义的心痛，即由心脏病引起的心痛。心痛又分为厥心痛（又称为久心痛）、真心痛。二者心脏受损部位有另别，厥心痛是心之别络，为风邪冷热所乘；真心痛则为心脏直接受邪。

心痛病位在心，病性为本虚标实，本虚为心气虚，心阳不足，阴血亏虚；标实为血瘀、痰浊、寒凝气滞。主要病机为心脉不通。

1. 气虚血瘀

因于思虑烦劳过度，耗伤心气，加之终日伏案少动，胸阳不展；或因年迈体弱，脾肾两虚，心失所养，致心气不足。"气为血帅，血为气母"、"气行则血行"。由于心气虚，不得帅血运行，则气虚血瘀，心脉瘀阻发为心痛。

2. 年迈体衰

（1）阳气虚衰　肾阳虚衰，不能鼓舞五脏之阳气，致心阳不足，血脉失于温运，血流不畅，痹阻于心系脉络则致心痛。

（2）肾阴亏虚　肾阴亏，不能濡养于心致心阴虚，脉道不充，血行不畅，瘀阻于心系脉络而致心痛，也有因阴损及阳，致心气虚，故而出现气阴两虚致瘀而痛。

3. 气滞血瘀

因于情志所伤，忧思恼怒，气机不利，久则气滞血瘀，瘀阻于心系脉络则发心痛。

4. 饮食不节

恣食肥甘厚味，生冷或嗜酒成癖，日久损伤脾胃，运化失常，聚湿生痰，上犯心胸清旷之区，清阳不展，气机不畅，心脉闭阻，发为心痛。

5. 寒邪内侵

素体阳虚，或心阳不足者，复感寒邪，则阴寒之邪乘虚而入，寒凝胸中胸阳失展，心脉痹阻，发为心痛。

三、冠心病合理预防措施

（1）合理饮食，不要偏食，不宜过量。要控制高胆固醇、高脂肪食物，多吃素食。同时要控制总热量的摄入，限制体重增加。

（2）生活要有规律，避免过度紧张；保持足够的睡眠，培养多种情趣；保持情绪稳定，切忌急躁、激动或闷闷不乐。

（3）保持适当的体育锻炼活动，增强体质。

（4）多喝茶，据统计资料表明，不喝茶的冠心病发病率为3.1%，偶尔喝茶的降为2.3%，常喝茶的（喝三年以上）只有1.4%。此外，冠心病的加剧，与冠状动脉供血不足及血栓形成有关。而茶多酚中的儿茶素以及茶多本酚在煎煮过程中不断氧化形成的茶色素，经动物体外实验均提示有显著的抗凝、促进纤溶、抗血栓形成等作用。

（5）不吸烟、酗酒：吸烟可以使动脉壁收缩，促进动脉粥样硬化；而酗酒则易使情绪激动，血压升高。

（6）积极防治老年慢性疾病：如高血压、高血脂、糖尿病等，这些疾病与冠心病关系密切。

（7）预防冠心病应积极降压。下列病人达标血压应为130/80mmHg，包括：糖尿病、慢性肾病、冠心病（CAD）等危急状态、颈动脉病（颈动脉杂音、超声或血管造影证实有颈动脉异常）、周围动脉病、腹主动脉病。Framingham危险评分≥10%。无以上情况达标血压为140/90mmHg。有心肌缺血表现病人，血压应慢慢下降，糖尿病人或>60岁者舒张压（DBP）低于60mmHg要小心降压。老年高血压病人脉压大者，收缩压（SBP）下降时，DBP也会降得很低（<60mmHg）。要密切注意心肌缺血症状。高龄老年人（>80岁者），降压治疗能减少脑卒中危险，但是否能减少CAD，还不肯定。

四、冠心病患者要加强心理的自我调整

冠心病患者病情波动大多与人的性格心理活动有很大关系，所以在我们生活当中，要注意心理的调整，从以下四个方面去预防，治疗冠心病。

（1）遇事心平气和。冠心病患者往往脾气急躁，故易生气和得罪别人。必须经常提醒自己遇事要心平气和，增加耐性。

（2）要宽以待人。宽恕别人不仅能给自己带来平静和安宁，有益于冠心病的康复，而且能赢得友谊，保持人际间的融洽。所以人们把宽恕称作"精神补品和心理健康不可缺少的维生素"。

（3）遇事要想得开，放得下。过于精细、求全责备常常导致自身孤立，而这种孤立的心理状态会产生精神压力，有损心脏。冠心病患者对子女、对金钱、名誉、地位以及对自己的疾病都要坦然、淡化。

（4）掌握一套身体锻炼和心理调节的方法。如自我放松训练：通过呼吸放松、意念放松、身体放松或通过气功、太极拳等活动，增强自身康复能力。

五、冠心病遗传因素

有的人因父母有冠心病或心肌梗塞，担心自己以及子女也会得这种病，甚至自称他们是"冠心病家族"。一家几辈都有人得冠心病的情况确实有。这个家族中的年轻人对此病警惕性特别高，也是很自然的。但如把它理解为"命中注定"、"在劫难逃"，那就没有什么积极意义了。因为这种担忧焦虑的心态本身不但不利于预防冠心病，甚至可说是心理上的一种危险因素。遗传因素到底占多大分量，可以通过对冠心病的一些危险因素来分析。

肥胖和高脂血症，除一部分有家族性外，大多数为饮食过量、饮食结构不合理及缺乏体力活动所致。糖尿病本身有家族因素，但如注意节食，避免过胖，也能使发病可能性减低；已有糖尿病者，只要进行合理治疗，它对心血管的危害性也可明显减轻。高血压也有些家族因素，但又与性格急躁、容易紧张、激动以及膳食中摄入盐偏高等有关。至于吸烟、酗酒等，更明摆着是一种不良的生活习惯问题。

由此可见，冠心病和通常所称的遗传性疾病有很明显的区别。

某一个家庭内病人较多，往往是由于一家人长期共同生活，有相同或近似的生活习惯，甚至在为人处世的性格上也差不多。比如吃的咸，喜油腻，不爱活动，工作顶真，性格执著，不善于在情绪上自我放松，等等。这些都主要是"后天"的。虽说"秉性难易"，但如果深刻认识到它们对健康的不利影响，却完全可以逐渐改变，从而使冠心病发生的可能性降低。事实上，这就是临床医学和流行病学所公认为最省事、最有效的"一级预防"措施。

许多人都知道，美国是冠心病高发国家之一。如果按一般遗传或家族的概念去衡量，他们中的"冠心病家族"一定比我国多得多，他们的年轻人中发病率也似乎应有越来越多的趋势。但事实上，近些年美国冠心病却有所减少。主要原因就在于，他们不是消极地看待冠心病多这个现实，而是用追本求源的态度，针对人群中肥胖和高脂血症者多等情况，提出减少食量、改善饮食结构、增加体育锻炼、限制吸烟等。通过一系列措施，取得了可观的成效。

和西方人相比，中国人具有更多的好条件，比如，传统的日常饮食用植物油，蔬菜粮食为主，少量肉、蛋及奶类，这是一种符合健康要求的平衡膳食。在体力活动、生活习惯和心理状况方面，也有许多可取之处，这些都是中国冠心病较少的原因。不过，中国人膳食中盐摄量较高，约比世界卫生组织的建议量高一倍多，吸烟的人也最多，这些都是不好的。随着生活的改善，肥胖、高血脂、高血压、糖尿病等疾病有所上升，也要值得注意。在商品经济条件下，人们在心理行为方面还得善于进行调节。

不能说冠心病和遗传因素丝毫没有关系，但从前述可知，在预防冠心病这个问题上，人们自己是可以有所作为的。消极认命纯属有害无益，"战略上藐视，战术上重视"才是正确的态度。

六、中药抗动脉粥样硬化的药理学研究

中医理论认为，粥样硬化属于本虚标实、血瘀、痰浊之范畴，治从补益肝肾、健脾益气、滋阴养血、活血化瘀、祛痰降浊等法。

现代药理学从调血脂、抗氧化、血液流变动力学等方面进行了深入研究。

1. 调节血脂方面

国内外学者的研究结果表明，调整血脂水平，能够改变动脉粥样硬化的病变进展，从而达到降低动脉硬化发病率和死亡率。

文氏等报道，由炙麻黄、杜仲等为主药的降脂汤水煎剂给大鼠灌胃，实验结果表明，降脂汤可降低高酯大鼠血中的总胆固醇、低密度脂蛋白的含量。黄氏等以四逆汤喂饲造模高脂日本大耳白兔及其对照组，结果发现，四逆汤可明显缩小主动脉内膜脂质斑块面积，降低血清血脂、胆固醇。提高血清一氧化氮（NO）水平。据报道，党参总皂甙也有类似的作用。

蒋氏等报道高脂血症大鼠灌服王氏降脂方，实验结果表明，该方可使高脂大鼠肝低密度脂蛋白受体和低密度脂蛋白结合数量增加，提高受体功能，使肝细胞摄取低密度脂蛋白增加，血清低密度脂蛋白浓度减少，从而起到治疗高脂血症的作用。高氏等进行的研究工作显示：由泽泻、丹参等组成的降脂活血方除证实了其对脂质代谢的影响外，还将其对血清、肝脏、红细胞膜三个不同部位脂质的影响进行了实验研究。结果表明，造模一个月后停喂高脂饲料的自然恢复组与模型相比，血清、肝脏脂质均下降，但红细胞膜的胆固醇/磷脂比值改变甚微，这提示红细胞膜中脂质通过控制饮食不易恢复，必须通过药物促进其恢复。

2. 抗氧化作用

氧自由基可使血管内皮损伤，对低密度脂蛋白进行氧化修饰，使血小板黏附于损伤的血管壁上，血管内膜增生，脂质沉积，促进动脉粥样硬化的形成与发展。银杏叶中有改善血管内皮细胞氧化损伤的作用。另有报道：以银杏叶提取物饲养高胆固醇兔，可以明显抑制铜离子氧化低密度脂蛋白。

血管内皮细胞合成分泌血浆内皮素，是具有强烈、持久缩血管与升压作用的多肽类物质。倪氏等观察由养阴活血方药提取制备的注射液对动脉内皮的影响。结果表明，该方有明显的对抗儿茶酚胺引起的动脉内皮超微结构损伤及分泌内皮素和前列环素功能紊乱的作用。提示保护动脉内皮是养阴活血方临床显效的重要环节。

3. 对血液流变学指标的影响

汪氏等以党参、炙黄芪、黄精等组成的益气活血方治疗高血脂模型兔，可以抑制二磷酸腺苷诱发的血小板凝集，提高血小板内CAMP水平，抑制血栓素合成。齐氏等观察了以高分子右旋糖酐造成高黏血症的动物模型时，绞股蓝总甙对其模型的血流变各指标的改善作用。类似的报道还有：复方丹参滴丸可明显降低高血脂大鼠血小板黏附率和血栓指数，提示其预防和治疗动脉硬化功能。

第一节　稳定型心绞痛

稳定型心绞痛是由于劳力引起心肌缺血，导致胸部及附近部位的不适，可伴心功能障碍，但没有心肌坏死。其特点为前胸阵发性的压榨性窒息样感觉，主要位于胸骨后，可放射至心前区和左上肢尺侧面，也可放射至右臂和两臂的外侧面或颈与下颌部，持续数分钟，往往经休息或舌下含服硝酸甘油后迅速消失。心绞痛是由于心肌需氧和供氧之间暂时的失去平衡而发生心肌缺血的临床症状。它的产生是一定条件下冠状动脉所供应的血液和氧不能满足心肌需要的结果。

本病多见于男性，多数患者在 40 岁以上，劳力、情绪激动、饱餐、受寒、阴雨天气、急性循环衰竭等为常见诱因。本病多为冠状动脉粥样硬化引起，还可由主动脉狭窄或关闭不全、梅毒性主动脉炎、肥厚型心肌病、先天性冠状动脉畸形、风湿性冠状动脉炎、心肌炎等引起。

一、诊断

(一) 现代科学方法诊断

1. 临床表现

（1）症状 心绞痛以发作性胸痛为主要临床表现，疼痛的特点为：

①部位：主要在胸骨体上段或中段之后，可波及心前区，有手掌大小范围，甚至横贯前胸，界限不很清楚。常放射至左肩、左臂内侧达无名指和小指，或至颈、咽或下颌部。

②性质：胸痛常为压迫、发闷或紧缩性，也可有灼烧感，但不尖锐，不像针刺或刀扎样痛，偶伴濒死的恐惧感。发作时，患者往往不自觉地停止原来的活动，直至症状缓解。

③诱因：发作常由体力劳动或情绪激动（如愤怒、焦急、过度兴奋等）所激发、饱食、寒冷、吸烟、心动过速、休克等亦可诱发。疼痛发生于劳力或激动的当时，而不是在一天的劳累之后。典型的心绞痛常在相似的条件下发生。但有时同样的劳力只有在早晨而不是下午引起心绞痛，提示与晨间痛阈较低有关。

④持续时间：疼痛出现后常逐步加重，然后在 3 ~ 5 分钟内逐渐消失，一般在停止原来诱发症状的活动后即缓解。舌下含用硝酸甘油也能在几分钟内使之缓解。可数天或数星期发作一次，亦可一日内发作多次。

根据心绞痛的严重程度及其对体力活动的影响，加拿大心血管学会（CCS）将稳定型心绞痛分为Ⅳ级：

Ⅰ级 一般体力活动如步行或上楼不引起心绞痛，但可发生于费力或长时间用力。

Ⅱ级 体力活动轻度受限。心绞痛发生于快速步行或上楼、餐后步行或上楼，或者在寒冷、顶风逆行时、情绪激动时、平行走两个街区（200 ~ 400 米），或平常速度上相当于 3 楼以上的高度能诱发心绞痛。

Ⅲ级　日常体力活动明显受限。可发生于平地行走1到2个街区或以平常速度上3楼。

Ⅳ级　任何体力活动或休息时均可出现心绞痛。

（2）体征　稳定型心绞痛患者体检通常无特殊异常发现，但仔细体检能提供有用的诊断线索，可排除某些引起心绞痛的非冠状动脉疾病，如瓣膜病、心肌病等，并确定患者的冠心病危险因素。胸痛发作期间体检能帮助发现有否因心肌缺血而产生的暂时性左心室功能障碍，心绞痛发作时常见心率增快、血压升高、表情焦虑、皮肤冷或出汗，有时出现第四或第三心音奔马律。缺血发作时可有暂时性心尖部收缩期杂音，是乳头肌缺血、功能失调引起的二尖瓣关闭不全所致。可有第二心音逆分裂或出现交替脉。部分患者可出现肺部啰音。

（3）心电图　心电图是发现心肌缺血、诊断心绞痛最常用的检查方法。

①静息心电图检查：稳定型心绞痛患者静息心电图一半是正常的，所以静息心电图正常并不能除外严重的冠心病。最常见的心电图异常是ST-T改变，包括ST段压低（水平型或下斜型），T波低平或倒置，可伴有或没有陈旧性心肌梗死的表现。但ST段改变往往比T波改变具有特异性。应用静息心电图诊断心肌缺血有许多易犯的错误，ST-T改变在普通人群常见。除了心肌缺血以外，其他造成ST-T异常的疾病有左心室肥大和扩张、电解质异常、神经因素和抗心率失常药物。然而在冠心病患者中，出现静息心电图ST-T异常可能与基础心脏病的严重程度有关，包括病变血管在冠心病患者中，出现静息心电图ST-T异常可能与基础心脏病的严重程度有关，包括病变血管的支数和左心室功能障碍。多种传导障碍也可发生于稳定型心绞痛患者，其中最常见的是左束支传导阻滞和左前分支传导阻滞。另外，还可以出现各种心律失常，也增加合并冠心病的可能性。

②心绞痛发作时心电图检查：据估计将近95%的病人心绞痛

发作时出现明显的并且相当特征的心电图改变，可出现暂时性心肌缺血引起的 ST 段移位。心内膜下心肌容易缺血，故常见 ST 段压低 0.1mv 以上，发作缓解后恢复。有时出现 T 波倒置。静息心电图 ST 段压低（水平型或下斜型）或 T 波倒置的患者，发作时可变为无压低或直立的所谓"假性正常化"，也支持心肌缺血的诊断。T 波改变虽然对反应心肌缺血的特异性不如 ST 段，但如与平时心电图比较有明显差别，也有助于诊断。

③心电图负荷试验：负荷心电图是对怀疑有冠心病的患者给心脏增加负荷（运动或药物）而激发心肌缺血的心电图检查。负荷心电图检查的指征为：临床上怀疑冠心病；对有冠心病危险因素的患者的筛选；冠状动脉搭桥及心脏介入治疗前后的评价；陈旧性心肌梗死患者对非梗死部位心肌缺血的检测。禁忌证包括：急性心肌梗死；高危的不稳定型心绞痛；急性心肌、心包炎；严重高血压（收缩压≥200mmHg 和/或舒张压≥110mmHg）；心功能不全；严重主动脉瓣狭窄；肥厚型梗阻型心肌病；静息状态下有严重的心律失常；主动脉夹层。负荷试验终止的指标：ST - T 降低或抬高 ≥ 0.2mV；心绞痛发作；收缩压超过 220mmHg；血压较负荷前下降；室性心律失常（多源性、连续 3 个室早和持续性室性心动过速）

④动态心电图：连续记录 24 小时或以上心电图，可从中发现心电图 ST - T 改变和各种心律失常，出现时间可与患者的活动和症状相对照。心电图显示缺血性 ST - T 改变而当时并无心绞痛成为无痛性心肌缺血。

（4）超声心动图　超声心动图可以观察心室腔的大小，心室壁的厚度和心肌收缩状态，另外还可以观察到陈旧性心肌梗死时梗死区域的运动消失及室壁瘤形成。稳定型心绞痛患者静息超声心动图大部分无异常表现，与负荷心电图一样，负荷超声心动图可以帮助识别心肌缺血的范围和程度。根据各室壁的运动情况，可将室壁运动异常分为运动减弱、运动消失、矛盾运动及室壁瘤。

根据典型的发作特点和体征，休息或含用硝酸甘油后缓解，结合年龄和存在的其他冠心病危险因素，除外其他疾病所致的心绞痛，即可建立诊断。发作时心电图检查可见以 R 波为主的导联中，ST 段压低，T 波平坦或倒置（变异性心绞痛则有关导联 ST 段抬高），发作过后数分钟内逐渐恢复，心电图无改变的患者可考虑作心电图负荷试验。发作不典型者，诊断要依据观察硝酸甘油的疗效和发作时心电图的变化，如仍不能确诊，可多次复查心电图或心电图负荷试验，或作 24 小时动态心电图连续监测，如心电图出现阳性变化或负荷试验诱致心绞痛发作时亦可确诊。

稳定型心绞痛通常均为劳力性心绞痛，劳力性心绞痛发作的性质在 1～3 个月内并无改变，即每日和每周疼痛发作次数大致相同，诱发疼痛的劳力和情绪激动程度相同，每次发作疼痛的性质和部位无改变，疼痛时限相仿（3～5 分钟），用硝酸甘油后，也在相同时间内发生疗效。

（5）稳定型心绞痛需与下列疾病相鉴别

①心脏神经症：本病患者常诉胸痛，但为短暂（几秒钟）的刺激或持久（几小时）的隐痛，患者常喜欢不时的吸一大口气或作叹息性呼吸。胸痛部位堵在左胸乳房下心尖部附近，或经常变动。症状多在疲劳之后出现，而不在疲劳的当时，做轻度体力活动反觉得舒适，有时可耐受较重的体力活动而不发生胸痛和胸闷。含化硝酸甘油无效或在 10 分钟后方才"见效"，常伴有心悸、疲乏及其他神经衰弱症状。

②不稳定型心绞痛和急性心肌梗死：与劳力性稳定型心绞痛不同，不稳定型心绞痛包括初发型心绞痛、恶化型心绞痛及静息型心绞痛，因其发病机制与稳定型心绞痛不同；急性心肌梗死临床表现更严重。

③其他疾病引起的心绞痛：包括主动脉严重狭窄或关闭不全、冠状动脉炎引起的冠状动脉口狭窄或闭塞，肥厚型心肌病，X 综合征等疾病均可引起心绞痛，要根据其他临床表现来鉴别。其中 X 综合征多见于女性，心电图负荷试验常阳性，但冠状动脉造影阴性且无冠状动脉痉挛，预后良好，被认为与毛细血管功能不良有关。

④肋间神经痛：本病疼痛常累及 1～2 个肋间，但并不一定局

限在胸前，为刺激或灼痛，多为持续性而非发作性，咳嗽、用力呼吸和身体转动可使疼痛加剧，沿神经循行经过处有压痛，手臂上举活动时局部有牵拉疼痛，故与心绞痛不同。

⑤不典型疼痛：还需与包括胃食管反流，食管动力障碍，食管裂孔疝疾病以及消化性溃疡，颈椎病等鉴别。

(二) 中医诊断

1. 诊断要点

（1）左侧胸膺或膻中处突发憋闷而痛，疼痛性质为灼痛、绞痛、刺痛或隐痛、含糊不清的不适感等，疼痛常可窜及肩背、前臂、咽喉、胃脘部等，甚者可由手少阴、手厥阴经循行部位窜至中指或小指，常兼心悸。

（2）突然发病，时作时止，反复发作。持续时间短暂，一般几秒至数十分钟，经休息或服药后可迅速缓解。

（3）多见于中年以上，常因情志波动，气候变化，多饮暴食，劳累过度等而诱发。

（4）心电图应列为必备的常规检查，必要时可作动态心电图、标准心电图和心功能测定、运动试验心电图。休息时心电图明显心肌缺血，心电图运动试验阳性，有助于诊断。

若疼痛剧烈，持续时间长，达30分钟以上，含化硝酸甘油片后难以缓解，可见汗出肢冷，面色苍白，唇甲青紫，手足青冷至肘膝关节处，甚至旦发夕死、夕发旦死，相当于急性心肌梗死，常合并心律失常、心功能不全及休克，多为真心痛表现，应配合心电图动态观察及血清酶学、白细胞总数、血沉等检查，以进一步明确诊断。

2. 鉴别诊断

（1）胃痛 疼痛部位在上腹胃脘部，局部可有压痛，以胀痛、灼痛为主，持续时间较长，常因饮食不当而诱发，并多伴有泛酸、嗳气、恶心、呕吐、纳呆、泄泻等消化系统症状。配合 B 超、胃肠造影、胃镜、淀粉酶等检查，可以鉴别。某些心肌梗死亦表现为胃痛，应予警惕。

（2）胸痛　疼痛部位在胸部，疼痛随呼吸、运动、转侧而加剧，常合并咳嗽、咯痰、喘息等呼吸系症状。胸部 X 线检查等可助鉴别。

（3）胁痛　疼痛部位以右胁部为主，可有肋缘下压痛，可合并厌油、黄疸、发热等，常因情志不舒而诱发。胆囊造影、胃镜、肝功能、淀粉酶检查等有助于鉴别。

（三）民间经验诊断

本病以胸部闷痛为主症，患者多见膻中或心前区憋闷疼痛，可以痛及左上臂内侧等部位，呈反复发作，一般持续几秒到几分钟，休息或用药后可以缓解。常伴有心悸、气短、自汗，多见于中年人以上，常因操劳过度、抑郁恼怒、多饮饱食或气候变化而诱发。

二、治疗

（一）民间和经验治疗

1. 单方验方

（1）温冠方　黄芪20g，全当归、党参、全瓜蒌各15g，桂枝、赤芍各10g，细辛、沉香各5g，薤白12g，丹参30g。水煎服。寒甚者，可加附子、干姜、荜茇、姜黄。

（2）温痛方　淫羊藿、巴戟天、鸡血藤各30g，附子、桂枝各10g，红花3g。水煎服。

（3）冠心通痹汤　熟附子10g，全瓜蒌30g，桂枝18g，炙甘草10g，枳壳10g，厚朴10g，贝母9g，法半夏10g，党参20g，生牡蛎30g（先煎）。水煎服。

2. 膏药穴位贴敷

（1）心绞痛宁膏（锦州中药厂生产，含丹参、红花等）　贴敷心前区，具有活血化瘀，芳香开窍的功效。

（2）通心膏（徐长卿、当归、丹参、王不留行、鸡血藤、葛根、延胡索、红花、川芎、桃仁、姜黄、郁金、三七、椿皮、穿山甲、乳香、没药、樟脑、冰片、木香、麝香、硫酸镁）　贴敷心俞、厥阴俞或膻中。

3. 推拿疗法

按摩腹部的上脘、中脘、下脘、神厥、关元、心俞、厥阴俞或华佗夹脊压痛点等，对治疗心痛有效。

4. 水浴疗法

用威海矿泉水淋浴，每次 5～10 分钟，水温 40℃ 左右，以无不适为佳，出浴休息 10 分钟，再疗 5～10 分钟。以 20～25 天为一疗程，休息 5～7 天再进行另一疗程。对治疗心痛有较好效果。

5. 气雾剂吸入

（1）寒心舒气雾剂（含肉桂、香附等）　对准舌下喷雾，每次喷 1～2 下。具有温通散寒，理气止痛的功效。

（2）热心舒气雾剂（含牡丹皮、川芎等）　对准舌下喷雾，每次喷 1～2 下。具有凉血清热，活血止痛的功效。

6. 针灸疗法

（1）体　主穴分两组：膻中和内关；巨阙和间使。操作时主穴交替轮换，每日针刺 1 次，获得针感，留针 15 分钟，10 次为 1 个疗程，间隔 5～7 日。

（2）耳针　穴位：心、交感、皮质下、神门。每次 2～3 穴，留针。

7. 饮食疗法

（1）人参三七炖鸡　人参 10g，三七 5g，鸡肉 100g，共放盅内隔水炖 1 小时服食。阳气虚衰者可常服；气阴两虚者人参可改用西洋参。

（2）薤白陈皮粥　薤白头 15 个，陈皮 10g，粳米 100g，共煮粥盐调味服食。适用于痰浊壅塞者。

（3）丹参三七炖瘦肉　丹参 20g，三七 5g，猪瘦肉 100g，共放盅内隔水炖熟，饮汤食肉。适用于心血瘀阻者。

胸痹治疗应当以通为补，通补结合：胸痹病机为本虚标实。临床治疗应以通为补，其"通"法包括芳香温通法，如苏合香丸、冠心苏和丸、速效救心丸、麝香保心丸等；宣痹通阳法，如栝楼薤白半夏汤、枳实薤白桂枝汤等；活血化瘀法，如血府逐瘀汤、失笑散、复方丹参滴丸、冠心Ⅱ号等。临证可加用养血活血药，如鸡血藤、益母草、当归等，活血而不伤正。"补"法包括补益气血法，选用八珍汤、当归补血汤等；温肾阳选加仙灵脾、仙茅、补骨脂等；补肾阴应选乌延寿丹、左归丸等。临床证明，通法与补法是治疗胸痹不可分割的两大原则。

活血化瘀的应用：胸痹瘀血的形成，多由于正气亏损，气虚阳虚或气阴两虚所致，亦可因寒凝、痰浊、气滞发展而来，加之本病具有反复发作，病程日久的特点，属单纯血瘀实证者较少，多表现为气虚血瘀或痰瘀交阻、气滞血瘀等夹杂证候，故临床治疗应注意在活血祛瘀中配伍益气、养阴、化痰、理气之品，辨证用药，加强祛瘀疗效。活血化瘀药物在临床上主要选用养血活血之品，如丹参、鸡血藤、当归、赤芍、郁金、川芎、泽兰、牛膝、三七、益母草等。破血攻伐之品，虽有止痛作用，但易伤及正气，应慎用。若必用、切不可久用、多用，痛止后须扶正养营，方可巩固疗效。同时必须注意有无出血倾向。

（二）中医和经典治疗

1. 寒凝心脉

卒然心痛如绞，或心痛彻背，背痛彻心，或感寒痛甚，心悸气短，形寒肢冷，冷汗自出，苔薄白，脉沉紧或促。多因气候骤冷或感寒而发病或加重。

治法：温经散寒，活血通痹。

方药：当归四逆汤。

方以桂枝、细辛温散寒邪，通阳止痛；当归、芍药养血活血；芍药、甘草缓急止痛；通草通利血脉；大枣健脾益气。全方共呈温经散寒，活血通痹之效。可加瓜蒌、薤白通阳开痹。疼痛较著者，可加延胡索、郁金活血理气定痛。若疼痛剧烈，心痛彻背，背痛彻心，痛无休止，伴有身寒肢冷，气短喘息，脉沉紧或沉微者，为阴寒极盛，胸痹心痛重证，治以温阳逐寒止痛，方用乌头赤石脂丸。苏合香丸或冠心苏合香丸，芳香化浊，理气温通开窍，发作时含化可即速止痛。阳虚之人，虚寒内生，同气相召而易感寒邪，而寒邪又可进一步耗伤阳气，故寒凝心脉时临床常伴阳虚之象，宜配合温补阳气之剂，以温阳散寒，不可一味用辛散寒邪之法，以免耗伤阳气。

2. 气滞心胸

心胸满闷不适，隐痛阵发，痛无定处，时欲太息，遇情志不遂时容易诱发或加重，或兼有脘腹胀闷，得嗳气或矢气则舒，苔薄或薄腻，脉细弦。

治法：疏调气机，和血舒脉。

方药：柴胡疏肝散。

本方由四逆散（枳实改枳壳）加香附、川芎、陈皮组成，四逆散能疏肝理气，其中柴胡与枳壳相配可升降气机，白芍与甘草同用可缓急舒脉止痛，加香附、陈皮以增强理气解郁之功，香附又为气中血药，川芎为血中气药，故可活血且能调畅气机。全方共奏疏调气机，和血舒脉功效。

若兼有脘胀、嗳气、纳少等脾虚气滞的表现，可用逍遥散疏肝行气，理脾和血。若气郁日久化热，心烦易怒，口干，便秘，舌红苔黄，脉数者，用丹栀逍遥散疏肝清热。如胸闷心痛明显，为气滞血瘀之象，可合用失笑散，以增强活血行瘀、散结止痛之作用。

气滞心胸之胸痹心痛，可根据病情需要，选用木香、沉香、降香、檀香、延胡索、厚朴、枳实等芳香理气及破气之品，但不宜久用，以免耗散正气。如气滞兼见阴虚者可选用佛手、香橼等理气而不伤阴之品。

3. 痰浊闭阻

胸闷重而心痛轻，形体肥胖，痰多气短，遇阴雨天而易发作或加重，伴有倦怠乏力，纳呆便溏，口黏，恶心，咯吐痰涎，苔白腻或白滑，脉滑。

治法：通阳泄浊，豁痰开结。

方药：瓜蒌薤白半夏汤加味。

方以瓜蒌、薤白化痰通阳，行气止痛；半夏理气化痰。常加枳实、陈皮行气滞，破痰结；加石菖蒲化浊开窍；加桂枝温阳化气通脉；加干姜、细辛温阳化饮，散寒止痛。全方加味后共奏通阳化饮，泄浊化痰，散结止痛功效。

若患者痰黏稠，色黄，大便干，苔黄腻，脉滑数，为痰浊郁而化热之象，用黄连温胆汤清热化痰，因痰阻气机，可引起气滞血瘀，另外，痰热与瘀血往往互结为患，故要考虑到血脉滞涩的可能，常配伍郁金、川芎理气活血，化瘀通脉。

若痰浊闭塞心脉，卒然剧痛，可用苏合香丸芳香温通止痛；因于痰热闭塞心脉者用猴枣散，清热化痰，开窍镇惊止痛。

胸痹心痛，痰浊闭阻可酌情选用天竺黄、天南星、半夏、瓜蒌、竹茹、苍术、桔梗、莱菔子、浙贝母等化痰散结之品，但由于脾为生痰之源，临床应适当配合健脾化湿之品。

4. 瘀血痹阻

心胸疼痛剧烈，如刺如绞，痛有定处，甚则心痛彻背，背痛彻心，或痛引肩背，伴有胸闷，日久不愈，可因暴怒而加重，舌质暗红，或紫暗，有瘀斑，舌下瘀筋，苔薄，脉涩或结、代、促。

治法：活血化瘀，通脉止痛。

方药：血府逐瘀汤。

由桃红四物汤合四逆散加牛膝、桔梗组成。以桃仁、红花、川芎、赤芍、牛膝活血祛瘀而通血脉；柴胡、桔梗、枳壳、甘草调气疏肝；当归、生地补血调肝，活血而不耗血，理气而不伤阴。

寒（外感寒邪或阳虚生内寒）则收引、气滞血瘀、气虚血行滞涩等都可引起血瘀，故本型在临床最常见，并在以血瘀为主症的同时出现相应的兼症。兼寒者，可加细辛、桂枝等温通散寒之品；兼气滞者，可加沉香、檀香辛香理气止痛之品；兼气虚者，加黄芪、党参、白术等补中益气之品。若瘀血痹阻重证，表现胸痛剧烈，可加乳香、没药、郁金、延胡索、降香、丹参等加强活血理气止痛的作用。

活血化瘀法是胸痹心痛常用的治法，可选用三七、川芎、丹参、当归、红花、苏木、赤芍、泽兰、牛膝、桃仁、鸡血藤、益母草、水蛭、王不留行、丹皮、山楂等活血化瘀药物，但必须在辨证的基础上配伍使用，才能获得良效。另外，使用活血化瘀法时要注意种类、剂量，并注意有无出血倾向或征象，一旦发现，立即停用，并予相应处理。

5. 心气不足

心胸阵阵隐痛，胸闷气短，动则益甚，心中动悸，倦怠乏力，神疲懒言，面色㿠白，或易出汗，舌质淡红，舌体胖且边有齿痕，苔薄白，脉细缓或结代。

治法：补养心气，鼓动心脉。

方药：保元汤。

方以人参、黄芪大补元气，扶助心气；甘草炙用，甘温益气，通经利脉，行血气；肉桂辛热补阳，温通血脉；或以桂枝易肉桂，有通阳、行瘀之功；生姜温中。可加丹参或当归养血和血。

若兼见心悸气短，头昏乏力，胸闷隐痛，口干咽干，心烦失眠，舌红或有齿痕者，为气阴两虚，可用养心汤，养心宁神，方中当归、生地、熟地、麦冬滋阴补血；人参、五味子、炙甘草补益心气；酸枣仁、柏子仁、茯神养心安神。

补心气药常用人参、党参、黄芪、大枣、太子参等，如气虚显著可少佐肉桂，补少火而生气。亦可加用麦冬、玉竹、黄精等益气养阴之品。

6. 心阴亏损

心胸疼痛时作，或灼痛，或隐痛，心悸怔忡，五心烦热，口燥咽干，潮热盗汗，舌红少津，苔薄或剥，脉细数或结代。

治法：滋阴清热，养心安神。

方药：天王补心丹。

本方以生地、玄参、天冬、麦冬、丹参、当归滋阴养血而泻虚火；人参、茯苓、柏子仁、酸枣仁、五味子、远志补心气，养心神；朱砂重镇安神；桔梗载药上行，直达病所，为引。

若阴不敛阳，虚火内扰心神，心烦不寐，舌尖红少津者，可用酸枣仁汤清热除烦安神；如不效者，再予黄连阿胶汤，滋阴清火，宁心安神。若阴虚导致阴阳气血失和，心悸怔忡症状明显，脉结代者，用炙甘草汤，方中重用生地，配以阿胶、麦冬、麻仁滋阴补血，以养心阴；人参、大枣补气益胃，资脉之本源；桂枝、生姜以行心阳。诸药同用，使阴血得充，阴阳调和，心脉通畅。

若心肾阴虚，兼见头晕，耳鸣，口干，烦热，心悸不宁，腰膝酸软，用左归饮补益肾阴，或河车大造丸滋肾养阴清热。若阴虚阳亢，风阳上扰，加珍珠母、磁石、石决明等重镇潜阳之品，或用羚羊钩藤汤加减。如心肾真阴欲竭，当用大剂西洋参、鲜生地、石斛、麦冬、山萸肉等急救真阴，并佐用生牡蛎、乌梅肉、五味子、甘草等酸甘化阴且敛其阴。

7. 心阳不振

胸闷或心痛较著，气短，心悸怔忡，自汗，动则更甚，神倦怯寒，面色㿠白，四肢欠温或肿胀，舌质淡胖，苔白腻，脉沉细迟。

治法：补益阳气，温振心阳。

方药：参附汤合桂枝甘草汤。

方中人参、附子大补元气，温补真阳；桂枝、甘草温阳化气，振奋心阳，两方共奏补益阳气；温振心阳之功。若阳虚寒凝心脉，心痛较剧者，可酌加鹿角片、川椒、吴茱萸、荜茇、高良姜、细辛、川乌、赤石脂。若阳虚寒凝而兼气滞血瘀者，可选用薤白、沉香、降香、檀香、延胡索、乳香、没药等偏于温性的理气活血药物。

若心肾阳虚，可合肾气丸治疗，方以附子、桂枝（或肉桂）补水中之火，用六味地黄丸壮水之主，从阴引阳，合为温补心肾而消阴翳。心肾阳虚兼见水饮凌心射肺，而出现水肿、喘促、心悸，用真武汤温阳化气行水，以附子补肾阳而祛寒邪，与芍药合用，能入阴破结，敛阴和阳，茯苓、白术健脾利水，生姜温散水气。若心肾阳虚，虚阳欲脱厥逆者，用四逆加人参汤，温阳益气，回阳救逆。若见大汗淋漓、脉微欲绝等亡阳证，应用参附龙牡汤，并加用大剂山萸肉，以温阳益气，回阳固脱。

（三）现代研究中医药对心绞痛的治疗

1. 自拟方治疗

倪代作用益气化瘀法为主治疗气虚血瘀型冠心病心绞痛86例。用药：黄芪、郁金各15g，党参、当归、地龙、桃仁各10g，檀香3～6g，红花、陈皮各6g，三七3g。结果：显效67例，有效13例，无效6例，总有效率93.02%。

刘吉生用益气化痰方法治疗脾虚痰浊阻滞型冠心病心绞痛152例。药用：党参18g，白术、半夏、竹茹、川芎各10g，枳实、橘红各6g，茯苓、丹参、山楂各15g，薏苡仁20g，炙甘草5g。结果：显效98例，好转30例，无效24例，总有效率84.2%。

张项用补气祛痰法治疗气虚痰阻型冠心病心绞痛30例。药用：黄芪15g，黄精10g，茯苓15g，瓜蒌10g，薤白10g。结果，显效10例，改善16例，无效4例，总有效率86.67%。

廖瑜修用化痰散结法治疗瘀血阻络型冠心病心绞痛60例。药用：瓜蒌、半夏、茯苓各15g，薤白、枳实、厚朴、白术各10g，桂枝、陈皮各6g。结果：显效35例，有效22例，无效3例，总有效率95%。

韦斌用益气活血化瘀法治疗瘀血阻络型冠心病心绞痛58例。方用通痹汤,药用:黄芪、丹参各30g,党参、黄精、葛根、郁金、山楂各15g,川芎、炙甘草、杏仁各10g。结果:显效28例,有效26例,无效4例,总有效率93.1%。

刘士敬等用温补肾阳法防治冠心病心绞痛,用虫蝲丸(虫伊蝲、全蝎各20g,自然铜、朱砂、阳起石各6g,当归、肉桂、附子、吴茱萸、桃仁、沉香各10g,共研细末,制蜜丸,每丸10g)治疗56例,结果:显效18例,改善35例,无效3例。

王志祥用温阳益气法治疗阳虚型冠心病心绞痛48例。药用:制附子、茯苓各20g,人参、生姜、柴胡各10g,黄芪、党参各40g,丹参、赤芍、川芎、白术、白芍各15g。结果:治愈29例,好转19例,总有效率为100%。

吴同和用温肾救心法治疗肾阳不足、心阳不振型冠心病心绞痛32例。药用:桂枝、砂仁、炙甘草各6g,肉苁蓉、山茱萸各15g,巴戟天、熟地黄、红参、川芎各10g,黄芪、丹参、鸡血藤各30g。结果:显效13例,改善15例,无效3例,加重1例。

余翔等用益气通痹法治疗气虚血瘀阻络型冠心病心绞痛22例。药用:红参、黄芪、薤白各12g,水蛭5g,葛根30g,泽泻、毛冬青、瓜蒌各15g,檀香6g。结果:显效6例,有效14例,无效2例,总有效率90.9%。

2. 经方加减治疗

郭来等用枳实薤白桂枝汤治疗冠心病心绞痛30例。结果:显效6例,有效13例,无效11例,总有效率63.3%。

于建新用加味温胆汤治疗冠心病心绞痛23例。结果:治愈12例,好转8例,无效3例,总有效率86.96%。

秦鉴等用四逆加人参汤治疗冠心病心绞痛45例。结果:治愈14例,好转22例,无效9例,总有效率80%。

刘新祥等用丹参饮治疗冠心病心绞痛30例。结果:显效10

例，有效 15 例，无效 5 例，总有效率 83.33%。

冯柳青用加味生脉汤加减治疗 102 例。结果：显效 30 例，有效 60 例，无效 12 例，总有效率 88.2%。

谢宏赞用阳和汤治疗冠心病心绞痛 68 例。结果：显效 40 例，有效 23 例，无效 5 例，总有效率为 94.1%。

戴小华等用补阳还五汤治疗冠心病心绞痛 30 例。结果，显效 20 例，有效 8 例，无效 2 例，总有效率 93.3%。

孟越华等用生脉散合丹参饮治疗冠心病心绞痛 60 例。结果，显效 40 例，有效 19 例，无效 1 例，总有效率 98.3%。

（四）现代和前沿治疗

1. 一般治疗

发作时立刻休息，一般患者在停止活动后症状即可消除。平时应尽量避免各种确知的诱发因素，如过度的体力活动、情绪激动、饱餐等，冬天应注意保暖、调节饮食，特别是一次进食不宜过饱，避免油腻饮食，禁绝烟酒。调整日常生活与工作量；减轻精神负担；保持适当的体力活动，以不致发生疼痛症状为度；治疗高血压、糖尿病、贫血、甲状腺功能亢进等相关疾病。

2. 药物治疗

药物治疗首先考虑预防心肌梗死和死亡，其次是缓解症状、减轻缺血及改善生活质量。

（1）抗心绞痛和抗缺血治疗

①硝酸甘油类药物：这类药物能降低心肌需氧，同时增加心肌供氧，从而缓解心绞痛。除扩张冠状动脉，降低阻力，增加冠状动脉循环的血流量外，还通过对周围容量血管的扩张作用，减少静脉回流心脏的血量，降低心室容量、心腔内压和心室壁张力；同时对动脉系统有轻度扩张作用，减低心脏后负荷和心脏的需氧。其抑制血小板聚集的临床意义尚不明确。

硝酸甘油：为了即刻能缓解心绞痛发作，可使用作用较快的硝酸甘油舌下含片，1~2片（0.3~0.6mg），舌下含化，迅速为唾液所溶解而吸收，1~2分钟即开始起作用，约半小时后作用消失。对约92%的患者有效，其中76%在3分钟内见效。延迟见效或完全无效，首要考虑药物是否过期或未溶解，如属于后者可嘱患者轻轻嚼碎后继续含化。

硝酸异山梨酯：又称消心痛，口服3次/日，每次5~20mg，服用半小时起作用，持续3~5小时，缓释制剂药效可持续12小时，可用20mg，2次/日。

硝酸酯类药物长期应用的主要问题是产生耐药性，其机制尚未明确，可能与巯基利用度下降、肾素－血管紧张素－醛固酮（RAS）系统激活等有关。防止发生耐药性的最有效方法是每天足够长（8~10小时）的无药期。硝酸酯类药物的副作用有头晕、头胀痛、头部跳动感、面红、心悸等，偶有血压下降。

②β肾上腺素受体阻滞剂：机制是阻断拟交感胺类对心率和心收缩力的刺激作用，减慢心率、降低血压、降低心肌收缩力和氧耗量，从而缓解心绞痛的发作。此外，还减少运动时血流动力的反应，使同一运动量水平上心肌耗氧量减少；使不缺血的心肌区小动脉（阻力血管）缩小，从而使更多的血液通过极度扩张的侧支循环（输送血管）流入缺血区。副作用有心室射血时间延长和心脏容积增加，这虽可能使心肌缺血加重或引起心肌收缩力降低，但其使心肌耗氧量减少的作用远超过其副作用，常用的制剂是美托洛尔25~100mg，2~3次/日；阿替洛尔12.5~50mg，1~2次/日；普萘洛尔100mg/日，3~4次/日，逐步增加剂量，用到100~200mg/日，比索洛尔5~10mg，1次/日。

本药经常与硝酸酯制剂联合应用，比单独应用效果好。但要注意：

A. 本药与硝酸酯制剂有协同作用，因而剂量应偏小，开始剂量尤其要注意减少，以免引起直立性低血压等副作用。

B. 停用本药时应逐渐减量，如突然停用有诱发心肌梗死的可能。

C. 支气管哮喘以及心动过缓、高度房室传导阻滞者不用为宜。

D. 我国多数患者对本药比较敏感，可能难以耐受大剂量。

③钙离子拮抗剂：本类药物抑制钙离子进入心肌内，也可抑制心肌细胞兴奋收缩耦联中钙离子的作用，因而抑制心肌收缩，减少心肌耗氧；扩张冠状动脉，解除冠状动脉痉挛，改善心内膜下心肌的供血；扩张周围血管，降低动脉压，减轻心脏负荷；还降低血黏度，抗血小板聚集，改善心肌的微循环。

常用制剂包括：

A. 二氢吡啶类：硝苯地平 10～20mg，3 次/日，亦可舌下含用；其缓释制剂 20～40mg，1～2 次/日。非洛地平、氨氯地平为新一代具有血管选择性的二氢吡啶类。同类制剂有尼群地平等。

B. 维拉帕米等。40～80mg 或缓释剂 120～480mg/d，同类制剂有赛帕米等。

C. 地尔硫卓 30～90mg，3 次/日，其缓释剂 45～90mg，2 次/日。

对于需要长期用药的患者，目前推荐使用控释、缓释或长效剂型。低血压、心功能减退和心衰加重可以发生在长期使用该药期间。该药的副作用包括周围性水肿和便秘，还有头痛、面色潮红，嗜睡、心功能过缓和房室传导阻滞等。

钙离子拮抗剂对于减轻心绞痛大体上与 β 受体阻滞剂效果相当。本类药可与硝酸酯联合使用，其中硝苯地平尚可与 β 受体阻滞剂联合应用。但维拉帕米和地尔硫卓与 β 受体阻滞剂合用时间则有过度抑制心脏的危险。

（2）预防心肌梗死和死亡的药物治疗

①抗血小板治疗：抗血小板治疗包括阿司匹林和二磷酸腺苷受体拮抗剂。

阿司匹林通过抑制血小板环氧化酶和 TXA_2 抑制血小板在动脉粥样硬化斑块上的聚集，防止血栓形成，同时也通过抑制 TXA_2 导致的血管痉挛。有研究表明，其能使稳定型心绞痛的心血管不良事件的危险性平均降低 33%，在所有急性或慢性缺血性心脏病的患者，无论有否症状，只要没有禁忌症，就应该每天常规使用阿司匹林 75～300mg。阿司匹林副作用主要是胃肠道症状，并与剂量有关，使用肠溶剂或缓冲剂可减少对胃的作用。阿司匹林的禁忌证包括过敏、严重未经治疗的高血压、活动性消化性溃疡、局部出血和出血体质。

二磷酸腺苷受体拮抗剂：通过二磷酸腺苷受体抑制血小板内 Ca^{2+} 活性，并抑制血小板之间纤维蛋白原桥的形成，常用药物包括氯吡格雷和噻氯匹定，氯吡格雷的应用剂量为 75mg，每日一次；噻氯匹定的常用剂量 250mg，1～2 次/日，然而很多患者由于胃肠道的不适和过敏，不能耐受本药，也可以引起白细胞、中性粒细胞和血小板减少，因此要定期做血象检查，但前者减少粒细胞的副作用明显减低并且起效更快。一般在使用阿司匹林有绝对禁忌证时可口服氯吡格雷。

②降脂药物：降脂药物在治疗冠状动脉粥样硬化中起重要作用，对 37 个研究的荟萃证实，降低胆固醇的治疗与冠心病死亡率和总死亡率降低有明显关系。HMG－CoA 还原酶抑制剂（他汀类药物）可以进一步改善内皮细胞的功能，抑制炎症，稳定斑块，使动脉粥样硬化斑块消退，显著延缓病变进展，减少不良心血管事件。

③血管紧张素转化酶抑制剂（ACEI）：ACEI 治疗心绞痛和心肌缺血疗效的研究仅局限于小样本和短时期的研究结果，心绞痛并不是其治疗的适应证，然而在降低缺血性事件方面有重要作用。ACEI 能逆转左室肥厚、血管增厚，延缓动脉粥样硬化进展，能减少斑块破裂和血栓形成。另外有利于心肌供氧/氧耗平衡和心脏血流动力学，并降低交感神经活性。可应用于已知冠心病患者的二级预防，尤其是合并糖尿病但是没有肾脏疾病的患者。下述情况不应使用：收缩压≤90mmHg、肾衰竭、双侧肾动脉狭窄和过敏者，其副作用包括干咳、低血压和罕见的血管性水肿。

三、康复

谨慎安排进度适宜的运动锻炼有助于促进侧支循环的发展，提高体力活动的耐受量而改善症状。

注意调摄精神，避免情绪波动。中医学《灵枢·口问》篇云："心者，五脏六腑之大主也……故悲哀愁忧则心动"。说明精神情志变化可直接影响于心，导致心脏损伤。后世进而认为"七情之由作心痛"。故防治本病必须高度重视精神调摄，避免过于激动或喜怒忧思无度，保持心情愉快。

注意生活起居，寒温适宜。《诸病源候论·心痛病证候》记载："心痛者，风凉邪气乘于心也"。指出本病的诱发或发生与气候异常变化有关，故要避免寒冷，居处除保持安静、通风，还要注意寒温适宜。

第二节　不稳定型心绞痛和
非 ST 段抬高型心肌梗死

不稳定型心绞痛和非 ST 段抬高型心肌梗死是由于动脉粥样斑块破裂，伴有不同程度的表面血栓形成及远端血管栓塞所导致的一组临床症状。部分不稳定型心绞痛常发生心肌坏死而没有 ST 段抬高，因而成为非 ST 段抬高型心肌梗死。所以说两者的病因和临床表现相似但是程度不同，主要不同表现在缺血是否严重到有足够心肌受到损害。

不稳定型心绞痛没有 ST 段抬高型心肌梗死的特征性心电图动态演变的临床表现，根据以下三个病史特征可以判断。

静息型心绞痛　发作于休息时，持续时间通常大于 20 分钟。

初发型心绞痛　通常在首发症状 1～2 个月内，很轻的劳力活动可诱发（程度至少达 CCSⅢ级）。

恶化型心绞痛　在相对稳定的劳力型心绞痛基础上心绞痛逐渐

增强（疼痛更剧烈、时间更长或更频繁，按 CCS 分级至少增加 Ⅰ
级水平，程度至少 CCS Ⅲ级）。

少部分患者不稳定型心绞痛发作有明显的诱发因素：①增加心
肌氧耗：如感染、甲状腺功能亢进或心律失常；②减少冠状动脉血
流：如低血压；③血液携氧能力下降：如贫血和低氧血症，以上情
况成为继发性不稳定型心绞痛。变异型心绞痛特征为静息心绞痛，
表现为 ST 段一过性抬高，是不稳定型心绞痛的一种特殊类型，其
发病机制主要为冠状动脉痉挛。

一、诊断

（一）现代科学方法诊断

1. 临床表现

（1）症状　不稳定型心绞痛胸部不适的性质与典型的稳定型
心绞痛相似，通常程度更重，持续时间更长，可达 30 分钟，胸痛
可在休息时发生。下列线索可帮助诊断不稳定型心绞痛：诱发心绞
痛的体力活动阈值突然或持久地降低；心绞痛发生频率、严重程度
和持续时间增加；出现静息或夜间心绞痛；胸痛放射至附近的或新
的部位；发作时伴有新的相关症状，例如出汗、恶心、呕吐、心悸
或呼吸困难。常规休息或舌下含服硝酸甘油的方法只能暂时或不能
完全缓解症状。但症状不典型者也不少见，尤其是在一些老年女性
和糖尿病患者。

（2）体征　体检可发现一过性的第三心音或第四心音，以及
由于二尖瓣反流引起的一过性收缩期杂音。这些非特异性体征也可
出现在稳定型心绞痛和心肌梗死患者，但详细的体格检查可以发现
潜在的加重心肌缺血的因素，并能为判断预后提供非常重要的线索。

2. 实验室检查

（1）心电图　心电图不仅可以帮助诊断，而且根据其异常的
严重程度和范围可以提供预后信息。症状发作时的心电图尤其有意

义，如与从前描记的心电图作比较，可提高心电图异常的诊断准确率，大多患者胸痛发作时有一过性 ST 段变化（降低或抬高），少数患者可无此表现。ST 段偏移（≥0.1mv 的太高或降低）的动态改变是严重冠状动脉疾病的表现，可能会发生急性心肌梗死或猝死。T 波的倒置也提示心肌缺血。在冠心病患者，胸前导联出现提示急性心肌缺血的 ST 段变化、对称的 T 波倒置，往往是由于前降支的严重狭窄，危险性较高。不常见的心电图表现为 U 波的倒置。

通常这些心电图变化随着心绞痛的缓解而完全或部分消失。如果心电图变化持续 12 小时以上，则提示非 ST 段抬高型心肌梗死。如果患者具有稳定型心绞痛的典型病史或冠心病诊断明确（既往有心肌梗死，冠状动脉造影提示狭窄或非侵入性试验阳性），即使没有心电图变化，不稳定型心绞痛的诊断可以根据临床表现作出判断。如果既往没有冠心病证据和没有与胸痛相关的心电图变化，临床诊断缺乏准确性。

（2）连续心电监护 一过性急性心肌缺血并不一定表现为胸痛，出现胸痛症状前就可发生心肌缺血。连续的心电监测可发现无症状或心绞痛发作时的 ST 段变化。在广泛应用阿司匹林和肝素以前，超过 60% 的患者曾有无症状的 ST 段下降；应用阿司匹林和肝素治疗后，短暂的 ST 段偏移的检出率下降。

（3）冠状动脉造影和其他侵入性检查 冠状动脉造影能够提供详尽的血管结构方面的信息，帮助评价预后和指导治疗。在长期稳定型心绞痛基础上出现的不稳定型心绞痛患者常有多支冠状动脉病变，而新发作的静息心绞痛患者可能只有单支冠状动脉病变。在所有的不稳定型心绞痛患者中，3 支血管病变约占 40%，2 支血管病变占 20%，左冠状动脉主干病变占约 20%。在冠状动脉造影正常或无阻塞性病变的不稳定型心绞痛患者中，有些患者的心绞痛诊断可能是错误的；在另一些患者中，不稳定型心绞痛是因冠状动脉痉挛、冠状动脉内血栓自发性溶解、微循环灌注障碍或冠状动脉造影检查时病变遗漏而被漏诊。冠状动脉造影显示的病变常是偏心性狭窄或表面毛糙或充盈缺损。

（4）心脏标志物检查　心脏肌钙蛋白（cTn）T及I较传统的CK和CK – MB更敏感、更可靠，cTnT及cTnI阳性表明心肌损害。有文献报道cTnT及cTnI超过正常值的3倍，可以考虑非ST段抬高型心肌梗死的诊断。另外cTn阴性也可以排除由于骨骼肌损伤所导致的CK – MB升高。临床上不稳定心绞痛（UAP）的诊断主要依靠临床变化及发作时心电图ST – T的动态改变，如果cTn阳性意味着该患者已经发生微量的心肌损伤，比cTn阴性的患者预后差。

（5）其他检查　胸部X线、超声检查和放射性核素检查的结果和稳定型心绞痛患者的结果相似。

根据上述典型临床表现和辅助检查，不稳定型心绞痛的诊断不难建立。尽管不稳定型心绞痛和非ST段抬高型心肌梗死的发病机制类似急性ST段抬高型心肌梗死，但二者的治疗原则有所不同，因此需进行鉴别诊断。

3. 危险分层

不稳定型心绞痛患者临床表现的严重程度不一，主要是由于基础的冠状动脉粥样病变的严重程度和病变累及范围不同，同时急性"血栓形成"的危险不同（例如进展至急性心肌梗死）。为选择个体化的治疗方案，必须尽早进行危险分层。危险分层根据患者的年龄、心血管危险因素、心绞痛严重程度和发作时间、心电图、心脏损伤标记物和有无心功能改变等因素作出。不稳定型心绞痛高危患者的临床特点包括 > 20分钟的静息心绞痛、血流动力学受影响（左室功能降低、充血性心力衰竭或出现低血压）、心电图上广泛的ST改变。

（二）中医诊断

（1）左侧胸膺或膻中处突发憋闷而痛，疼痛性质为灼痛、绞痛、刺痛或隐痛，疼痛常可窜及肩背、前臂、咽喉、胃脘部等，甚者可涉及手少阴、手厥阴经循行部位窜至中指或小指，常兼有心悸。

（2）突然发病，时作时止，反复发作。持续时间较长，一般几秒至数十分钟，经休息或服药后不能缓解。

（3）多见于中年以上，常因情志波动，气候变化，多饮暴食，劳累过度等而诱发。亦有无明显诱因或安静时发病者。

（三）民间经验诊断

不稳定型心绞痛是介于稳定性心绞痛和急性心肌梗死之间的一组临床综合征。主要是由易损斑块发生糜烂、溃疡继而引发血栓形成。我国的不稳定型心绞痛发病年龄多在 60 岁左右，男性居多，高于女性，绝大部分存在心电图异常，其中 ST 段压低和 T 波倒置占 60.7%，既往有高血压病史、吸烟者较为常见。胸痛是不稳定型心绞痛主要的临床症状，但必须明确并非所有的胸痛患者都是因冠心病心肌缺血所致。胸痛是一组常见的非特异性的临床症状，能够引起胸痛的疾病有很多，不仅胸部器官或胸腔脏器的病变可以引起胸痛，很多非胸部器官的疾病乃至精神因素均可引起胸痛，国外资料显示，在全科医学门诊就诊的胸痛患者中，属心源性胸痛患者为 20%，骨骼肌引起的胸痛者占 43%，肺部疾患引起者占 4%，胃肠道疾病占 5%，精神因素所致者占 11%，其他原因为 16%。而在急诊科就诊的胸痛患者中，心源性占 25% ~ 30%，其余 70% 为其他疾患。因此诊断不稳定型心绞痛时要与其他非心源性胸痛疾病相鉴别。我们对近年来对门诊、急诊收治的误诊为不稳定型心绞痛的常见疾病依次为：急性胆石症、急性胆囊炎、急性胰腺炎、胃和十二指肠球部溃疡、食道裂孔疝、食道贲门迟缓症、急性肺动脉栓塞、气胸及主动脉夹层动脉瘤等疾患。因此应详细的询问病史在询问病史时应注意询问以下情况：①胸痛发作的诱因、部位及时间；②有无放射性疼痛；③胸痛有无随体位或活动而改变；④胸痛是否受饮食或饮水影响；⑤胸痛含服硝酸甘油后有无缓解；⑥胸痛伴随症状。一般情况下经过认真仔细的问诊和体格检查及一些简单的检查，多数胸痛患者可以明确病因。

不稳定型心绞痛与非 ST 段抬高型心肌梗死的鉴别虽然二者在

临床表现上极为相似，容易误诊，但是非 ST 段抬高型心肌梗死属心肌梗死，心肌有不同程度坏死，其严重程度比不稳定型心绞痛严重，预后也差，是介于不稳定型心绞痛与 ST 段抬高型心肌梗死的中间状态。非 ST 段抬高型心肌梗死临床表现主要为缺血性胸痛，其表现方式几乎和不稳定型心绞痛一样，典型表现为胸骨后或左胸部压榨样疼痛，可向左上臂、背部、肩部放射，数分钟可缓解，一般不超过 15 分钟。有时疼痛可表现在上腹部、颈部等部位，表现为烧灼感、堵塞感、伴气短、恶心、头晕等。值得注意的是老年人及女性，尤其伴有糖尿病者，发作心绞痛时常不典型，以气短、胸闷、呼吸困难为常见，常易误诊为胃炎、气管炎、肺炎、心衰等。主要鉴别要点：①缺血性胸痛发作时间长，超过 20 分钟以上；②含服硝酸酯时心电图示二个或二个以上相邻导联 ST 段压低 > 0.1mV；③心绞痛缓解后心电图缺血性 ST 段恢复较慢，可持续数小时以上甚至数天；④发作心绞痛时，胸前导联 T 波对称性倒置 ≥0.2mV；⑤合并有糖尿病，心绞痛发作时伴上述心电图 ST－T 改变；⑥心绞痛发作时有左心功能不全表现或有低血压、出汗表现；⑦心绞痛发作时伴严重心律失常发生；⑧不能缓解的胸痛、气短、呼吸困难，尤其是老年人。

二、治疗

（一）民间和经验治疗

1. 速效救心丸

芳香开窍，活血通络。每次服 5 粒，疼痛发作时服。

2. 冠心苏和丸

温通开窍，理气活血止痛。每次服 1 丸，疼痛发作时服。

3. 复方丹参片

活血化瘀止痛。每次 3 片，每日服 3 次。

4. 针刺

内关、间使、膻中、足三里。留针 20～30 分钟，可使心绞痛缓解。

5. 耳针

心、皮质下、神门、交感、肾上腺。用王不留行籽贴于穴位上，每日按压 3～5 次。有预防及减缓发作作用。

6. 推拿

按摩腹部上脘、中脘、下脘、神阙、关元及心俞、厥阴俞或夹脊压痛点，有治疗心绞痛作用。

7. 药粥治疗

（1）薤白粥　薤白 10～15g（鲜者 30～45g），粳米 100g。薤白同粳米煮粥，可供早晚餐，温热服食。

（2）桂心粥　桂心 1～2g，茯苓 10g，粳米 50～100g。用粳米煮粥，桂心、茯苓加水煎汁，取汁入粥中同煮，沸后即可。

（3）芥菜粥　芥菜头 4 个，粳米 50～100g。洗净芥菜头切成片，与粳米适量清水煮成稀粥，熟后食用。

（4）山楂荷叶粥　山楂 15g，荷叶 12g，糯米 100g。糯米加水煮粥，同时放入切碎的山楂、荷叶，以文火煮烂后，温服。

（5）加味桃仁粥　桃仁 20g，生地黄 30g，桂心 3～5g，生姜 1 块，粳米 100g，白酒适量。桃仁去皮尖，桂心研成末，粳米研细待用。用适量白酒将生地黄、生姜和桃仁绞取汁液。粳米加水煮粥，煮沸后放入桃仁、生地黄、生姜汁，粥熟调入桂心末，搅匀，空腹服食。

（二）中医和经典治疗

本病属中医"胸痹"、"心痛"范畴。内因多由五脏功能失调，心脉失于滋养所致；外因则因寒邪、郁火、痰浊、瘀血等引起，造成心脉挛急或痹阻不通，致心中猝然而痛。常见证候有寒凝心脉、火热郁结、气滞心胸、痰浊闭阻、湿邪内蕴、瘀血痹阻、心气虚弱、心阴不足等。

　　基于本病病机为本虚标实，虚实夹杂，发作期以标实为主，缓解期以本虚为主的特点，其治疗原则应先治其标，后治其本，先从祛邪入手，然后再与扶正，必要时可根据虚实标本的主次，兼顾同治。标实当泻，针对气滞、血瘀、寒凝、痰浊而疏理气机、活血化瘀、辛温通阳、泄浊豁痰，尤重视活血通脉治法；本虚宜补，权衡心脏阴阳气血之不足，有无兼见肺、肝、脾、肾等脏之亏虚，补气温阳，滋阴益肾，纠正脏腑之偏衰，尤其重视补益心气之不足。在胸痹的治疗中，尤其对真心痛的诊治，必须辨清证候之重危顺逆，一旦发现脱证之先兆，必须尽早投用益气固脱之品。

　　1. 寒凝心脉证

　　猝然心胸疼痛，甚则心痛彻背，遇寒冷则疼痛加重，形寒肢冷，短气心悸，舌淡暗，苔薄白，脉弦紧。

　　辨证分析：诸阳受气于胸中，心阳不振，复受寒邪，以致阴寒盛于心胸，寒凝心脉，故猝然心胸疼痛；寒盛于内，阳气不展故见气短心悸，形寒肢冷；舌淡暗，苔薄白为阳虚阴寒之候，脉紧弦均主痛主寒。病位在心胸，其性属寒属实。遇寒冷痛甚、形寒肢冷是本证辨证要点。

　　治法：宣痹通阳，散寒活血。

　　方药：当归四逆汤合乌头汤、赤石脂丸加减。常用药：干姜9g、细辛3g，桂枝15g，当归12g，川芎9g，附子12g（先煎），蜀椒6g，赤石脂12g，乌头4g。疼痛剧烈，肢冷汗出者，含化苏合香丸；心悸气短明显，汗出较多者，加红参6g，五味子12g。

　　2. 火热郁结证

　　心中灼痛，烦躁心悸，气粗似喘，痰黄质黏，口干口渴；或见发热，大便秘结，舌红苔黄糙，脉数或滑数。

　　辨证分析：火热之邪郁结心胸，闭阻心脉而为心中灼热疼痛；

火热扰心则烦躁心悸；热灼津液则口干口渴，苔黄糙便秘；火邪灼津为痰，蕴于肺中，阻塞气道故见痰黄质黏，气粗似喘；火热内盛则脉数，发热，病位在心胸，病性属热属实。心中灼痛、痰黄质黏、口干口渴是本证的辨证要点。

治法：清热泻火，宣痹止痛。

方药：小陷胸汤合增液承气汤加减。常用药：黄连12g，半夏12g，全瓜蒌30g，麦冬12g，生地15g，玄参12g，栀子6g，生大黄6g（后下），芒硝6g，木通12g。火泄热消大便得下，心痛缓解之后，减芒硝、大黄、半夏，加入活血通脉之丹参15g，赤芍15g；若痰多色黄者，加竹茹9g，黛蛤散15g（包煎）。

3. 气滞心胸证

心胸满闷，隐痛阵作，遇情志刺激加重，痛无定处，心烦易怒，善太息，舌淡红苔薄白，脉弦。

辨证分析：气滞上焦，血运失和故心胸满闷，隐痛时作；气走无着故痛无定处；气郁不舒故善太息，心烦易怒；遇情志刺激则气机郁滞更甚，故可诱发心痛或使其加重；脉弦乃气滞之证。病位在心肝，病性属实。心胸满闷隐痛、遇情志刺激加重是本证辨证要点。

治法：宣展气机，疏肝止痛。

方药：四逆散加减。

常用药：柴胡15g，枳壳12g，白芍15g，香附12g，川芎9g，郁金12g，合欢花12g。兼脘痞腹胀者，加大腹皮、子各9g，厚朴6g；心痛明显且痛有定处者，加丹参18g，檀香6g，砂仁6g，元胡6g；气郁化火，舌红苔黄口苦者，加栀子9g，黄连6g，豆豉6g。

4. 痰浊闭阻证

前胸憋闷疼痛或胸痛彻背，阴雨天加重，咳唾痰涎，舌淡苔白腻或水滑，脉滑。

辨证分析：痰浊停滞心胸，故见咳唾痰涎；闭塞阳气，阻滞心脉，故见胸憋闷痛；痰浊为阴邪，故阴雨天胸闷痛加重；苔白腻水滑，脉滑，为痰浊内蕴之象。病位在心胸，病性属实。胸憋闷痛，咳痰涎、阴雨天加重是本证辨证要点。

治法：温化痰饮，宣痹通阳。

方药：瓜蒌薤白桂枝汤加味。

常用药：瓜蒌 15g，薤白 15g，半夏 12g，枳实 12g，厚朴 9g，茯苓 15g，干姜 9g，细辛 3g，桂枝 12g。咳痰黄稠，大便偏干，苔黄腻，则为痰浊化热，上方去干姜、细辛，加黄连 9g，竹茹 12g，天竺黄 9g；胸部刺痛，舌暗有瘀点者，加当归 12g，红花 9g，桃仁 12g。

5. 湿邪内蕴证

胸闷气滞，心胸闷痛，脘痞纳差，口黏不欲饮，恶心欲吐，肢体沉重，大便黏滞不爽，小便混浊，苔黄腻，脉濡细。

辨证分析：湿邪上蕴胸中则胸阳不展，故见胸憋气窒，心胸闷痛；湿阻脾胃，运化失调，故见脘痞纳差，恶心欲吐，口黏不欲饮；湿性重浊黏腻，故见肢体沉重，小便混浊，苔厚腻。病位在心脾（胃），病性属实。脘痞、口黏、肢体沉重、苔腻是本证辨证要点。

治法：祛湿化浊，醒脾宽胸。

方药：藿朴夏苓汤。常用药：藿香 12g，厚朴 9g，半夏 12g，茯苓 15g，佩兰 12g，白蔻 6g（后下），砂仁 6g（后下），荷梗 9g，六一散 15g（包煎）。口黏口苦，苔黄腻，小便黄者，加黄连 6g，茵陈 12g，竹茹 9g；面色萎黄，便溏形寒者，加干姜 9g，苍术 9g。

6. 瘀血痹阻证

心胸疼痛，如刺如绞，痛有定处，日久不愈，舌暗带有瘀斑瘀点，舌下血脉青紫，脉弦涩或结代。

辨证分析：瘀血停着，心脉不通，故见心胸疼痛如刺如绞，痛有定处，日久不愈；舌暗带有瘀斑瘀点，舌下血脉青紫，脉弦涩，结代均为瘀血之征象。病位在心脉、在血分，病性属实。疼痛如刺如绞，痛有定处，舌暗是本证辨证要点。

治法：活血化瘀，通脉止痛。

方药：血府逐瘀汤加减。

常用药：桃仁 15g，红花 9g，当归 15g，川芎 12g，赤芍 12g，地龙 15g，柴胡 12g，枳壳 12g，元胡 12g，乳香 6g，没药 6g，蒲黄 12g，桔梗 12g，川牛膝 12g。兼寒者去赤芍，加桂枝 15g，细辛 3g；兼热者，加生地 15g，丹皮 12g；心悸较甚者，加酸枣仁 15g，琥珀粉 3g（冲服）。

7. 心气虚弱证

心胸隐痛时作，胸闷气短心悸，动则喘甚，倦怠乏力，面色㿠白，易出汗，舌淡红体胖，苔薄白，脉虚弱或结代。

辨证分析：心气虚弱，鼓动无力，脉道不畅，时有闭塞，故见心胸隐痛时作；胸闷气短心悸，倦怠乏力，面色㿠白，易汗出，均为心气虚弱，不能固摄自持所致；劳则气耗故见动则喘息不能自续；舌体胖，脉虚弱结代均是气虚表现。病位在心、在气分，其性属虚。倦怠乏力、胸闷气短、动则喘息、脉虚弱是本证辨证要点。

治法：补益心气，振奋胸阳。

方药：补中益气汤加味。常用药：人参 6g，黄芪 15g，炙甘草 15g，白术 12g，当归 12g，升麻 9g，柴胡 9g，桂枝 15g，茯苓 15g，五味子 12g。心悸明显者加茯神 15g，远志 9g，生龙骨 15g；舌暗有瘀斑者，加川芎 9g，红花 9g，地龙 15g。

8. 心阴不足证

心胸隐痛或灼痛或闷痛，心悸怔忡，心烦不寐，盗汗口干，舌红少津，苔薄或花剥，脉细数或结代。

辨证分析：心阴亏虚，虚火内炽，营阴涸涩，心脉不畅，故见心胸隐痛、灼痛、闷痛，心悸怔忡，舌红少津，脉细数结代；虚火内炽，伤津则口干，内扰则心烦，外蒸则盗汗。病位在心，其性属虚。舌红少津、盗汗口干、心烦不寐是本证辨证要点。

治法：滋养心阴，清热安神。

方药：天王补心丹加减。常用药：生地 15g，玄参 12g，麦冬 15g，天冬 15g，当归 12g，丹参 12g，人参 6g，茯苓 12g，柏子仁

15g，酸枣仁 15g，五味子 12g，炙甘草 6g。面红升火，心烦不宁，虚火明显者，加黄连 6g，朱砂 0.5g（冲服），知母 12g。

9. 心阳亏虚证

心悸动而痛，胸闷气短，神倦怯寒，遇寒冷则心痛加剧，四肢欠温，舌淡胖苔薄白，脉虚迟或结代。

辨证分析：心阳亏虚，失于温振鼓动，故心悸动而痛，胸闷气短，神倦怯寒，脉虚迟或结代；阳虚则内寒，寒凝心脉，不通则通，遇寒冷加剧；阳虚不达四肢故见四肢欠温。病位在心，其性属虚属寒。遇寒冷心痛加剧、四肢欠温是本证辨证要点。

治法：补益心阳，散寒通脉。

方药：参附汤加味。常用药：人参 9g，附片 12g，干姜 12g，桂枝 15g，茯苓 18g，炙甘草 15g，蜀椒 3g。寒凝较甚，疼痛明显者，加细辛 3g，高良姜 9g，荜茇 9g；兼有血瘀者，加沉香 4g，檀香 6g，泽兰 12g，乳香 9g。

（三）现代研究中医治疗经验

1. 活血化瘀

（1）冠心 II 号方　具有代表性，由已故名老中医郭士魁拟定。1971 年北京地区冠心病协作组以冠心二号方（丹参、赤芍、川芎、红花、降香）治疗冠心病心绞痛总结 600 例，总有效率达 83%，心电图好转率 21.8%。长期观察疗效肯定。又于 1980 年由阜外医院、同仁医院、西苑医院协作观察改进剂型的精致冠心片，治疗心绞痛 112 例，采用随机双盲法自身前后交叉对照。结果 112 例心绞痛总有效率为 80.4%，心电图有效率为 40.9%，安慰机组为 16.7% 和 9.7%，差异非常显著。进一步表明冠心二号方对冠心病心绞痛的确切疗效。冠心二号方沿用至今并不断进行研究。1987 年研究的活血化瘀冲剂（冠心二号方），设安慰剂对照，结果疗效和精致冠心片基本相同。

（2）丹参制剂　复方丹参注射液（丹参、降香），上世纪 70

年代上海地区协作组用该药治疗冠心病心绞痛30例，心绞痛总有效率82.1%，心电图总有效率为50%。该药至今为临床所应用，上海丹参协作组观察丹参舒心片（丹参一味药）治疗心绞痛323例，总有效率82.3%，服药2个月者总有效率达95%，心电图有效率52.3%。复方丹参片（丹参、三七、冰片），为70年代研制，至今广泛用于治疗冠心病。复方丹参滴丸，为复方丹参片改良剂型，优点能直接含化，三分钟内溶化吸收，提取成分主要是丹参素。工艺改进，产品质量提高，目前用于冠心病及其他血瘀证。据报道总结的6118例冠心病心绞痛总有效率91.77%，显效率60.5%。优于对照组消心痛；心电图有效率53.83%，有报道该药有逆转左室肥厚，降血脂的作用。

（3）川芎制剂 川芎是冠心二号方的主要成分。1972年西苑医院以川芎浸膏片治疗心绞痛，北京制药工业研究所从川芎提取了川芎总碱注射液。西苑医院治疗冠心病心绞痛30例，总有效率92.5%，显效率62.9%，近半数24小时内减轻症状。川芎嗪注射液是川芎总碱成分之一，用于治疗心脑血管疾病，对闭塞性脑血管病疗效较好。川芎冲剂是由川芎一味制成，治疗心绞痛218例，总有效率90%，心电图有效率37.4%。实验研究川芎嗪增加冠脉血流量降低动脉压，抑制血小板聚集，抗TXA2同时无抑制PGI2，此作用优于阿司匹林。川芎冲剂临床表明治疗后有抗血小板聚集、释放、调节TXA2/PGI2的作用。

（4）赤芍 赤芍煎剂（相当于生药40g）治疗冠心病有效。赤芍中有效成分赤芍精（d－儿茶精）、人工合成的赤芍有效成分赤芍801，对冠心病心绞痛有效。实验研究抗血小板聚集、抗血栓形成，增加冠脉血流量等作用。

2. 益气活血

气虚是形成血瘀的一个重要原因，冠心病病人中气虚血瘀者多见。益气活血法具有扶正、活血化瘀的作用。临床应用益气活血法治疗冠心病取得明显效果，如上海中医药研究所用益气活血法治疗冠心病50例，武汉医学院第二附属医院用补气化瘀治疗冠心病50例，福建中医研究所用补阳还五汤，均取得显著疗效。西苑医院研究益气活血参芎冲剂（人参、川芎）治疗冠心病心绞痛气虚血瘀型30例与20例服复方丹参片对照，疗效明显优于复方丹参组，且明显改善心悸乏力气短等心气虚等症状。踏车试验参芎组对踏车运动时间及作功量明显提高。而复方丹参组无效。此制剂尤其适用于老年患者。益气活血化瘀胶囊（人参、黄芪、丹参、赤芍、当归）疗效好，改善症状明显。还有如气血注射液（人参、黄芪、当归），补气化瘀片（黄芪、玉竹、川芎、赤芍、青木香）等以补气活血药为主组方，既补益心气，又改善了血瘀。

3. 芳香温通

中医理论"寒则凝、温则行"，芳香温通之剂是中医常用制剂。芳香药有走窜、定痛、开窍作用，常用于治疗心绞痛急性发作，其特点是起效快，宋代《和剂局方》中的苏合香丸至今还用于治疗"心痛"。近代用芳香温通药研制的中药复方简介如下：

（1）冠心苏合丸　成分为苏合香油、乳香、檀香、青木香、冰片。心绞痛发作时含服1粒。平时可每日3次，每次1粒。多数病人用药后5分钟左右即可缓解心绞痛。

（2）麝香保心丸　成分为麝香、苏合香、檀香、牛黄、蟾酥、冰片。人工麝香保心丸及天然麝香保心丸均能显著降低心绞痛发作频率，改善心电图及运动耐量。用核素心肌显像评价麝香保心丸治疗劳累性心绞痛疗效，有显著疗效。

（3）冠心速效胶囊　成分为麝香、冰片、三七、川芎。治疗冠心病282例，止痛有效率93.3%，优于硝酸甘油。

4. 宣痹通阳

《金匮要略·胸痹心痛短气病脉证并治》篇论胸痹病机"阳微阴弦"创宣痹通阳治剂。在冠心病标证中痰浊是常见的。已故名老中医赵锡武善用《金匮要略》方剂治疗冠心病，用瓜蒌薤白半夏汤为主加减治疗冠心病。胸痹心痛伴胃脘胀满噫气干呕者加桔枳姜汤，胸闷气短加茯苓杏仁甘草汤。伴胁下逆满、肢凉加枳实薤白桂枝汤等。广东中医院邓铁涛教授对心阳虚而见痰浊之心绞痛选用温胆汤加党参。至今瓜蒌薤白半夏汤仍是当今治疗痰浊、宣痹通阳常用之方。上海曾用瓜蒌片、瓜蒌注射液治疗冠心病心绞痛，有一定的疗效。临床所见冠心病患者痰瘀常并存，需祛痰活血同用。不少报道对痰瘀交阻病例用化痰活血法取得良好疗效。例如加味瓜蒌薤白汤（瓜蒌、薤白、丹参、赤芍、红花、川芎、降香）。复方：全瓜蒌、薤白、半夏、桂枝、丹参、赤芍、元胡、菖蒲、胆星、橘皮。

5. 益气养阴、补肾

冠心病为本虚标实，气阴两虚、肾虚很常见，因此益气养阴补肾法常用于治疗冠心病有气阴两虚或肾虚患者。

（1）生脉饮口服液　成分为人参、麦冬、五味子。以随机双盲法分组治疗冠心病心绞痛222例，本证以气阴两虚多见，治疗组及安慰剂疗效均为70%左右，但心电图治疗组为48.6%，安慰剂组为20%，有显著差异。生脉注射液于1994年列为急诊科必备药，1994年北京、上海6家医院观察冠心病心绞痛219例，其止痛有效率95%，心电图列缺血改善率68.5%。

（2）补心气口服液　成分为黄芪、人参等。养心阴口服液、女贞叶注射液、桑寄生冲剂等对冠心病心绞痛都有一定疗效。补肾药治疗冠心病肾虚者对减少心绞痛发作及改善肾虚症状都有作用。

（四）现代和前沿治疗

1. 治疗原则

不稳定型心绞痛和非 ST 段抬高型心肌梗死是严重的、具有潜在危险性的疾病，治疗目的是即刻缓解缺血症状和避免严重不良后果（即死亡、心肌梗死和再发心肌梗死）。

可疑不稳定型心绞痛第一步关键性治疗就是在急诊室中作出恰当的检查评估，按轻重缓急送适当的部门治疗，并立即开始抗心肌缺血治疗；心电图和心肌标志物正常的低危患者在急诊经过一段时间治疗观察后可进行运动试验，若运动试验结果阴性，可以考虑出院继续药物治疗，反之，大部分不稳定型心绞痛患者应入院治疗，如血流不稳定或持续胸痛的患者，应在监护病房至少观察24小时。

患者应立即卧床休息，消除情绪紧张和顾虑，保持环境安静，可以应用小剂量的镇静剂和抗焦虑药物，约半数患者通过上述处理可以减轻或缓解心绞痛。有发绀、呼吸困难或其他高危表现的患者给予吸氧。积极诊治可能引起心肌耗氧量增加的疾病，如感染、发热、甲状腺功能亢进、贫血、低血压、心力衰竭、低氧血症、肺部感染和快速型心律失常（增加心肌耗氧量）和严重的缓慢型心律失常（减少心肌灌注）。

应连续监测心电图、已发现缺血和心律失常，多次测定血清心肌酶（CK－MB 或/和肌钙蛋白 T 和 I）。

2. 药物治疗

（1）抗缺血药物应用　　主要目的是减少心肌耗氧量（减慢心率、降低血压或减弱左室收缩力）或扩张冠状动脉，缓解心绞痛的发作。

①硝酸酯制剂：硝酸酯可扩张静脉可降低心脏的前负荷，因而降低左心室舒张末压和降低心肌耗氧量，改善左室局部和整体功能。另外硝酸酯药物可扩张正常和粥样硬化的冠状动脉，增加冠状动脉侧支血流并有抑制血小板聚集的作用。

在心绞痛发作时，可含服硝酸甘油1~2片，3~5分钟内可重复，如3~5片后仍无效，可静脉内应用硝酸甘油或硝酸异山梨酯。静脉应用硝酸甘油应以 5~10 微克/分钟的剂量开始，持续滴注，每5~10分钟增加10微克/分钟，直至症状缓解或出现明显副作用（头痛或低血压，收缩压 90mmHg 或比用药前的平均动脉压下降 30mmHg），200 微克/分钟一般为最大推荐剂量。目前推荐静脉应用硝酸甘油的患者在症状消失 12~24 小时后，改用口服制剂。药物耐受在持续静脉应用硝酸甘油 24~48 小时内出现，所以在静脉滴注 24 小时后，可能需间断增加剂量。

②β 肾上腺素能受体阻滞剂：主要作用于心肌的 β1 受体而降低心肌耗氧量，对改善近、远期预后均有好处。应当尽早用于所有无禁忌症的不稳定型心绞痛患者，少数高危患者，可先静脉使用，后改口服；重度或低度危险患者主张直接口服。在以前未用过的患者，可减少心肌缺血反复发作，减少心肌梗死的发生。在已服用硝酸酯或钙离子拮抗剂仍发生不稳定型心绞痛的患者加用 β 受体阻滞剂可减少有症状和无症状心肌缺血发作的频度和持续时间。

一般首选具有心脏选择性的药物如阿替洛尔、美托洛尔和比索洛尔。艾司洛尔是一种快素作用的 β 受体阻滞剂，可以静脉应用，安全而有效，甚至可用于左心功能减退的患者，药物作用在 20 分钟内消失。β 受体阻滞剂的剂量应个体化，可调整到患者安静时心率 50 ~ 60 次/分。在已经服用 β 受体阻滞剂仍发生不稳定型心绞痛的患者，除非存在禁忌证，否则无需停药。

③钙离子拮抗剂：能有效地减轻心绞痛症状，可以作为治疗持续性心肌缺血的次选药物。钙离子拮抗剂为变异性心绞痛的首选药物，能有效降低心绞痛的发生率。足量 β 受体阻滞剂与硝酸酯治疗后仍不能控制缺血症状的患者可口服长效钙离子拮抗剂。钙离子拮抗剂与 β 受体阻滞剂联合应用或二者与硝酸酯联合应用，可有效地减轻胸痛，减少近期死亡的危险，减少急性心肌梗死和急性冠状动脉手术的需要。但大规模临床试验荟萃分析表明，钙离子拮抗剂单独应用于不稳定型心绞痛，不能预防急性心肌梗死的发生和降低死亡率。对心功能不全的患者，应用 β 受体阻滞剂以后加用钙离子拮抗剂应特别谨慎。

（2）抗血小板治疗

①阿司匹林：通过抑制血小板内环氧化酶 I，阻断 TXA_2 的合成，减少了血小板通过此旁路而发生的聚集。大量数据表明，阿司匹林可降低不稳定型心绞痛的死亡率和急性心肌梗死的发生率，用量为 75 ~ 300mg，每日一次。

②ADP 受体拮抗剂：包括噻氯吡啶和氯吡格雷，与阿司匹林

的作用机制不同，联合应用可以提高抗血小板疗效。噻氯吡啶250mg，2次/日，可以用于对阿司匹林不能耐受的患者的长期口服疗效。氯吡格雷75mg，1次/日，副作用小。

③血小板糖蛋白Ⅱb/Ⅲa受体阻滞剂：激活的血小板糖蛋白Ⅱb/Ⅲa受体与纤维蛋白原结合，导致血小板血栓的形成，这是血小板聚集的最后和唯一途径。阿昔单抗是直接抑制糖蛋白Ⅱb/Ⅲa受体的单克隆抗体，在血小板激活其重要作用的情况下，特别是患者进入介入治疗时，能有效地与血小板表面的糖蛋白Ⅱb/Ⅲa受体结合，从而抑制血小板的聚集，其口服制剂作用尚不确定。

（3）抗凝治疗　抗凝治疗常规应用于中危和高危组的不稳定型心绞痛和非ST段抬高的心肌梗死患者中。

①普通肝素：肝素的推荐用量是静注80U/kg后，以15～18U/（kg·h）的速度静脉滴注维持，治疗过程中在开始用药或调整剂量后6小时需检测激活部分凝血酶时间（APTT），调整肝素用量，一般使APTT控制在45～70秒，为对照值的1.5～2倍。静脉应用肝素2～5天为宜，后可改为皮下注射肝素5000～7000U，每日二次，再治疗1～2天。

②低分子肝素：目前研究表明低分子肝素与普通肝素相比，低分子肝素在降低心血管事件发生方面有更优越或相等的疗效。低分子肝素有强烈的抗Xa因子及Ⅱa因子活性的作用，并且可以根据体重调节剂量，皮下应用，不需要实验室检测。故低分子肝素较普通肝素有疗效更肯定、使用方便的优点。

③水蛭素和其他直接抗凝血酶制剂：比较普通肝素和水蛭素治疗急性冠状动脉综合征的研究表明，水蛭素的近期疗效优于肝素，但远期效果不肯定。目前仅用于肝素诱导的血小板减少性紫癜患者的抗凝治疗、以及外科髋关节置换手术患者深静脉血栓的预防。

（4）降脂治疗　他汀类药物在急性期应用可促使内皮细胞释放一氧化氮，有类硝酸酯作用，远期有抗炎症和稳定斑块作用，能降低冠状动脉疾病的死亡和心肌梗死发生率。在LDLch＞100mg/dl或总胆固醇水平增高的患者都可采用降脂治疗。

（5）血管紧张素转换酶抑制剂　研究表明，血管紧张素转换酶抑制剂可以降低急性心肌梗死合并左室功能不全或心力衰竭的死亡率及心血管事件发生率；同时，部分研究发现在无 ST 段抬高的患者中，其疗效不一致；因此，对无心功能不全的不稳定型心绞痛和非 ST 段抬高的心肌梗死患者，短期应用血管紧张素转换酶抑制剂的疗效尚不明确。对合并心功能不全的不稳定型心绞痛和非 ST 段抬高的心肌梗死患者，长期应用能降低心肌梗死和再发心肌梗死率。

三、康复

不稳定型心绞痛和非 ST 段抬高型心肌梗死的急性期一般在 2 个月左右，在此期间发生心肌梗死或死亡的危险性最高。在急性期后的 1~3 个月，大多数患者的临床过程类似慢性稳定型心绞痛。出院后尽可能恢复正常活动，一般继续应用原来的口服药物治疗方案，目的在于改善预后（主要是阿司匹林、β 受体阻滞剂、他汀类药物和 ACEI，尤其是左室射血分数 <0.4 的患者），控制缺血症状（硝酸甘油、β 受体阻滞剂和钙离子拮抗剂）和严格控制心血管危险因素。根据住院期间的各种事件、治疗效果和耐受性予以个体化治疗。所谓 ABCDE 方案对于指导治疗有帮助；A - 阿司匹林和抗心绞痛；B - β 受体阻滞剂和控制血压；C - 胆固醇和吸烟；D - 饮食和糖尿病；E - 教育和运动。

第三节　急性 ST 段抬高型心肌梗死

急性 ST 段抬高型心肌梗死是急性心肌缺血性坏死，大多是在冠状动脉病变的基础上，发生冠状动脉血供急剧减少或中断，使相应的心肌严重而持久的急性缺血所致。原因通常是在冠状动脉粥样硬化不稳定斑块病变的基础上继发血栓形成导致冠状动脉血管持续、完全阻塞。

急性心肌梗死多是在冠状动脉粥样硬化基础上发生血栓形成，导致冠状动脉持续堵塞所致。现在刚刚提出急性冠脉综合征的概念，并把急性心肌梗死分型为 ST 段抬高型心肌梗死和非 ST 段抬高型心肌梗死，帮助更早诊断和更好地指导治疗。

本病属于中医学"真心痛"的范畴。真心痛，病名，心痛之极危重者。《灵枢·厥病》："真心痛，手足青至节，心痛甚，旦发夕死，夕发旦死。"《诸病源候论·心病诸候》："心为诸脏主而藏神，其正经不可伤，伤之而痛为真心痛。"《医碥·心痛》："真心痛，其证卒然大痛，咬牙噤口，气冷，汗出不休，面黑，手足青过节，冷如冰，旦发夕死，夕发旦死，不治。不忍坐视，用猪心煎取汤，入麻黄、肉桂、干姜、附子服之，以散其寒，或可死中求生。"其证心痛恰在心窝之中，伴手足冰冷，面目青红（见《辨证录·心痛门》）。寒邪犯心者，用人参一、二两，附子三钱急煎救之；火邪犯心者，用救真汤。亦可用苏合香丸、丹参注射液等药。并可中西医结合治疗。本病见于心绞痛、急性心肌梗塞等病。参见心痛、寒厥心痛、热厥心痛等条。

心前区剧烈疼痛，伴见面色苍白、冷汗淋漓、四肢发凉、脉微欲绝为主要临床表现的病证。如不及时救治，常可危及生命。中医文献中有关真心痛症状的描述，与西医的冠心病、心肌梗死相近。《内经》记载了真心痛"手足青至节，心痛甚"的症状，及"旦发夕死，夕发旦死"的不良预后。汉代张仲景《金匮要略》中有胸痹心痛专篇，认为"阳微阴弦"（阳气衰微，阴寒内盛）为其主要病机，并提出瓜蒌薤白白酒汤等 9 首处方，奠定了胸痹心痛的辨治基础。20 世纪 70 年代以来，在前人经验的基础上，中西医结合对冠心病心绞痛及急性心肌梗死等病证进行了广泛的研究，并取得较大的进展。

真心痛的病因病机，主要以心气心阳虚为本，瘀血痰浊为标。心主血脉，血液在血管中周流不息，须赖心气之推动。人到中年以后，阴精阳气俱已亏虚，或因饮食劳倦，或因情志失调，使心气愈加不足，或进一步引起心阳虚衰，阳气无力推动血液，血行缓滞，则留而为瘀；津血同源，血滞则津液亦滞，或饮食多进肥甘厚味，损伤脾胃，脾失健运，津液聚而为痰，痰瘀互结，阻于心脉，不通则痛。

一、诊断

(一) 现代诊断方法

1. 诱发因素

大约有 1/2 的急性心肌梗死患者能查明诱发因素和前驱症状，如剧烈运动、创伤、情绪波动、急性失血、出血性或感染性休克、主动脉瓣狭窄、发热、心动过速等引起的心肌耗氧量增加，都可能是心肌梗死的诱因。其他诱因还有呼吸道感染、各种原因引起的低氧血症、肺栓塞、低血糖、服用麦角制剂、应用可卡因和拟交感药、血清病、过敏等。在变异性心绞痛患者中，反复发作的冠状动脉痉挛也可发展为急性心肌梗死。

2. 先兆

半数以上患者在发病前数日有乏力、胸部不适、活动时心悸、气急、烦躁、心绞痛等前驱症状，其中初发型心绞痛和恶化型心绞痛为最突出。心绞痛发作较以往频繁、性质较剧、持续较久、硝酸甘油疗效差、诱发因素不明显。疼痛时伴有恶心、呕吐、大汗和心动过速，或伴有心功能不全、严重心律失常、血压大幅度波动等，同时心电图显示 ST 段一过性明显抬高（变异性心绞痛）或压低，T 波倒置或增高（"假性正常化"），应警惕近期内发生心肌梗死的可能。发现先兆，应及时住院处理，可使部分患者避免发生心肌梗死。

3. 临床症状

（1）疼痛　最先出现的症状，疼痛强度轻重不一，多发生于清晨。对于原有心绞痛的患者，疼痛发生的部位和性质常类似于心绞痛，但多无明显诱因，且程度较重，持续时间较长，可达数小时或数天，休息和含服硝酸甘油片多不缓解。患者常烦躁不安、出汗、恐惧或濒死感。少数患者无明显疼痛，一开始即表现为休克或急性心力衰竭，在老年人和糖尿病患者多见。部分患者疼痛位于上腹部，被误认为胃穿孔或急性胰腺炎等急腹症，部分患者疼痛放射至下颌、背部上方，被误认为骨关节痛。

（2）全身症状　有发热、心动过速、白细胞增高和血沉增快等，由坏死物质吸收所引起。一般在疼痛发生 24～48 小时出现，程度与梗死范围呈正相关，体温一般在 38℃ 左右，很少超过 39℃，持续约一周。

①胃肠道症状：患者可伴有频繁的恶心、呕吐和上腹部胀痛，迷走神经受坏死心肌刺激和心排血量降低、组织灌注不足等有关。下壁心肌梗死时多见。

②心律失常：见于 75%～95% 的患者，多发生于在起病 1～2 周内，而以 24 小时内多见，可伴有乏力、头晕、晕厥等症状。各种心律失常中以室性心律失常最多，尤其是室性期前收缩，如室性期前收缩频发（每分钟 5 次以上）、成对出现或短阵室性心动过速、多源性或落在前一心搏的易损期时（RonT 现象）。房室传导阻滞和束支传导阻滞也较多见。完全性房室传导阻滞多见于下壁心肌梗死。前壁心肌梗死如发生房室或/和室内传导阻滞表明梗死范围广泛。室上性心律失常则较少，多发生在心力衰竭患者中。

③心力衰竭：主要是急性左心衰竭，可在起病最初几天内发生，或在疼痛、休克好转阶段出现，为梗死后心脏舒缩力显著减弱或不协调所致，发生率约为 32%～48%。出现呼吸困难、咳嗽、发绀、烦躁等症状，严重者可发生肺水肿，随后可发生颈静脉怒张、肝大、水肿等右心衰竭表现。右心室心肌梗死者可一开始即出现右心衰竭表现，伴血压下降。

④低血压和休克：疼痛期中血压下降很常见，未必是休克。如疼痛缓解而收缩压仍低于 80mmHg，有烦躁不安、面色苍白、皮肤湿冷、脉细而快、大汗淋漓、尿量减少（<20ml/h）、神志淡漠等

则为休克表现。休克多在起病后数小时至 1 周内发生，见于约 20% 的患者，主要是心源性的，为心肌广泛（40%）坏死、心排血量急剧下降所致。神经反射引起的周围血管扩张属次要，有些患者尚有血容量不足的因素参与。

4. 体征

急性心肌梗死时心脏体征可在正常范围内，体征异常者大多数无特征性，心脏可有轻至中度增大，其中一部分与以往陈旧性心肌梗死或高血压影响有关。心率可增快，也可减慢。在前壁心肌梗死的早期，可能在心尖处和胸骨左缘之间扪及迟缓的收缩期膨出，是由心室壁反常运动所致，常在几天至几周内消失，心尖区有时可扪及额外的收缩期前向外冲动，伴有听诊时的第四心音（即房性或收缩期前奔马律），与左心室顺应性减弱使左室舒张末期压力升高有关。第三心音（室性）奔马律较少见，反映左室舒张中期压和舒张期容积增高，常表示有左心室衰竭。第一、二心音多减轻，有患者在第 2 ~ 3 天，出现心包摩擦音，为反应性纤维蛋白性心包炎所致，由乳头肌功能障碍引起二尖瓣关闭不全时，出现心尖区收缩期杂音。右室梗死较重者可出现静脉怒张，深吸气时更为明显。除发病极早期可出现一过性血压增高外，几乎所有患者在病程中都会有血压下降，且可能不再恢复到起病之前的水平。

5. 心电图检查

（1）心电图　大部分急性心肌梗死患者做心电图检查时，都能记录到典型的心电图动态变化，但是许多因素限制了心电图对心肌梗死的诊断和定位的能力，这些因素有：心肌损伤的范围，梗死的时间及其位置，传导阻滞的存在，陈旧性心肌梗死的存在，急性心包炎，电解质浓度的变化及服用对心脏有作用的药物。不过，标准 12 导联按心电图的系列观察，仍然是临床上进行梗死的检出和定位的有用方法。

特征性改变　有 Q 波心肌梗死者，在面向透壁心肌坏死区的导联上出现以下特征改变：①宽而深的 Q 波（病理性 Q 波）；②ST

段抬高呈弓背向上型；③T 波倒置，往往宽而深，两肢对称。

在背向心肌梗死区的导联上则出现相反的改变，即 R 波增高，ST 段压低，T 波直立并增高。

在无 Q 波心肌梗死中的心内膜下心肌梗死患者，则不出现病理性 Q 波，会发生 ST 段压低 ≥0.1mV，但 aVR 导联（有时还有 V1 导联）ST 段抬高，或由对称性 T 波倒置。

动态性改变　有 Q 波心肌梗死者：①起病数小时内，可尚无异常，或出现异常高大，两肢不对称的 T 波；②数小时后，ST 段明显抬高，弓背向上，与直立的 T 波相连，形成单相曲线。数小时到 2 天内出现病理性 Q 波，同时 R 波减低，危急性期改变。Q 波在 3~4 天内稳定不变，以后 70%~80% 永久存在；③如不进行治疗干预，ST 段抬高持续数日至 2 周左右，逐渐回到基线水平，T 波则变为平坦或倒置，是为亚急性期改变；④数周至数月后，T 波呈 V 型倒置，两肢对称，波谷尖锐，为慢性期改变，T 波倒置可永久存在，也可在数月到数年内逐渐恢复。

（2）心向量图　有 QRS 环的改变，ST 段向量的出现和 T 环的变化，目前临床已极少应用。

（3）超声心动图　超声心动图上所见的室壁运动异常可对心肌缺血区域作出判断，在评价有胸痛而无特征性心电图变化时，超声心动图可以帮助除外主动脉夹层。此外，该技术的早期使用可以评估心脏整体和局部功能、乳头肌功能不全和室间隔穿孔的发生。

6. 实验室检查

（1）一般检查　在起病 24~48 小时后，白细胞可增至（10~20）×10⁹/L，中性粒细胞增多，嗜酸性粒细胞减少或消失，血沉加快，均可持续 1~3 周。起病数小时至 2 日血中游离脂肪酸增高。

（2）心脏标志物检查

①肌钙蛋白（cTn）T 或 I 的出现或增高，是反映急性心肌梗死的指标。cTnT 和 cTnI 在急性心肌梗死后 3~6 小时，血浓度很快升高。同时 cTn 具有相当长的诊断窗，cTnT 一般持续 7~9 天，cTnT 持续约 14 天。

②血清心肌酶含量增高：磷酸肌酸激酶（CK），在起病 6 小时内增高，24 小时内达高峰，3～4 天恢复正常；天门冬酸氨基转移酶（AST），在起病 6～12 小时后升高，24～48 小时达高峰，3～6 日后降至正常；乳酸脱氢酶（LDH）在起病 8～10 小时后升高，达高峰时间在 2～3 日，持续 1～2 周才恢复正常。其中 CK 的同工酶 CK－MB 和 LDH 的同工酶 LDH_1 诊断的特异性最高，前者在起病后 4 小时内增高，16～24 小时达高峰；3～4 日恢复正常。其增高的程度能较高、较准确的反应梗死的范围，其高峰出现时间是否提前有助于判断溶栓治疗是否成功。目前 AST 和 LDH 这两个指标在临床已很少应用。

③血肌红蛋白增高：其出现最早，而恢复也快，但特异性差。在以上所有的指标中肌钙蛋白（cTn）T 和 I 是最特异性和敏感的心肌坏死的指标。

根据典型的临床表现，特征性的心电图改变及动态演变过程，以及实验室检查发现，诊断本病并不困难。对老年患者，突然发生严重心律失常、休克、心力衰竭而原因未明或突然发生较重而持久的胸闷和胸痛者，都应考虑本病的可能，先按急性心肌梗死来处理，并短期内进行心电图和血清心肌酶测定、肌钙蛋白测定等动态观察，以明确诊断。无病理性 Q 波的心内膜下心肌梗死和小的透壁性心肌梗死，血清心肌酶和肌钙蛋白测定诊断价值更大。鉴别 ST 段抬高型心肌梗死和非 ST 段抬高型心肌梗死在临床上相当重要，ST 段抬高型心肌梗死主张尽早通过药物溶栓治疗（如无禁忌证）或紧急血运重建术（如条件许可），达到快速、完全和持久开通闭塞血管的目的；而非 ST 段抬高型心肌梗死和不稳定型心绞痛不主张药物溶栓治疗。

7. 临床分级

根据有无心力衰竭表现及其相应的血流动力学改变严重程度，按 Killip 分级法将急性心肌梗死的心功能分为四级：

Ⅰ级　无明显心功能损害证据。

Ⅱ级　轻、中度心力衰竭。

主要表现为肺底啰音（＜50%的肺野）、第三心音及 X 线胸片上肺淤血的表现

Ⅲ级　重度心力衰竭（肺水肿）——啰音＞50%肺野

Ⅳ级　心源性休克

急性心肌梗死时，重度左室衰竭或肺水肿与心源性休克同样是左心室排血功能障碍所引起，二者可以不同程度合并存在，常统称为心脏泵功能衰竭，或泵衰竭。在血流动力学上，肺水肿是以左心室舒张末期压及左房与肺毛细血管压力的增高为主，而休克则以心排血量和动脉压的降低更为突出。心源性休克是较左心室衰竭程度上更重的泵衰竭，一定水平的左室充盈后，心排血指数比左心衰竭时更低，亦即心排血指数与充盈压之间关系的曲线更为平坦而下移。

8. 鉴别诊断

（1）急性肺动脉栓塞　可发生胸痛、咳血、呼吸困难、低氧血症和休克。但有右心负荷急剧增加的表现，如发绀、肺动脉瓣区第二心音亢进、颈静脉充盈、肝大、下肢水肿等。心电图示Ⅰ导联 S 波加深，Ⅲ导联 Q 波显著，T 波倒置，胸导联过渡区左移，右胸导联 T 波倒置等改变；超声心动图检查可发现肺动脉高压、右心扩大和右心负荷增加的表现；CT 检查对较大分支肺动脉栓塞的诊断价值较大；D-二聚体正常可除外。

（2）主动脉夹层　胸痛一开始即达高峰，常放射到背、肋、腹、腰和下肢，两上肢的血压和脉搏可有明显差别，可有下肢暂时性瘫痪、偏瘫和主动脉关闭不全的表现等可资鉴别。经食管超声心动图检查、X 线、CT 或磁共振显像有助于诊断。

（3）急性心包炎　尤其是急性非特异性心包炎可有较剧烈而持久的心前区疼痛。但心包炎的疼痛与发热同时出现，呼吸和咳嗽时加重，早期即有心包摩擦音，后者和疼痛在心包腔出现渗液时均

消失；全身症状一般不如心肌梗死严重；心电图除 aVR 外，其余导联均有 ST 段弓背向下的抬高，T 波倒置，无异常 Q 波出现。

（4）急腹症　急性胰腺炎、消化性溃疡穿孔、急性胆囊炎、胆石症等，均有上腹部疼痛，可伴休克。仔细询问病史、体格检查、心电图检查和血清心脏标志物测定可协助鉴别。

（二）中医诊断

本病属中医学"真心痛"的范畴。真心痛，心痛之极危重者。《灵枢·厥病》："真心痛，手足青至节，心痛甚，旦发夕死，夕发旦死。"《诸病源候论·心病诸候》："心为诸脏主而藏神，其正经不可伤，伤之而痛为真心痛。"《医碥·心痛》："真心痛，其证卒然大痛，咬牙噤口，气冷，汗出不休，面黑，手足青过节，冷如冰，旦发夕死，夕发旦死，不治。不忍坐视，用猪心煎取汤，入麻黄、肉桂、干姜、附子服之，以散其寒，或可死中求生。"其证心痛恰在心窝之中，伴手足冰冷，面目青红（见《辨证录·心痛门》）。

临床症状为心前区剧烈疼痛，伴见面色苍白、冷汗淋漓、四肢发凉、脉微欲绝为主要临床表现。如不及时救治，常可危及生命。

（三）民间经验诊断

真心痛可分为急性期及缓解期，视其不同的临床表现辨证论治。

1. 急性期

常见证型有：①心阳虚脱。证见心前区剧烈疼痛，胸痛彻背，背痛彻心，持续不解或频繁发作，面色苍白，冷汗淋漓，短气心悸，四肢发冷，脉微欲绝，舌黯淡，苔白。亟宜回阳救逆，用四逆加人参汤，送服苏合香丸。②热结腑实。证见剧烈心痛，面赤，烦躁不安，气喘不能平卧，痰多，腹胀，大便干结，舌紫黯，苔黄腻而干，脉弦滑数。治宜清热通腑为主，常用小陷胸汤、调胃承气汤、瓜蒌薤白半夏汤合方，再加丹参、桃仁、红花等活血化瘀药。③气滞血瘀。证见剧烈心痛，兼见胸闷憋气，胁肋胀满，噫气频频，烦躁易怒，舌质黯有瘀斑，脉沉弦涩。治宜理气活血，常用血府逐瘀汤加减。

以上不同的证型均可配合丹参注射液、川芎嗪注射液等静脉给药，并酌情选用速效救心丸、冠心苏合丸、苏冰滴丸以及心痛气雾剂等，以期迅速控制病情。针刺膻中、内关、间使等穴位，也能使心绞痛迅速缓解。

2. 缓解期

常见证型有：①气虚血瘀。证见心绞痛，胸闷，活动后加重，休息时减轻，伴见短气、乏力、汗出、心悸，舌体胖大，有齿痕、瘀斑或瘀点，或舌色黯淡，苔薄白，脉弦细无力。治宜益气活血，常用益气活血方（黄芪、当归、赤芍、川芎、丹参）、抗心梗合剂（党参、生黄芪、黄精、丹参、郁金、赤芍）或补阳还五汤。②气阴两虚。除心绞痛外，证见短气，乏力，心烦，口咽干燥，大便干，或有低热，舌红，脉细数无力或见结代脉。治宜气阴双补，兼化其瘀，常用生脉散加味。③阴虚阳亢。证见头目眩晕，面赤，烦躁易怒，五心烦热，大便干结，脉弦滑数，舌质红，苔薄黄干。患者血压一向偏高，并多有饮食不节和长期吸烟、饮酒史。治宜滋阴潜阳，常用镇肝熄风汤加减。

针灸治疗真心痛可选用极泉穴为主穴，在急性发作时或发作前使用效果最好。可以用针刺，也可以用手指弹拨极泉穴处的神经或血管，尤其是远离医生的时候，病人可以用这种方法自救或解除症状。瘀血阻滞可加青灵、通里，气虚加膻中、鸠尾，湿热加至阳、心俞，寒象偏重加命门、气海，痰阻加支沟、间使。

真心痛来势凶险，常可危及生命，故一旦发病，应尽可能就地住院治疗。患者应避免强烈的外界刺激，饮食宜清淡，多吃新鲜蔬菜和水果，保持大便通畅，切忌饮食过饱。有吸烟嗜好者，应彻底戒除之。患者一般须卧床3周以上，不可过早下地活动。

二、治疗

(一) 民间和经验治疗

及早发现，及早住院，并加强住院前的就地处理。治疗原则是保护和维持心脏功能，挽救濒死的心肌，防止梗死面积的扩大，缩小心肌缺血范围，及时处理严重心律失常、泵衰竭和各种并发症，防止猝死，使患者不但能度过急性期，且康复后还能保持尽可能多的有功能的心肌。

心痛发作时应用宽胸气雾剂口腔喷雾给药，或舌下含化复方丹参滴丸，或速效救心丸，或麝香保心丸，缓解疼痛。并合理护理：卧床休息，低流量给氧，保持情绪稳定，大便通畅等。

(二) 中医和经典治疗

1. 急性期辨证治疗

(1) 寒凝心脉证　心胸凝滞憋闷剧痛，形寒肢冷，冷汗自出，面青唇紫，气短心悸，舌淡暗苔薄白，脉沉微或弦紧。

辨证分析：阳气虚弱，复感寒邪，以致阴寒内盛于心胸，凝滞心脉，闭阻心窍，故心胸凝滞憋闷疼痛，且程度剧烈；阳虚寒盛，不能温煦四末故见形寒肢冷，面青唇紫；阳虚气弱，不能固护自持，故见冷汗自出，气短心悸；脉沉微乃阳气虚衰，脉弦紧主阴寒内盛。病位在心，性属阳虚阴盛。形寒肢冷、面青唇紫、冷汗自出是本证辨证要点。

治法：温阳益气，开窍散寒。

方药：乌头赤石脂丸合参附汤加减。常用药：附子12g（先煎），蜀椒6g，制乌头4g（先煎），赤石脂15g，红参15g，石菖蒲12g，干姜6g，桂枝15g。剧烈疼痛时可用苏合香丸。

(2) 痰浊闭塞证　胸憋窒痛或心痛彻背，咳吐浊痰，呕恶呃逆，脘腹痞胀，舌淡胖苔白厚腻，脉滑而大。

辨证分析：痰浊蕴滞心胸，闭阻心脉故见胸憋窒痛，甚则心痛彻背；饱食及过食肥甘均能使脾胃运化不及，痰湿浊邪陡增而使病情加重；咳吐浊痰，呕恶呃逆，脘痞腹胀，苔腻脉滑均是痰浊停滞之表现。病位在上中二焦，其性属实。咳吐浊痰、脘痞腹胀、呕恶呃逆、苔腻脉滑是本证辨证要点。

治法：涤痰化浊，通阳宣痹。

方药：瓜蒌薤白半夏汤合礞石滚痰丸加减。常用药：瓜蒌30g，薤白15g，半夏12g，枳实12g，石菖蒲12g，郁金15g，浙贝母12g，礞石滚痰丸15g（包煎）。呃逆不止者，加刀豆15g，沉香4g；痰热壅盛，苔黄腻，口干苦者，加黄连9g，竹茹12g。

（3）瘀血闭阻证　心胸疼痛，如刺如绞，甚则心痛彻背，舌暗滞有瘀斑瘀点，舌下青筋紫滞，脉弦涩。

辨证分析：瘀血闭阻，心脉不通，故见心胸刺痛如绞、甚则心痛彻背；瘀血停着，气血涩滞，故见舌暗滞有瘀斑瘀点，舌下青筋紫滞，脉涩；弦脉主痛。病位在心，其性属实。舌暗瘀斑是本证辨证要点。

治法：活血逐瘀，通脉止痛。

方药：血府逐瘀汤加减。常用药：桃仁15g，红花9g，当归15g，川芎12g，元胡12g，赤芍15g，郁金15g，柴胡12g，香附12g，三七粉2g（冲服），蒲黄12g。心痛甚者，加乳香6g，没药6g；兼寒者，加荜茇12g，白芷9g；兼阳气虚衰者，加附子12g（先煎），细辛3g，红人参9g。

（4）肝郁气逆证　心胸憋闷胀痛，痛连两胁，多因情志刺激诱发，心烦急躁，神情不安，太息时作，噫气频频，呃逆连声，舌淡红，苔薄白，脉弦。

辨证分析：情志刺激，肝失疏泄，肝气逆乱，上壅心胸，横逆犯胃，气机闭阻，气血滞涩不通，故见心胸憋闷胀痛，痛连两胁；气乱则神燥，故见心烦急躁，神情不安；气机上逆则噫气频频，呃逆连声；气郁不疏故时作太息；脉弦主痛、主气滞。病位在心、肝，病性属实。心胸胀痛、痛连两胁、太息时作、呃逆连声是本证辨证要点。

治法：理气疏肝，降逆止痛。

方药：五磨饮子加减。常用药：枳实 15g，乌药 12g，木香 12g，沉香 4g，檀香 6g，元胡 12g，川楝子 12g，丹参 30g，砂仁 6g，旋覆花 9g（包）。气郁化火者，加栀子 9g，黄连 9g；兼瘀血者，加川芎 9g，红花 9g，三七粉 2g（冲）。

2. 缓解期治疗

缓解期的治疗与心绞痛的辨证论治相似，可互相参考。

（1）气虚血瘀证　证见心绞痛，胸闷，活动后加重，休息时减轻，伴见短气、乏力、汗出、心悸，舌体胖大，有齿痕、瘀斑或瘀点，或舌色黯淡，苔薄白，脉弦细无力。

治法：益气活血。

方药：益气活血方。常用药黄芪、当归、赤芍、川芎、丹参、党参、生黄芪、黄精、丹参、郁金、赤芍。

（2）气阴两虚证　除心绞痛外，证见短气，乏力，心烦，口咽干燥，大便干，或有低热，舌红，脉细数无力或见结代脉。

治法：气阴双补，兼化其瘀，常用生脉散加味。

常用药：人参、麦冬、五味子等。

（3）阴虚阳亢证　证见头目眩晕，面赤，烦躁易怒，五心烦热，大便干结，脉弦滑数，舌质红，苔薄黄干。患者血压一向偏高，并多有饮食不节和长期吸烟、饮酒史。

治法：滋阴潜阳。

方药：镇肝熄风汤加减。

常用药：生地、麦冬、白芍、怀牛膝、川楝子、生龙骨、龟版、玄参、生牡蛎、天冬、茵陈、甘草等。心中热甚者，加生石膏 30g；痰多者，加胆星 6g；尺脉重按虚者，加熟地黄 24g，净萸肉 15g；大便不实者，去龟版、赭石，加赤石脂 30g。

（三）现代中医治疗经验研究

1. 活血化瘀法

是以活血行气、破瘀化瘀之中药治疗以瘀血为主的证候。常用的有丹参、三七、红花、赤芍、降香、鸡血藤、川芎、元胡等。研究证实这类药都有不同程度的改善微循环的作用，能降低血小板的聚集力和黏附力，使红血球电泳增快，促使聚集的红细胞发生聚集和溶解血栓作用。还能增加冠脉血流量，降低心肌耗氧量，提高心肌在缺氧环境中的耐受力，缩小心梗范围，减轻病变程度，对心肌缺血有明显保护作用。增加毛细血管张力，降低毛细血管通透性，降低胆固醇。

2. 芳香温通法

是以芳香温通走窜、温经止痛药治疗寒凝阻络为主的证候。常用药有苏合香、麝香、冰片、菖蒲、荜茇、沉香、松香、丁香、香附、公丁香、细辛、木香、乳香、肉桂等。经试验研究此类药有解除冠脉痉挛，增加冠脉血流量，改善心肌缺血，减少心肌耗氧量，提高心肌耐缺氧能力，改善周围或外周循环，抑制血小板聚集，抗凝及降低血压等作用。

3. 豁痰宣痹法

以祛痰宽胸、健脾燥湿药物，治疗痰浊痹阻，胸阳失畅为主的证候。如瓜蒌、薤白、枳实、菖蒲、半夏、浙贝、厚朴等。实验研究证明可增加冠脉血流量，增加心肌收缩力，保护缺血心肌，降低血脂等作用。

4. 益气养阴法

以补气健脾、生血养阴药物治疗益气养阴两虚为主证候。常用药物有人参、党参、生黄芪、太子参、生地、五味子、当归、麦冬、柏子仁、大枣、阿胶、酸枣仁、首乌、山萸肉、甘草等。实验研究证明其中有些药物有明显强心、改善左心功能、具有抗氧自由基作用，减少心肌细胞膜及超微结构的损伤，改善能量代谢，限制梗死面积扩大，减少并发症，改善预后等。

5. 补肾固本法

是以温肾壮阳、滋肾补阴药物，治疗肾亏体衰为主的证候。常用药有附片、肉桂、干姜、仙茅、菟丝子、黄精、首乌、五味子、玉竹、女贞子等。实验研究证实扶正固本药，具有使受损之心肌细胞较快得到恢复，减少心肌细胞的坏死，改善心肌缺血，降低冠脉阻力，增加冠脉血流量，改善微循环，抗血小板聚集，以及促近机体的神经、内分泌和代谢功能的作用。

6. 益气活血、标本间治法

从中医病因病机看，急性心肌梗死属本虚、气虚为主。气为血帅，由于心气不足，导致心血瘀阻而发病，其实质为本虚标实证，气虚为本，血瘀为标。中国中医研究院广安门医院等单位在三年中本着心肌梗死这一共同点，制定了抗心梗合剂及注射液，用生黄芪、党参、黄精、丹参、赤芍、郁金水煎浓缩，制成合剂。另用前三位中药制成益气注射液，后三种为活血注射液，均为静脉点滴，治疗组为中药加西药，对照组为单纯西药。共治疗 430 例急性心肌梗死。治疗组入院后静点 3～4 天，早晚各一次，每次两种针剂各 10ml，以后改为口服合剂至第 8 周。对照组给医药常规治疗，以消心痛 10mg，潘生丁 0.1g，每日口服三次，观察两组病人住院病死率。中西医结合组 215 例，死亡 14 例，病死率 6.5%；对照组 215 例，死亡 32 例，死亡率 14.9%。通过对三大并发症的对比，中西医结合组入院时的发病例数多与对照组，治疗中发生的例数均低于对照组，尤其是重度心源性休克及心力衰竭病例，因此抗心梗合剂及注射液在与西药协同作用中，对三大并发症的防治具有一定作用。实验证明本药能够提高机体抗疲劳能力，显著提高机体耐药缺氧能力，增强心肌功能，显著降低机体耗氧量及基础代谢率；明显改善损伤心肌血氧和营养物质的供养；用于垂体后叶素诱发动物的心肌缺血，有改善和保护心肌缺血作用，在模型上也证实能够减轻病变程度和缩小梗死面积；在人身上可使左心功能增强。

（四）现代和前沿治疗

1. 院前急救

院前急救的基本任务是帮助急性心肌梗死患者安全、迅速地转运到医院，以便尽早开始再灌注治疗。重点是缩短患者就诊时间和院前检查、处理、转运所需的时间。尽量识别急性心肌梗死的高危患者直接送至有条件进行冠状动脉血管重运术的医院。送达医院急诊室后，力争在 10~20 分钟内完成病史采集、临床检查和心电图以明确诊断。对 ST 段抬高的急性心肌梗死患者，应在 30 分钟内收住在 CCU 开始溶栓，或在 90 分钟内开始进行急诊 PCI 治疗。在典型临床表现和心电图 ST 段抬高已能确诊为急性心肌梗死时，决不能等待血清心脏标志物检查结果而延误再灌注治疗。

2. 住院治疗

（1）监护和一般治疗

①休息：发病后需要休息，一般以短期卧床休息为宜，并对患者进行必要的解释和鼓动，使其积极配合而又解除焦虑和紧张，以便得到充分休息及减轻心脏负担。

②吸氧：急性心肌梗死患者通常有不同程度的动脉血氧张力降低，在休克和左心室功能衰竭时尤为明显。吸氧对于有休克或左心室功能衰竭的患者特别有用，对一般患者也有利于防止心律失常，并改善心肌缺氧，可有助于减轻痛苦。

③监测：在 CCU 进行心电图、血压和呼吸的检测，必要时还需要监测肺毛细血管压和静脉压。心率、心律、血压和心功能的变化为随时采取治疗措施、避免猝死提供客观资料。

④护理：饮食方面，在最初 2~3 天应以流质为主，以后随着症状的减轻而逐渐增加其他容易消化的半流质，宜少量多餐，钠盐和液体的摄入量应根据汗量、尿量、呕吐量及有无心力衰竭而作适

当评估。保持大便通畅,解大便时避免用力,给予缓泻剂治疗便秘。除病重、血流动力学不稳定者,卧床时间不宜过长,症状控制并且稳定者应鼓励早期活动,有利于减少并发症和及早康复。目前,在美国急性心肌梗死的平均住院天数为 5~6 天。

(2) 解除疼痛　心肌再灌注治疗以开通梗死相关血管、恢复缺血心肌的供血是解除疼痛最有效的方法。但再灌注治疗前可选用下列药物尽快解除疼痛,吗啡或哌替啶(度冷丁):吗啡 2~4mg 静脉注射,必要时 5~10 分钟后重复,可减轻患者交感神经过度兴奋和濒死感。注意低血压和呼吸功能抑制的副作用,但很少发生。或可使用哌替啶 50~100mg 肌内注射。

(3) 硝酸酯　通过扩张冠状动脉,增加冠状动脉血流量以及增加静脉容量,而降低心室前负荷。大多数心肌梗死患者有应用硝酸酯药物指征,但在下壁心肌梗死、可疑右室梗死或明显低血压的患者(收缩压低于 90mmHg),尤其合并心动过缓时,不适合应用。

(4) β 受体阻滞剂　再灌注时代之前的研究已证明,β 受体阻滞剂能降低急性心肌梗死患者心室颤动的发生率。在急性心肌梗死最初几小时,使用 β 受体阻滞剂可以限制梗死面积,并能缓解疼痛,减少镇静剂的应用。无禁忌证的情况下应尽早常规应用,窦性心动过速和高血压的患者最合适使用 β 受体阻滞剂。常用口服制剂,如美托洛尔、阿替洛尔等,在高危的病人也可静脉使用 β 受体阻滞剂,美托洛尔方案如下:

A. 首先排除心力衰竭、低血压(收缩压低于 90mmHg)、心动过缓(心率低于 60 次/分)或有房室传导阻滞者。

B. 静脉推注,每次 5mg。

C. 每次推注后观察 2~5 分钟,如果心率低于 60 次/分或收缩压低于 100mmHg,则停止给药,静脉注射美托洛尔的总量可达 15mg。

D. 末次静脉注射后 15 分钟,继续口服剂量维持。极短作用的静脉注射制剂艾司洛尔 50~250μg/(kg·min),可治疗有 β 受体阻滞剂相对禁忌证而又希望减慢心率的患者。口服 β 受体阻滞剂可用于急性心肌梗死后的二级预防，能降低发病率和死亡率。

（5）抗血小板治疗　阿司匹林对各种类型的急性冠状动脉综合征都有效，为了迅速达到治疗性血药浓度，首次剂量至少需300mg，患者咀嚼药片促进口腔黏膜吸收，而不是等通过胃黏膜吸收，其后100mg长期维持。噻氯吡啶和氯吡格雷均与阿司匹林的作用机制不同，有协同抗血小板作用。服药后噻氯吡啶的作用24～48小时后出现，因此需要迅速抗血小板作用时，噻氯吡啶是无效的，而应选用氯吡格雷，首剂至少300mg，以后75mg/d，目前推荐氯吡格雷加阿司匹林联合应用。

（6）抗凝疗法　凝血酶是纤维蛋白原转化为纤维蛋白时最终形成血栓的关键环节，因此抑制凝血酶至关重要。肝素在急性ST段抬高型心肌梗死中应用视临床情况而定。

①对溶栓治疗的患者，肝素作为溶栓治疗的辅助用药，一般使用方法是静脉推注70U/kg，然后静脉滴注15U/（kg·h）维持，每4～6小时测定APTT，使APTT为对照值的1.5～2倍，一般在48～72小时后改皮下注射7500U，每12小时一次，注射2～3天。溶栓制剂不同，肝素用法也不同，重组组织型纤维蛋白溶酶原激活剂治疗中需充分抗凝，而尿激酶和链激酶只需溶栓治疗后行皮下注射治疗，而不需要溶栓前的静脉使用。

②对未溶栓的患者，肝素静脉应用是否有利并无充分证据。目前临床较多使用的是低分子肝素，可皮下应用，不需要实验室监测，较普通肝素有疗效更肯定。使用方便的优点。

（7）血管紧张素转化酶抑制剂　几个大规模临床随即研究已明确ACEI有助于改善恢复期心肌的重构，减少急性心肌梗死的病死率和充血性心力衰竭的发生。除非有禁忌症，应全部选用，但前壁心肌梗死或有心肌梗死史、心衰和心动过速等高危患者受益更大。通常在初期24小时内开始给药。但在完成溶栓治疗后并且血压稳定时开始使用更理想。一般从小剂量口服开始，防止首次应用时发生低血压，在24～48小时内逐渐达到足量。如无并发症和左心功能不全的证据，4～6周后可停用ACE抑制剂。

（8）降脂治疗　近年的研究表明，他汀类药物可以稳定斑块，改善内皮细胞功能，应建议早期使用。

（9）心律失常和传导障碍治疗　除 β 受体阻滞剂外，即刻和长期抗心率失常治疗仅用于致命性或有严重症状的心律失常。目前流行病学资料表明，室性期前收缩频发和成对出现并不一定能增加心室颤动危险，但需密切监测。如室性心动过速、室颤和完全性房室传导阻滞威胁患者的生命，需要紧急处理，但必须建立在积极治疗心肌缺血、纠正电解质和酸碱平衡紊乱等治疗基础上进行。

①室性期前收缩和非持续性室性心动过速可不用抗心律失常药物治疗。持续性单形性室速不伴心绞痛、肺水肿或低血压，可选用利多卡因 50 ~ 100mg 静脉注射，每 5 ~ 10 分钟重复一次，至室速消失或总量已达 3mg/kg，继以 1 ~ 4mg/分钟的速度静脉滴注维持。也可静脉应用胺碘酮，10 分钟注射 150mg，然后 1mg/分钟维持 6 小时，继以 0.5 毫克/分钟维持。如室速持续存在或影响血流动力学，可进行起始能量为 50J 的同步电复律治疗。

②对持续性多形性室速或心室颤动，尽快采用非同步直流电除颤，起始电量为 200J。如果不成功，给予 300 ~ 360J 重复除颤。

③对缓慢的心律失常，可用阿托品 0.5 ~ 1mg，静脉注射。

④房室传导阻滞发展到 II 度或 III 度，伴有血流动力学障碍者，宜用人工心脏起搏器作临时的经静脉右心室心内膜起搏治疗，待传导阻滞消失后撤除。

⑤室上性快速心律失常用洋地黄制剂、维拉帕米等药物不能控制时，可考虑用同步直流电转复窦性心律，或采用快速起搏的超速抑制疗法。

（10）心力衰竭和休克的治疗　急性心肌梗死引起的泵衰竭可表现为左心室衰竭，发病数小时内，缺血是主要因素，静脉滴注硝酸甘油是最佳治疗药物，可减轻左心室前负荷和扩张冠状动脉改善血流，也可应用吗啡（或哌替啶）、ACEI 和利尿剂，或用多巴酚丁胺 10μg/（kg·min）静脉滴注等治疗。洋地黄制剂可能引起室性心律失常，宜慎用。由于最早出现的心力衰竭主要是坏死心肌间质充血、水肿引起顺应性下降所致，而左心室舒张末期容量尚不大，因此在梗死发生后 24 小时内，宜尽量避免使用洋地黄制剂。

心源性休克患者的心输出量显著降低，用主动脉内气囊反搏术进行辅助循环，然后作选择性冠状动脉造影，随即对闭塞冠状动脉作 PCI 或冠状动脉旁路移植术的机械性再灌注治疗，可提高患者的生存率。根据休克纯属心源性，或尚有周围血管舒缩障碍，或血容量不足等因素存在，选择不同药物治疗。

①补充血容量：估计血容量不足，或中心静脉压合非小动脉楔压低者，用低分子右旋糖酐或 5% ~ 10% 的葡萄糖液，输液后如中心静脉压上升 > 18 厘米 H_2O，肺小动脉楔压 > 15 ~ 18mmHg，则应停止。右心室梗死时，中心静脉压的升高则未必是补充血容量的禁忌。

②应用升压药：补充血容量，血压仍不升，而肺小动脉楔压和心排血量正常时，提示周围血管张力不足，可在 5% 的葡萄糖液 100ml 中加入多巴胺 10 ~ 30mg，间羟胺 10 ~ 30mg 或去甲肾上腺素 0.5 ~ 1mg 静脉滴注。前者和后两者可以合用，也可以选用多巴酚丁胺。

③应用血管扩张剂：经上述处理，血压仍不升，而肺小动脉楔压增高，心排血量低或周围血管显著收缩，以致四肢厥冷并有发绀时，在 5% 的葡萄糖液 100ml 中加入硝普钠 5 ~ 10mg，硝酸甘油 1mg，或酚妥拉明 10 ~ 20mg 静脉滴注。

④其他措施，包括纠正酸中毒、避免脑缺血、保护肾功能，必要时应用糖皮质激素和洋地黄制剂。

（11）右心室梗死的处理　右心室梗死可以表现为无症状右心室功能不全或心源性休克，许多患者可在数周至数月恢复正常。下壁心肌梗死中，近一半有右心室缺血，但只有 10% ~ 15% 有明确的血流动力学异常。下壁心肌梗死时低血压、无肺部湿罗音和颈静脉血压升高的临床三联征，是右心室梗死的特征。右胸导联 V_4R 上 ST 段上抬 0.1mv 是右心室梗死的最特异性表现。治疗措施与左心室梗死略有不同，治疗包括早期维持右心室前负荷、降低后负荷、增加右心室收缩力和早期再灌注治疗，宜补充血容量，在24小时内，可静脉输液3~6L，直到低血压得到纠正，或肺毛细血管压达15~18mmHg，如补液1~2L低血压未能纠正，可用正性肌力药物（尤其是盐酸多巴酚丁胺）。不宜用利尿剂和血管扩张剂。伴有房室传导阻滞时，可予临时起搏，但保证房室收缩协调对维持前负荷有相当重要。

（12）其他治疗 下列疗法可能有助于挽救濒死心肌，防止梗死面积扩大，缩小缺血范围，加快愈合的作用。部分观点尚有争论，可根据患者具体情况考虑选用。

①钙离子拮抗剂：一直未能显示降低心肌梗死后的死亡率，并且显示它对某些心血管病有害。维拉帕米或硫氮卓酮可以缓解或控制心肌梗死后无心衰、右室功能不全或房室传导阻滞的进行性缺血、或快速心房颤动且β受体阻滞剂无效的患者。

②极化液疗法：氯化钾1.5g，普通胰岛素8U加入10%的葡萄糖液500ml中静脉滴注，每天1~2次，1~2周为一疗程。现有资料提示，如果症状发作（最好6小时内），采用镁治疗可降低高危患者死亡率。尚未确定最佳剂量，但在5~15分钟内推注2g镁后继以24小时滴注18g已得到成功应用。

③促进心肌代谢药物：维生素C（3~4g）、辅酶A（50~100U）、肌苷酸钠（200~600mg）、细胞色素C（30mg）、维生素B_6（50~100mg）等加入5%或10%的葡萄糖液500ml中缓慢静脉滴注，每日1次，2周为一疗程。辅酶Q_{10}150~300mg分次口服。

三、康复

患者出院时间是不同的，经过积极的再灌注方法治疗，没有室性心律失常、反复心肌缺血或充血性心力衰竭的患者，在5天内出院是最安全的。入院后无并发症的患者，大多数可在5~6天出院，患者出院后应注意休息，应加强患者的随访。

注意饮食调节。中医认为，过食膏粱厚味易于产生痰浊，阻塞经络，影响气血的正常运行，而发本病。故饮食易清淡低盐，食勿过饱。多吃水果及富含纤维素的食物。保持大便通畅。另外研究发现辛辣香燥等刺激之品，有碍脏腑功能，应禁止。

注意劳逸结合，坚持适当活动。发作期患者应立即卧床休息，缓解期要注意适当休息，以保证充足的睡眠，坚持力所能及的活动，做到动中有静，正如朱丹溪所强调的"动而中节"。

第八章　心脏瓣膜病

心脏瓣膜病是由于炎症、黏液样变性、退行性改变、先天性畸形、缺血性坏死、创伤等原因引起的单个或多个瓣膜结构（包括瓣叶、瓣环、腱索或者乳头肌）的功能或结构异常，导致瓣口狭窄和（或）关闭不全。心室和主、肺动脉根部严重扩张也可产生相应房室瓣和半月瓣的相对性关闭不全。二尖瓣最常受累，其次为主动脉瓣。本病多发生于 20～40 岁青中年，其中 2/3 为女性，多有风湿热史。

一、常见病变分类

1. 二尖瓣狭窄

如果瓣叶活动良好，仅为交界部粘连或轻度瓣下损坏，可争取行闭式扩张术或直视成形术。如果瓣膜钙化或漏斗样改变，则需要实行瓣膜替换手术。

2. 二尖瓣关闭不全

二尖瓣瓣环扩大或交界部局限的瓣叶卷曲者，可以争取实施直视成形手术。瓣叶穿孔、腱索断裂等、若成形手术难以完全矫正或成形手术失败，宜实施二尖瓣替换手术。二尖瓣狭窄合并二尖瓣关闭不全，大多数需要换瓣。

3. 三尖瓣损坏

通常三尖瓣不做换瓣手术。只有病变严重时才实施瓣膜替换手术。

4. 主动脉瓣狭窄

先天性主动脉瓣狭窄常可在青少年时期实施直视切开手术，中老年主动脉瓣狭窄多为先天性主动脉瓣二瓣化畸形的基础上钙化所致。需要实施主动脉瓣替换手术。

5. 主动脉瓣关闭不全

主动脉瓣关闭不全可由瓣环扩大、瓣叶撕裂穿孔、卷曲或脱垂等引起。通常应实施瓣膜替换手术。只有主动脉瓣轻度脱垂才可能做成形手术。

6. 肺动脉瓣病变

多为先天性畸形，很少需要换瓣，常需实施带瓣管道右心室－肺动脉转流术。

人造心脏瓣膜替换手术的相对禁忌症：风湿活动未被控制或控制不足 3 个月；心力衰竭合并心肌缺血损坏者如主动脉瓣狭窄的晚期病人。如心功能有所改善，仍争取手术。肝、肾功能或全身情况太差而不能经受手术的患者。细菌性心内膜炎病人已出现败血症并多处感染者不宜手术。

二、病理生理

炎症、黏液样变性、退行性改变、先天性畸形、缺血性坏死、创伤等原因引起的单个或多个瓣膜结构（包括瓣叶、瓣环、腱索或者乳头肌）的功能或结构异常，导致瓣膜狭窄和（或）关闭不全。心室和主、肺动脉根部严重扩张也可产生相应房室瓣和半月瓣的相对性关闭不全。

三、保健提示

（1）加强体育锻炼，增强机体抗病能力，注意休息，不参加重体力劳动。

（2）积极有效的治疗链球菌感染，如根治扁桃体炎、龋齿和副鼻窦炎等慢性病灶。

（3）给予高热量易消化饮食，如鱼、肉、蛋、奶等，少量多餐，多给蔬菜和水果。

（4）心功能不全者给低盐饮食，并限制水分摄入。

（5）预防呼吸道感染。病室要阳光充足、空气新鲜、温度适宜，防止因呼吸道感染引起风湿活动、加重病情。

第一节　风湿热

风湿热（rheumatic fever）是一种常见的反复发作的急性或慢性全身性结缔组织炎症，主要累及心脏、关节、中枢神经系统、皮肤和皮下组织。临床表现以心脏炎和关节炎为主，可伴有发热、毒血症、皮疹、皮下小结、舞蹈病等。急性发作时通常以关节炎较为明显，但在此阶段风湿性心脏炎可造成病人死亡。急性发作后常遗留轻重不等的心脏损害，尤以瓣膜病变最为显著，形成慢性风湿性心脏病（rheumaticheart disease）或风湿性瓣膜病（rheumatic valvular disease）。由于风湿热造成的关节损害可自行回复，但心脏的损害不可逆，因此有人也以"舔过关节，狠咬心脏"来形容风湿热。

一、诊断

（一）现代科学方法诊断

1944 年，T. Duckett Jones 首次提出急性风湿热的诊断标准，即 Jones 标准。多年来，美国心脏协会对此几经修订，目的在于指导医师如何诊断急性风湿热，避免过多诊断。但迄今仍未找到某一症状、某一体征或某项实验室检查可作为急性风湿热的特征性诊断依据，现行最新诊断标准首次采用"急性风湿热初发"这一提法，根据现有诊断手段确定急性风湿热初发的诊断。某些情况下，如风湿热反复发作、孤立性舞蹈症或隐发性（indolent）心脏炎（指隐渐发作、缓慢发展的心脏炎），可不必严格按照 Jones 诊断标准作出风湿热之诊断（见 Jones 标准的例外一节）。以前的几版诊断标准中把风湿热既往史或风湿性心脏病列为主要表现或次要表现，现行诊断标准仅仅作为诊断初发急性风湿热之用，故不再把风湿热史或风湿性心脏病列入诊断条件之中。本指南还澄清 A 组链球菌感染的补充证据。

[诊断指南]

风湿热初发的诊断指南（1992 年最新 Jones 标准）

主 要 表 现

心脏炎

多发性关节炎

舞蹈症

边缘性红斑

皮下结节

次 要 表 现

临床表现

　　关节痛

　　发热

实验室所见

　　急性期反应物升高

　　红细胞沉降率

　　C－反应蛋白

PR 间期延长

支持 A 组链球菌感染的证据

咽部培养或链球菌抗原快速试验阳性

链球菌抗体滴度升高或上升

如有先前 A 组链球菌感染的证据，具有二项主要表现或一项主要表现加上二项次要表现时表明急性风湿热的可能性极大；如无先前 A 组链球菌感染的证据，则其诊断十分可疑，除非在特殊情况下（见 Jones 标准例外一节）。这些指南应当看作是帮助临床医师作出诊断的推荐，而不是替代临床判断，更不可能对发生风湿热的各种临床情况都作一番介绍，临床医师在诊断急性风湿热时必须作出自己的临床判断。

［主要表现］

1. 心脏炎

风湿热影响心脏时，通常不同程度地累及心内膜、心肌和心包。临床上，风湿性心脏炎几乎总伴有瓣膜炎的杂音。孤立的心肌炎和（或）心包炎而无提示瓣膜炎的杂音存在时，判定为"风湿热"应十分谨慎。

（1）瓣膜炎　无风湿性心脏病病史的患者出现新的心尖部收缩期二尖瓣返流性杂音（伴或不伴心尖部舒张期杂音），和（或）基底部舒张期主动脉瓣返流性杂音时应怀疑风湿性心脏炎。

心尖部收缩期杂音：急性风湿热的二尖瓣返流性杂音是一种高调、持续时间较长的吹风样杂音，起始于第 1 心音（S1），延续全收缩期，心尖部听诊最响。向左腋下传导，杂音强度可变，特别在疾病早期阶段变化较多，但杂音强度并不随体位改变或呼吸而变化。收缩期杂音必须与下列情况鉴别：①二尖瓣脱垂引起的收缩中期喀喇音和收缩晚期杂音；②功能性（生理性或无害性）杂音，如肺动脉和主动脉流量杂音或低调的 Still 杂音；③先天性心脏病引起的左向右分流杂音；④肥厚性心肌病引起的杂音；⑤先天性二尖瓣返流杂音。已经证明超声心动图检查对鉴别诊断具有重要价值。

心尖部舒张中期杂音：急性风湿热的心尖部舒张中期杂音可能有 2 个机理：①与显著二尖瓣返流有关；②无显著二尖瓣返流时可能与左心室扩张、二尖瓣瓣膜炎或乳头肌异常有关。此杂音使用听诊器的钟型接胸件、病人取左侧卧位保持呼气状态时最易听得。此杂音必须与急性心脏炎的其它杂音、慢性二尖瓣返流、左向右分流、甲状腺功能亢进和严重贫血等情况引起的舒张期杂音相鉴别，还必须与器质性二尖瓣狭窄引起的心尖部隆隆样递增性收缩期前杂音相鉴别。

心底部舒张期杂音：主动脉返流性杂音紧接第 2 心音（S2）之后发生，为高调、吹风样、递减性杂音等，病人取前倾位深呼气后沿胸骨左缘最易听得见。此杂音具有重要诊断价值，因为儿童新发生的主动脉返流杂音最常见原因是风湿性心脏炎。急性风湿性心脏炎只有主动脉瓣杂音而无二尖瓣返流杂音十分少见。主动脉返流也可由先天性二叶主动脉瓣所致，不管是否存在主动脉狭窄，二叶主动脉瓣几乎总伴有恒定的、收缩早期喷射喀喇音。

（2）心肌炎　无瓣膜炎的心肌炎不大可能系风湿性。心肌炎伴心尖部收缩或舒张期杂音符合风湿性心脏炎，但其它原因引起的心肌炎也可产生二尖瓣返流。心动过速是心肌炎的一个早期征象，无心动过速要诊断心肌炎不大可能。风湿热引起严重心肌病变时，可出现充血性心力衰竭的症状和体征，如心动过速、呼吸困难、咳嗽、端坐呼吸、肝大甚或肺水肿。充血性心力衰竭的症状和体征也可由严重二尖瓣或主动脉瓣返流引起左心室显著容量负荷所致。心肌炎和（或）心包炎也参于引起临床症状。X 线或超声心动图检查可示心脏增大。

（3）心包炎　风湿热发生心包炎时可有胸痛、心音遥远、可闻心包摩擦音。有时摩擦音可掩盖二尖瓣返流的杂音，直至心包炎消退后方可听得见杂音。心包渗液应使用超声心动图检查加以证实，此时可用多普勒探查有无二尖瓣返流。大量心包渗液罕见，但可导致心包填塞，表现为颈静脉怒张、肝大、脉压差小和奇脉，心电图表现为 QRS 波低电压和 ST－T 改变。只有心包炎而无瓣膜炎在急性风湿热罕见。无明显心杂音的心包炎应寻找其它原因，例如幼年型类风湿关节炎、其它胶原血管疾病或感染性心包炎等。

（4）超声心动图的作用　二维超声心动图是评估心脏解剖的重要工具；多普勒超声可准确地评估血流特点。由于多普勒技术极其敏感，可在某些健康儿童中探测到轻度二尖瓣返流，偶而也可探到主动脉瓣返流。但如临床上无听诊发现，目前尚无足够资料表明可使用超声心动图包括多普勒证明瓣膜返流可作为急性风湿热瓣膜炎诊断的唯一标准。

2. 多发性关节炎

多发性关节炎是最常见的一项主要表现，良性。除非提前给予抗炎药物阻止其发展，几乎总呈游走性。最常累及的关节是大关节，尤其是膝、踝、肘和腕关节；仅仅累及手足小骨的关节少见，否则常提示其它诊断。关节炎特征是红、肿、热、痛、触痛和运动受限。急性风湿热的关节炎事实上从不引起永久性关节畸形。若不予治疗，关节炎持续约 4 周。风湿性关节炎的一个显著特点是对水杨酸制剂的疗效特佳，如果病人用水杨酸制剂治疗后 48 小时内无显著改善，则应怀疑急性风湿热的诊断。如果关节炎对水杨酸盐治疗无效应测定水杨酸盐血液水平以保证达到治疗浓度。单独关节痛而无关节炎的其它表现可发生于急性风湿热，但不列入主要表现。事实上，关节痛是许多感染都可引起的一个常见表现。

某些病人的关节炎在发生时间或持续时间方面不典型，又无急性风湿热的其它主要表现，对水杨酸盐治疗的反应也不明显，这种病人列入"链球菌感染后反应性关节炎"。这种不同的综合征与急性风湿热之间的关系尚未解决，其中某些病人符合于 Jones 标准时应诊断为急性风湿热，但只有在仔细排除其它诊断后才能作出诊断。

3. 舞蹈症（Sydenham 舞蹈症）

Sydenham 舞蹈症的特点是躯干和（或）四肢无目的、非随意快速运动，常伴肌无力和情绪不稳定。这些运动必须与肌痉挛、手足徐动症、转化反应和多动症相鉴别。其它神经系统疾病包括 Huntington 舞蹈症、系统性红斑狼疮、肝豆状核变性和药物反应也应排除。由于舞蹈症常是风湿热的迟发表现，故其它风湿表现此时可能已不存在。有时，舞蹈症以单侧为主，需仔细检查肯定这是风湿热的舞蹈症而不是其它神经系统疾病。近期 A 组链球菌感染的证据可能难于获得。

4. 边缘性红斑

这是一种迅速消退的很清楚的粉红色皮疹，系风湿热的一种少见表现。红斑中心区苍白、边缘为圆形或匐行形。皮疹大小差别较大，主要发生于躯干和近侧肢体，从不发生于面部。红斑持续短暂、并可游走，加温可诱导产生，不痒、不硬，压之褪色。

5. 皮下结节

这些坚硬、无痛性结节分布于某些关节（特别是肘、膝和腕关节）的伸面、枕部或胸、腰椎脊突外。结节上面的皮肤可自由滑动，无炎症表现。皮下结节罕见，如出现则最常见于心脏炎的患者。

次要表现

1. 临床表现

关节痛和发热是风湿热的非特异性临床特征，因常发生于其它许多疾病，其诊断价值有限。但当只有一项主要表现时，这些次要表现可用来支持风湿热的诊断。

关节痛指一个或几个关节发生疼痛（不是肌肉或关节周围组织疼痛）而无炎症的客观表现。当有关节炎特征时，关节痛不再列为次要表现。

发热（体温≥39℃）一般在风湿热早期即出现。

2. 实验室检查

急性期反应物升高是炎症过程存在的客观证据，但却是一项非特异性指标。血沉和C-反应蛋白是二项常用指标。除非使用皮质类固醇或水杨酸盐，血沉和C-反应蛋白在多发性关节炎或急性心脏炎患者中几乎总是升高的，而在单独表现为舞蹈症的患者中这些指标常属正常。血沉和C-反应蛋白对确定风湿热的急性期何时消退也有帮助。贫血病人血沉可升高，但 C－反应蛋白正常。

心电图 P－R 间期延长是一种非特异性表现，单独出现并不是构成心脏炎的一项指标，PR 间期延长与最后是否发生慢性风湿性心脏病无关。

应当记住，永远不要仅仅根据次要表现（临床表现和/或实验室检查）作出急性风湿热初发的诊断。

支持 A 组链球菌感染的证据

急性风湿热是上呼吸道 A 组链球菌感染（扁桃腺咽炎）后少见的后果，A 组链球菌皮肤感染不会引起急性风湿热。许多与链球菌性扁桃腺咽炎无关的疾病，临床表现可酷似急性风湿热。因此，必须寻找先前 A 组链球菌感染的实验室证据，例如链球菌抗体滴度升高或上升，或证明咽部有 A 组链球菌存在。这些发现加上主要表现极大地增加了急性风湿热的可能性，如缺乏对链球菌抗原的血清素反应，又无咽部 A 组链球菌的微生物学证据，则急性风湿热的诊断极不可能，二个例外是 Sydenham 舞蹈症及隐发性风湿性心脏炎。仅有咽痛或猩红热的临床病史而无实验室证据，不能算作近期 A 组链球菌感染的证据，因为只有绝少数咽炎是由 A 组链球菌所引起，猩红热仅靠临床作出准确诊断也很困难。

1. 咽部培养或 A 组链球菌抗原试验

咽部培养或快速抗原试验阳性并不能区别是近期 A 组链球菌感染（与急性风湿热有关）还是慢性咽部带菌者（临床上常见）。

快速检测 A 组链球菌抗原试验特异性很高，但不太敏感，阴性结果不能排除咽部存在 A 组链球菌感染，应使用常规咽培养加以证实。

在作出急性风湿热的诊断时，大约只有25%的患者咽部培养 A 组链球菌阳性。分析阳性率低的原因有多种，包括：先前 A 组链球菌感染和发生急性风湿热之间的潜伏期（通常为 10 天或更长）；急性风湿热的诊断已经较迟，从而作咽部培养也已较迟；咽部培养之前已用过抗生素。对咽部培养或 A 组链球菌抗原试验阳性结果的解释还应注意这样的可能性：这些结果可能表明 A 组链球菌长期寄生于咽部，它们的存在与待诊断的急性疾病无关。由于咽部发现链球菌并不代表活动性感染，抗链球菌抗体滴度升高或上升对诊断近期 A 组链球菌感染比咽部培养阳性或快速链球菌抗原试验阳性更为可靠。

2. 链球菌抗体试验

由于急性风湿热临床表现开始发生的时间常与链球菌抗体反应的高峰时间相一致，此时血清素反应常示链球菌抗体滴度升高。抗体显著增高的定义是急性期和康复期之间两次血标本滴度上升≥2倍，不管抗体滴度实际值多高。常用的血清素试验有：抗链球菌溶血素 O（ASO）、抗去氧核糖核酸酶 B（抗 DN 酶 B）、抗菸酰胺腺嘌呤二核苷酸酶、抗透明质酸酶或抗链激酶。最常用的是 ASO、抗链激酶和抗 DN 酶 B。

由于 A 组链球菌急性感染和临床上 Sydenham 氏舞蹈症发病之间潜伏期较长，在病人出现症状时链球菌抗体滴度可能正在下降或已经正常。另外，隐发性风湿性心脏炎患者由于就诊时可能是在风湿热初发几个月或几年之后，测得的抗体滴度也很低。

ASO 是应用最广泛的试验。急性 A 组链球菌咽炎的患者中，80% 或以上出现 ASO 抗体反应。ASO 滴度的所谓"正常"上限是指在被检"正常"人群中找出某一 ASO 滴度，使 80% 的被检人群ASO 滴度在此之下。故此正常值是可变的，不仅取决于病人年龄，还取决于地理位置、流行病学环境和一年四季的变化。在某一地区还没有找到适合本地区正常值的情况下，如果成人单项 ASO 滴度≥240Todd 单位、儿童≥320Todd 单位时可以认为中等度升高。根据 A 组链球菌感染患病率的不同，人群中不等比例的人 ASO 滴度可达到此高度甚至更高，学龄儿童和年轻人的滴度最高，婴儿和老年人较低。约 20% 的病人在急性风湿热发生后的头 2 个月内 ASO 滴度不高或处于临界水平，约 40% 的 Sydenham 氏舞蹈症病人滴度也不高。所以，单次 ASO 滴度不高不能排除急性风湿热。此种情况下，建议测定其它抗链球菌抗原的抗体。使用 3 种不同的抗体试验，约95%的急性风湿热病人至少一种抗体滴度升高，Sydenham 舞蹈症病人也有 80% 左右可呈滴度升高。但病人初次就诊时同时测定数种抗体并不实用，因此，首先测定 ASO，如果滴度不高，可再测定抗 DN 酶 B，根据条件也可测定抗链激酶或抗透明质酸酶，抗菸酰胺腺嘌呤二核苷酸酶试验仅在某些实验室作研究之用，其它抗体滴度的范围也取决于地理位置等多种因素。抗 DN 酶 B 试验的重复性较好，可作为 ASO 以外的第二项试验，学龄儿童 ≥ 240Todd 单位或成人≥120Todd 单位在美国常视为升高。

许多与先前 A 组链球菌感染无关的疾病酷似风湿热，因此，要证实风湿热的诊断具备 A 组链球菌感染的免疫学证据极为重要，尤其对关节炎作为唯一主要表现的病人更是如此。为证明链球菌近期感染，在急性期和康复期每 2 ~ 4 周抽取一份血标本，所有标本同时检测，如抗体滴度呈持续上升趋势则可证明。有些患其它疾病的病人，尤其是儿童，可能出现抗链球菌抗体升高，但这不是风湿热。

其他临床特点

急性风湿热病人还可出现腹痛、睡眠时脉快、与体温不成比例的心动过速、全身不适、贫血、鼻衄和心前区疼痛等表现，虽然这些表现并无诊断特异性，但可提供风湿热的附加证据。由于这些症状和体征正常可出现于其它许多疾病中，其诊断价值不如主要表现。风湿热家庭更增加对该病的怀疑。

主要表现、次要表现和其它临床表现组合起来也可发生于其它疾病，例如，多发性关节炎、发热和血沉增快可见于多种其它疾病，包括类风湿关节炎、系统性红斑狼疮、感染性心内膜炎、Lyme 病、血清病、药物反应、淋球菌性关节炎、镰状细胞病、白血病、结核和败血症，在诊断风湿热之前应注意排除。

Jones 标准的例外

有 3 种情况可以不必严格按照 Jones 标准就可作出风湿热的诊断，在排除其它原因之前，每一种情况下的诊断应视为拟诊。

舞蹈症可作为风湿热的唯一表现，同样，隐发性心脏炎也可以是唯一表现（因为病人就诊时风湿热已发生了数月之久）。这两种类型的病人都可能没有病史、临床或实验室证据满足 Jones 标准。

已有风湿热或风湿性心脏病病史的病人当再次发生 A 组链球菌感染时风湿热再发的危险性很高，风湿热再发指以前有过风湿热的病人重新发作风湿热，而不是原先风湿热的复发。大多数风湿热再发者符合 Jones 标准，但少数可能不太符合。例如，已经有风湿性心脏病的病人在风湿热再次发作时常难于确定急性心脏炎，除非此次发作有新的瓣膜受累或出现心包炎。因此，倘若病人有可靠的风湿热病史或明确风湿性心脏病，当出现一项主要表现或几项次要表现，而又有近期 A 组链球菌感染的证据时，就可作出风湿热再发的拟诊。

（二）中医诊断

风湿热这一名词来自中医学，在中医学中归属于"痹证"，称痹痛。

素体不足，倘若汗出当风，或居处潮湿，或气候骤变，以致风寒湿三气乘虚而入，壅闭经络、肌肉、关节等处，不能随时疏散，气血运行失常，久则形成痹证。《内经》对痹证有十分丰富的论述，如《素问·痹论》对痹证的病因提出："风寒湿三气杂至合而为痹。"明确地说明了痹证的病因是三气侵袭人体而造成的。同时又指出："逆其气则病，从其气则愈。"提出虽有风寒湿三气的侵袭，能否发病则主要取决于人体营卫的盛衰。又指出："痹在胃则重，风气胜者为行痹，寒气胜者为痛痹，湿气胜者为着痹。"在于脉则血凝而不流，在于筋则屈而不伸；在于肉则不仁，在于皮则寒，这一论述，既包含其症状，也说明了其基本病机。本病好发于学龄儿童，处于潮湿寒冷、高山海滨地区发病尤多。病情轻者，只有某些关节感到酸楚、疼痛，或遇天气变化而出现酸痛症状。重者疼痛加剧，顽麻不仁，甚至关节红肿，活动受限。典型表现为游走性多个关节炎，急性炎症消退后，并不引起关节变形强直。经络外及肌表，内连脏腑。痹证久延不愈，不仅肌肉关节受累，势必波及脏腑功能，出现气血亏损、心气被抑，而致血瘀，引起脉乱、心神不安，而为悸惕不宁，往往成为终身痼疾。

综上所述，可见痹证的病因病机，是在正气先虚的内件下，风寒湿之邪侵袭，壅阻血脉经络之间，络道不通，气血运行不畅而产生，若痹证风热之邪直中脏腑或迁延不愈，波及脏腑，从而发生脏腑病变，出现脏腑病变相应症状，如心悸、水肿、抽搐等。

（三）民间经验诊断

（1）临床表现为肢体关节、肌肉疼痛，屈伸不利，或疼痛游走不定，甚则关节剧痛、肿大。

（2）发病及病情的轻重常与劳累以及季节，气候的寒冷、潮湿等天气变化有关，某些痹证的发生和加重可与饮食不当有关。

（3）本病可发生于任何年龄，但不同年龄的发病与疾病的类型有一定的关系。

二、治疗

（一）民间和经验治疗

（1）在配制药膳时，区别对待　具体应遵循中医急则治标、缓则治本的原则，根据不同病情采用虚者补之、实者泻之、寒者热之、热者寒之的方法。一般来说，行（风）痹患者宜用葱、姜等辛温发散之品；寒（痛）痹患者宜用胡椒、干姜等温热之品，忌食雪糕、冰棍等冰冻生冷的食物；湿（着）痹患者宜用茯苓、冬瓜、苡米等健脾祛湿之品；热痹患者宜用绿豆、冬瓜等食物，不宜饮酒及吃辛辣刺激性食物。

（2）不宜吃生冷、辛辣等刺激性强的食品　急性期的病人最好忌食。有些风湿病患者喜欢服用一些药酒，认为酒具有活血化瘀的作用，可以止痛消肿，其实这应根据个人体质及病情区别对待。

酒性辛热，能祛散寒邪，如是寒湿体质或是证属寒湿内阻的，可饮用一些药酒；而南方湿热较重，如伴有湿热之象的患者，则不宜饮酒，因为酒性原本湿热，热重伤肝，湿重伤脾，如再浸入附子、川乌、细辛一类的热药，会加重内热和肿痛。糖类及脂肪也要少食，因为此类食物久食多食容易损伤脾胃，导致痰湿的滋生，从而加重病情。另外，处于急性期有关节肿胀的患者，食盐用量应比正常人少，因为盐摄入过多会造成水钠潴留，停滞于关节，更会加重关节的肿胀程度。

（3）饮食应全面，营养均衡，不可偏食　一般来说，除痛风性关节炎外，饮食是没有太多禁忌的，如瓜果、蔬菜、鱼、猪肉、鱼油、维生素、蜂蜜均可食用，以利于全面吸收营养。主要宜选用高蛋白、高维生素及容易消化的食物，合理的营养搭配及适当的烹调，满足患者机体对营养及能量的需要，有利于疾病的康复。

（二）中医和经典治疗

根据风湿热的临床表现，一般从中医学"痹症"来辨证治疗，具体方药如下。

1. 风痹

主证：多发性，游走性肢体关节疼痛，以肘、腕、踝等处多见，屈伸不利，有恶寒发热等表症。舌质红、苔薄白，脉浮数。

治法：法风通络，佐以散寒除湿。

方药：防风汤加减。防风6g，羌活9g，秦艽8g，麻黄3g，葛根15g，茯苓10g，苡仁15g，生姜3g，大枣4枚，甘草3g。

方解：防风、羌活、秦艽、葛根祛风通络；麻黄、茯苓、苡仁、生姜、大枣、甘草散寒除湿。加减法：关节拘挛、不得伸者，加附子以温阳散寒、止痛。

2. 寒湿阻络（寒痹）

主证：病久迁延不愈，四肢关节疼痛，而痛有定处，关节屈伸不利，自觉关节寒冷，局部皮色不红不热，舌质淡。苔薄白，脉弦紧。

治法：温经散寒，佐以祛风除湿通络。

方药：羌活防风散加减。独活8g，白芍10g，羌活8g，防风6g，灵仙6g，川芎5g，桂枝3g，甘草5g。

方解：独活、桂枝、川芎、白芍、甘草温经散寒；羌活、防风、灵仙祛风除湿通络。

加减法：痛甚加乳香5g，没药5g，活血止痛。内服大，小活络丹。

3. 湿邪阻络（湿痹）

主证：肢体关节疼痛沉着，痛有定处，肌体笨重，麻木不仁或腰脊冷重，足肿，舌质淡、苔白腻，脉濡数。

治法：利湿活络，佐以法风散寒。

方药：薏苡仁汤加减。生苡仁15g，黄芪10g，羌活6g，独活9g，麻黄3g，桂枝3g，苍术9g，当归6g，川芎5g，生姜3g，甘草3g。

方解：北芪、苡仁、苍术益气健脾除湿；羌活、独活祛风胜湿；麻黄、桂枝温经散寒；当归、川芎养血活血；生姜、甘草健脾和中。

加减：若肌肤不仁而无疼痛者，可用黄芪桂枝五物汤以益气通阳。或三痹汤加减：独活9g，秦艽8g，防己8g，川芎5g，当归6g，熟地10g，桂枝3g，云苓10g，杜仲10g，牛膝9g，党参10g，北芪10g，川断8g。或加服大，小活络丹，或健步虎潜丸。

4. 热痹

主证：关节红肿热痛或身体沉重疲倦，发热恶风，口干喜饮，大便结，小便赤，舌质红，苔黄腻，脉滑数。

治法：清热利湿，活血通络。

方药：白虎加桂枝汤。石膏 15g，知母 8g，桂枝 3g，甘草 5g，黄柏 8g，连翘 10g，银花藤 12g，生苡仁 12g。

方解：石膏、知母、黄柏、连翘、甘草清热；苡仁利湿；桂枝、银花藤活血通络。

加减法：口干渴饮，加花粉 10g，葛根 15g，石斛 12g。

以上各证，在治疗时，可加入下列引经药：上肢寒痛：桂枝 5g，姜黄 6g。下肢寒痛：牛膝 10g，木瓜 15g，独活 9g，肉桂 3g。下肢湿重：防己 10g，木瓜 15g，足不任地加五加皮 12g。上下肢痛：均可选用海风藤 12g，丝瓜络 10g。关节游走性痛：羌活 9g。背部痛：狗脊 15g。

5. 风寒湿热痹影响心脏

主证：在痹证的同时，或因痹而导致的心动悸，脉结代，气短，喘促等。

治法：治疗痹证的同时，加入养心益气之药。

6. 痹证缓解期

关节已不肿痛，尚留低热者，可用茯苓 10g，泽泻 10g，青蒿 8g，鳖甲 15g，川地骨皮 12g，白芍 10g，生地 12g，秦艽 10g，甘草 5g。

（三）名老中医治疗经验

1. 张沛虬治疗风湿热经验

孙某，男，31 岁。1 周来高热不解（体温 39.6℃），四肢关节酸楚，两膝关节灼热红肿，疼痛而强硬，屈伸不利，甚则不能下床活动，汗出，口渴，纳呆，苔黄燥，脉滑数。血沉 78mm/小时，抗 "O" 833 单位，血白细胞 15.0×10^9/L，中性 0.85。曾用青霉素、柴胡注射液等无效。证属感受风邪，入里化热，流注经络关节，诊为热痹。治拟清热通络宣痹，佐以疏风胜湿，予清热宣痹汤加减。药用生石膏 30g（先下），知母 10g，天花粉 30g，桂枝 10g，忍冬藤 30g，威灵仙 30g，豨莶草 15g，黄柏 10g，薏苡仁 15g，甘草 3g。

服 3 剂后，热势渐挫（体温 37.8℃），关节疼痛亦随体温下降而减轻，口仍渴，此邪热未彻，继进前方加防己 15g。服 5 剂热退，关节肿痛亦基本好转，惟膝关节活动仍感不利，原方去威灵仙，加当归、赤芍、川牛膝，调理 2 周，复查血沉、抗"O"均已正常。后用养血补气通络药 10 剂以善后，半年后追访已参加工作。

（吴大真等．现代名中医内科绝技·张沛虬·清热宣痹汤治愈热痹．科学技术文献出版社 1993）

2. 郭维淮运用萆薢治疗痹证经验

郭维淮老中医认为风寒湿三气痹着日久，邪气留连，痛久入深，或着于筋脉，或着于肌骨，荣卫凝涩不通，气血运行不畅，久而久之，肝肾失养，气血失荣，而成肝肾不足，气血两虚之证。前人有萆薢"治湿最长，治风次之，治寒则尤次"之说，郭老则认为"萆薢之功，长于祛风湿"，故临床多用萆薢辅助其它中药治疗风寒湿痹、风湿热痹、寒湿腰痛等证。

（1）风寒湿痹　一患者四肢关节走窜疼痛，尤以双侧腕、指、膝、踝关节较重，每逢阴雨天加重，晨起时手指酸胀僵硬，活动欠利，两手食指肿胀屈曲，腰及髋部亦感酸痛，恶风发热，舌质淡红，苔薄白，脉浮。郭老辨证，诊为气血亏虚，风寒湿痹。方用黄芪 30g，当归 10g，薏仁 30g，桂枝 10g，羌活 10g，独活 10g，木瓜 10g，威灵仙 10g，香附 10g，萆薢 15g，细辛 3g，川芎 6g，全虫 6g，甘草 3g。连续服用 45 剂后（其间部分佐药稍有变动），四肢关节酸痛消失，活动自如，精神体力恢复正常，后又以上方 15 剂服巩固疗效，两手食指肿胀消尽，已能伸直，病愈恢复工作，未再复发。

郭老认为，该病例治宜补助真元，宣通脉络，使气血流畅。方中重用黄芪甘温入脾肺经，补肺气而固表，以裕生血之源，祛瘀而不伤正，薏苡仁既能渗湿，又能舒筋脉，缓和挛急，当归益血和营，以使阳生阴长，气旺血生为君；羌活入太阳经，能祛上部风湿，独活善祛下焦与筋骨间的风寒湿邪，二者结合，能散周身风湿，舒利关节而通痹，木瓜、威灵仙善祛风湿，香附行气止痛为臣；佐以桂枝、全虫、细辛、川芎。"萆薢，胃与肝药也，搜风祛湿，补肾强筋"，郭老正是利用萆薢这一功效，达到通经活络，散寒止痛的目的；甘草调和诸药，是为使药。综合全方，祛邪扶正，标本兼顾，可使血气足而风湿除，肝肾强而痹痛除。

（2）风湿热痹　一患者关节疼痛，灼热红肿，发热口渴，烦闷不安，汗出恶风，舌红苔黄燥，脉滑数。经郭老诊断后，服用黄芪 30g，当归 10g，柴胡 6g，防风 10g，延胡索 10g，土茯苓 20g，茜草 12g，萆薢 15g，独活 10g，木瓜 10g，连翘 15g，防己 10g，莪术 5g，秦艽 12g，生地 10g，甘草 3g。连续服用 3 个疗程后，病情明显好转。郭老运用萆薢"流通脉络而利筋骨……虽微苦能泄，而质轻清，色味皆淡，则清热利湿"的性能，配伍柴胡、防风、连翘、土茯苓等清热药，清热通络，祛风除湿。方中黄芪大补脾肺之气，以资化之源，当归养血和营通脉为君；独活、木瓜、秦艽、防己善祛风湿，延胡索、莪术、茜草、生地凉血、活血、止血为臣；甘草缓急止痛，调和诸药，是为使药。如此配伍，扶正而不留邪，祛湿而不伤正，相辅相成，以免顾此失彼，变生不测。

（3）寒湿腰痛　《症因脉治》曰："寒湿腰痛之因，可寒湿之军，阴寒司令，民病身重腰痛，此因岁气而得病者；或冲寒冒雨，阴寒雨湿之邪致痛，此人自感冒而成病者。"其临床表现为：腰部冷痛有重着感，得热熨则舒，活动转侧不利，虽静卧亦不减，卧后起床更感不舒；遇阴雨天即发且加剧，舌苔白腻，脉沉紧。郭老认为，萆薢味苦能降，性平淡渗利，故能苦泄渗风寒湿浊，湿浊去则肾无所困，肾气自能收摄，腰痛亦自止。郭老方用黄芪 30g，当归 10g，防风 10g，五加皮 10g，木香 6g，枳壳 10g，杜仲 10g，萆薢 15g，槟榔 5g，独活 10g，酸枣仁 30g，海桐皮 10g，牛膝 9g，制附子 3g，甘草 3g。方中杜仲味甘性温，能补肝肾，壮筋骨；萆薢味苦性平，能搜风祛湿，通经活络。二药相伍，一补一泄，一壮一通，补壮则正气胜，泄通则邪气去，共增祛风除湿、温肾强筋之功。此外，若风邪偏重者，重用防风、当归；湿邪重者，加苍术、薏仁；瘀血者，加桃仁、红花。

3. 王士相老中医治疗风湿热的临床经验

（1）风湿热急性发作后，出现心肌损害，其表现如下：心率快，心前区不适，心悸气短，此时仍以桂枝、木通、黄柏、防己、甘草为其主药。在此基础上，同时用渗湿清营之品，如生薏苡仁、赤小豆、赤芍、丹皮、广角、同时含服六神丸。候湿热渐退，于上方酌加白人参、生地、麦冬、赤白芍。

（2）风湿热反复发作，逐渐出现心肌损害治同上法。

（3）风湿热反复发作，逐渐出现心肌损害而营卫气血不足，脉细数无力，面白，短气等症，当和营卫、清补气血，以古方"人参丸"（白人参、黄芪、生熟地、麦冬、茯神、远志）加减化裁如下方：桂枝、防己、木通、黄柏、白人参、黄芪（如服后咽痛者可水煎去汤，再群药同煎）、生熟地、麦冬、茯神、远志、菖蒲、白芍、甘草。

（四）现代和前沿治疗

1. 一般治疗

风湿热活动期必须卧床休息。若明显心脏受损表现，在病情好转后，控制活动量直到症状消失，血沉正常。若有心脏扩大、心包炎、持续性心动过速和明显心电图异常者，在症状消失，血沉正常后仍需卧床休息 3~4 周。恢复期亦应适当控制活动量 3~6 个月。病程中宜进食易消化和富有营养的饮食。

2. 抗风湿治疗

常用的药物有水杨酸制剂和糖皮质激素两类。对无心脑炎的患者不必使用糖皮质激素，水杨酸制剂对急性关节炎疗效确切。

（1）水杨酸制剂　是治疗急性风湿热的最常用药物，对风湿热的退热，消除关节炎症和血沉的恢复正常均有较好的效果。虽然本药有明显抑制炎症的作用，但并不去除其病理改变，因而对防止心脏瓣膜病变的形成无明显预防作用。

水杨酸制剂以乙酰水杨酸（阿司匹林）和水杨酸钠较为常用，尤以阿司匹林效果最好。阿司匹林起始剂量为：儿童每日 80～100mg/kg；成人每日 4～6g；分 4～6 次口服。水杨酸钠每日 6～8g，分 4 次服用。使用水杨酸制剂应逐渐增加剂量，直到取得满意的临床疗效，或出现全身毒性反应如耳鸣、头痛、或换气过度。症状控制后剂量减半，维持 6～12 周。水杨酸制剂常有胃部刺激症状如恶心、呕吐、食欲减退等。此时可用氢氧化铝，不宜服用碳酸氢钠，因后者可减低水杨酸制剂在胃肠道的吸收，增加肾脏的排泄，并可促发或加重充血性心力衰竭。

如患者不能耐受水杨酸制剂，可用：氯灭酸（抗风湿灵）0.2～0.4g，每日 3 次；或贝诺酯（benorilate）每日 1.5～4.5g，分次服用，贝诺酯系阿司匹林与对乙酰氨基酚（扑热息痛）的脂化物，对胃刺激较轻，吸收后在血中缓慢释放出水杨酸。

（2）糖皮质激素　大型临床研究表明，糖皮质激素与阿司匹林对风湿热的疗效方面并无明显差别，且有停药后"反跳"现象和较多的副作用，故一般认为，急性风湿热患者出现心脏受累表现时，宜先用水杨酸制剂；如效果不佳（热度不退，心功能无改善），则应及时加用糖皮质激素。激素治疗开始剂量宜大，可用：泼尼松，成人每天 60～80mg，儿童每天 2mg/kg，分 3～4 次口服。直至炎症控制，血沉恢复正常。以后逐渐减量，以每天 5～10mg为维持量；总疗程需 2～3 个月。病情严重者，可用氢化考的松每天 300～500mg；或地塞米松每天 0.25～0.3mg/kg，静脉滴注。

糖皮质激素停药后应注意低热，关节疼痛及血沉增快等"反跳"现象。在停药前合并使用水杨酸制剂，或滴注促肾上腺皮质激素 12.5～25mg，每天一次，连续三天，可减少"反跳"现象。

3. 抗生素治疗

风湿热一旦确诊，即使咽拭子培养阴性应给予一个疗程的青霉素治疗，以清除溶血性链球菌。溶血性链球菌感染持续存在或再感染，均可使风湿热进行性恶化，因此根治链球菌感染是治疗风湿热必不可少的措施。一般应用普鲁卡因青霉素 40～80 万单位，每天一次，肌肉注射，共 10～14 天；或苯唑西林钠（苯唑青霉素钠）120 万单位，肌肉注射一次。对青霉素过敏者，可予口服红霉素，每天 4 次，每次 0.5g，共 10 天。

4. 中医药治疗

急性风湿热多属热痹，宜用祛风清热化湿治法；慢性风湿热则多属寒痹，宜用祛风散寒化湿治法。糖皮质激素、水杨酸制剂等辅以中医药治疗，可能取得较好疗效。针刺疗法对缓解关节症状也有一定效果。

5. 舞蹈症的治疗

抗风湿药物对舞蹈症无效。舞蹈症患者应尽量安置于安静的环境中，避免刺激。病情严重者可使用镇静剂如鲁米那、地西泮（安定）等，亦可用睡眠疗法。舞蹈症是一种自限性疾病，通常无明显的神经系统后遗症，耐心细致的护理，适当的体力活动和药物治疗大多可取得良好的结果。

三、康复

风湿热是一种可以预防的疾病，其与链球菌的关系十分密切，因此防止链球菌感染的流行是预防风湿热的一项最重要的环节。

（一）预防初次风湿热

（1）防止上呼吸道感染，注射居住卫生，经常参加体育锻炼，提高健康水平。

（2）对猩红热、急性扁桃体炎、咽炎、中耳炎和淋巴结炎等急性链球菌感染，应早期予以积极彻底的抗生素治疗，以青霉素为首选，对青霉素过敏者可选用红霉素。

（3）慢性扁桃体炎反复急性发作者（每年发作2次上），应手术摘除扁桃体，手术前1天至手术后3天用青霉素预防感染。扁桃体摘除后，仍可发生溶血性性链球菌咽炎，应及时治疗。

（4）在封闭的集体人群中（军营、学校、幼儿园等）预防和早期发现，早期诊断链球菌感染，建立必要的保健制度，可能彻底消除链球菌感染流行，大大减少风湿热的发病率。

（二）预防风湿热复发

已患过风湿热的病人，应积极预防链球菌感染。一般推荐使用苄星青霉素（长效西林）120万单位，每月肌肉注射一次。对青霉素过敏者，可用磺胺嘧啶或磺胺异恶唑，儿童每天0.25～0.5g；成人每天0.5～1.0g，分次口服。一般认为，预防用药期限，18岁以下的风湿热患者必须持续预防用药；超过18岁且无心脏受累的风湿热患者，从风湿热末次发作起至少维持预防用药5年；已有心脏受累的风湿热患者，再次感染链球菌后极易引起风湿活动，并且容易发作心脏炎，所以须严格预防治疗。研究表明，预防用药水平与链球菌感染患者的比例成反比，无预防或不规则预防用药组链球菌感染比例较完全预防用药组高3倍；尤为值得注意的是，无预防或不规则预防用药组风湿活动发作患者的比例较完全预防用药组高10倍，即使不规则预防用药亦有一定的效果。

第二节　二尖瓣狭窄

绝大多数二尖瓣狭窄（mitral stenosis）是风湿热的后遗症。极少数为先天性狭窄或老年性二尖瓣环或环下钙化。二尖瓣狭窄患者中2/3为女性。约40%的风湿性心脏病（简称风心病）患者为单纯性二尖瓣狭窄。

一、诊断

(一) 现代科学方法诊断

1. 症状

通常情况下，从初次风湿性心脏炎到出现明显二尖瓣狭窄的症状可长达 10 年，此后 10～20 年逐渐丧失活动能力。

(1) 呼吸困难　劳动力性呼吸困难为最早期的症状，主要为肺的顺应性降低所致。随着病程发展，日常活动即可出现呼吸困难，以及端坐呼吸，当有劳累、情绪激动、呼吸道感染、性交、妊娠或快速心房颤动等诱因时，可诱发急性肺水肿。

(2) 咳嗽　多在夜间睡眠时及劳动后，多为干咳。并发支气管炎或肺部感染时，咳黏液样或脓痰。左心房明显扩大压迫支气管亦可引起咳嗽。

(3) 咯血

①痰中带血或血痰，与支气管炎、肺部感染、肺充血或毛细血管破裂有关；常伴夜间阵发性呼吸困难；二尖瓣狭窄晚期出血肺梗塞时，亦可咯血痰。

②大量咯血，是由于左心房压力突然增高，以致支气管静脉破裂出血造成。多见于二尖瓣狭窄早期，仅有轻度或中度肺动脉压增高的患者。

③粉红色泡沫痰，为毛细血管破裂所致，属急性肺水肿的特征。

(4) 胸痛　约有 15% 的二尖瓣狭窄患者有胸痛表现，可能是由于肥大的右心室壁张力增高，同时心排血量降低致右心室缺血引起。经二尖瓣分离术或扩张术后可缓解。

(5) 血栓栓塞　20% 的二尖瓣狭窄患者在病程中发生血栓栓塞，其中 80% 有心房颤动。栓塞可发生在脑血管，冠状动脉和肾动脉，部分病人可反复发生。或为多发生性栓塞。

（6）其它症状 左心房扩大和左肺动脉扩张可压迫左喉返神经，引起声音嘶哑；左心房显著扩大可压迫食道，引起吞咽困难；右心室衰竭时可出现食欲减退、腹胀、恶心等症状。

2. 特征

（1）心脏听诊 心尖区舒张中晚期低调的隆隆样杂音，呈递增型、局限性，左侧卧位时明显，可伴有舒张期震颤。心尖区第一心音亢进，呈拍击样。可在80%～85%的患者胸骨左缘3～4肋间或心尖区内侧闻及二尖瓣开瓣音（opening snap, OS），此音紧跟第二心音后，高调短促而响亮，呼气时明显，是隔膜型瓣膜口的主瓣（二尖瓣前叶）在开放时发生震颤所致，拍击样第一心音和二尖瓣开瓣音的存在，高度提示二尖瓣狭窄以及瓣膜仍有一定的柔顺性和活动力，有助于隔膜型二尖瓣狭窄的诊断，对决定手术治疗的方法有一定的意义。由于肺动脉高压，可出现肺动脉瓣第二心音亢进和分裂。严重肺动脉高压时，可在胸骨左缘第2～4肋间闻及一高调、递减型的舒张早中期杂音，呈吹风样，沿胸骨左缘向三尖瓣区传导，吸气时增强。此乃由于肺动脉及其瓣环的扩张，造成相对性肺动脉瓣关闭不全的杂音（Graham - Settll 杂音）。有时还可听到肺动脉瓣收缩早期喀喇音，此音呼气时明显，吸气时减轻。严重的二尖瓣狭窄患者，由于肺动脉高压，右心室扩大，引起三尖瓣瓣环的扩大，导致相对性三尖瓣关闭不全。右心室收缩时部分血流通过三尖瓣口返流到右心房，因而出现三尖瓣区全收缩期吹风样杂音，向心尖区传导，吸气时明显。

（2）其他体征 二尖瓣面容见于严重二尖瓣狭窄的患者，由于心排血量减低，患者两颧呈紫红色，口唇轻度紫绀。四肢末梢亦见发绀。儿童期发生二尖瓣狭窄者，心前区可见隆起，左乳头移向左上房，并有胸骨左缘处收缩期抬举样搏动，中度以上狭窄患者心脏浊音界在胸骨左缘第三肋间向左扩大，表示肺动脉和右心室增大。颈静脉搏动明显，表明存在严重肺动脉高压。

3. 并发症

（1）心律失常　以房性心律失常最多见，先出现房性早搏，以后房性心动过速，心房扑动，阵发性心房颤动直至持久性心房颤动。左心房压力增高导致的左心房扩大和风湿炎症引起的左心房壁纤维化是心房颤动持续存在的病理基础。心房颤动降低心排血量，可诱发或加重心力衰竭。出现心房颤动后，心尖区舒张期隆隆杂音的收缩期前增强可消失，快速心房颤动时心尖区舒张期隆隆杂音可减轻或消失，心率减慢时又明显或出现。

（2）充血性心力衰竭和急性肺水肿　50%～75%的患者发生充血性心力衰竭，为二尖瓣狭窄的主要死亡原因。呼吸道感染是心力衰竭的常见诱因，在女性患者中妊娠和分娩亦常诱发心力衰竭。急性肺水肿是重度二尖瓣狭窄的急重并发症，多发生于剧烈体力活动，情绪激动，感染，突发心动过速或快速心房颤动时，在妊娠和分娩时更易诱发。上述情况下心室率明显加快，左心室舒张充盈时间缩短；肺循环血量增加；左心房压力明显升高，导致肺毛细血管压力增高，血浆渗出至组织间隙或肺泡内，从而引起急性肺水肿。

（3）栓塞　以脑栓塞最常见，亦可发生于四肢、肠、肾和脾等脏器，栓子多来自扩大的左心耳伴心房颤动者。右心房来源的栓子可造成肺栓塞或肺梗塞。

（4）肺部感染　本病患者常有肺静脉压力增高及肺淤血，易合并肺部感染。出现肺部感染后往往加重或诱发心力衰竭。

（5）亚急性感染性心内膜炎　较少见。

4. 辅助检查

（1）X线检查　最早的改变是左心缘的左心房弧度明显，肺动脉主干突出，肺静脉增宽，右前斜位钡剂透视可见扩张的左心房压迫食道。病变严重时，左心房和右心室明显增大，后前位片示心影右缘呈双重阴影，肺门阴影加深，主动脉弓较小。左心室一般不大。当左心房压力达2.7千帕斯卡（20mmHg）时，中下肺可见Kerley B线。长期肺淤血后含铁血黄素沉积，双下肺野可出现散在的点状阴影。老年患者常有二尖瓣钙化，青壮年亦不少见。

（2）心电图检查　轻度二尖瓣狭窄者心电图可正常。特征性的改变为 P 波增宽且呈双峰形，提示左心房增大。合并肺动脉高压时，显示右心室增大，电轴右偏。病程晚期常合并心房颤动。

（3）超声心动图检查　是最敏感和特异的无创性诊断方法，对确定瓣口面积和跨瓣压力阶差，判断病变的程度，决定手术方法以及评价手术的疗效均有很大价值。二维超声心动图上可见二尖瓣前后叶反射增强，变厚，活动幅度减小，舒张期前叶体部向前膨出呈气球状，瓣尖的前后叶距离明显缩短，开口面积减小。M 型超声可见舒张期充盈速率下降，正常的双峰消失，E 峰后曲线下降缓慢，二尖瓣前叶，后叶于舒张期呈从属于前叶的同向运动，即所谓城垛样改变。左心房扩大，右心室肥大及右心室流出道变宽。

（4）放射性核素检查　放射性核素血池显像示左心房扩大，显象剂浓聚和通过时间延长，左心室不大。肺动脉高压时，可见肺动脉主干和右心室扩大。

（5）右心导管检查　右心室、肺动脉及肺毛细血管压力增高，肺循环阻力增大，心排血量减低。穿刺心房间隔后可直接测定左心房和左心房的压力，二尖瓣狭窄早期舒张期跨瓣压力阶差正常，随着病情加重，压力阶差增大，左心房收缩时压力曲线呈高大的 a 波。

该病诊断时应结合病史、症状、体征及辅助检查进行综合分析后方可作出诊断。

5. 鉴别诊断

发现心尖区隆隆样舒张期杂音并有左心房扩大，即可诊断二尖瓣狭窄，超声心动图检查可明确诊断。临床上二尖瓣狭窄应与下列情况的心尖区舒张期杂音鉴别：

（1）急性风湿性心脏炎　心尖区有高调，柔和的舒张早期杂音，每日变化较大，风湿活动控制后，杂音可消失。这是因为心室扩大，二尖瓣相对狭窄所致，即 Carey - Coombs 杂音。

（2）"功能性"二尖瓣狭窄　见于各种原因所致的左心室扩大，二尖瓣口流量增大，或二尖瓣在心室舒张期受主动脉返流血液的冲击等情况，如大量左至右分流的动脉导管未闭和心室间隔缺损，主动脉瓣关闭不全等，此杂音历时较短，无开瓣音，性质较柔和，吸入亚硝酸异戊酯杂音减低，应用升压药后杂音加强。

（3）左房黏液瘤　为心脏原发性肿瘤中最常见者。临床症状和体征与二尖瓣狭窄相似，但呈间歇性，随体位而变更，一般无开瓣音而可听到肿瘤扑落音，心房颤动少见而易有反复的周围动脉栓塞现象。超声心动图表现为二尖瓣后面收缩期和舒张期均可见一团云雾状回声波。心导管检查显示左心房压力明显升高，选择性造影示左心房内充盈缺损。后者目前已少用，因有促使瘤栓脱落的可能。

（4）三尖瓣狭窄　胸骨左缘下端闻及低调的隆隆样舒张期杂音，吸气时因回心血量增加可使杂音增强、呼气时减弱。窦性节律时颈静脉a波增大。二尖瓣狭窄舒张期杂音位于心尖区，吸气时无变化或减弱。超声心动图可明确诊断。

（5）原发性肺动脉高压　多发生于女性患者，无心尖区舒张期杂音和开瓣音，左心房不扩大，肺动脉楔压和左心房压力正常。

（二）中医诊断

详细见肺动脉瓣关闭不全之后的总结说明。

（三）民间经验诊断

详细见肺动脉瓣关闭不全之后的总结说明。

二、治疗

（一）民间和经验治疗

详细见肺动脉瓣关闭不全之后的总结说明。

（二）中医和经典治疗

详细见肺动脉瓣关闭不全之后的总结说明。

（三）现代和前沿治疗

1. 代偿期治疗

适当避免过度的体力劳动及剧烈运动，保护心功能；对风湿性心脏病患者应积极预防链球菌感染与风湿活动以及感染性心内膜炎。

2. 失代偿期治疗

出现临床症状者，宜口服利尿剂并限制钠盐摄入。右心衰竭明显或出现快速心房颤动时，用洋地黄类制剂可缓解症状，控制心室率。出现持续性心房颤动一年以内者，应考虑药物或电复律治疗。对长期心力衰竭伴心房颤动者可采用抗凝治疗，以预防血栓形成和动脉栓塞的发生。

治疗的关键是解除二尖瓣狭窄，降低跨瓣压力阶差。常采用的手术方法有：

（1）经皮穿刺二尖瓣球囊分离术 这是一种介入性心导管治疗技术，其适应证为单纯二尖瓣狭窄。此方法能使二尖瓣口面积扩大至 $2.0cm^2$ 以上，明显降低二尖瓣跨瓣压力阶差和左心房压力，提高心脏指数，有效地改善临床症状。经皮穿刺二尖瓣球囊分离术不损害瓣下结构，操作熟练者，亦可避免并发症的发生；并且不必开胸，较为安全，患者损伤小，康复快，近期疗效已肯定。

（2）二尖瓣分离术 有闭式和直视式两种。闭式多采用经左心室进入使用扩张器方法，对隔膜型疗效最好。手术适应症为患者年龄不超过55岁，心功能在 2～3 级，近半年内无风湿活动或感染性心内膜炎，术前检查心房内无血栓，不伴有或仅有轻度二尖瓣关闭不全或主动脉瓣病变且左心室不大。合并妊娠而需手术者宜在孕期6月以内进行。对中度或重度二尖瓣关闭不全；疑有心房内血栓形成；瓣膜重度钙化或腱索明显融合缩短的患者，应行直视式分离术。

（3）人工瓣膜替换术　指征为：心功能在 3～4 级，伴有明显二尖瓣关闭不全和（或主动脉瓣病变且左心室增大；瓣膜严重钙化以致不能分离修补；钙化粥样瘤引起狭窄者。常用机械瓣或生物瓣。机械瓣经久耐用，不致钙化或感染，但须终身抗凝治疗；伴有溃疡病或出血性疾病者忌用。生物瓣不需抗凝治疗，但可因感染性心内膜炎或数年后瓣膜钙化或机械性损伤而失效。

三、康复

（1）注意心率、心律的变化。

（2）注意口腔卫生，及时处理隐藏的病灶。

（3）注意保暖，尽量避免上呼吸道感染。

（4）卧床时间较长的病人，咳嗽有痰时，需协助多翻身，拍背，更换体位，以利痰液咳出。并及时给予药物治疗，以免发生肺炎。

（5）定期门诊随访复查。

第三节　二尖瓣关闭不全

二尖瓣包括四个成份：瓣叶、瓣环、腱索和乳头肌，其中任何一个发生结构异常或功能失调，均可导致二尖瓣关闭不全（mitral insufficiency）。

一、诊断

（一）现代科学方法诊断

1. 症状

通常情况下，从初次风湿性心脏炎到出现明显二尖瓣关闭不全的症状可长达20年；一旦发生心力衰竭，则进展迅速。轻度二尖瓣关闭不全者可无明显症状或仅有轻度不适感。严重二尖瓣关闭不全的常见症状有：劳动性呼吸困难，疲乏，端坐呼吸等，活动耐力显著下降。咯血和栓塞较少见。晚期右心衰竭时可出现肝脏淤血肿大，有触痛，踝部水肿，胸水或腹水。急性者可很快发生急性左心衰竭或肺水肿。

2. 体征

（1）心脏听诊心尖区会听到收缩期吹风样杂音，响度在3/6级以上，多向左腋传播，吸气时减弱，返流量小时音调高，瓣膜增厚者杂音粗糙。前叶损害为主时，杂音向左腋下或左肩胛下传导；后叶损害为主者，杂音向心底部传导。可伴有收缩期震颤。心尖区第一心音减弱，或被杂音掩盖。由于左心室射血期缩短，主动脉瓣关闭提前，导致第二心音分裂。严重二尖瓣关闭不全者可出现低调的第三心音。闻及二尖瓣开瓣音提示合并二尖瓣狭窄，但不能除外二尖瓣关闭不全。严重的二尖瓣关闭不全患者，由于舒张期大量血液通过，导致相对性二尖瓣狭窄，故心尖区可闻及低调，短促的舒张中期杂音。肺动脉高压时，肺动脉瓣区第二心音亢进。

（2）其他体征　动脉血压正常而脉搏较细小。心界向左下扩大，心尖区此刻触及局限性收缩期抬举样搏动，说明左心室肥厚和扩大。肺动脉高压和右心衰竭时，可有颈静脉怒张，肝脏肿大，下肢浮肿。

3. 辅助检查

（1）X线检查　轻度二尖瓣关闭不全者，可无明显异常发现。严重者左心房和左心室明显增大，明显增大的左心房可推移和压迫食道。肺动脉高压或右心衰竭时，右心室增大。可见肺静脉淤血，肺间质水肿和Kerley B线。常有二尖瓣叶和瓣环的钙化。左心室造影可对二尖瓣返流进行定量。

（2）心电图检查　轻度二尖瓣关闭不全者心电图可正常。严重者可有左心室肥大和劳损；肺动脉高压时可出现左，右心室肥大的表现。慢性二尖瓣关闭不全伴左心房增大者多有心房颤动。窦性心律者 P 波增宽且呈双峰形，提示左心房增大。

（3）超声心动图检查　是检测和定量二尖瓣返流的最准确的无创性诊断方法，二维超声心动图上可见二尖瓣前后叶反射增强，变厚，瓣口在收缩期关闭对合不佳；腱索断裂时，二尖瓣可呈连枷样改变，在左心室长轴面上可见瓣叶在收缩期呈鹅颈样钩向左心房，舒张期呈挥鞭样漂向左心室。M 型超声可见舒张期二尖瓣前叶 EF 斜率增大，瓣叶活动幅度增大；左心房扩大，收缩期过度扩张；左心房扩大及室间隔活动过度。多普勒超声显示左心房收缩期返流。

（4）放射性核素检查　放射性核素血池显象示左心房和左心室扩大，左心室舒张末期容积增加。肺动脉高压时，可见肺动脉主干和右心室扩大。

（5）右心导管检查　右心室，肺动脉及肺毛细血管压力增高，肺循环阻力增大，左心导管检查左心房压力增高，压力曲线 v 波显著，而心排血量减低。

临床诊断主要是根据心尖区典型的吹风样收缩期杂音并有左心房和左心室扩大，超声心动图检查可明确诊断。

4. 鉴别诊断

二尖瓣关闭不全的杂音应下列情况的心尖区收缩期杂音鉴别：

（1）相对性二尖瓣关闭不全　可发生于高血压性心脏病，各种原因的引起的主动脉瓣关闭不全或心肌炎，扩张型心肌病，贫血性心脏病等。由于左心室或二尖瓣环明显扩大，造成二尖瓣相对关闭不全而出现心尖区收缩期杂音。

（2）功能性心尖区收缩期杂音　半数左右的正常儿童和青少年可听到心前区收缩期杂音，响度在 1～2/6 级，短促，性质柔和，不掩盖第一心音，无心房和心室的扩大。亦可见于发热，贫血，甲状腺功能亢进等高动力循环状态，原因消除后杂音即消失。

（3）室间隔缺损　可在胸骨左缘第 3～4 肋间闻及粗糙的全收

缩期杂音，常伴有收缩期震颤，杂音向心尖区传导，心尖搏动呈抬举样。心电图及 X 线检查表现为左右心室增大。超声心动图显示心室间隔连续中断，声学造影可证实心室水平左向右分流存在。

（4）三尖瓣关闭不全　胸骨左缘下端闻及局限性吹风样的全收缩杂音，吸气时因回心血量增加可使杂音增强，呼气时减弱。肺动脉高压时，肺动脉瓣第二心音亢进，颈静脉 v 波增大。可有肝脏搏动，肿大。心电图和 X 线检查可见右心室肥大。超声心动图可明确诊断。

（5）主动脉瓣狭窄　心底部主动脉瓣区或心尖区可听到响亮粗糙的收缩期杂音，向颈部传导，伴有收缩期震颤。可有收缩早期喀喇音，心尖搏动呈抬举样。心电图和 X 线检查可见左心室肥厚和扩大。超声心动图可明确诊断。

（二）中医诊断

详细见肺动脉瓣关闭不全之后的总结说明。

（三）民间经验诊断

详细见肺动脉瓣关闭不全之后的总结说明。

二、治疗

（一）民间和经验治疗

详细见肺动脉瓣关闭不全之后的总结说明。

（二）中医和经典治疗

详细见肺动脉瓣关闭不全之后的总结说明。

（三）现代和前沿治疗

1. 内科治疗

适当避免过度的体力劳动及剧烈运动，限制钠盐摄入，保护心功能；对风心病积极预防链球菌感染与风湿活动以及感染性心内膜炎；适当使用利尿剂；血管扩张剂，特别是减轻后负荷的血管扩张剂，通过降低左心室射血阻力，可减少返流量，增加心排血量，从而产生有益的血流动力学作用。慢性患者可用血管紧张素转化酶抑制剂。急性者可用硝普钠，或硝酸甘油，或酚妥拉明静脉滴注。洋地黄类药物宜用于出现心力衰竭的患者，对伴有心房颤动者更有效。晚期的心力衰竭患者可用抗凝药物防止血栓栓塞。

2. 手术治疗

长期随访研究表明，手术治疗后二尖瓣关闭不全患者心功能的改善明显优于药物治疗；即使在合并心力衰竭或心房颤动的患者中，手术治疗的疗效亦明显优于药物治疗。瓣膜修复术比人工瓣膜置换术的死亡率低，长期存活率较高，血栓栓塞发生率较小。

（1）术前准备　手术治疗前，应行左、右心导管检查和左心室造影。这些检查对确诊二尖瓣返流，明确原发性心肌病变或功能性二尖瓣关闭不全均有很大的帮助；血流动力学检查有助于估价受累瓣叶的病变严重程度；冠状动脉造影可确定患者是否需要同时行冠脉旁路移植术，因为合并冠心病者，手术的死亡率高，并发症多。

（2）手术指征

①急性二尖瓣关闭不全。

②心功能 3～4 级，经内科积极治疗后。

③无明显临床症状或心功能在 2 级或 2 级以下，辅助检查表明心脏进行性增大，左心室射血分数下降。超声心动图检查左心室收缩期末内径达 50mm 或舒张期末内径达 70mm，射血分数 ≤50% 时即应尽早手术治疗。

（3）手术种类

①瓣膜修复术，能最大限度地保存天然瓣膜。适用于二尖瓣松弛所致的脱垂；腱索过长或断裂；风湿性二尖瓣病变局限，前叶柔软无皱缩且腱索虽有纤维化或钙化但无挛缩；感染性心内膜炎二尖

瓣赘生物或穿孔病变局限，前叶无或仅轻微损害者。

②人工瓣膜置换术，置换的瓣膜有机械瓣和生物瓣。机械瓣包括球瓣、浮动碟瓣和倾斜碟瓣，其优点为耐磨损性强，但血栓栓塞的发生率高，需终身抗凝治疗，术后10年因抗凝不足致血栓栓塞或抗凝过度发生出血所致的病死和病残率可高达50%；其次，机械瓣的偏心性血流，对血流阻力较大，跨瓣压差较高。生物瓣包括猪主动脉瓣、牛心包瓣和同种硬脑膜瓣，其优点为发生血栓栓塞率低，不需终身抗凝和具有与天然瓣相仿的中心血流，但不如机械瓣牢固。3~5年后可发生退行性钙化性变而破损，10年后约50%需再次换瓣。

年轻患者和有心房颤动或血栓栓塞高危需抗凝治疗者，宜选用机械瓣；若瓣环小，则宜选用血流动力学效果较好的人工瓣；如有出血倾向或抗凝禁忌者，以及年轻女性，换瓣术后拟妊娠生育，宜用生物瓣。

三、康复

二尖瓣关闭不全，主要由于反复风湿热发作引起，故此，预防风湿热反复发作是阻止本病产生及发展的关键，风湿性二尖瓣关闭不全早期多无明显症状，待出现明显症状时病变发展已较严重，故早发现、早防治非常重要，如已患有明确的风湿性心瓣膜病二尖瓣关闭不全患者，应定期到医院诊治，病变严重者可行瓣膜手术治疗。根据病情行瓣膜成形术或瓣膜置换术。

第四节　三尖瓣狭窄

三尖瓣狭窄绝大多数由风湿热所致，与二尖瓣狭窄相似。风湿性三尖瓣狭窄的病理改变可见腱索有融合和缩短，瓣叶尖端融合，形成一隔膜样孔隙。三尖瓣狭窄（tricuspid stenosis）多见于女性，绝大多数由风湿热所致，与二尖瓣狭窄相似。三尖瓣狭窄可合并三尖瓣关闭不全或与其它任何瓣膜的损害同时存在。右心房明显扩大，心房壁增厚，也可出现肝、脾肿大等严重内脏瘀血的征象。

一、诊断

（一）现代科学方法诊断

1. 症状

心排血量低引起疲乏，体循环淤血致腹胀。可并发心房颤动和肺栓塞。三尖瓣狭窄所致低心排血量引起疲乏，常有明显右心淤血体征，体静脉瘀血可引起顽固性水肿、肝脏肿大、腹水、脾肿大、黄疸、严重营养不良、全身水肿和腹水等消化道症状及全身不适感。肿大的肝脏可呈明显的收缩期前搏动。由于颈静脉搏动的巨大 a 波，使病人感到颈部有搏动感。虽然病人常同时合并有二尖瓣狭窄，但二尖瓣狭窄的临床症状如咯血、阵发性夜间呼吸困难和急性肺水肿却很少见。若病人有明显的二尖瓣狭窄的体征而无肺充血的临床表现时，应考虑可能同时合并有三尖瓣狭窄。

2. 体征

①颈静脉怒张。②胸骨左下缘有三尖瓣开瓣音。③胸骨左缘第 4～5 肋间或剑突附近有紧随开瓣音后的，较二尖瓣狭窄杂音弱而短的舒张期隆隆样杂音，伴舒张期震颤。杂音和开瓣音均在吸气时增强，呼气时减弱。④肝大伴收缩期前搏动。⑤腹水和全身水肿。

3. 辅助检查

（1）X 线检查　心影明显增大，后前右心缘见右心房和上腔静脉突出，右心房缘距中线的最大距离常 >5 厘米。

（2）心电图　II 和 V1 导联 P 波振幅 >0.25mV，提示右心房增大。

（3）超声心动图　二维超声心动图确诊三尖瓣狭窄具有高度敏感性和特异性，心尖四腔观可见瓣叶增厚，舒张期呈圆拱形。通过连续多普勒测定的经三尖瓣口最大血流速度，可计算出跨瓣压差。彩色多普勒学流显像可见三尖瓣口右心室侧高速"火焰形"射流。

（4）心导管检查　同步测定右心房和右心室压以了解跨瓣压差。

根据典型听诊表现和体循环静脉淤血而不伴肺淤血，可诊断三尖瓣狭窄。

4. 鉴别诊断

风心病二尖瓣狭窄者，如剑突处或胸骨左下缘有随吸气增强的舒张期隆隆样杂音，无明显右心室扩大和肺淤血，提示同时存在二尖瓣狭窄。房间隔缺损如左至右分流量大，通过三尖瓣的血流增多，可在三尖瓣区听到第三心音后短促的舒张中期隆隆样杂音。以上可经超声心动图确诊。

（二）中医诊断

详细见肺动脉瓣关闭不全之后的总结说明。

（三）民间经验诊断

详细见肺动脉瓣关闭不全之后的总结说明。

二、治疗

（一）民间和经验治疗

详细见肺动脉瓣关闭不全之后的总结说明。

（二）中医和经典治疗

详细见肺动脉瓣关闭不全之后的总结说明。

（三）现代和前沿治疗

严格限制钠盐摄入，应用利尿剂，可改善体循环淤血的症状和体征，尤其是减轻肝脏淤血，改善肝功能；如症状明显，右心室平均舒张压达 0.53 ~ 0.67 千帕斯卡 （4 ~ 5mmHg），和三尖瓣口面积小于 1.5 ~ 2.0cm² 时，可作三尖瓣分离术或经皮球囊扩张瓣膜成形术，亦可行人工瓣膜置换术，最好用生物瓣。

（1）内科治疗　限制钠盐摄入，应用利尿剂，控制心房颤动的心室率。

（2）外科治疗　跨三尖瓣压差 > 5mmHg 或瓣口面积 < 2.0cm² 时，应手术治疗。风心病可作瓣膜交界分离术或人工瓣膜置换术。三尖瓣置换术死亡率 2 ~ 3 倍于二尖瓣或主动脉瓣置换术。

（3）经皮球囊三尖瓣成形术　虽易行，但适应证尚不明确。

三、康复

本病主要是由于风湿热所引起，故临床上对于有风湿热疾的患者应积极进行治疗，对于已有风湿病的患者，应严格检查，考虑到有三尖瓣狭窄存在的可能性，应做到早发现、早诊断、早治疗。

第五节　三尖瓣关闭不全

三尖瓣关闭不全（tricuspid insufficiency）罕见于瓣叶本身受累，而多由肺动脉高压及三尖瓣扩张引起。由于先天性或后天性因素致三尖瓣病变或三尖瓣环扩张，导致三尖瓣在收缩期不能完全关闭时称三尖瓣关闭不全。

该病有功能性和器质性两种，前者多继发于导致右心室扩张的病变，发病率相当高，如原发性肺动脉高压、二尖瓣病变、肺动脉瓣或漏斗部狭窄、右心室心肌梗塞等。后者可为先天性异常如 Ebstein 畸形及共同房室通道，也可为后天性病变如风湿性炎症、冠状动脉病变致三尖瓣乳头肌功能不全、外伤及感染性心内膜炎等。

该病预后视原发病因的性质和心力衰竭的严重度而定，原发性肺动脉高压症和慢性肺源性心脏病所致者，预后常较二尖瓣病变或房间隔缺损所致者更差。内科治疗可缓解症状，外科手术可治愈。

一、诊断

（一）现代科学方法诊断

1. 症状

三尖瓣关闭不全引起右侧心脏的病理生理变化与二尖瓣关闭不全对左侧心脏的影响相似，但代偿期较长；病情若逐渐进展，最终可导致右心室和右心房肥大，右心室衰竭。显著肺动脉高压引起者，病情发展较快。三尖瓣关闭不全合并肺动脉高压时，可出现心排血量减少和体循环淤血的症状。三尖瓣关闭不全合并二尖瓣疾患者，肺淤血的症状可由于三尖瓣关闭不全的发展而减轻，但乏力和其它心排血量减少的症状可更加重。临床表现如下：

（1）易疲乏，可有劳力性心悸、气促，右季肋区和右上腹胀痛，皮下水肿，持续腹水。

（2）食欲不振、恶心、嗳气及呕吐，部分患者可有轻度黄疸。

（3）有时可有颈、头部静脉搏动感觉。

（4）病变明显时颈静脉怒张且收缩期搏动，下肢水肿、肝肿大、腹水，肝颈静脉回流征。

（5）弥漫的右心室搏动，心界向右扩大，第一心音减弱，肺动脉瓣第二音亢进，常可闻及右心室第三心音奔马律。

（6）胸骨左缘第 3 ~ 5 肋间全收缩期杂音，偶可在剑突区最响，当右心室明显增大致心脏转位时此杂音可位于心尖区。

（7）严重关闭不全时在胸骨左缘的第三心音之后偶可闻及一短促的舒张期隆隆样杂音。

2. 体征

主要体征为胸骨左下缘全收缩期杂音，吸气及压迫肝脏后杂音可增强；但如衰竭的右心室不能增加心搏量杂音难以增强。仅在流量很大时，有第三心音及三尖瓣区低调舒张中期杂音。颈静脉脉波图 v 波（又称回流波，为右心室收缩时，血液回流到右房大静脉所致）增大；可扪及肝脏搏动。瓣膜脱垂时，在三尖瓣区可闻及非喷射性喀喇音。其淤血体征与右心衰竭相同。

3. 辅助检查

（1）X线检查可见右心室、右心房增大。右房压升高者，可见奇静脉扩张和胸腔积液；有腹水者，横膈上抬。透视时可看到右房收缩期搏动。

（2）心电图检查　右束支阻滞或右心室肥厚症，常有肺性P波或心房颤动。

（3）超声心动图检查可见右心室、右心房增大，上下腔静脉增宽及搏动；连枷样三尖瓣。二维超声心动图声学造影可证实反流，多普勒超声检查可判断反流程度和肺动脉高压。

根据典型杂音，右心室右心房增大及体循环淤血的症状和体征，本病一般不难做出诊断。超声心动图声学造影及多普勒超声检查可确诊，并可帮助作出病因诊断。

（二）中医诊断

详细见肺动脉瓣关闭不全之后的总结说明。

（三）民间经验诊断

详细见肺动脉瓣关闭不全之后的总结说明。

二、治疗

（一）民间和经验治疗

详细见肺动脉瓣关闭不全之后的总结说明。

（二）中医和经典治疗

详细见肺动脉瓣关闭不全之后的总结说明。

（三）现代和前沿治疗

单纯三尖瓣关闭不全而无肺动脉高压，如继发于感染性心内膜炎或创伤者，一般不需要手术治疗。积极治疗其它原因引起的心力衰竭，可改善功能性三尖瓣返流的严重程度。二尖瓣病变伴肺动脉高压及右心室显著扩大时，纠正二尖瓣异常，降低肺动脉压力后，三尖瓣关闭不全可逐渐减轻或消失而不必特别处理；病情严重的器质性三尖瓣病变者，尤其是风湿性而无严重肺动脉高压者，可施行瓣环成形术或人工心脏瓣膜置换术。

治疗原则：

（1）减轻心脏负荷，加强心肌收缩力。

（2）防治感染及风湿活动。

（3）手术治疗。

（4）支持对症处理。

三、康复

出现症状时应及时就医，尽早明确病因，决定治疗方法。一旦风湿活动极易加重病情，故应积极防治。当由于肝淤血致肝功能损害出现黄疸时，应及时做相应检查，以明确病变性质。当须要手术时，应掌握好时机。

对于某些疾病如原发性肺动脉高压、二尖瓣病变、肺动脉瓣或漏斗部狭窄、右心室心肌梗塞等或应时刻警惕和预防功能性三尖瓣关闭不全的发生；而在另一些疾病如先天性异常中的 Ebstein 畸形及共同房室通道，和一些后天性病变如风湿性炎症、冠状动脉病变致三尖瓣乳头肌功能不全、外伤及感染性心内膜炎等，也应注意是否有发生三尖瓣关闭不全的表现。

第六节　主动脉瓣狭窄

正常主动脉瓣口面积超过 $3.0cm^2$。当瓣口面积减小为 $1.5cm^2$

时为轻度狭窄；1.0cm² 时为中度狭窄；＜1.0cm² 时为重度狭窄。主动脉瓣狭窄有什么特点，它对心脏有什么影响？成人单纯主动脉瓣狭窄，在 60 岁以下的大多是在先天性异常上发生纤维钙化性退行性病变，风湿引起的主动脉瓣狭窄多伴有闭锁不全和二尖瓣疾患。发生在 65 岁以上正常主动脉瓣的老年多是瓣体的钙化。主动脉瓣狭窄使左心室排血受到阻碍，左心室负担增加，左心室要增加其收缩压力排血，造成左心室肥厚，但排血量正常。此时病人没有症状。当狭窄逐渐加重造成长期左心室负担过重，心肌收缩力减退，心排量减少，此外左心室过度肥厚及收缩压力增加，又使心肌需氧增加，但冠状动脉的心肌供血不相应增加，造成心肌缺血出现心绞痛。心室肥厚也使心肌弹性减低造成心壁张力增高，继而使左心房压增高，可导致肺水肿。

一、诊断

（一）现代科学方法诊断

1. 症状

由于左心室代偿能力较大，即使存在较明显的主动脉瓣狭窄，相当长的时间内患者可无明显症状，直至瓣口面积小于 1cm² 才出现临床症状。

（1）劳力性呼吸困难　此乃因左心室顺应性降低和左心室扩大，左心室舒张期末压力和左心房压力上升，引起肺毛细血管楔压增高和肺动脉高压所致。随着病程发展，日常活动即可出现呼吸困难，以及端坐呼吸，当有劳累，情绪激动，呼吸道感染等诱因时，可诱发急性肺水肿。

（2）心绞痛　1/3 的患者可有劳力性心绞痛，其机理可能为：肥厚心肌收缩时，左心室内压和收缩期末室壁张力增加，射血时间延长，导致心肌氧耗量增加；心肌收缩使增加的室内压力挤压室壁内的冠状动脉小分支，使冠脉流量下降；左心室舒张期顺应性下降，舒张期末压力升高，增加冠脉灌注阻力，导致冠脉灌注减少，心内膜下心肌缺血尤著；瓣口严重狭窄，心排血量下降，平均动脉压降低，可致冠脉血流量减少。心绞痛多在夜间睡眠时及劳动后发生。可有咳嗽多为干咳；并发支气管炎或肺部感染时，咳黏液样或脓痰。左心房明显扩大压迫支气管亦可引起咳嗽。

（3）劳力性晕厥 轻者为黑蒙，可为首发症状。多在体力活动中或其后立即发作。机理可能为：运动时外周血管阻力下降而心排血量不能相应增加；运动停止后回心血量减少，左心室充盈量及心排血量下降；运动使心肌缺血加重，导致心肌收缩力突然减弱，引起心排血量下降；运动时可出现各种心律失常，导致心排血量的突然减少。以上心排血量的突然降低，造成脑供血明显不足，即可发生晕厥。

（4）胃肠道出血 见于严重主动脉瓣狭窄者，原因不明，部分可能是由于血管发育不良、血管畸形所致，较常见于老年主动脉瓣钙化。

（5）血栓栓塞 多见于老年钙化性主动脉瓣狭窄患者。栓塞可发生在脑血管，视网膜动脉，冠状动脉和肾动脉。

（6）其他症状 主动脉瓣狭窄晚期可出现心排血量降低的各种表现：明显的疲乏，虚弱，周围性紫绀。亦可出现左心衰竭的表现：端坐呼吸，阵发性夜间呼吸困难和肺水肿。严重肺动脉高压后右心衰竭：体静脉高压、肝脏肿大、心房颤动、三尖瓣返流等。

2. 体征

（1）心脏听诊 胸骨右缘第二肋间可听到粗糙、响亮的喷射性收缩期杂音，呈先递增后递减的菱形，第一心音后出现，收缩中期达到最响，以后渐减弱，主动脉瓣关闭（第二音）前终止；常伴有收缩期震颤。吸入亚硝酸异戊酯后杂音可增强。杂音向颈动脉及锁骨下动脉传导，有时向胸骨下端或心尖区传导。通常杂音越长，越响，收缩高峰出现越尽，主动脉瓣狭窄越严重。但合并心力衰竭时，通过瓣口的血流速度减慢，杂音变轻而短促。可闻及收缩早期喷射音，尤其在先天性非钙化性主动脉瓣狭窄多见，瓣膜钙化僵硬后此音消失。瓣膜活动受限或钙化明显时，主动脉瓣第二心音减弱或消失，亦可出现第二心音逆分裂。常可在心尖区闻及第四心音，提示左心室肥厚和舒张期末压力升高。左心室扩大和衰竭时可听到第三心音（舒张期奔马律）。

（2）其他体征　脉搏平而弱，严重狭窄时由于心排血量减低，收缩压降低，脉压减小。老年病人常伴主动脉粥样硬化，故收缩压降低不明显。心脏浊音界可正常，心力衰竭时向左扩大。心尖区可触及收缩期抬举样搏动，左侧卧位时可呈双重搏动，第一次为心房收缩以增加左室充盈，第二次为心室收缩，持续而有力。心底部，锁骨上凹和颈动脉可触到收缩期震颤。

3. 辅助检查

（1）X 线检查　左心缘圆隆，心影不大。常见主动脉狭窄后扩张和主动脉钙化。在成年人主动脉瓣无钙化时，一般无严重主动脉瓣狭窄。心力衰竭时左心室明显扩大，还可见左心房增大，肺动脉主干突出，肺静脉增宽以及肺瘀血的征象。

（2）心电图检查　轻度主动脉瓣狭窄者心电图可正常。严重者心电图左心室肥厚与劳损。ST 段压低和 T 波倒置的加重提示心室肥厚在进展。左心房增大的表现多见。主动脉瓣钙化严重时，可见左前分支阻滞和其它各种程度的房室或束支传导阻滞。

（3）超声心动图检查　M 型超声可见主动脉瓣变厚，活动幅度减小，开放幅度小于 18mm，瓣叶反射光点增强提示瓣膜钙化。主动脉根部扩张，左心室后壁和室间隔对称性肥厚。二维超声心动图上可见主动脉瓣收缩期呈向心性弯形运动，并能明确先天性瓣膜畸形。多普勒超声显示缓慢而渐减的血流通过主动脉瓣，并可计算最大跨瓣压力阶差。

（4）左心导管检查　可直接测定左心房，左心室和主动脉的压力。左心室收缩压增高，主动脉收缩压降低，随着主动脉瓣狭窄病情加重，此压力阶差增大。左心房收缩时压力曲线呈高大的 a

波。在下列情况时应考虑施行：年轻的先天性主动脉瓣狭窄患者，虽无症状但需了解左心室流出道梗阻程度；疑有左心室流出道梗阻而非瓣膜原因者；欲区别主动脉瓣狭窄是否合并存在冠状动脉病变者，应同时行冠脉造影；多瓣膜病变手术治疗前。

发现心底部主动脉瓣区喷射性收缩期杂音，即可诊断主动脉瓣狭窄，超声心动图检查可明确诊断。

4. 鉴别诊断

临床上主动脉瓣狭窄应与下列情况的主动脉瓣区收缩期杂音鉴别：

（1）肥厚梗阻型心肌病　亦称为特发性肥厚性主动脉瓣下狭窄（IHSS），胸骨左缘第四肋间可闻及收缩期杂音，收缩期喀喇音罕见，主动脉区第二心音正常。超声心动图显示左心室壁不对称性肥厚，室间隔明显增厚，与左心室后壁之比≥1.3，收缩期室间隔前移，左心室流出道变窄，可伴有二尖瓣前瓣叶向交移位而引起二尖瓣返流。

（2）主动脉扩张　见于各种原因如高血压、梅毒所致的主动脉扩张。可在胸骨右缘第二肋间闻及短促的收缩期杂音，主动脉区第二心音正常或亢进，无第二心音分裂。超声心动图可明确诊断。

（3）肺动脉瓣狭窄　可于胸骨左缘第二肋间隔闻及粗糙响亮的收缩期杂音，常伴收缩期喀喇音，肺动脉瓣区第二心音减弱并分裂，主动脉瓣区第二心音正常，右心室肥厚增大，肺动脉主干呈狭窄后扩张。

（4）三尖瓣关闭不全　胸骨左缘下端闻及高调的全收缩期杂音，吸气时回心血量增加可使杂音增强，呼气时减弱。颈静脉搏动，肝脏肿大。右心房和右心室明显扩大。超声心动图可证实诊断。

（5）二尖瓣关闭不全　心尖区全收缩期吹风样杂音，向左腋下传导；吸入亚硝酸异戊酯后杂音减弱。第一心音减弱，主动脉瓣第二心音正常，主动脉瓣无钙化。

（二）中医诊断

详细见肺动脉瓣关闭不全之后的总结说明。

（三）民间经验诊断

详细见肺动脉瓣关闭不全之后的总结说明。

二、治疗

（一）民间和经验治疗

详细见肺动脉瓣关闭不全之后的总结说明。

（二）中医和经典治疗

详细见肺动脉瓣关闭不全之后的总结说明。

（三）现代和前沿治疗

1. 内科治疗

适当避免过度的体力劳动及剧烈运动，预防感染性心内膜炎，定期随访和复查超声心动图。洋地黄类药物可用于心力衰竭患者，使用利尿剂时应注意防止血容量不足；硝酸酯类可缓解心绞痛症状。

2. 手术治疗

治疗的关键是解除主动脉瓣狭窄，降低跨瓣压力阶差。常采用的手术方法有：①经皮穿刺主动脉瓣球囊分离术。能即刻减小跨瓣压差，增加心排血量和改善症状。适应症为：儿童和青年的先天性主动脉瓣狭窄；不能耐受手术者；重度狭窄危及生命；明显狭窄伴严重左心功能不全的手术前过渡。②直视下主动脉瓣交界分离术。可有效改善血流动力学，手术死亡率低于2%，但10～20年后可继发瓣膜钙化和再狭窄，需再次手术。适用于儿童和青少年先天性主动脉瓣狭窄且无钙化的患者，已出现症状；或虽无症状但左心室流出道狭窄明显；心排血量正常但最大收缩压力阶差超过6.7千帕斯卡（50mmHg）；或瓣口面积小于$1.0cm^2$。③人工瓣膜替换术。指征为：重度主动脉瓣狭窄；钙化性主动脉瓣狭窄；主动脉瓣狭窄合并关闭不全。在出现临床症状前施行手术远期疗效较好，手术死亡率较低。即使出现临床症状如心绞痛，晕厥或左心室功能失代偿，亦应尽早施行人工瓣膜替换术。虽然手术危险相对较高，但症状改善和远期效果均比非手术治疗好。明显主动脉瓣狭窄合并冠状动脉病变时，宜同时施行主动脉瓣人工瓣膜替换术和冠状动脉旁路移植术。

三、康复

主动脉瓣狭窄的患者可多年无症状，但大部分患者的狭窄呈进行性加重，一旦出现症状，则提示病情恶化，预后不良。据统计，患者出现症状后的平均寿命仅3年左右。人工瓣膜置换术可明显延长患者的生存时间。

第七节　主动脉瓣关闭不全

主动脉瓣关闭不全（aortic insufficlency）可因主动脉瓣和瓣环，以及升主动脉的的病变造成，男性患者多见，约占75%；女性患者多同时伴有二尖瓣病变。慢性发病者中，由于风湿热造成的瓣叶损害所引起者最多见，占全部主动脉瓣关闭不全患者的三分之二。

一、诊断

（一）现代科学方法诊断

1. 症状

通常情况下，主动脉瓣关闭不全患者在较长时间内无症状，即使明显主动脉瓣关闭不全者到出现明显的症状可长达 10～15 年；一旦发生心力衰竭，则进展迅速。

（1）心悸　心脏搏动的不适感可能是最早的主诉，由于左心室明显增大，心尖搏动增强所致，尤以左侧卧位或俯卧位时明显。情绪激动或体力活动引起心动过速，或室性早搏可使心悸感更为明显。由于脉压显著增大，常感身体各部有强烈的动脉搏动感，尤以头颈部为甚。

（2）呼吸困难　劳力性呼吸困难最早出现，表示心脏储备能力已经降低，随着病情的进展，可出现端坐呼吸和夜间阵发性呼吸困难。

（3）胸痛　心绞痛比主动脉瓣狭窄少见。胸痛的发生可能是由于左室射血时引起升主动脉过分牵张或心脏明显增大所致，亦有心肌缺血的因素。心绞痛可在活动时，和静息时发生，持续时间较长，对硝酸甘油反应不佳；夜间心绞痛的发作，可能是由于休息时心率减慢致舒张压进一步下降，使冠脉血流减小之故；亦有诉腹痛者，推测可能与内脏缺血有关。

（4）晕厥　当快速改变体位时，可出现头晕或眩晕，晕厥较少见。

（5）其他症状　疲乏，活动耐力显著下降。过度出汗，尤其是在出现夜间阵发性呼吸困难或夜间心绞痛发作时。咯血和栓塞较少见。晚期右心衰竭时可出现肝脏淤血肿大，有触痛，踝部水肿，胸水或腹水。

急性主动脉瓣关闭不全时，由于突然的左心室容量负荷加大，室壁张力增加，左心室扩张，可很快发生急性左心衰竭或出现肺水肿。

2. 体征

（1）心脏听诊　主动脉瓣区舒张期杂音，为一高调递减型哈气样杂音，坐位前倾呼气末时明显。最响区域取决于有无显著的升主动脉扩张；风湿性者主动脉扩张较轻，在胸骨左缘第 3 肋间最响，可沿胸骨缘下传至心尖区；马凡综合征或梅毒性心脏所致者，由于升主动脉或主动脉瓣环可有高度扩张，故杂音在胸骨右缘第二肋间最响。一般主动脉瓣关闭不全越严重，杂音所占的时间越长，响度越大。轻度关闭不全者，此杂音柔和，仅出现于舒张早期，只在病人取坐位前倾、呼气末才能听到；较重关闭不全时，杂音可为全舒张期且粗糙；在重度或急性主动脉瓣关闭不全时，由于左心室舒张末期压力增高至与主动脉舒张压相等，故杂音持续时间反而缩短。如杂音带音乐性质，常提示瓣膜的一部分翻转、撕裂或穿孔。主动脉夹层分离有时也出现音乐性要音，可能是由于舒张期近端主动脉内膜通过主动脉瓣向心室脱垂或中层主动脉管腔内血液流动之故。

明显主动脉瓣关闭不全时，在心底部主动脉瓣区常可听到收缩中期喷射性、较柔和、短促的高调杂音，向颈部及胸骨上凹传导，为极大的心搏量通过畸形的主动脉瓣膜所致，并非由器质性主动脉瓣狭窄引起。心尖区常可闻及一柔和、低调的隆隆样舒张中期或收缩期前杂音，即 Austin – Flint 杂音。此乃由于主动脉瓣大量返流，冲击二尖瓣前叶，妨碍其开启并使其震动，引起相对性二尖瓣狭窄；同时主动脉瓣返流血与左心房回流血发生冲击，混合，产生涡流所致。此杂音在用力握掌时增强，吸入亚硝酸异戊酯时减弱。当左心室明显扩大时，由于乳头肌外移引起功能性二尖瓣返流，可在心尖区闻及全收缩期吹风样杂音，向左腋下传导。

瓣膜活动很差或反流严重时主动脉瓣第二心音减弱或消失；常可闻及第三心音，提示左心功能不全；左心房代偿性收缩增强时闻及第四心音。由于收缩期心搏量大量增加，主动脉突然扩张，可造成响亮的收缩早期喷射音。

急性严重主动脉瓣关闭不全时，舒张期杂音柔和，短促；第一心音减弱或消失，可闻及第三心音；脉压可近于正常。

（2）其他体征　颜面较苍白，心尖搏动向左下移位，范围较广，且可见有力的抬举性搏动。心浊音界向左下扩大。主动脉瓣区可触到收缩期震颤，并向颈部传导；胸骨左下缘可触到舒张期震颤。颈动脉搏动明显增强，并呈双重搏动。收缩压正常或稍高，舒张压明显降低，脉压差明显增大。可出现周围血管体征：水冲脉（Corrigan'spulse），毛细血管搏动征（Quincke'ssign），股动脉枪击音（Traube'ssign），股动脉收缩期和舒张期双重杂音（Duroziez'ssign），以及头部随心搏频率的上下摆动（de-Musset'ssign）。肺动脉高压和右心衰竭时，可见颈静脉怒张，肝脏肿大，下肢水肿。

3. 辅助检查

（1）X线检查　左心室明显增大，升主动脉和主动脉结扩张，呈"主动脉型心脏"。透视下主动脉搏动明显增强，与左心室搏动配合呈"摇椅样"摆动。左心房可增大。肺动脉高压或右心衰竭时，右心室增大。可见肺静脉充血，肺间质水肿。常有主动脉瓣叶和升主动脉的钙化。主动脉根部造影可估计主动脉瓣关闭不全的程度。如造影剂返流至左心室的密度较主动脉明显，则说明重度关闭不全；如造影剂返流仅限于瓣膜下或呈线状返流，则为轻度返流。

（2）心电图检查　轻度主动脉瓣关闭不全者心电图可正常。严重者可有左心室肥大和劳损，电轴左偏。I、aVL、V5～V6导联Q波加深，ST段压低和T波倒置；晚期左心房增大。亦可见束支传导阻滞。

（3）超声心动图检查　左心室腔及其流出道和升主动脉根部内径扩大，心肌收缩功能代偿时，左心室后壁收缩期移动幅度增加；室壁活动速率和幅度正常或增大。舒张期二尖瓣前叶快速高频的振动是主动脉瓣关闭不全的特征表现。二维超声心动图上可见主动脉瓣增厚，舒张期关闭对合不佳；多普勒超声显示主动脉瓣下方舒张期涡流，对检测主动脉瓣返流非常敏感，并可判定其严重程度。超声心动图对主动脉瓣关闭不全时左心室功能的评价亦很有价值；还有助于病因的判断，可显示二叶式主动脉瓣，瓣膜脱垂，破裂，或赘生物形成，升主动脉夹层分离等。

（4）放射性核素检查　放射性核素血池显象，示左心室扩大，舒张末期容积增加。左心房亦可扩大。可测定左心室收缩功能，用于随访有一定价值。

临床诊断主要是根据典型的舒张期杂音和左心室扩大，超声心动图检查可明确诊断。根据病史和其它发现可作出病因诊断。

4. 鉴别诊断

主动脉瓣关闭不全应与下列疾病鉴别：

（1）肺动脉瓣关闭不全　本病常为肺动脉高压所致。此时颈动脉搏动正常，肺动脉瓣区第二心音亢进，胸骨左缘舒张期杂音吸气时增强，用力握拳时无变化。心电图是右心房和右心室肥大，X线检查肺动脉主干突出。多见于二尖瓣狭窄，亦可见于房间隔缺损。

（2）主动脉窦瘤破裂　本病的破裂常破入右心，在胸骨左下缘有持续性杂音，但有时杂音呈来往性与主动脉瓣关闭不全同时有收缩期杂音者相似，但有突发性胸痛，进行性右心功能衰竭，主动脉造影及超声心动图检查可确诊。

（3）冠状动静脉瘘　多引起连续性杂音，但也可在主动脉瓣区听到舒张期杂音，或其杂音的舒张期成分较响。但心电图及X线检查多正常，主动脉造影可见主动脉与冠状静脉窦、右心房、室或肺动脉总干之间有交通。

（二）中医诊断

详细见肺动脉瓣关闭不全之后的总结说明。

（三）民间经验诊断

详细见肺动脉瓣关闭不全之后的总结说明。

二、治疗

（一）民间和经验治疗

详细见肺动脉瓣关闭不全之后的总结说明。

（二）中医和经典治疗

详细见肺动脉瓣关闭不全之后的总结说明。

（三）现代和前沿治疗

1. 内科治疗

避免过度的体力劳动及剧烈运动，限制钠盐摄入，使用洋地黄类药物，利尿剂以及血管扩张剂，特别是血管紧张素转化酶抑制剂，有助于防止心功能的恶化。洋地黄类药物亦可用于虽无心力衰竭症状，但主动脉瓣返流严重且左心室扩大明显的患者。应积极预防和治疗心律失常和感染。梅毒性主动脉炎应给予全疗程的青霉素治疗，风心病应积极预防链球菌感染与风湿活动以及感染性心内膜炎。

2. 手术治疗

人工瓣膜置换术是治疗主动脉瓣关闭不全的主要手段，应在心力衰竭症状出现前施行。但因病人在心肌收缩功能失代偿前通常无明显症状，故在病人无明显症状，左心室功能正常期间不必急于手术；可密切随访，至少每六个月复查超声心动图一次。一旦出现症状或左心室功能不全或心脏明显增大时即应手术治疗。

（1）瓣膜修复术　较少用，通常不能完全消除主动脉瓣返流。仅适用于感染性心内膜炎主动脉瓣赘生物或穿孔；主动脉瓣与其瓣环撕裂。由于升主动脉动脉瘤使瓣环扩张所致的主动脉瓣关闭不全，可行瓣环紧缩成型术。

（2）人工瓣膜置换术　风湿性和绝大多数其它病因引起的主动脉瓣关闭不全均宜施行瓣膜置换术。机械瓣和生物瓣均可使用。手术危险性和后期死亡率取决于主动脉瓣关闭不全的发展阶段以及手术时的心功能状态。心脏明显扩大，长期左心功能不全的患者，手术死亡率约10%，后期死亡率约达每年5%。尽管如此，由于药物治疗的预后较差，即使有左心功能衰竭亦应考虑手术治疗。机械瓣的寿命长达70年，生物瓣膜寿命15年左右。手术后要服用华法林钠。该药不良反应和注意事项如下：①主要不良反应是出血，最常见为鼻衄、牙龈出血、皮肤瘀斑、血尿、子宫出血、便血、伤口及溃疡处出血等。无测定凝血酶原时间或凝血酶原活性的条件时，切勿随便使用本品，以防过量引起低凝血酶原血症，导致出血。凝血酶原时间超过正常的2.5倍（正常值为12秒），凝血酶原活性降至正常值的15%以下或出现出血时，应立即停药。严重时可用维生素K口服（4~20mg）或缓慢静注（10~20mg），用药后6小时凝血酶原时间可恢复至安全水平。必要时也可输入新鲜全血，血浆或凝血酶原复合物。②有出血倾向病人，如血友病、血小板减少性紫癜、严重肝肾疾病、活动性消化性溃疡、脑、脊髓及眼科手术病人禁用。③以下情况需慎用：恶病质、衰弱、发热、慢性酒精中毒、活动性肺结核、充血性心力衰竭、重度高血压、亚急性细菌性心内膜炎、月经过多、先兆流产等。④在长期应用最低维持量期间，如需进行手术，可先静注维生素K1注射液50mg，但进行中枢神经系统及眼科手术前，应先停药。胃肠手术后，应查大便潜血。⑤乙酰水杨酸、保泰松、羟基保泰松、水合氯醛、双硫醛、利尿酸、奎尼丁、甲磺丁料、氯贝丁酯消炎痛、甲灭酸、奎宁、蛋白同化激素、四环素类、磺胺类等，能增强其抗凝血作用，从而增加出血倾向。⑥苯巴比妥、格鲁米特和苯妥英钠能加速本品的代谢，减弱其抗凝血作用。

3. 急性主动脉瓣关闭不全的治疗

严重的急性主动脉瓣关闭不全迅速发生急性左心功能不全、肺水肿和低血压，极易导致死亡，故应在积极内科治疗的同时，及早采用手术治疗，以挽救患者的生命。术前应静脉滴注正性肌力药物如多巴胺或多巴酚丁胺，血管扩张剂如硝普钠，以维持心功能和血压。

三、康复

本病是风湿病的后果，积极预防甲型溶血性链球菌感染，是预防本病的关键。加强体育锻炼，增强机体抗病能力，也有重要的预防作用。积极有效的治疗链球菌感染，如根治扁桃体炎、龋齿和副鼻窦炎等慢性病灶，可预防和减少本病发生。

第八节　肺动脉瓣狭窄

肺动脉瓣狭窄（单纯肺动脉口狭窄）是一种常见的先天性心脏病，是指由于各种原因致心脏肺动脉瓣结构改变，造成右心室收缩时，肺动脉瓣无法完全张开，导致心脏一系列病理生理改变称肺动脉瓣狭窄。

本病的发病机制：胎儿期本畸形对血液循环无很大影响，出生时心脏大小正常，生后肺扩展，但因肺动脉口狭窄，右心室排血受阻，因而右室压力增高，而肺动脉压力低。长时期的右心室收缩负荷增加，引起右心室肥厚，心排血量一般尚能维持，右心衰竭时，心脏排血量下降，右心室扩大，右心房及周围静脉压升高。右心房压力增高可超过左心房压力，如有心房间隔缺损或未闭卵圆孔，可引起右至左分流而出现紫绀。

一、诊断

（一）现代科学方法诊断

1. 症状

轻度肺动脉瓣狭窄的病人一般无症状，但随着年龄的增大则症状逐渐显现，主要表现为劳动耐力差、乏力、胸闷、咳嗽，偶有胸痛或晕厥，劳累后心悸、气急等症状。重度狭窄者可有头晕或昏厥发作，晚期病例出现颈静脉怒张、肝脏肿大和下肢浮肿等右心衰竭的症状，如并存房间隔缺损或卵圆窝未闭，可见口唇或末梢指（趾）端紫绀和杵状指（趾）。值得注意的是，肺动脉口狭窄的病人较易患肺部感染，如肺结核。后期可有右心衰竭症状。偶可并发感染性心内膜炎。

2. 体征

体格检查,多数病人发育良好,主要体征是在胸骨左缘第 2 肋骨处可听到Ⅲ～Ⅳ级响亮粗糙的喷射性吹风样收缩期杂音,向左颈部或左锁骨下区传导,杂音最响亮处可触及收缩期震颤,杂音强度因狭窄程度、血流流速、血流量和胸壁厚度而异。肺动脉瓣区第 2 心音常减弱、分裂。漏斗部狭窄的病人,杂音与震颤部位一般在左第 3 或第 4 肋间处,强度较轻,肺动脉瓣区第 2 心音可能不减轻,有时甚至呈现分裂。

严重的狭窄可有右心室增大的体征,心前区有明显的抬举性搏动,病人发育可较差。伴有心房间隔缺损而有右至左分流的病人,可出现紫绀和杵状指。

3. 辅助检查

肺动脉瓣狭窄的辅助检查包括 X 线检查、心电图检查、超声心动图检查;肺动脉瓣狭窄病例超声心动图检查可显示瓣叶开放受限制,瓣叶呈圆顶形突起瓣口狭小,并可查明右室流出道肌肉肥厚和右心室和右心房扩大的程度。具有重要的临床价值。

单纯肺动脉瓣狭窄的体征、X 线、心电图和超声心动图检查有其一定的特征性,不难确诊,同时,右心导管检查可以有助于判定狭窄的类型和程度。选择性心血管造影可进一步了解肺动脉、肺动脉瓣与漏斗部的解剖情况。

(二) 中医诊断

详细见肺动脉瓣关闭不全之后的总结说明。

(三) 民间经验诊断

详细见肺动脉瓣关闭不全之后的总结说明。

二、治疗

（一）民间和经验治疗

详细见肺动脉瓣关闭不全之后的总结说明。

（二）中医和经典治疗

详细见肺动脉瓣关闭不全之后的总结说明。

（三）现代和前沿治疗

轻度肺动脉瓣狭窄病人临床上无症状，可正常生长发育并适应正常的生活能力，可不需手术治疗。对于中度至重度的狭窄，首选治疗方法是应用经皮球囊导管扩张狭窄的肺动脉瓣，多数可以获得满意的疗效，即使在婴儿时期亦可采用。其远期效果尚待进一步观察。合并漏斗部狭窄者，球囊导管扩张效果不佳。婴儿右心室压力高达 20.0~26.7 千帕斯卡（150~200mmHg）者，提示严重梗阻，应紧急施行手术，切开狭窄的瓣膜，以免延误时间，出现顽固右心衰竭，失去治疗机会。

三、康复

肺动脉瓣轻度狭窄预后良好，可活至成年。重度常早期发生心力衰竭。常见的并发症为亚急性细菌性心内膜炎及心力衰竭。手术成功者症状减轻或消失，可参加正常劳动，心脏外形缩小，右心室肥厚减轻，心脏杂音减轻，但鲜有完全消失的病例。

第九节　　肺动脉瓣关闭不全

最常见病因为继发于肺动脉高压所致肺动脉干的根部扩张引起瓣环扩大，如风湿性二尖瓣损害、艾生曼格综合征等；少见为特发性或马凡综合征的肺动脉扩张。肺动脉瓣关闭不全引起右室容量过度负荷，如无肺动脉高压，可耐受多年；如有肺动脉高压，则加速右室衰竭发生。

一、诊断

（一）现代科学方法诊断

多数病例原发病的临床表现突出，肺动脉瓣关闭不全的表现被掩盖，仅偶尔于听诊时发现。体征如下：

（1）血管和心脏搏动　胸骨左缘第2肋间扪及肺动脉收缩期搏动，可伴收缩或舒张期震颤。胸骨左下缘扪及右心室高动力性收缩期搏动。

（2）心音　肺动脉高压时，第二心音肺动脉瓣成分增强。右心室心波动量增多，射血时间延长，第二心音呈宽分裂。右心搏量增多使已扩大的肺动脉突然扩张产生收缩期喷射音，在胸骨左缘第2肋间最明显。胸骨左缘第4肋间常有第三和第四心音，吸气时增强。

（3）心脏杂音　继发于肺动脉高压者，在胸骨左缘第2~4肋间有第二心音后立即开始的舒张早期叹气样高调递减型杂音，吸气时增强，称为 Graham – Steell 杂音。由于肺动脉扩张和右心搏量增加，在胸骨左缘第2肋间喷射音后有收缩期喷射性杂音。

（二）中医诊断

详细见肺动脉瓣关闭不全之后的总结说明。

（三）民间经验诊断

详细见肺动脉瓣关闭不全之后的总结说明。

二、治疗

(一) 民间和经验治疗

详细见肺动脉瓣关闭不全之后的总结说明。

(二) 中医和经典治疗

详细见肺动脉瓣关闭不全之后的总结说明。

(三) 现代和前沿治疗

以治疗导致肺动脉高压的原发性疾病为主，如缓解二尖瓣狭窄。仅在严重的肺动脉瓣反流导致难治性右心衰竭时，才考虑对该瓣膜进行手术治疗。

附录：

心脏瓣膜疾病的中医理论总结说明：二尖瓣狭窄、二尖瓣关闭不全、三尖瓣狭窄、三尖瓣关闭不全、主动脉瓣狭窄、主动脉瓣关闭不全、肺动脉瓣狭窄、肺动脉瓣关闭不全上述八个心脏瓣膜疾病临床表现较为复杂，从中医学角度来分类，多属于以下疾病的范畴：咳嗽、喘证、肺胀、咯血、胸痹心痛、心悸、水肿、支饮、眩晕、虚劳。由于中医疾病诊断、民间经验诊断和治疗、中医和经典治疗分布于不同的篇册和章节，故在此不一一赘述，请读者参阅相关分册和章节。

第九章　感染性心内膜炎

　　感染性心内膜炎是由于病原微生物循血行途径引起的心内膜炎，心瓣膜或邻近大动脉内膜的感染并伴有赘生物的形成。根据病情和病程，本病可分为急性感染性心内膜炎（AIE）和亚急性感染性心内膜炎（SIE）。前者往往由毒力强的病原体所致，有严重全身中毒症状，未经治疗的可在数天内死亡；后者的病原体毒力较低，病情较轻，病程较长，中毒症状较少。随着新型高效抗生素的问世和医疗条件的改善，急性感染性心内膜炎的预后已获得显著改变，有时难以与亚急性心内膜炎相区分。根据瓣膜类型，感染性心内膜炎亦可分为自体瓣膜心内膜炎（NVE）和人工瓣膜心内膜炎（PVE）。晚近，亦有采用以感染的病原体或受累部位来命名，如金黄色葡萄球菌性心内膜炎、真菌性心内膜炎以及右心瓣膜感染性心内膜炎（RHIE）等。

　　本病属于中医学"温病"范畴。多见于先天禀赋不足，或久病体虚，或饮食不节，或房劳过度，或情志失调，耗伤气血阴精，导致正气不足，卫外不固，温热毒邪乘虚而入。或经卫传气血，由表及里；也可直中气分，或直达营血，热灼营阴，迫血妄行，甚至逆传心包，变生危证。病至后期，余邪未尽，阴液已伤，热邪恋于阴分，或阴虚血涩，瘀血内停，或虚热内扰心神，湿热之邪，耗气伤阴，气阴两虚，气血不足，心失所养，则诸证丛生。心主血脉，正气亏虚，温热邪毒内舍于心脉营血，则可致肌肤内脏出血；温热邪毒煎熬营血，热血互结，阻遏血脉，则可致血脉栓塞诸征。

一、诊断

（一）现代科学方法诊断

1. 临床表现

NVE 从菌血症到出现症状约在 2 周以内；PVE 的潜伏期有时可长达 2~5 个月或更久。本病多见于男性，男女之比约为 1.6：1，年龄 16~45 岁居多，少数在 45 岁以上（8.5%），或 16 岁以下（14%）。

（1）全身性感染表现　发热是最常见的临床表现。SIE 患者多低于 39.5℃，呈弛张型，可有畏寒但多无明显寒战，伴乏力、多汗、肌肉关节酸痛、食欲不振、贫血和体重减轻，稍后期出现脾肿大。老年人、严重衰弱、充血性心力衰竭、慢性肾衰以及少数凝固酶阳性葡萄球菌所致患者可无发热或仅轻微发热。AIE 常在化脓性感染基础上起病，往往呈急性败血症表现，中毒症状明显，发热高伴寒战。PVE 亦有发热，伴贫血、白细胞升高，可能会与术后切口感染、肺部感染以及体外循环引起的症状相混淆。右心瓣膜感染性心内膜炎的赘生物脱落可引起肺部感染病灶，表现为反复呼吸道感染伴发热，易误认为肺炎、肺梗死或肺脓肿。

（2）心脏受累表现　心脏听诊除了原有基础心脏病的各种杂音外，最具特征性的表现是新出现的病理性杂音或原有杂音的明显改变，如变得粗糙、响亮或呈音乐样。约 15% 患者病初可无杂音，约 30% 的右心瓣膜感染性心内膜炎及心室内膜 IE 亦无杂音。

随着病情进展瓣膜损害逐渐加重，心功能也逐渐减退，原有的慢性心功能不全加重，最终因瓣膜破坏而发展成为不可逆的心功能不全，多伴有心律失常，如心房颤动、期前收缩、P-R 间期延长等，亦可有其他类型的心脏传导阻滞。

（3）血管损害表现　全身性栓塞是 IE 的常见临床表现，对诊断很有帮助。脾栓塞可有左上腹疼痛、左肩疼痛和左侧胸腔少量积液；肾栓塞出现两肋和腹部疼痛，伴肉眼或镜下血尿，少数可无症状；肢体栓塞有相应部位明显缺血和疼痛；肠系膜动脉栓塞常伴腹痛、肠绞痛和大便隐血阳性；栓塞性脑卒中多累及大脑中动脉区域，可出现中枢神系统症状和体征；中央型视网膜动脉的栓塞性梗死可发生突发性单盲。较大的血管栓塞可致左心或右心功能不全。上述局部脏器受累表现亦可由细菌性动脉瘤所致。

血管损害亦可表现在皮肤和黏膜上出现瘀点和瘀斑。瘀斑最常见，可出现于球结膜、口腔颊和腭部的黏膜以及肢端。甲皱或指（趾）甲下可有瘀点或出血，后者呈暗红色线状裂片状出血。Janeway 结节是一种比较特殊的皮损，呈无痛性小结节状或瘀点状出血病变，位于手掌和足底，偶可见于手臂和腿部，由化脓性栓塞所致，多见于 AIE 患者。

（4）免疫反应表现　Osler 结节是小而柔软的皮下结节，出现于指（趾）的肉质部位，偶见于指的较近端，持续数小时至数天。视网膜的 Roth 斑为椭圆形黄斑出血伴中央苍白。可有杵状指和趾、脾肿大、关节痛、腱鞘炎，临床上出现关节炎、局灶性或弥漫性肾小球肾炎的表现。这些免疫反应的表现对 IE 诊断均不具有特征性，但有一定意义。

2. 实验室和辅助检查

（1）血液常规和生化检查　继发性贫血是本病的特点，且随病程延长而加重，但 AIE 可无贫血。几乎所有患者血沉加快。AIE常有白细胞增多和中性粒细胞上升，但 SIE 的白细胞计数可正常或轻度增高。血小板计数通常正常，少数可减少，SIE 患者由于赘生物内微生物抗体的刺激，30% ~ 50% 患者类风湿因子阳性，循环免疫复合物出现的阳性率高达 80% ~ 90%，C 反应蛋白增高，还可呈假阳性的梅毒血清反应。

（2）血培养　血培养是诊断 IE 最重要的实验室方法。可疑患者于第一日至少每隔 1 小时采静脉血 3 次作培养，如在第 2 ~ 3 天均阴性而临床仍被疑为 IE，应再取 2 次以上静脉血和 1 次动脉血作培养，而后应用抗生素。如已用过抗生素，应在停药后一周内取3次以上静脉血作培养，培养基应作相应处理。疑为 AIE 的患者应立即每隔 30~60 分钟采 4~6 次静脉血作培养，尔后开始试验性应用抗生素治疗。采血前要严格进行皮肤消毒，每次抽血 10~20ml，同时做需氧、厌氧和真菌培养，培养基至少保留 3 周，并定期作革兰染色和次代培养。疑为少见微生物感染时应确定培养基内是否需补充特殊营养或采用特殊培养技术。

（3）尿液分析　约为半数患者有蛋白尿和镜检血尿，系肾脏微栓塞所致，如有肾梗死可见肉眼血尿。如伴发免疫复合物所致的肾小球肾炎，尿中出现红细胞管型和白细胞管型。

（4）心电图　可检出各种心律失常。如心肌受累发生心肌炎，心电图上出现非特异性 ST-T 段改变，偶可呈急性心肌梗死图形。如有房室传导阻滞和室内传导阻滞，提示瓣周组织特别是主动脉瓣环处有局限性心肌炎或心肌脓肿，多见于 AIE 患者，可能需作人工瓣膜置换，且预后不良。

（5）超声心动图　本法可对感染的形态学作出诊断，并有助于确定治疗方案，但不能作病因诊断。经胸超声心动图可清楚显示赘生物及其大小和位置、瓣膜破裂、腱索断裂、瓣环脓肿和心肌脓肿。检出大的赘生物的敏感性达 80%~90%，但仍可漏诊小的赘生物。经食管超声心动图更敏感，可显示较小的赘生物。

（6）X 线检查　胸透有助于发现人工瓣膜的移位或异常活动。胸部摄片可见到 AIE 合并脓毒性肺栓塞所致的多发性片状浸润性肺炎；亦可发现右心瓣膜感染性心内膜炎。

3. 诊断标准

典型的 IE 并不难诊断，但由于抗生素的广泛应用，IE 的病原学发生改变，使得 IE 的临床表现多不典型，给准确及时的诊断带来一定困难。临床上凡遇到有下列表现的患者应怀疑本病的可能：①器质性心脏病患者出现不明原因的发热一周以上；②新出现的心脏杂音，或原有杂音性质发生明显改变；③动脉栓塞症而无原因解释；④原因不明的心力衰竭；⑤心脏手术后伴持续性发热超过一周。

主要标准：

（1）血培养阳性

①连续血培养获得同样的典型微生物，如草绿色链球菌、牛链球菌等；或在无原发病灶下，培养出现金黄色葡萄球菌或肠球菌。

②持续血培养阳性，指在下列情况下找到 IE 病原体：1）采集的血标本间隔 12 小时以上；2）所有送检的 3 个或 4 个或更多的标本中，全部或大部分阳性，且第一个标本与末个标本间隔至少 1 小时以上。

（2）心内膜有感染证据

①超声心痛图检查阳性：1）在心瓣膜或瓣下结构，或反流血液冲击处，或在置入的人工瓣膜上见有摆动的心内团块，且不能以其他解剖性变化来解释；2）心内脓肿；3）新出现的人工瓣膜移位。

②出现新的瓣膜反流。

次要因素：

（1）易致 IE 的基础疾病，包括基础心血管病或静脉毒瘾。

（2）发热，体温≥38℃。

（3）血管损害现象，较大动脉的栓塞，化脓性栓塞，细菌性动脉瘤，颅内出血，结膜出血。

（4）免疫现象，肾小球肾炎，Osler 结节，Roth 伴类风湿因子阳性。

（5）微生物证据，血培养阳性但不符合上述主要标准，或血清学证据符合可能致 IE 的微生物活动性感染。

（6）超声心动图，有 IE 的表现，但尚未达到主要标准。

右心感染性心内膜炎诊断标准。

（1）主要标准 超声心动图证实三尖瓣和（或）肺动脉瓣有赘生物；发热和感染征象。

（2）次要标准 血培养阳性；肺栓塞表现；短期内三尖瓣或

肺动脉瓣区出现杂音；缺乏全身栓塞证据。

4. 鉴别诊断

（1）风湿热　有风湿活动症状，心电图示 P－R 间期延长，抗溶血性链球菌抗体滴度增高。抗风湿治疗有效。

（2）系统性红斑狼疮　常有面颊部蝶形红斑，白细胞计数减少，血液或骨髓液内可找到狼疮细胞，抗核抗体阳性，血培养阴性，抗生素治疗无效，而糖皮质激素可使其缓解。

（3）心房黏液瘤　可有发热、栓塞及心脏杂音，酷似感染性心内膜炎，唯血培养阴性，无脾肿大，超声心动图可显示肿瘤回声图像。

此外，尚需与伤寒、结核、上呼吸道感染等疾病相鉴别。

（二）中医诊断

1. 热毒炽盛、血瘀阻脉

证候：高热汗出，心悸胸闷，气喘气急，口干口渴，皮肤瘀斑，烦躁不安，甚则神昏谵语，苔黄燥，舌质红，脉数或细数。

2. 气阴两虚、热毒内结

证候：发热汗出，胸闷气急，心悸心痛，咳嗽无力，神疲倦怠，皮肤瘀斑、斑点，苔薄白或黄燥，舌质红，脉细弱。

3. 阴虚火旺

证候：午后或夜间发热，或手足心热，两颧发红，口燥咽干，心烦心悸，尿少色黄，舌质红而干，苔少，脉细数。

4. 气阴两虚、血脉瘀滞

证候：倦怠乏力，动则气短，心悸怔忡，失眠多梦，自汗或盗汗，五心烦热，或有身痛，便秘或食少便溏，或皮色暗红，或紫红或肌肤甲错，或肢体偏瘫，舌质紫黯或有瘀点、瘀斑，脉细涩。

（三）民间经验诊断

本病属中医学"热病"的范畴，多因素体虚弱、正气不支，感受湿热毒邪，由表入里，内舍于心，以致热毒伤正，脉络受损而发病。病变初期热毒炽盛，充斥内外，或热入营血，耗血动血而以邪盛为主。随着病变发展，邪气日减而正气亦衰，气血阴阳俱损而成正虚邪恋之势。本病在临床常表现为热毒炽盛、阴虚内热、正虚邪恋、心脾两虚、阳虚水泛等证候。

虽然本病的"经典"临床表现已不十分常见，且有些症状和体征在病程晚期才出现，加之患者多曾接受抗生素治疗和细菌学检查技术上的受限，给早期诊断带来困难，但原则上仍然主张对患有心瓣膜病、先天性心血管畸形或人造瓣膜置换术的患者，有不明原因发热达1周以上，应怀疑本病的可能，并立即作血培养。如兼有贫血、周围栓塞现象和杂音出现，应考虑本病的诊断。临床上反复短期使用抗生素，发热时常反复，尤其是伴有瓣膜杂音的患者，应警惕本病的可能，及时进行超声心动图检查，对诊断本病很有帮助。阳性血培养具有决定性诊断价值，并为抗生素的选择提供依据。对不能解释的贫血、顽固性心力衰竭、卒中、瘫痪、周围动脉栓塞、人造瓣膜口的进行性阻塞和瓣膜的移位、撕脱等均应注意有否本病存在。在肺炎反复发作，继之以肝大、轻度黄疸、最后出现进行性肾功能衰竭的患者，即使无心脏杂音，亦应考虑有右侧心脏感染性心内膜炎的可能。

二、治疗

（一）民间和经验治疗

（1）亚急性细菌性心内膜炎方　忍冬藤、紫花地丁、蒲公英、野菊花、大青叶、板蓝根、大蓟、小蓟、连翘、黄芩、甘草，主治亚急性细菌性心内膜炎出现发热及皮肤瘀点者。

（2）金银花、连翘、紫花地丁、黄连、黄芩、栀子、菖蒲、郁金、丹皮、麦冬、生地、当归、川芎、党参、丹参、桂枝、甘草，同时服用太乙紫金锭 1～2g，1 日二次，主治感染性心内膜炎。

（3）三黄汤　黄芩 15～20g，黄连 10g，黄柏 10g，生石膏 20～30g，每日一剂，水煎服，对气分热盛或热入营血均适用。

（4）黄连 10g，蒲公英 30g，大青叶 30g，水煎服，每日一剂或每日二剂，适用于气分热盛症。

（5）黄芩 15g，紫花地丁 30g，连翘 15g，水煎服，每日一剂或二剂，对气分热盛或热入营血均适用。

（6）地黄玄参膏　熟地黄、当归、栀子、黄柏、知母、山萸肉、白芍、生地、玄参、肉苁蓉、麦冬、天花粉、天冬、黄芩各 20g，五味子、红花、生甘草各 15g。用麻油煎熬后，再用黄丹、铅粉各半收膏，石膏 120g 搅匀，贴心前区，适用于阴虚内热型患者。

（二）中医治疗

1. 热毒炽盛证

高热寒战，精神萎靡，心悸，周身疼痛，全身皮肤黏膜瘀点瘀斑，舌质红苔黄，脉滑数。

辨证分析：温热毒邪乘虚入侵，入里化热，邪热炽盛，充斥内外，正邪相搏则高热寒战，周身疼痛；邪热伤津耗气，则精神萎靡，心悸；热入营血，耗血动血则全身皮肤黏膜瘀点瘀斑。病位在心，气营同病，其性属实。高热寒战、皮肤瘀点瘀斑是本病的辨证要点。

治法：清热解毒，凉营散瘀。

方药：清营汤加减。常用药：水牛角 30g（先煎），生地 15g，玄参 15g，竹叶 6g，麦冬 15g，丹参 10g，黄连 6g，银花 10g，连翘 15g，蒲公英 15g。高热不退加生石膏 30g，知母 10g；神昏谵语加安宫牛黄丸 1 丸，灌服。

2. 阴虚内热证

低热盗汗，倦怠消瘦，口干口渴，心悸心烦，小便短少，舌质红，苔少而干，脉细数。

辨证分析：素体阴虚，易患本病，而温热毒邪又易耗伤阴津，而成阴虚内热之证。阴虚生内热，失于潜阳摄汗则低热盗汗；阴津不足，四肢肌肉失于充养则倦怠消瘦；津不上承则口干口渴；热扰心神则心悸心烦；耗伤津液则小便短少；舌脉亦阴虚内热之征象。病位在心，其性属本虚标实。低热盗汗、口干口渴、舌红脉细数是本证辨证要点。

治法：养阴清热。

方药：秦艽鳖甲散加减。常用药：秦艽 10g，鳖甲 15g，生地 15g，知母 9g，地骨皮 10g，柴胡 6g，青蒿 10g，乌梅 10g，丹皮 10g。倦怠乏力、汗多加黄芪 10g，太子参 15g；失眠多梦加酸枣仁 10g，夜交藤 20g；大便干结加酒军 4g。

3. 正虚邪恋证

持续低热、心悸气短，疲乏无力，或有血尿，皮下瘀斑或胁下癥块，舌淡红，苔黄，脉细数。

辨证分析：病变迁延，邪热日减而正气亦衰，导致正虚邪恋则持续低热；正气不支，气阴两伤则心悸心短，疲倦乏力；热伤血络，瘀阻血脉则见或尿血，或瘀斑，或癥块；气阴不足，余邪留恋则舌淡红，苔黄，脉细数。病位在心，病性属虚实夹杂。持续低热，心悸气短，脉细数是本证辨证要点。

治法：益气养阴，清解余热。

方药：竹叶石膏汤加减。常用药：竹叶 10g，生石膏 30g（先煎），麦冬 15g，太子参 15g，生地 15g，连翘 9g，黄芩 10g，甘草 6g。胸闷胸痛加赤芍 10g，郁金 10g；尿血，皮下瘀斑加白茅根 30g，侧柏叶 10g。

4. 心脾两虚证

心悸怔忡，健忘失眠，多梦易惊，体倦食少，面色黄白，舌质淡，苔薄白，脉细弱。

辨证分析：心脾两虚，气血不足致心失所养，心神不宁，则心悸怔忡，健忘失眠，多梦易惊；脾气亏虚，健运失司则气血生化乏源，而见体倦食少，面色黄白，舌淡苔白，脉细弱亦是气血不足之象。病位在心、脾，病性属虚。心肌悸忡、面色黄白、舌淡、脉细弱是本证辨证要点。

治法：益气补血，健脾养心。

方药：归脾汤。常用药白术9g，茯苓10g，黄芪15g，龙眼肉10g，酸枣仁10g，人参10g，木香4g，当归10g，远志10g，炙甘草6g，丹参15g。心悸明显、脉结代加生地15g，阿胶10g（烊化）；低热不退加鳖甲15g，地骨皮10g。

5. 阳虚水泛证

心悸气急，咳逆倚息不得卧，形寒肢冷，小便不利，肢体浮肿，舌淡浮肿，舌淡苔白，脉沉细。

辨证分析：病情危急，心肾阳虚，水气内停，上逆凌心则心悸气急，咳逆倚息不得卧；心阳虚不能下助于肾以化气，使肾水更寒，而肾阳虚不能上温于心以行血，使鼓动无权，导致水湿内停，气血失于畅达，则见形寒肢冷，小便不利，肢体浮肿；舌淡苔白，脉沉细亦是心肾阳虚，水气凌心之证。病位在心、肾，病性属虚实夹杂。心悸气急，形寒肢冷，肢体浮肿是本证辨证要点。

治法：温阳利水。

方药：真武汤加减。常用药：制附片9g（先煎）：白术10g，茯苓15g，芍药10g，生姜10g，桂枝10g。心悸气短汗出加黄芪15g，人参9g；小便不利，浮肿甚加车前子20g（包），猪苓10g。

（三）现代医家治疗经验

海南省中医院通过对23例感染性心内膜炎的观察，总结中医的辨证论治经验。根据临床观察23例患者的病机特点及治疗效果，结合相关文献并提出以下中医治疗感染性心内膜炎的思路。

（1）卫气营血辨证控制发热　根据病机特点及23例患者舌脉表现，笔者认为可按温病卫气营血辨证施治。观察23例患者当中，气分证2例，气营两燔证18例，血分证3例。兼见气阴两伤表现者17例，阴损及阳、阳虚水泛者为16例，多为正虚与邪实并见。本病发热难以控制，影响手术治疗，可以在应用抗生素的基础上，根据卫气营血辨证用药以控制发热。据临床观察，感染性心内膜炎以营分证最为多见，且多伴气阴两伤，其次为血分证，气分证多与营分证同时存在，为气营两燔之证，清营汤合生脉散或竹叶石膏汤最为常用。西医治疗本病主要使用抗生素，而且强调应早期、足量、联合用药，疗程较长，一般4～6周，药物选择基于药敏试验。黄春林等在治疗感染性心内膜炎时，认为中医应在辨证治疗的基础上选加具有杀菌或抑菌作用的中药。药理证明抗葡萄球菌中药有黄连、黄柏、黄芩、大黄、厚朴、知母、连翘、银花、白头翁等，抗链球菌中药有厚朴、大蒜、千里光、仙人掌、两面针、黄连、黄柏、知母等，在卫气营血辨证基础上可适当选用，与西药协同杀菌。

（2）扶助正气贯穿全程　初起病在心肺，症见心悸、咳嗽，久病累及脾肾，可有水肿、动则喘促等，后期可见喘逆不得卧、四肢厥冷等，为心阳虚脱，属心衰危重证。因感染性心内膜炎多发生于原有瓣膜病变，或静脉药瘾及手术患者。起病即有正虚，随着温热之邪日盛而正气愈虚。初起温热之邪多易伤阴耗气，故表现为气阴两虚，症见发热伴气短乏力，心悸怔忡，口干舌燥，舌红苔少，脉细数。本证在温邪入于营分时即已显现，多与营分证同时并见，治疗时在清营泄热的基础上加以益气养阴，方用生脉散合炙甘草汤加减。日久阴损及阳，脾肾阳虚，不能温养心阳，水饮凌心射肺出现阳虚水泛之证，发热同时伴见心悸气喘，尿少浮肿，面色苍白，舌质淡暗，苔白滑，脉沉无力。治以温阳利水，方用真武汤加味。患者随着病程的延长，阴阳气血俱虚，正虚贯穿全程，根据临床文献，多用人参。以人参大补元气，益气生津，培正固本，驱邪外出。

（3）养血活血之法的应用　本病病位在心，心主血脉，血在脉中运行不利形成瘀血，加之气虚无力推动血行，血运迟缓，阳虚失却温养，血脉凝滞，而使瘀血存在于整个疾病过程中，表现为各部位栓塞。瓣膜上赘生物极易脱落，西医禁用抗凝剂，我们是否能够应用活血化瘀之品，值得探讨。孙建芝认为，可以在益气温阳基础上给予养血活血之品，因瓣膜赘生物易脱落故禁用破血消瘀之品。

（四）现代和前沿治疗

1. 抗生素应用原则

（1）用药要早　可减轻心内膜的损害，保护心脏功能，防止和减少合并症的发生。

（2）剂量要足　赘生物内的细菌可增殖到每 g 组织 $10^9 \sim 10^{10}$ 的菌体浓度。由于病原体隐藏于有纤维覆盖物之中且处于代谢休眠状态，不易为抗生素杀灭。抗生素可通过被动弥散进入非血管赘生物的中心区域，但在赘生物内要达到有效抗生素浓度，必须有高的血清浓度。

（3）疗程宜长　一般需要 4～6 周，方可达到完全消除感染的目的，停药过早易致感染复发。

（4）选用杀菌剂　抑菌剂不能杀灭细菌，停药后受抑制的细菌可重新繁殖。杀菌剂才可能穿透赘生物，杀灭隐藏于深部的病原体。

（5）监测血清杀菌滴度调整药物剂量　血清杀菌滴度指的是体外测定患者血清所含药物杀灭细菌活性，以杀灭 99.9% 接种菌的血清最高稀释度来表示。

（6）联合用药　可起协同杀菌效应，已获得更为有效的治疗效果。例如青霉素、头孢菌素、万古霉素等能抑制细胞壁的合成，促进氨基糖苷类药物进入细胞内杀灭细菌。

2. 应用方法

应根据血培养和药敏试验的结果选用敏感的抗生素。

（1）青霉素敏感的草绿色链球菌或牛链球菌，可采用以下治疗方案：

①青霉素钠盐 1200 万～1800 万 U/d，持续静滴，或分 6 次，q4 小时静注或肌注，疗程 4 周。老年患者应注意肾功能和第Ⅷ对脑神经损伤。

②头孢曲松 2g/d，静注或肌注，疗程 4 周。

③青霉素钠盐，剂量同上，第 1～2 周加用庆大霉素 1mg/kg，q8 小时静注或肌注。

④万古霉素 15～30mg/（kg·d）分 2 次静注，每日总量不超过 2g，疗程 4 周，用于对 β 内酰胺类过敏患者，用药后 1 小时应达峰浓度，维持浓度 30～45μg/ml。

（2）对青霉素相对耐药的草绿色链球菌和牛链球菌，可采用青霉素钠盐 1800 万 U/d 持续静滴，或分 6 次前 q4 小时静注，疗程 4 周，第 1～2 周加用庆大霉素。对 β 内酰胺类过敏患者亦可用万古霉素。

（3）肠球菌　合用具有破坏细胞壁作用的抗生素和具有杀菌作用的氨基糖苷类，是较理想治疗方法。可采用：

①青霉素钠盐 1800 万～3000 万 U/d 持续滴注，或分 6 次静注，加用庆大霉素（剂量和方法同前）。病程少于 3 个月者，疗程为 4 周；病程超过 3 个月者，疗程 6 周。

②氨苄西林 12g/d 持续静滴，或分 6 次静注，合用庆大霉素（剂量和方法同上），疗程 4 周，如患者病程逾 3 个月，疗程宜延至 6 周。

③万古霉素和庆大霉素，两者剂量和方法同前，疗程 4～6 周，适用于 β 内酰胺类过敏者，以及对青霉素过敏不宜用头孢菌素者。

（4）葡萄球菌　90% 以上葡萄球菌均对青霉素耐药。对苯唑西林耐药的菌株亦对所有 β 内酰胺类耐药，但仍可对万古霉素敏感。葡萄球菌性 NVE 建议采用：

①苯唑西林 2g 静注，q4 小时，疗程 4~6 周；在起初 3~5 天合用庆大霉素（剂量和方法同前），加用氨基糖苷类的益处尚未确定。

②头孢唑林（或等剂量其他第一代头孢菌素，如头孢拉定、头孢硫脒、或头孢羟氨卞等）2g 静注，q8 小时，疗程 4~8 周。对青霉素过敏者应避免使用头孢菌素。在起初 3~5 天，亦可加用庆大霉素。

③万古霉素，剂量同前，疗程 4~6 周，适用于青霉素过敏者，葡萄球菌 PVE 应采用 3 种抗生素联合治疗：苯唑西林（剂量同前）＋利福平（300mg 口服，q8 小时）＋庆大霉素（剂量同前），疗程至少 6 周（庆大霉素疗程 2 周）。利福平具有独特的抗葡萄球菌作用，但易迅速出现耐药，故需合用另外 2 种抗生素。

（5）HACEK 组微生物　该组细菌均对第三代头孢菌素较为敏感，其所指的 NVE 或 PVE 可选用头孢唑林，或第三代头孢菌素，如头孢噻肟、头孢哌酮以及头孢他啶等。由不产生 β 内酰胺酶的细菌所致的 IE，可合用氨苄西林和庆大霉素。

（6）真菌　念珠菌所致的 IE 可选用氟康唑 0.6~1.8/d，分 3 次静滴；或氟康唑第一天 400mg，以后根据病情 200~400mg/d，静脉滴注。曲真菌属感染所致的 IE 宜选用两性霉素 B，初始剂量 0.1~0.2mg/（kg·d），以后可逐渐增加剂量，直至 1mg/（kg·d），或 5-氟胞嘧啶 150~200mg/（kg·d），分两次静注。真菌性 IE 药物通常难以治愈，应在药物治疗 7~10 天后作病灶清除和瓣膜置换术，术后继续用药 6~8 周。

（7）分类治疗　一般认为应选择较大剂量的青霉素类、链霉素、头孢菌素类等杀菌剂，它们能穿透血小板-纤维素的赘生物基质，杀灭细菌，达到根治瓣膜的感染、减少复发的危险。抑菌剂和杀菌剂的联合应用，有时亦获得良好的疗效。疗效取决于致病菌对抗生素的敏感度，若血培养阳性，可根据药敏选择药物。由于细菌深埋在赘生物中为纤维蛋白和血栓等掩盖，需用大剂量的抗生素，并维持血中有效杀菌浓度。有条件时可在试管内测定患者血清中抗生素的最小杀菌浓度，一般在给药后 1 小时抽取，然后按照杀菌剂的血清稀释水平至少 1：8 时测定的最小杀菌浓度给予抗生素。疗程亦要足够长，力求治愈，一般为 4～6 周。

对疑患本病的患者，在连续送血培养后，立即用静脉给予青霉素 G 每日 600 万～1200 万 U，并与链霉素合用，每日 1～2g 肌注。若治疗 3 天发热不退，应加大青霉素 G 剂量至 2000 万 U 静脉滴注，如疗效良好，可维持 6 周。当应用较大剂量青霉素 G 时，应注意脑脊液中的浓度，过高时可发生神经毒性表现，如肌阵挛、反射亢进、惊厥和昏迷。此时需注意与本病的神经系统表现相鉴别，以免误诊为本病的进一步发展而增加抗生素剂量，造成死亡。如疗效欠佳宜改用其他抗生素，如半合成青霉素。苯唑青霉素（oxacillin），阿莫西林（Aspoxicillin），哌拉西林（氧哌嗪青霉素，piperacillin）等，每日 6～12g，静脉给予；头孢噻吩（cephalothin）6～12g/d 或万古霉素（vacomycin），2～3g/d 等。以后若血培养获得阳性，可根据细菌的药敏适当调整抗生素的种类和剂量。为了提高治愈的百分率，一般主张静脉或肌肉内间歇注射，后者引起局部疼痛，常使患者不能接受。因此亦可将青霉素 G 钾盐日间作缓慢静脉滴注（青霉素 G 钾盐每 100 万 u 含钾 1.5mEq/L，当予以极大剂量时应警惕高钾的发生），同时辅以夜间肌注。草绿色链球菌引起者仍以青霉素 G 为首选，多数患者单独应用青霉素已足够。对青霉素敏感性差者宜加用氨基醣甙类抗生素，如庆大霉素（gentamycin）12 万～24 万 u/d；妥布霉素（tobramycin）3～5mg（kg·d）或阿米卡星（丁胺卡那霉素），1g/d。青霉素是属细胞壁抑制剂类，和氨基糖甙类药物合用，可增进后者进入细胞内起作用。对青霉素过敏的患者可用红霉素、万古霉素或第一代的头孢菌素。但要注意的是有青霉素严重过敏者，如过敏性休克，忌用头孢菌素类，因其与青霉素可出现交叉过敏反应。

肠球菌性心内膜炎对青霉素 G 的敏感性较差，需用 2000 万～

4000万U/d。因而宜首选氨苄青霉素（ampicillin）6～12g/d或万古霉素和氨基醣甙类抗生素联合应用，疗程6周。头孢菌素对肠球菌作用差，不能替代其中的青霉素。近来一些产β-内酰胺酶对氨基糖甙类药物耐药的菌株也有所报道，也出现了对万古霉素耐药的菌株。可选用奎诺酮类的环丙沙星（环丙氟哌酸，Ciprofloxacin），舒巴克坦-氨苄西林（优立新，Sulbactam-Ampicillin）和泰宁（Imipenem）等药物。

　　金黄色葡萄球菌性心内膜炎，若非耐青霉素的菌株，仍选用青霉素G治疗，1000万～2000万U/d和庆大霉素联合应用。耐药菌株可选用第一代头孢菌素类，万古霉素，利福平（Riforpin）和各种耐青霉素酶的青霉素，如苯唑西林（oxacillin）等。治疗过程中应仔细地检查是否有必须处理的转移病灶或脓肿，避免细菌从这些病灶再度引起心脏病变处的种植。表皮葡萄球菌侵袭力低，但对青霉素G效果欠佳，宜万古霉素、庆大霉素、利福平联合应用。

　　革兰阴性杆菌引起的心内膜炎病死率较高，但作为本病的病原菌较少见。一般以β-内酰胺类和氨基糖甙类药物联合应用。可根据药敏选用第三代头孢菌素，如头孢哌酮（cefoperazone 先锋必）4～8g/d；头孢噻肟（cefotaxime）6～12g/d；头孢曲松（ceftriaxone，菌必治）2～4g/d。也可用氨苄青霉素和氨基糖甙类联合应用。

　　绿脓杆菌引起者可选用第三代头孢菌素，其中以头孢他啶（ceftazidine）最优，6g/d。也可选用哌拉西林（piperacillin）和氨基糖类合用或多糖菌素B（polymyxinB）100mg/d，多糖菌素E150mg/d。

　　沙雷菌属可用氧哌嗪青霉素或氨苄青霉素加上氨基糖甙类药物。厌氧菌感染可用0.5%甲硝唑（metronidazole，灭滴灵）1.5～2g/d，分3次静脉滴注，或头孢西丁（cefoxitin）4～8g/d。也可选用先锋必（对厌氧菌属中的弱拟杆菌无效）。

　　真菌性心内膜炎死亡率高达80%～100%，药物治愈极为罕见，应在抗真菌治疗期间早期手术切除受累的瓣膜组织，尤其是真菌性的 PVE，且术后继续抗真菌治疗才有可能提供治愈的机会。药物治疗仍以两性霉素 B（amphotericinB）为优，0.1mg/kg/d 开始，逐步增加至 1mg/（kg·d），总剂量 1.5～3g。两性霉素 B 的毒性较大，可引起发热、头痛、显著胃肠道反应、局部的血栓性静脉炎和肾功能损害，并可引起神经系统和精神方面的改变。5-氟胞嘧啶（5-FC，flurocytosine）是一种毒性较低的抗真菌药物，单独使用仅有抑菌作用，且易产生耐药性。和两性霉素 B 合并应用，可增强杀真菌作用，减少两性霉素 B 的用量及减轻 5-FC 的耐药性。后者用量为 150mg/（kg·d）静脉滴注。

立克次体心内膜炎可选用四环素 2g/d 静脉给药治疗 6 周。

对临床高度怀疑本病，而血培养反复阴性者，可凭经验按肠球菌及金葡菌感染，选用大剂量青霉素和氨基糖甙类药物治疗 2 周，同时作血培养和血清学检查，除外真菌、支原体、立克次体引起的感染。若无效，改用其它杀菌剂药物，如万古霉素和头孢菌素。

感染心内膜炎复发时，应再治疗，且疗程宜适当延长。

3. 并发症的处理

（1）心力衰竭　最常见于主动脉瓣病变，发生率达 75%，二尖瓣和三尖瓣病变时分别为 50% 和 44%，可按心力衰竭的常规治疗，如由心瓣膜机械性损伤所致应及早手术。

（2）肾衰竭　发生率 50%，应作血液透析，除了有利于改善全身状况外，还可使患者安然度过抗生素应用和免疫机制所致的肾脏损害阶段。

（3）血管栓塞　主要为对症处理，反复栓塞宜做手术以消除栓塞源。

（4）细菌性动脉瘤　微小的细菌性动脉瘤在有效的抗生素治疗后可消失；直径 1～2 厘米的动脉瘤即使 IE 治愈仍可破裂出血，应及早手术。颅内细菌性动脉瘤常为多发性，如为较大的动脉瘤或已发生过出血，且病变部位可以手术的应及早处理；未破裂的或出血较小的动脉瘤应区别情况给予相应处理。

4. 手术治疗

近年来手术治疗的开展，使感染性心内膜炎的病死率有所降低，尤其在伴有明显心衰者，死亡率降低得更为明显。

自然瓣心内膜炎的手术治疗主要是难治性心力衰竭；其它有药物不能控制的感染，尤其是真菌性和抗生素耐药的革兰阴性杆菌心内膜炎；多发性栓塞；化脓性并发症如化脓性心包炎、瓦氏窦菌性动脉瘤（或破裂）、心室间膈穿孔、心肌脓肿等。当出现完全性或高度房室传导阻滞时，可给予临时人工心脏起搏，必需时作永久性心脏起搏治疗。

人造瓣膜心内膜炎（Prosthetic Valve Endocarditis, PVE）病死率较自然瓣心内膜炎为高。单用抗生素治疗的 PVE 死亡率为 60%，采用抗生素和人造瓣再手术方法可使死亡率降至 40% 左右。因此一旦怀疑 PVE 宜数小时内至少抽取 3 次血培养后即可使用至少两种抗生素治疗。早期 PVE 致病菌大多侵袭力强，一般主张早期手术。后期 PVE 大多为链球菌引起，宜内科治疗为主。真菌性 PVE 内科药物治疗仅作为外科紧急再换瓣术的辅助手术，应早期作再换瓣术。耐药的革兰阴性杆菌 PVE 亦宜早期手术治疗。其他如瓣膜功能失调所致中、重度心衰，瓣膜破坏严重的瓣周漏或生物瓣膜的撕裂及瓣膜狭窄，新的传导阻滞出现，顽固性感染，反复周围栓塞，都应考虑更换感染的人造瓣。

绝大多数右侧心脏心内膜炎的药物治疗可收到良效，同时由于右心室对三尖瓣和肺动脉瓣的功能不全有较好的耐受性，一般不考虑手术治疗。对内科治疗无效，进行性心力衰竭和伴有绿脓杆菌和真菌感染者常须外科手术，将三尖瓣切除或置换。为了降低感染活动期间手术后的残余感染率，术后应持续使用维生素 4～6 周。

5. 其他治疗

伴有心律失常者可酌情给予抗心律失常药物，溶栓药物迄今尚未证实对 IE 治疗有益，故不推荐使用。抗凝治疗问题是一个难题，应极其慎重的处理：①除非发生大块肺梗死，应禁忌使用肝素抗凝，因可增加致死性脑出血危险性。②如有使用华法林的明确指征（如已置换机械瓣），应调整剂量使 INR 在 2.5～3.5 之间。③应尽量停用或不使用抗凝剂，尤其患者已出现中枢神经系统症状。④必须行抗凝治疗时，选用静脉或口服给药，避免肌内注射造成的局部血肿。

6. 治愈标准

应用抗生素 4～6 周后体温和血沉恢复正常，自觉症状改善和消失，脾缩小，红细胞、血细胞和血红蛋白上升，尿常规转阴，且在停用抗生素后第 1、2 和 6 周作血培养均为阴性，可认为 IE 已治愈。如在治疗结束、症状改善、血培养转阴后又出现感染征象，且菌种和早期培养相同，称之为复发，提示赘生物深部隐藏的细菌尚未彻底杀灭，或细菌对抗生素有耐药性，应更换抗生素进行新一轮的治疗。

三、康复

IE 常继发于器械操作和手术所致的菌血症，故对有器质性心脏病患者行器械操作前宜预防性应用抗生素。一般认为下列各种器械操作均有预防的指征：牙科、口腔和上呼吸道手术或操作，胃肠、泌尿系统操作或手术，胆囊手术，阴道子宫分娩，阴道分娩并发感染以及感染组织的切除等。

患者要充分休息，忌劳累。保持良好的精神状态，放下思想包袱，树立战胜疾病的信心。禁烟，忌酒，合理饮食。饮食以高蛋白，高维生素，低脂饮食。避免辛辣、刺激性食物。吃饭要少量、多餐，勿过饥、过饱。

第十章 心肌病

第一节 心肌炎

心肌炎指心肌中有局限性或弥漫性的急性、亚急性或慢性的炎性病变。近年来病毒性心肌炎的相对发病率不断增加。病情轻重不同，表现差异很大，婴幼儿病情多较重，成年人多较轻，轻者可无明显病状，重者可并发严重心律失常，心功能不全甚至猝死。

急性期或亚急性期心肌炎病的前驱症状，病人可有发热、疲乏、多汗、心慌、气急、心前区闷痛等。检查可见期前收缩、传导阻滞等心律失常。谷草转氨酶、肌酸磷酸激酶增高，血沉增快。心电图、X线检查有助于诊断。

一、诊断

（一）现代科学方法诊断

1. 病毒性心肌炎

病毒性心肌炎的临床症状具有轻重程度差异大，症状表现常缺少特异典型性的特点。约有半数患者在发病前（约1~3周）有上呼吸道感染和消化道感染史。但他们的原病症状常轻重不同，有时常轻到易被患者所忽视，须仔细询问才被注意到。

（1）症状

①心脏受累的症状可表现为胸闷、心前区隐痛、心悸、气促等。

②有一些病毒性心肌炎是以一种与心脏有关或无关的突出症状

为主要或首发症状而就诊的。

如经常见到以心律失常为主诉和首发症状就诊者；少数以突然剧烈的胸痛为主诉者，而全身症状很轻，此类情况多见于病毒性心肌炎累及心包或胸膜者；少数以急性或严重心功能不全症状为主就诊；极少数以身痛、发热、少尿、昏厥等全身症状严重为主、心脏症状不明显而就诊。

（2）体征

①心率改变：或为心率增快，并与体温升高不相称，或为心率缓慢。

②心律失常：节律常呈不整齐，早搏最为常见，多为房性或为室性早搏。其他缓慢性心律失常：房室传导阻滞，病态窦房结综合征也可出现。

③心界扩大：病轻者心脏无扩大，一般可有暂时性扩大，可以恢复。

④心音及心脏杂音：心尖区第一心音可有减低或分裂，也可呈胎心样心音。发生心包炎时有心包磨擦音出现。心尖区可听到收缩期吹风样杂音。此系发热、心腔扩大所致；也可闻及心尖部舒张期杂音，也为心室腔扩大、相对二尖瓣狭窄所产生。

⑤心力衰竭体征：较重病例可出现左心或右心心力衰竭的体征，甚至极少数出现心源性休克的一系列体征。

（3）辅助检查

①心电图

可有有如下改变：房室传导阻滞、窦房阻滞或束支传导阻滞；2 个以上导联 S-T 段呈水平型或下斜型下移≥0.05mV，或多个导联 S-T 段异常抬高或有异常 Q 波；多源、成对室性早搏，自主性房性或交界性心动过速、持续或非持续阵发性室性心动过速，心房或心室扑动、颤动。2 个以上以 R 波为主的导联 T 波倒置、平坦或降低 <R 波的 1/10；频发房性早搏或室性早搏。

②血清抗体检查

A. 第 2 份血清中同型病毒抗体滴度较第 1 份血清升高 4 倍（2

份血清应相隔 2 周以上）或一次抗体效价 ≥640 者为阳性，320 者为可疑（如以 1：32 为基础者则宜以 ≥256 为阳性，128 为可疑阳性，根据不同实验室标准作决定）。

B. 病毒特异性 IgM≥1：320 者为阳性（按各实验室诊断标准，但需在严格质控条件下）。上述 A、B 如同时有同种病毒基因阳性者更支持有近期病毒感染。

C. 单有血中肠道病毒核酸阳性，可能为其它肠道病毒感染。

D. 从心内膜、心肌、心包或心包穿刺液中测出肠道病毒或其他病毒基因片段。

③左室收缩功能减弱（经无创或有创检查证实）。

④病程早期有 CK、CK－MB、AST、LDH 增高，并在急性期中有动态变化。如有条件可进行血清心脏肌钙蛋白 I 或肌钙蛋白 T、肌凝蛋白轻链或重链测定。

（4）诊断要点

①病前 1~3 周，有消化道或呼吸道感染史。

②临床表现有明显乏力，面色苍白，多汗头晕，心悸气短，胸闷或心前区疼痛，四肢发冷等。婴儿可见拒食，发绀，肢凉，凝视等。

③心脏听诊心率加快，心音低钝，心尖部第一心音减弱，或呈胎音样，有奔马律、期前收缩、二联律或三联律，心尖部可有 I~Ⅱ级收缩期杂音。

④心电图检查心律失常，主要导联 ST 段可降低，T 波低平或倒置。X 线检查提示心脏呈球形扩大，各房室增大。

⑤实验室检查血沉增快，谷草转氨酶、肌酸磷酸激酶、乳酸脱氢酶及同工酶增高。早期可从鼻咽、粪便、血液、心包液中分离出病毒，恢复期血清中该病毒相应抗体增高。

（5）分期　病毒性心肌炎根据病情变化和病程长短，可分为四期：

急性期：新发病、临床症状和检查发现明显而多变，病程多在 6 个月以内。

恢复期：临床症状和客观检查好转，但尚未痊愈，病程一般在6个月以上。

慢性期：部分病人临床症状、客观检查呈反复变化或迁延不愈，病程多在年以上。

后遗症期：患心肌炎时间已久，临床已无明显症状，但遗留较稳定的心电图异常，如室性早搏、房室或束支传导阻滞、交界区性心律等。

（6）鉴别诊断　临床上病毒性心肌炎应与以下疾病进行鉴别：风湿性心肌炎；心内膜弹力纤维增生症；原发性心肌病；川崎病；非病毒性心肌炎。

2. 中毒性心肌炎

是指毒素或毒物所致的心肌炎症，除白喉、伤寒、菌痢等感染性疾病外毒素、内毒素对心肌损害外，某些生物毒素如蛇毒、毒蕈、河豚、乌头等，以及某些药物或化学物质如奎尼丁、奎宁、依米丁、锑剂、有机磷、有机汞、砷、一氧化碳、铅、阿酶素等，均可引起心肌损害产生中毒性心肌炎。中毒性心肌炎往往是全身中毒的一部分重要表现，病情危重或并发严重心功能不全和心律失常者死亡率高，及时、有效地抢救往往能够挽救病人生命。

症状体症：心功能不全的症状，如心悸、气短、体和肺循环淤血征象；心律失常的表现。

辅助检查：以心电图为主要检查，需反复多次复查观察治疗效果。

（二）中医诊断

结合临床表现，本病多属于中医学"心悸"、"胸痹心痛"、"喘证"、"心痹"范畴，相关的详细中医诊断依据请参考相关章节进行，在此不一一赘述。

（三）民间经验诊断

中毒性心肌炎，主要是由于毒素或毒物经皮肤黏膜、胃肠道、呼吸道等进入体内，引起了心肌损害。除白喉、伤寒、菌痢等传染病的内外毒素对心肌损害外，蛇毒、毒蕈、有机磷等中毒常见于农村；锑、汞、砷、铅剂等中毒易发生于工业污染区；河豚、一氧化碳等中毒在城镇时有发生；还有某些药物如奎宁、依米丁、阿霉素等引起的心肌损害。因此提高公众对毒物的认识和防止毒物进入体内甚为重要。一旦发生中毒，应立即终止毒物或毒素继续进入体内，脱离接触毒物或毒素，采用清洗皮肤和黏膜、催吐、导泻等办法促进其排泄，迅速送往医院抢救，及时有效的救治往往能够挽救病人生命，否则后果严重。对于中毒性心肌炎，改善心肌代谢和营养，防治心功能不全和心律失常，是治疗的主要内容。

二、治疗

（一）民间和经验治疗

（1）黄连3g，银花9g，板蓝根6g，人工牛黄0.6g（冲服），水煎服。用于邪毒犯心。

（2）南北沙参、麦冬、五味子、银花、大青叶、瓜蒌、黄芩各10g，薤白6g，生甘草3g，水煎服。用于邪毒犯心，心阴已虚者。

（3）丹参30g，琥珀15g，共研细末。每次3~5g，每日2~3次，开水送服。用于痰瘀互结者。

（二）中医和经典治疗

辨证分型可分为以下4型论治：

1. 邪毒犯心

症状：发热不退，或不发热，咽红流涕，咳嗽有痰，或大便稀薄，肌痛肢楚，心悸气短，胸闷胸痛，舌质红，苔黄，脉滑数或结代。

证候分析：风热邪毒客于肺卫，邪正相争，故发热。邪毒入里，内舍于心，心脉受损，故心悸气短，脉滑数或结代。风邪束表，肺气失宣，故咽红流涕，咳嗽有痰等。肺与大肠相表里，大肠传化失司，故大便稀薄。舌质红，苔黄，为邪毒已经化热。

治则：清热解毒。

主方：银翘散加减。

加减：邪热炽盛，加生石膏30g，黄芩10g；胸闷胸痛，加瓜蒌皮10g，红花6g；脉结代，加丹参10g，五味子6g；汗多，加牡蛎30g（先煎），瘪桃干10g；舌红苔少可加麦冬10g，玄参10g。

主方分析：本方清热解毒，解表利咽，为治疗病毒性心肌炎急性期最基本方剂之一，此时邪毒已损心脉，故在清解疏邪同时，注意加强清热、养阴、活血，以护心复脉。若邪毒炽盛，表证不显，应及时应用清气分的竹叶石膏汤或凉营血的清营汤、清瘟败毒饮等。

处方举例：银花10g，连翘10g，竹叶6g，荆芥10g，薄荷6g（后下），板蓝根30g，苦参10g，丹参10g，生地10g，生甘草6g。

2. 痰瘀互阻

症状：头晕心悸，胸闷气短，胸痛叹息，时欲呕恶，咳嗽有痰，甚至咳喘不能平卧，舌质微紫，苔白腻，脉滑或结代。

证候分析：病情迁延，心肌受损，病及肺脾，痰浊内生，停于心下，故咳嗽有痰，头晕心悸，苔白腻。胸阳失于舒展，气机不畅则胸闷气短。气滞血瘀，心脉痹阻，则胸痛，舌质微紫。

治则：化痰泄浊，活血化瘀。

主方：瓜蒌薤白半夏汤、失笑散加减。

加减：胸闷胸痛，加丹参10g，红花6g；大便秘结，加生大黄10g（后下），生山栀10g；痰吐色黄而黏，加黄芩10g，陈胆星10g；汗多者，加龙骨30g（先煎），牡蛎30g（先煎）。

主方分析：瓜蒌薤白半夏汤为《金匮要略》方，用治痰浊等阴邪凝结所致的胸痹证，方中瓜蒌清肺化痰、利气宽胸，薤白通阳散结、宽胸止痛，半夏可化痰燥湿。失笑散为活血化瘀止痛之剂，方中蒲黄祛瘀止血，五灵脂活血化瘀。

处方举例：瓜蒌皮 10g，薤白头 10g，半夏 10g，丹参 10g，参三七 10g，郁金 10g，黄连 3g，牡蛎 30g（先煎），生山栀 10g，炙甘草 6g。

3. 心气不足

症状：心悸不安，面色欠华，头晕目眩，气短乏力，动则汗出，夜寐不宁，舌少苔或呈剥苔，脉细数无力或有结代。

证候分析：病久心气不足，心阴受损，心失所养，故心悸不安，气短乏力，脉细无力或结代，舌少苔或剥苔。心生血，心之气阴不足，气血受损，不能荣于面，灌于脑，故面色欠华，头晕目眩。气虚表卫不固，故动则汗出。入夜心脉时有悸动，故夜寐不宁。

治则：益气养心。

主方：炙甘草汤加减。

加减：胸闷者，加郁金 10g，枳壳 6g；口干引饮，加天花粉 10g，石斛 10g；肢冷畏寒，加黄芪 10g，细辛 3g。

主方分析：本方益气养血，滋阴复脉。方中以炙甘草为主药甘温益气，缓急养心，人参、大枣益气补脾，生地黄、麦冬、麻仁、阿胶滋养阴血，桂枝、生姜温经通脉。

处方举例：炙甘草 10g，党参 10g，黄芪 10g，桂枝 10g，五味子 6g，麦冬 10g，生地 10g，阿胶 10g（烊冲），红枣 5 枚，龙齿 30g（先煎）。

4. 正虚邪恋

症状：神疲乏力，心悸气短，时有低热，面黄纳呆，自汗盗汗，易患感冒，舌质偏红，苔薄白，脉细软，时有结代。

证候分析：正虚邪恋，故时有低热。心气不足，阴血已损，则心悸气短，舌质偏红，脉细软或结代。气阴不足，固摄无力则自汗盗汗。气虚卫外不固，腠理空疏，易受外邪，故反复感冒。

治则：扶正祛邪。

主方：黄芪桂枝五物汤加减。

加减：心悸气短，加龙齿 30g（先煎），五味子 6g；低热，加地骨皮 10g，银柴胡 10g；夜寐不宁，加枣仁 10g，合欢皮 10g；易感冒，加太子参 10g，白术 10g，板蓝根 15g。

主方分析：本方为温中补气之要方。方中黄芪益气固表，桂枝、白芍调和营卫、温通心阳，生姜、大枣温中补虚。

处方举例：黄芪 10g，桂枝 10g，白芍 10g，红枣 5 枚，太子参 10g，白术 10g，防风 10g，龙齿 30g（先煎），枣仁 10g，炙甘草 6g。

本病严重时可发生心力衰竭及心源性休克，可见烦躁不安，面色苍白，皮肤花斑，四肢冷湿及末梢紫绀，心脏扩大，并发严重心律紊乱，脉微细欲绝等。中医认为属心阳虚弱，或心阳暴脱，宗气大泄。此时已有危及生命之虞，临床上必需中西医结合，予以抢救。中医可用独参汤频频灌服，或煎服参附汤、参附龙牡救逆汤，并可加入五加皮、万年青等中药强心利尿，并静脉滴注丹参注射液，以活血化瘀。

（三）名老中医治疗经验

1. 乔仰先分证治疗病毒性心肌炎经验

（1）气滞血瘀证　表现为心胸刺痛，胸闷，气短，心悸怔忡，舌质紫黯或有瘀斑，脉细弦结代。治拟疏肝理气，活血化瘀。常用方为桃红四物汤、四逆散、瓜蒌薤白白酒汤。还可酌情加三七粉吞服。

（2）胸阳不振证　表现为心悸甚，动则加剧，胸闷气促，畏寒肢冷，面色苍白，疲乏无力，舌质淡而胖或有齿痕，苔白腻，脉沉而细迟或结代。治拟温补心阳。常方为苓桂术甘汤、四逆汤，还可酌加四物汤。

（3）气阴两虚证　表现为心悸不宁，头晕乏力，气短易汗，失眠多梦，舌质红苔薄，脉细弱或细弦数。治拟补气养阴，宁心安神。通常以生脉饮、归脾汤、增液汤等药加减。

（4）肝气郁结证　表现为胸闷，胸胁胀痛，脘闷，嗳气，食少，舌苔薄或白，脉弦。治拟疏肝理气解郁。常以逍遥散、四逆散、柴胡疏肝散等为主。

（5）痰湿内阻证　表现为胸脘闷胀，气短，喘促，四肢酸重，全身乏力，饮食无味，舌苔白腻，脉滑。治拟化痰利湿，行气开痹。常以滋补二陈汤、温胆汤、平胃散等方随症加减。

心为君主之官，统帅人体一身之血脉，各种原因均可影响心的阴阳气血失调，导致心主血脉功能减退，而出现"结代脉"。在诊治心脏疾病时特别注重辨证施治以及疾病与脏腑的关系，强调中医治病的整体观。并认为安静或休息时发生早搏，往往是由于血液循环不良，治则着重活血化瘀。活动时发生早搏，大多为心气虚衰，治则调补气血为主。一般吸气不畅与肝肾有关，拟补肾益肝；呼气不畅与心肺有关，则需养心润肺。血行不畅则湿更为痹阻，湿浊不化，则血行更加不畅。因此，利湿有活血之功，活血有化湿之力。心脏病患者大多有心悸，原因之一就是水湿凌心则悸，因此，利尿即能祛湿，祛湿亦能凌心。对胸阳不振的病人用桂枝时，最好与赤芍、白芍同用，因单用桂枝病人服后易出汗，加入赤白芍后可以得到缓和。

2. 周仲瑛治疗心肌炎经验

周仲瑛教授认为心肌炎一病从中医而言，以虚为本，以实为标，故其治疗应以补虚扶正为主，泻实祛邪为辅。但这种补虚与泻实常常是兼备而施，或七补三泻，或半补半泻，或三补七泻等。具体方法则以益气养阴为主，佐以清热解毒，或佐以活血化瘀，或佐以健脾化痰，或佐以凉营解毒，或佐以滋阴降火等。

辨证方药：据资料报道，益气养阴的生脉散已成为治疗病毒性心肌炎的首选方药。一般增选药物为：补气加黄芪、山药、黄精等；养阴加玉竹、白芍、沙参、鳖甲等；活血加丹参、赤芍、郁金、葛根等；清热解毒加金银花、连翘、板蓝根、虎杖、贯众等；

安神宁心加酸枣仁、柏子仁等；其它如解毒泻火增玄参，扶阳强心增附子，去水护心增茯苓等。实验证明，生脉散有显著提高心肌DNA、RNA的作用，其强心、抗休克作用尤为明显，对免疫状态（体液免疫）亦有一定影响。其它辨证方药，如清热解毒多选银翘散，养阴解毒多选当归六黄汤，活血化瘀多选桃红四物汤，豁痰开胸多选栝楼薤白半夏汤，益气复脉多选炙甘草汤，主方明确，加减对证，显示出中医辨证用药的灵活性和实用性。

3. 丁大愚治疗病毒性心肌炎经验

近年来，病毒性心肌炎发病率呈增高趋势，对人们的健康造成了较大危害。中医学从传统经验中挖掘出的方与药，显示出实用可信的优势。今就该病的用药思路结合治疗体验，略陈管见，供同道参考。

根据资料分析，本病以脏腑气血阴阳辨证者居多，其次是病因辨证。其证候主要有：心气阴两虚证、心气阴两虚热毒证、心气阴两虚血瘀证、心肝气滞血瘀证、热毒伤心阴证等。就虚实而言，本病急性期以热毒证较为明显，而慢性期则以气阴两虚证为主。多数学者认为，心气阴两虚是发病的关键，温毒内犯则是发病的必要条件，心脏气阴两虚贯穿于疾病的始终。初期热毒内犯较为显著，病至中、后期，瘀血证逐渐突出，若治不中鹄或迁延失治，往往形成虚、毒、瘀三者相互交错之证，给治疗带来诸多掣肘。

（四）现代和前沿治疗

对于病毒性心肌炎临床上多采取下述治疗方法：

1. 休息

休息相当重要。活动和疲劳可使病情加重。急性期应卧床休息，到热退后3~4周，心影恢复正常，始能下床轻微活动。恢复期应继续限制活动，待病情稳定，再逐步增加活动量。病情较重，心脏增大者，卧床6个月左右，如心脏未明显缩小，应适当延长卧床时间。有心功能不全者，应绝对卧床休息，以减轻心脏负担，使心衰获得控制，心脏情况好转后，始能轻度活动。一般重症患儿需卧床休息半年以上；轻症患儿如仅有早搏等心律失常，则可适当缩短卧床休息时间。

2. 抗生素

虽对引起心肌炎的病毒无直接作用，但因细菌感染是病毒性心肌炎的重要条件因子，故在开始治疗时，均主张适当使用抗生素。一般应用青霉素肌注 1~2 周，以清除链球菌和其它敏感细菌。

3. 保护心肌

（1）抗氧化剂的应用

①大剂量维生素 C 具有增加冠状血管血流量、心肌糖原、心肌收缩力、改善心功能、清除自由基，修复心肌损伤的作用。剂量为 100~200mg/kg/日，溶于 10%~25% 葡萄糖液 10~30ml 内静脉注射，每日 1 次，15~30 天为一疗程。

②维生素 E 是机体重要的脂溶性抗氧化剂，主要分布于线粒体膜、内质网及浆膜上，在清除细胞内外自由基，抑制膜的脂质过氧化反应、保护细胞膜等方面起重要作用。剂量为 100mg，一日三次口服。

③辅酶 Q10 有类似维生素 E 的抗氧化作用，能抑制生物膜的脂质过氧化反应，减少 LPO 生成，从而保护细胞膜及亚细胞成分。剂量为 5mg，每日一次肌注，可连用 1~3 个月。

（2）营养心肌的药物

①能量合剂：三磷酸腺苷 20mg，辅酶 A50~100μ，维生素 B₆ 100mg，细胞色素 C15mg 加入 10%~20% 葡萄糖液 100~250ml 静脉滴注，每日 1 次，10~30 次为一疗程（细胞色素 C 使用前需做过敏试验）。

②极化液：三磷酸腺苷 20mg，辅酶 A50~100μ 普通胰岛素 4~6μ、10% 氯化钾 5~8ml，溶于 5%~10% 葡萄糖液 250ml 内静脉滴注，每日一次，10~30 次为疗程。

以上药物具有加强心肌营养，改善心肌功能，对心肌损伤有修复作用。

4. 肾上腺皮质激素的应用

关于皮质激素的应用目前尚有争论，多数认为：病程早期（即发病 18 天内）及轻症病例则不必使用；病情严重如心脑综合征、心源性休克、Ⅱ度以上房室传导阻滞、严重心力衰竭等应立即使用，剂量宜大，病情缓解减量停药；反复发作或病情迁延者，可能与自身免疫有关，故主张使用，一般病例口服强的松 $1 \sim 1.5$ mg/kg/d，$3 \sim 4$ 周，症状缓解逐渐减量、停药；严重病例使用氢化考的松 $8 \sim 12$ mg/kg/d 或地塞米松 $0.2 \sim 0.4$ mg/kg/d 静脉滴注。

5. 控制心力衰竭

心肌炎时，心肌对洋地黄敏感性增高，耐受性差，易发生中毒，宜选用收效迅速及排泄快的制剂如西地兰或地高辛。剂量应偏小，一般用常用量的 $1/2 \sim 2/3$。在急性心衰控制后数日即可停药。但对慢性心功能不全者，多主张长期应用偏小量的洋地黄维持量，直到心功能恢复正常为止。利尿剂应早用和少用，同时注意补钾，否则易导致心律失常。注意供氧，保持安静。若烦躁不安，可给镇静剂。发生急性左心功能不全时，除短期内并用西地兰、利尿剂、镇静剂、氧气吸入外，应给予血管扩张剂如酚妥拉明（$0.5 \sim 1$ mg/kg）加入 10% 葡萄糖液（$50 \sim 100$ml）内快速静脉滴注。紧急情况下，可先用半量以 10% 葡萄糖液稀释静脉缓慢注射，然后将其余半量静脉滴注。

6. 抢救心源性休克

由于心肌收缩无力，心室过快（如室上性心动过速、心室纤颤）或心室率过缓（如窦性心动过缓、Ⅱ度及Ⅱ度以上传导阻滞）所造成，故必须及时纠正心律紊乱。

①快速静脉滴注大剂量激素；②大剂量维生素 C 即刻静脉推注，如血压上升不稳定，$1 \sim 2$ 小时后重复使用，以后每 $4 \sim 8$ 小时一次，第一天可用 $3 \sim 5$ 次，以后改为每日 $1 \sim 2$ 次；③升压药多巴

胺和阿拉明并用，每 200～300ml 液体中各加 10～20mg，静脉滴注，根据血压，随时调整浓度及速度；④若有房室传导阻滞或心率缓慢可给异丙基肾上腺素 0.25～1mg 加入 5%～10% 葡萄糖液 250ml 中滴注。用药前可输全血或血浆补充血容量，但必须慎防肺水肿；⑤保证液体量，按 1000～1200ml/m2/d 给予，若有酸中毒应及时纠正；⑥氧气吸入。

7. 纠正严重心律心失常

心律失常的纠正在于心肌病变的吸收或修复。一般轻度心律失常如早搏、I 度房室传导阻滞等，多不用药物纠正，而主要是针对心肌炎本身进行综合治疗。若发生严重心律失常如快速心律失常，严重传导阻滞都应迅速及时纠正，否则威协生命。

（1）期前收缩（早搏）分为房性、结性（房室交界性）和室性三种，其中以室性为多见。如为多源性，频繁性早搏，或形成联律，或早搏重迭于前面的窦性 T 波上时，应及时静脉注射利多卡因；室率缓慢者可慎用异丙基肾上腺素或阿手托品静脉滴注。酌情选用慢心律、心律平、乙胺碘呋酮、双异丙吡胺、普鲁卡因酰胺等。房性或结性早搏，可选用地高辛。仍频繁者加用心得安或其他 β 受体阻滞剂，或改用心律平、异搏定等。

（2）阵发性室上性心动过速可使用机械刺激如按压颈动脉窦、刺激咽部引起恶心等方法兴奋迷走神经，或采用快速洋地黄制剂如西地兰、地高辛等静脉注射，或选用心律平、ATP 等治疗。若伴重度心衰或心源性休克等，可用直流电同步电击复律。

（3）房室传导阻滞 I、II 度时以病因治疗为主。II 度 II 型、III 度房室传导阻滞，除静脉滴注大剂量肾上腺反质激素外，可试用异丙基肾上腺素 0.5～1mg 加入 5～10% 葡萄糖液 250ml 中滴注，好转后减量维持，或用阿托品 0.01～0.03mg/kg 次皮下注射或静脉洋注维持，或植入永久性起搏器。

（4）心房颤动与扑动首先用西地兰，也可用异搏停，心得安。如药物治疗无效，可用电心律复转术。

（5）室性心动过速紧急病例可叩击心前区，有时可使室速转为窦性心律。有条件者首选使用直流电电击复律术，若无此设备者可根据心电图类型选用药物治疗。如早搏型室速，首选利多卡因，也可用心律平，普鲁卡因酰胺等注射；如尖端扭转型室速，可选用异丙基肾上腺素或阿托品或硫酸镁静脉注射。

8. 病因治疗

对病毒感染尚无特效治疗药物。病初要试用病毒唑、吗啉呱、金钢烷胺、阿糖胞苷、潘生汀、干扰素、免疫核糖核酸等终止或干扰毒复制及扩散的药物，但疗效不肯定。中药如大青叶、板蓝根、金银花、连翘、贯众、黄芪等对某些病毒具有一定的抑制作用，也可试用。

9. 其他

丹参注射液6~8ml加入10%葡萄糖液静脉滴注，或每天2~4ml，肌肉注射。有活血化瘀，改善心肌循环，促进炎症吸收的作用。

对于中毒性心肌炎的治疗应遵循以下原则：

（1）立即终止毒物或毒素继续进入体内，并促进其排泄。

（2）使用解毒剂或对抗剂。

（3）改善心肌代谢和营养。

（4）防治心功能不全和心律失常。

（5）对症治疗。

用药原则：

（1）使用"A"项内药，终止毒素或毒物继续进入体内，促进其排泄，使用解毒剂和对抗剂。

（2）用"A"项药改善心肌代谢和营养，积极防治心功能不全、心律失常和对症、支援治疗。

三、康复

心肌炎患者首先要对心肌炎这个病有充分的了解，解除思想包袄，认识到只要配合医生的治疗，就一定能战胜疾病，尽早地恢复正常的生活和工作。这就要求患者在得知自己患上心肌炎后要做到以下几个方面：

1. 充分休息

心肌炎患者应至少休息 3~6 个月，如果有心脏扩大的患者应至少休息半年以上，同时要限制体力活动。

2. 加强营养

心肌炎患者宜进食一些富含维生素的饮食，保证有足够的蛋白质，以利于心肌的修复，促进病情恢复。

3. 预防感冒

感冒可以加重心肌炎的病情，还可以使已相对稳定的症状再次复发，故心肌炎患者应注意避免伤风感冒。一旦患上感冒，也应及时治疗，防止其对心肌的进一步侵犯。

4. 配合治疗

心肌炎患者应以积极的心态配合医生的治疗，切不可采取悲观消沉的态度。因为绝大多数心肌炎的预后良好，只要治疗得当，不会遗留任何后遗症。患者要按时服药，但也不要盲目滥用药物，应遵照医嘱，合理用药。

5. 定期复诊

对于慢性心肌炎患者应每隔一定时间到医院复诊，可复查心电图、超声心动图等以了解疾病的发展情况，便于知道今后的治疗。

第二节　心肌病

心肌病是一种由于心脏下分腔室的结构改变和心肌壁功能受损所导致心脏功能进行性障碍的病变。心肌病可导致心脏逐渐衰弱，心律不整，最终引至心力衰竭，但冠状动脉则大多属正常。任何年龄的人都有机会患上此病。本病病因迄今不明，一般认为与病毒感染、自身免疫反应、遗传、药物中毒和代谢异常等有关。

本病按病理可分为扩张型心肌病、肥厚型心肌病和限制型心肌病。以扩张型心肌病常见，肥厚型心肌病次之，限制型心肌病较少见。

一、诊断

心肌病男女间有显著差异，大多在 30 ~ 40 岁出现症状，随着年龄增长，症状更加明显，主要症状有：①呼吸困难：劳力性呼吸困难，严重呈端坐呼吸或阵发性夜间呼吸困难。②心绞痛：常有典型心绞痛，劳力后发作。胸痛持续时间较长，用硝酸甘油含化不但无效且可加重。③晕厥与头晕：多在劳累时发生。血压下降所致，发生过速或过缓型心律失常时，也可引起晕厥与头晕。④心悸：患者感觉心脏跳动强烈，尤其左侧卧位更明显，可能由于心律失常或心功能改变所致。

（一）现代科学方法诊断

1. 扩张型心肌病

起病缓慢，早期除心脏扩大外无明显异常，后期常为全心衰竭。患者乏力、活动后气短、夜间阵发性呼吸困难，出现浮肿、腹水及肝大等。另外，可有各种心律失常，合并脑、肾和肺等部位栓塞，甚至猝死。听诊常闻第三、四心音、奔马律及三尖瓣或二尖瓣关闭不全的收缩期杂音，双肺底可闻湿罗音。X 线检查示心影扩大，双肺淤血及间质水肿。心电图检查以 ST 段压低、T 波低平或倒置为主，少数出现病理性 Q 波。心律失常以异位心律和传导障碍为主。二维心脏超声检查示心脏各腔室扩大，室间隔、左室后壁运动减弱，射血分数降低，左右心室流出道扩大。诊断主要根据前述的临床表现，除外其他类型心脏病，结合 X 线，超声心动图等常可确诊。

2. 肥厚型心肌病

特征为心室肌肥厚，尤其是室间隔呈不对称性肥厚，部分可引起心室流出道梗阻。起病缓慢，早期表现为劳累后呼吸困难、乏力和心悸。心绞痛亦较常见，服硝酸甘油疗效不明显。昏厥是病情严重的信号，晚期可出现心力衰竭，且常合并心房颤动。体检心界可向左扩大，心前区可闻及收缩中、晚期喷射性杂音，第二心音常分裂。心室造影示心室腔缩小，肥厚的心肌凸入心室腔内。心电图常示左室肥厚及 ST – T 改变，部分出现 Q 波，房室传导阻滞和束支传导阻滞亦较常见。超声心动图对本病诊断价值很大，表现为室间隔和左心室壁肥厚，二者厚度之比多大于正常的 1.3∶1。临床表现，结合超声心动图和心室造影检查常可确诊。

3. 限制型心肌病

主要分布在热带及亚热带地区。以心内膜心肌纤维化、心肌僵硬及心室舒张充盈受阻为特征。起病缓慢，早期可有发热、乏力、头晕、气急等症状，晚期出现全心衰竭。心房颤动也较常见，部分合并内脏栓塞。查体心脏搏动弱、心音钝、肺动脉瓣区第二心音亢进，可闻舒张期奔马律及心律不齐。X 线示心脏轻度扩大，部分可见心内膜钙化阴影。心电图示低电压、心房和心室肥大、束支传导阻滞、ST – T 改变和心房颤动等心律失常。二维超声心动图检查示心腔狭小、心尖部闭塞、心内膜增厚和心室舒张功能严重受损。诊断比较困难，主要依靠临床症状，X 线及超声心动图检查。

4. 并发症

心肌病常见的并发症有心律失常、心衰、栓塞、感染性心内膜炎及猝死。

（1）感染性心内膜炎和猝死多发生于有心肌肥厚者。

（2）栓塞多发生于心肌纤维化及收缩力下降、合并心房颤动、久卧不动或用利尿药的患者中。

（3）猝死是常见的致命性并发症。

5. 鉴别诊断

注意与风心病、心包积液、高血压性心脏病、冠心病、先天性心脏病、继发性心肌病鉴别。

（1）风湿性心脏病 心肌病亦可有二尖瓣或三尖瓣区收缩期杂音，但一般不伴舒张期杂音，且在心力衰竭时较响，心力衰竭控制后减轻或消失，风湿性心脏病则与此相反。心肌病时常有多心腔同时扩大，不如风湿性心脏病以左房、左室或右室为主。超声检查有助于区别。

（2）心包积液 心肌病时心脏扩大、心搏减弱，须与心包积液区别。心肌病时心尖搏动向左下方移位，与心浊音界的左外缘相符，心包积液时心尖搏动常不明显或处于心浊音界左外缘之内侧。二尖瓣或三尖瓣区收缩期杂音，心电图上心室肥大、异常 Q 波、各种复杂的心律失常，均提示心肌病。超声检查不难将二者区别，心包内多量液体平段或暗区说明心包积液，心脏扩大则为心肌病。必须注意到心肌病时也可有少量心包积液，但既不足以引起心脏压塞，也不致于影响心脏的体征与心脏功能，仅是超声的发现。收缩时间间期在心肌病时明显异常，心包病则正常。

（3）高血压性心脏病 心肌病可有暂时性高血压，但舒张压多不超过 14.67 千帕斯卡（110mmHg），且出现于急性心力衰竭时，心力衰竭好转后血压下降。与高血压性心脏病不同，眼底、尿常规、肾功能正常。

（4）冠心病 中年以上患者，若有心脏扩大、心律失常或心力衰竭而无其他原因者必须考虑冠心病和心肌病。有高血压、高血脂或糖尿病等易患因素，室壁活动呈节段性异常者有利于诊断冠心病。近年来，对冠状动脉病变引起心脏长期广泛缺血而纤维化，发展为心功能不全的情况称之为"缺血性心肌病"，若过去无心绞痛或心肌梗塞，与心肌病颇难区别，再则心肌病亦可有病理性 Q 波及心绞痛，此时鉴别须靠冠状动脉造影。

（5）先天性心脏病　多数具有明显的体征，不难区别。三尖瓣下移畸形有三尖瓣区杂音，并可有奔马律、心搏减弱、右心扩大与衰竭，须与心肌病区别，但此病症状出现于早年，左心室不大，紫绀较著。超声心动图检查可明确诊断。

（6）继发性心肌病　全身性疾病如系统性红斑狼疮、硬皮病、血色病、淀粉样变性、糖原累积症、神经肌肉疾病等都有其原发病的表现可资区别。较重要的是与心肌炎的区分。急性心肌炎常发生于病毒感染的当时或不久以后，区别不十分困难。慢性心肌炎若无明确的急性心肌炎史则与心肌病难分，实际上不少扩张型心肌病是从心肌炎发展而来，即所谓"心肌炎后心肌病"。

近年来在临床上开展心内膜心肌活组织检查，由带活组织钳的心导管取得标本，进行病理与病毒检查，可以发现有否心肌炎症的证据，但目前对病理组织学的诊断标准和去除伪迹方面还有些问题待解决。

6. 克山病

克山病（Keshan disease）是地方性心肌病（endemic cardio-myopathy）。1935 年首先流行于黑龙江省克山县，当时对该病的本质认识不清，遂以此地名来命名，一直沿用至今。本病主要流行于我国东北、西北、华北及西南一带交通不便的山区或丘陵地带。病理学上以心肌的变性、坏死及修复后形成瘢痕为特点。临床上常有急性或慢性心功能不全表现。

临床表现：根据患者发病缓急、病程长短及心肌代偿情况分为4 型：

（1）急性型　发病急骤，由于心肌病变比较广泛、严重，心肌收缩力明显减弱，心输出量在短时间内大幅度减少，重者出现心源性休克。由于供血不足，患者常有头昏、恶心、呕吐等症状。血压下降，心音弱，尤以第一心音减弱为著，并常有心律不齐。

（2）亚急性型　病情进展稍缓，心肌受损不如急性型那样严重，但心肌收缩力明显减弱。临床上出现明显的心力衰竭，特别是急性左心衰竭，有咳嗽、呼吸困难、满肺水泡音等征象。约经 1～4 周后，可发生全心衰竭，出现颈静脉怒张、肝肿大及全身水肿等。

（3）慢性型　亦称痨型，病情发展缓慢，多由潜在型逐渐发展而成，少数由急性型或亚急性型转化而来。心脏代偿肥大，心腔扩张明显，临床上主要表现为慢性心功能不全。

（4）潜在型　心脏受损较轻或因代偿功能较好，临床上多无明显的自觉症状。

（二）中医诊断

本病从中医而言，属于惊悸、怔忡、喘证、水肿、胸痹、厥证的范畴。病变的内因在于先天禀赋特异体质，外因则在于感受外邪、毒邪。邪气乘虚侵袭，深入腠理，深入血脉，内舍于心，留而不去，痹阻脉络，心脉阻滞而为病；或因饮食所伤，劳倦思虑，致使脾胃受损，气血生化无源，心失所养；或脾失健运，致使水湿内停，聚而成痰，痰浊上承而发病。

病机比较复杂。主要为先天禀赋特异体质，后天失调，反复感受"毒邪"，致使气滞血瘀，心脉痹阻；或伤及气阴，气阴两虚，日久及阳，心肾阳虚，水气凌心射肺，进一步发展则为阳虚欲脱之危象。总之，本病以脾肾阳虚，心阳不振为本，毒邪、瘀血、水饮、痰浊为标，其病位在心，波及脾、肺、肾诸脏。

（三）民间经验诊断

肥厚型心肌病有家族遗传倾向，故有该病的家族史者应注意定期到医院检查。如出现气促、乏力、心前区疼痛、晕厥，宜尽早到医院接受就诊。对确诊为肥厚型心肌病的患者，宜避免劳顿，预防呼吸道感染，戒绝烟酒，保持良美意境，定期到医院复查，保护或改善心脏功能，提高生活质量。大都患者经治疗，病程可维持数十年，预后尚好。不宜到场剧烈体育，以免发生猝死等意外。如出现严重呼吸困难，平卧时加重，大汗淋漓，有可能为严重心功能不全，应让病人取坐位或半坐卧位，向医疗急救中心打电话求助或以最安全、平稳、快速的交通东西送往附近医院。

二、治疗

（一）民间和经验治疗

1. 成药及简易方治疗

（1）生脉饮，每次1~2支，每日3次。用于心气下足，心功能不全者。

（2）人参、三七、沉香等量研末，每次1g，每日3次。用于心功能不全早期或有心绞痛者。

（3）菖蒲3g，远志6g，茯神10g，水煎服。用于心悸。

（4）乳香、没药各10g，血竭15g，冰片6g，共研细末，每次1g，每日3次。用于有心绞痛者。

2. 针灸疗法

（1）体针　主要用于心肌并发症的治疗。心力衰竭时取内关、间使、通里、少府、心俞、神门、足三里等穴位。每次取4~5个穴，每日1次，采用平补平泻手法，7天为一疗程。合并有栓塞时，取肩髃、曲池、外关、合谷、环跳、阳陵泉、足三里、解溪、昆仑、地仓、颊车、内庭、太冲等穴位，视栓塞部位选择用穴。针刺强度随病程、体质而定，一般原则为补健侧泻患侧。每次取穴多少亦随栓塞部位而定。每日1次，7天为一疗程。

（2）耳针　常用穴位为交感、心、肾、内分泌、肺、神门等。用于心律失常及缓解心肌病引起的症状。一般采用埋皮内针或用王不留行籽穴位按压法，每次取2~5穴。

心肌病病因未明，预防尚缺乏有效措施。预防主要针对并发症，应避免劳累，预防感染，以减少心衰、感染性心内膜炎等的发生。有烟酒嗜好者应予以戒除。心脏扩大、心功能减退者，宜长期休息，以避免病情恶化。

（二）中医和经典治疗

本病应分虚实论治。

1. 实证

（1）气滞血瘀

症状：胸闷，憋气，活动后发作性胸痛，固定不移，舌质紫暗，脉沉涩或弦。

证候分析：先天禀赋特异体质，又感"毒邪"，外邪侵入腠里，深入血脉，血行不畅而瘀滞，由血及气；或因情志不畅，由气及血，终成气滞血瘀的病理状况，而见胸闷、憋气；心脉痹阻，不通则痛，故常发作胸痛，瘀血有形故疼痛固定不移；舌质紫暗，脉沉涩或弦为血瘀气滞之征。

治法：活血化瘀，理气止痛。

方药：血府逐瘀汤加减。

主方分析：方中桃仁、赤芍、川芎、当归、生地、丹参、鸡血藤活血化瘀而养血；柴胡、枳壳、赤芍、郁金、甘草行气活血而舒肝；桔梗开肺气，载药上行，合枳壳则升降调合气机而宽胸；牛膝通利血脉，引血下行。诸药合用，使血活气行，瘀去痛消。心痛甚者，可配合失笑散（蒲黄、五灵脂）加强理气止痛作用。

（2）痰瘀痹阻

症状：胸闷心悸，动则胸痛，头晕，甚则晕倒，不省人事，或咳嗽喘息，恶心纳呆，舌质暗淡，苔薄或腻，脉弦滑。

证候分析：饮食不调，恣食油腻生冷，损伤脾胃，致使水湿内停，聚而生痰，痰湿阻络，加之外邪侵袭，内犯于心，舍而不去，脉络瘀滞，痰瘀互结，上犯心肺故胸闷、心悸、胸痛或见咳喘；痰阻中焦，脾失健运，升降失常，故恶心纳呆；清空失养，清窍闭阻故头晕，甚则晕厥不省人事，舌暗淡，苔薄或腻，脉弦滑为痰湿痹阻之象。

治法：理气活血，化痰通痹。

方药：桃红四物汤合瓜蒌薤白半夏汤加减。

主方分析：方选桃仁、红花、当归、川芎、赤芍、全瓜蒌、薤白、半夏、竹茹、胆南星、柴胡、香附。方以桃红四物去生地以活血化瘀；柴胡、香附理气；瓜蒌、半夏、胆南星、竹茹化痰；薤白宣痹通阳。痰瘀化热，苔黄腻者可加黄连等。

2. 虚证

（1）气阴两虚

症状：心悸气短，神疲乏力，胸闷自汗，口干舌燥，舌红少津，脉细数或结代。

证候分析：反复感受"毒邪"，耗伤气阴，气阴两虚，心失所养，故心悸气短，神疲乏力；心气不足，卫外不固，故胸闷自汗；心阴不足故口干舌燥；舌红少津，脉细数或结代为气阴不足之象。

治法：益气养阴。

方药：生脉散加味。

主方分析：方用太子参（或西洋参）、麦冬、五味子、生地黄、炙甘草。方以太子参或西洋参、炙甘草益气生津；麦冬、生地黄养阴；五味子敛气生津。若属心脾两虚、气血不足者，可选用归脾汤；若为心血不足、心气亏虚者，可选用炙甘草汤。

（2）阳虚水泛

症状：心悸自汗，形寒肢冷，神疲尿少，下肢浮肿，咳喘难以平卧，唇甲青紫，舌质淡暗或紫暗，苔白滑，脉沉细。

证候分析：疾病日久及阳，致使心肾阳虚，命门火衰，失于温煦，心失所养，卫外不固，故心悸神疲、自汗；阳虚阴寒内盛，无以化水，开阖失可，故形寒肢冷，尿少浮肿；水气上凌心肺，故咳喘难以平卧，阳虚无以推动血液运行，血行瘀滞，故唇甲青紫；舌淡暗或紫暗，苔白滑，脉细沉为阳虚血瘀、水湿停滞之象。

治法：温阳利水。

方药：真武汤加减。

主方分析：方用附子、茯苓、白芍，白术、生姜、猪苓、桂枝。方以附子温肾助阳；白术、茯苓、猪苓健脾利水；桂枝、生姜温散水寒之气；白芍调和营阴。若兼见腹满便溏者，可合用理中汤；兼见恶心呕吐者，加法半夏、陈皮。

（3）阳虚欲脱

症状：心悸气急，不能平卧，大汗淋漓，四肢厥冷，尿少浮肿，舌淡或紫，苔薄，脉微欲绝。

证候分析：疾病发展至后期，心阳暴脱，宗气大泄，神失所主，故心悸气急，不能平卧，大汗淋漓，四肢厥冷，甚至神志模糊；心阳暴脱，诸阳亦衰，无以化气行水，故尿少浮肿。舌淡或紫，苔薄，脉微欲绝为阳虚欲脱，血运瘀滞之象。

治法：回阳固脱。

方药：参附龙牡汤加味。

主方分析：方选人参、附子、煅龙骨、煅牡蛎、五味子。方以人参大补元气，附子回阳救逆；煅龙骨。煅牡蛎、五味子敛汗固脱。心阳暴脱，肾不纳气，喘急不能平卧者，加服黑锡丹、蛤蚧粉以益元补肾纳气；阳脱兼阴伤，舌质偏红，脉细数无力者，加太子参、天冬、麦冬、玉竹以养阴生津。临诊之时尚需注意阳虚暴脱，阴寒极盛，在使用大剂量人参、附子时，有时会因阴阳格拒而影响药力的发作，此时可于上述药中加入葱白、薤白等宣通阳气的药物，对挽救阳脱有所裨益。

（三）名老中医治疗经验

1. 丁大愚治疗心肌病的临床经验

丁氏中医根据家传医学，结合现代医学理论和多年的临床实践，特别是临床有效病例的启迪。在扩张型心肌病的中医病机病理上有了独特的认识，并总结出了独特的治疗方案。

丁大愚认为，扩张型心肌病临床上可分为三型，即阳虚型、阴阳两虚型和气阴两虚型。临床上尤以阴阳两虚型和气阴两虚型多见。其病机和肾关系密切，常为肾水不能涵养心脏，从而造成了心肌松弛无力、心脏扩大。

在治疗上采用中药治疗，在治疗原则上注重滋肾养心、培本固元、调整阴阳。根据临床上的不同类型调整用药，如药症相符，可取得明显的疗效。扩张型心肌病的基本症状是劳力性呼吸困难，重者喘促不能平卧，动则心悸、乏力、浮肿等症状。

阳虚型症状：兼见畏寒肢冷，面色㿠白，倦怠乏力，少气懒言，自汗，口淡不渴，小便清长，大便溏薄，舌质淡白，脉沉迟或沉弱或结、代。用药：生晒参，附子，黄芪，白术，茯苓，甘草，巴戟。

阴阳两虚型症状：兼见形体羸弱，精神萎靡，少气懒言，倦怠乏力，形寒肢冷，稍动则发热汗出，心悸目眩，头晕耳鸣，舌淡而少津，或有齿痕，或光剥，脉微细而数或结、代。用药：生晒参，麦冬，熟地，黄精，黄芪，白术，茯苓，甘草，五味子。

2. 周仲瑛治疗心肌病临床经验

（1）气阴双亏证　心悸气促，神倦易累，胸闷不舒，自汗口渴，舌红少津，脉细数或结代。治法：益气养阴。方药：太子参30g，天冬、麦冬、生地、五味子、石斛、白芍各10g，炙甘草8g。

（2）阳虚水泛证　心悸胸憋，神疲气短，形寒肢冷，浮肿少尿，动则气喘，苔白，脉沉细。治法：温阳利水。方药：茯苓20g，猪苓15g，制附片、白芍、白术、党参、丹参各10g，桂枝、干姜各6g。

（3）阳虚欲脱证　心悸气急，不能平卧，汗出淋漓，手足厥冷，舌淡苔白，脉沉细极弱。治法：回阳固脱。方药：人参15g，制附片12g，龙骨30g，牡蛎20g，山萸肉、麦冬、生地、丹参、当归、黄芪各10g。

3. 邵念方治疗心肌病经验

中医学没有扩张型心肌病的病名，根据本病临床症状和体征等表现，该病当属于中医学的"胸痹"、"心悸"和"水肿"等病。中医学认为本病虽病位在心，但与肺、脾、肾等脏有密切关系。引起本病的病机特点是本虚标实，本虚强调气虚、阳虚、血虚和阴虚等，标实则主要是血瘀、痰阻、寒凝和气滞。以上因素常交互为患，多因素致病，导致心脏收缩期功能减弱，从而影响其他脏腑及全身气血的正常功能，出现气滞血瘀、痰瘀交阻、心肾阳虚等病理变化。根据多年的临床研究表明，中医药在减轻扩张型心肌病患者的症状、体征，改善心功能及提高患者存活率等方面有较好的作用。

（四）现代和前沿治疗

大约70%左右的心肌病患者，在出现症状后 5 年内死亡。当其心肌壁变薄和心肌功能减退后，预后将进一步恶化。心律失常的存在使预后更严重。总的看来，男性患者存活时间只有女性患者的一半，而黑人患者的存活时间也只有白人的一半。大约 50% 的患者死亡是突然发生，推测是由于严重的心律失常所致。

治疗特殊病因如酗酒和感染等可以延长生命。如酗酒是心肌病的病因，则病人应戒酒；如果患者的心肌病是由感染所致则应使用抗生素。

冠心病患者，心肌缺血可以导致心绞痛（由心脏病引起的一种胸痛）发作。可用硝酸盐类制剂、β 阻滞剂和钙通道阻滞剂治疗。后两种药物能降低心脏的收缩力。充分的休息和睡眠以及避免紧张等可以减少心脏耗氧。

肿大心脏的心肌壁上可以形成血栓，故常用抗凝剂来预防血栓形成。由于大多数控制心律失常的药物都不同程度地有抑制心肌收缩力的副作用，因而常建议从小剂量开始使用，视疗效再谨慎地增加剂量。血管紧张素转换酶抑制剂常用于心力衰竭的治疗，一般同时使用一定的利尿剂。然而，除非有特别的病因可寻，否则心肌病患者心力衰竭的预后并不理想。正是由于这种不良的预后，现今进行的心脏移植手术多是针对扩张型心肌病的。

扩张型心肌病的手术方法如下：

1. 心脏移植

始于 1968 年，手术后 1 年存活率达 83%，5 年存活率大于 70%。由于经济条件限制，供体缺乏，手术操作复杂，以及排异反应等不利因素，尽管有效，但临床应用率极低。

2. 心肌成形术

心肌成形术或称动力性心肌成形术始于 1985 年，手术后 1 年存活率达 83%。

3. 部分左室心肌切除术

部分左室心肌切除术（心室减容术）或称 Batista 手术，始于 1994 年，1 年存活率为 63% ~ 82%。基本方法是在左室侧壁楔形切除心肌 75 ~ 150g，然后缝合室壁，这样就减小了心室容量，减小了室壁牵拉张力，提高了心肌收缩了，增加了心脏搏出量。

4. 二尖瓣成形术

二尖瓣成形术始于 1994 年，手术后 1 年存活率为 75%。方法是将二尖瓣口直径缩小，保留二尖瓣解剖结构（瓣叶、腱索和乳头肌）。恢复左心室正常几何形状，射血分数增加，心功能改善。还有的患者行"心脏双口成形术"，即在做二尖瓣成形术的同时又行三尖瓣成形术，以期改善心脏功能。据文献报道这种术式因效果不确定，仍在试行中。

5. 左室辅助装置

这种手术方法是将体外泵装置的两端，分别置于左室腔的心尖部位及主动脉上。这种辅助装置主要为扩张型心肌病晚期患者在等待心脏供体时所用。个别患者是使用该装置 6 个月后左心室缩小，心功能有所好转，于是撤离了左室辅助装置。这种辅助装置比较笨重，是人工心脏的雏形。

6. 人工心脏

此方法是在左室辅助装置的基础上缩小了体积，将其置于扩张型心肌病患者腹部皮下或胸腔内。

三、康复

1. 心理护理

心肌病患者多较年轻，病程长、病情复杂，预后差，故常产生紧张、焦虑和恐惧心理，甚至对治疗悲观失望，导致心肌耗氧量增加，加重病情。所以，在护理中对患者应多关心体贴，常予鼓励和安慰，帮助其消除悲观情绪，增强治疗信心。另外，注意保持休息环境安静、整洁和舒适，避免不良刺激。对失眠者酌情给予镇静药物。

2. 休息

无明显症状的早期患者，可从事轻工作，避免紧张劳累。心力衰竭患者经药物治疗症状缓解后可轻微活动，护士应根据病情协助患者安排有益的活动，但应避免剧烈运动。合并严重心力衰竭、心律失常及阵发性晕厥的患者应绝对卧床休息，以减轻心脏负荷及心肌耗氧量。护士应协助做好生活护理，对长期卧床及水肿患者应注意皮肤清洁干燥，注意翻身和防止褥疮。

3. 饮食

给予低脂、高蛋白和维生素的易消化饮食，避免刺激性食物。每餐不宜过饱，以免增加心脏负担。对心功能不全者应予低盐饮食。同时耐心向病人讲解饮食治疗的重要性，以取得病人配合。此外，应戒除烟酒。

4. 密切观察病情

对危重患者应监测血压、心率及心律。当出现高度房室传导阻滞时，应立即通知医生，并备好抢救用品，药物和尽快完成心脏起搏治疗前的准备。密切观察生命体征，防止猝死。

5. 呼吸困难者取半卧位

予以持续吸氧，氧流量视病情酌情调节。每 12 ~ 24 小时应更换鼻导管或鼻塞。对心力衰竭者可作血液气体分析，了解治疗效果。

6. 对合并水肿和心力衰竭

应准确记录 24 小时液体摄入量和出量，限制过多摄入液体，每天测量体重。在利尿治疗期间，应观察患者有无乏力、四肢痉挛及脱水表现，定时复查血电解质浓度，警惕低钾血症，必要时补钾。对大量胸、腹水者，应协助医生穿刺抽液，减轻压迫症状。

7. 呼吸道感染

心肌病患者心力衰竭加重的一个重要诱因。故护理中应注意预防呼吸道感染，尤其是季节更换和气温骤变时。对长期卧床者应定时翻身、拍背，促进排痰。此外，在心导管等有创检查前后应给予预防性抗生素治疗，预防感染性心内膜炎等。

8. 保持二便通畅。

9. 对心肌病患者

扩张型及限制型心肌病患者，应密切观察有无脑、肺和肾等内脏及周围动脉栓塞，必要时给予长期抗凝治疗。

10. 合并心力衰竭

对合并心力衰竭患者的治疗和护理详见有关章节。值得提出的是，心脏病患者往往心肌病变广泛，对洋地黄耐受性低，易出现毒性反应。因此给药须严格遵照医嘱，准确掌握剂量，密切注意地黄毒性反应，如恶心、呕吐、黄、绿视及有无室性过早搏动和房室传导阻滞等心律失常。

对肥厚型心肌病患者慎用降低心脏前、后负荷的药物，以免加重心室内梗阻。洋地黄加强心肌收缩力，也可加重左室流出道梗阻，进一步降低心排血量，故亦慎用。对合并心绞痛的患者，因硝酸甘油可使左心室流出道梗阻加重，故禁用。β阻滞剂及钙离子拮抗剂可减轻心室内梗阻，缓解症状，常有一定疗效。应用异搏定治疗的最初几周，约20%患者出现恶心和头等不良反应，需嘱患者勿随便停药，续用后症状可逐渐消失。用药宜从小量开始，加量不宜过快，护理中注意观察不良反应，如心律失常和体位性低血压等，一旦发现应立即通知医生予以处理。

11. 限制型心肌病病人的护理及预防

预防限制型心肌病仅限于避免并发症，不宜劳累，防止感染。如出现呼吸困难、乏力、头晕、胸痛、水肿等情况，宜尽早到医院就诊。对确诊为限制型心肌病的患者宜避免劳累，预防呼吸道感染，戒绝烟酒保持良好心境，定期到医院复查，保护或改善心功能提高生活质量。如出现严重呼吸困难，平卧时加重大汗淋漓，可能为严重心功能不全，应让病人取坐位或半坐卧位，向医疗急救中心打电话求助或以最安全、平稳、快速的交通工具送往附近医院，发病后不应到未受正规训练的医生处看病，以免延误病情。

第十一章　心包疾病

心包由脏层和壁层组成一圆锥形浆膜囊，它包绕着心脏和大血管的根部，壁层和脏层之间为心包腔。心包腔内含有少量（少于50ml）起润滑作用的液体。心包疾病的临床谱包括心包先天性缺陷、心包炎（干性、渗出性、渗出性-缩窄性、缩窄性）、心包肿瘤和心包囊肿等。本章主要介绍急性心包炎和缩窄性心包炎。

心包炎是最常见的心包病变，可由多种致病因素引起，多是全身疾病的一部分，或由邻近组织蔓延而来。心包炎可与心脏的其他结构如心肌或心内膜等的炎症同时存在，亦可单独存在。心包炎可分为急性和慢性两种，前者常伴有心包渗液，后者常引起心包缩窄。

急性心包炎几乎都是继发性的，病因实质上是多种原发的内外科疾病，部分病因至今未明，其中以非特异性、结核性、化脓性和风湿性心包炎最为常见。国外资料表明，非特异心包炎已成为成人心包炎的主要类型。国内报导以结核性居多，其次为非特异性心包炎。随着抗生素和化学治疗的进展，结核性、化脓性和风湿性心包炎的发病率已有所减少。除系统性红斑狼疮引起的心包炎外，男性发病率明显高于女性。

慢性心包炎　急性心包炎后，可在心包上留下疤痕粘连和钙沉着，在多数患者只有轻微的疤痕形成或疏松的或局部的粘连，心包无明显的增厚，不影响心功能，称为慢性粘连性心包炎，在临床上无重要性。少数患者由于形成坚厚的疤痕组织，心包失去伸缩性，明显影响心脏的舒缩功能，产生一系列临床症状，称为慢性缩窄性心包炎。目前结核仍是缩窄性心包炎的主要病因。非特异性心包炎、血液透析治疗的尿毒症、化脓性心包炎、肿瘤性心包炎、放射性治疗（胸部照射总量超过 4000rad 时）及外伤、胶原组织疾病等均可引起心包缩窄，但往往病因不明。

中医认为本病的病因有虚实两个方面，多为在正虚的基础上感受外邪而致病。心肺气阴不足为本，而外感六淫、思虑劳累则为其诱因。其病理产物，如痰饮瘀血等又可促进本病的发展和变化。

第一节　急性心包炎

急性心包炎是由于心包脏层和壁层急性炎症引起的，以胸痛、心包摩擦音为特征的临床综合征，表现为干性、纤维素性或渗出性心包炎症。男性多于女性，成人多于青少年和儿童。

早期表现为心包脏层和壁层的炎症反应，出现含有纤维蛋白沉积和多核白细胞聚集组成的黏稠液体，成为纤维蛋白性心包炎。由于病因的不同或病程的进展，渗出物中液体增加，渗液可为纤维蛋白性、浆液血性或化脓性等，液体由 100ml 至 2～3L 不等，统称为渗出性心包炎。炎症反应常累及心包下层表层心肌，少数严重者可累及深部心肌，成为心肌心包炎。急性纤维素心包炎的渗出物，可完全溶解吸收；亦可机化为结缔组织瘢痕，甚至引起心包钙化，最终发展成为缩窄性心包炎。

一、诊断

（一）现代科学方法诊断

1. 症状

（1）胸痛　是急性心包炎最主要的症状，多见于急性特发性心包炎及感染性心包炎的纤维素蛋白渗出阶段。疼痛的性质和部位是易变的，常位于胸骨后或心前区，可放射至颈部和背部，呈锐痛，偶可位于上腹部，类似"急腹症"；或与心肌梗死缺血性疼痛相似，呈钝痛或压榨性痛并放射至左上肢；或随每次心脏的跳动而发生刺痛。疼痛可因心包和胸膜炎症受累两个因素引起，也可能与心包腔积液时心包牵张因素有关。疼痛多在卧位、咳嗽、深吸气时加重，前倾位时减轻。

（2）呼吸困难　是心包渗液时最突出的症状，患者为了避免心包和胸膜疼痛而产生呼吸变浅变速。呼吸困难也可因发热、大量心包积液导致心腔压塞、临近支气管、肺组织受压而加重，表现为面色苍白、烦躁不安、胸闷、大汗淋漓等。患者常采取坐位，身体前倾，使心包积液向下、向前移位以减轻对心脏及邻近脏器压迫，从而缓解症状。

（3）全身症状　可伴有潜在的全身疾病如结核、肿瘤、尿毒症所致的咳嗽、咳痰、贫血、体重下降等症状。

2. 体征

（1）心包摩擦音　为急性纤维蛋白性心包炎特异性体征，炎症导致壁层和脏层心包变得粗糙，在心脏活动时相互摩擦产生的声音，似皮革摩擦呈搔刮样、粗糙的高频声音。心包摩擦音的特点是瞬息可变，通常使用隔膜性胸件在胸骨左缘 3～4 肋间、胸骨下端和剑突附近容易听到。其强度受呼吸和体位影响，深吸气或前倾坐位摩擦音增强。当心包内出现积液，有时仍可闻及摩擦音。单相的心包摩擦音需与三尖瓣或二尖瓣反流性收缩期杂音相鉴别。

（2）心包积液　症状的出现与积液的量和速度有关，而与积液的性质无关。当心包积液达 200～300ml 以上或积液迅速积聚时出现下列体征：

①心脏体征：心脏搏动减弱或消失，心浊音界向两侧扩大，心音轻而远，心率快，少数人在胸骨左缘 3～4 肋间可听到舒张早期额外音（心包叩击音），此音在第二心音后 0.1～0.13 秒，高调呈拍击样，是由于心室舒张时受心包积液的限制，血液突然终止形成漩涡和冲击心室壁产生震动所致。

②左肺受压迫征：大量心包积液时，心脏向左后移位，压迫左肺，引起左肺下叶不张，在左肩胛下角区出现肺实变表现，称之为

Ewart 征。

③心脏压塞证：大量心包积液或积液迅速积聚，即使积液仅150～200ml，引起心包内压力超过20～30mmHg 时即可产生急性心包压塞征，表现为心动过速、心血排量下降、发绀、呼吸困难、收缩压下降甚至休克。如积液为缓慢积聚过程，也可产生慢性心脏压塞征，表现为静脉压显著升高，颈静脉怒张和吸气时颈静脉扩张。常伴有肝大、腹水和下肢浮肿。由于动脉收缩压下降，舒张压变化不大而表现脉搏细弱、脉压缩小，出现奇脉。

3. 实验室和辅助检查

（1）心电图　急性心包炎时，心包膜下表层心肌受累是心电图变化的病理基础，系列心电图检查对急性心包炎的诊断有重要意义。急性心包炎约有90% 患者出现心电图异常改变，可发生在胸痛后几小时至数天，主要表现为：

①除 aVR 和 V_1 外，所有导联 ST 段呈弓背向下抬高，T 波高耸直立；一日到数日后，ST 段回到基线，T 波低平及倒置，数周后逐渐恢复正常。

②心包积液时 QRS 低电压，大量积液时可见电交替。

③无病理性 Q 波，常有窦性心动过速。

（2）超声心动图　是诊断心包炎积液简便，安全、灵敏和可靠的无创性方法。M 型超声心动图检查时，可见一个无回声区（液性暗区）将心肌回声隔开，这个区域即为心包积液。二维超声心动图取左心长轴及心尖四腔有液性暗区分布在心脏外围。一般认为液性暗区直径 >8mm 时液量约500ml 左右，直径 >25mm 时液量 >1000ml。超声心动图可观察有无心包粘连，若有大量纤维素样物质对预测心包缩窄有意义；并可确定穿刺部位，指导心包穿刺。

（3）X 线胸片　X 线检查对渗出性心包炎有一定的价值。当心包渗液超过250ml 以上时，可出现心影增大呈烧瓶状，心影随体位改变而改变。透视可显示心脏搏动减弱或消失。X 线片对结核性心包炎或肿瘤性心包疾病也可提供病因学诊断线索。

（4）磁共振现象　可清晰显示心包积液的容量和分布情况，协助分别积液的性质：如非出血性渗液大都是低信号强度；尿毒症性、外伤性、结核性渗液内含蛋白和细胞较多，可见中或高信号强度。

（5）心包穿刺和心包积液分析　在大量心包积液导致心脏压塞时，行心包治疗性穿刺抽液减压，或针对病因向心包腔内注入药物进行治疗。明确有心包积液后，行心包穿刺，根据临床表现进行心包积液病原学分析。

①对于怀疑恶性病例应检查细胞学和肿瘤标志物：癌胚抗原、甲胎蛋白、糖类抗原等。

②对于怀疑结核性心包炎病例，作抗酸杆菌染色、分枝杆菌培养、腺苷脱氨酶、干扰素 - γ、心包溶菌酶和结核杆菌 PCR 等检测，低水平的 ADA 和高水平的 CEA 有助于结核性心包炎与肿瘤性心包炎积液鉴别，极高水平的 ADA 对心包缩窄有预测价值。诊断结核性心包炎：结核杆菌 PCR 的敏感性75％，特异性100％：ADA 敏感性83％，特异性78％。

③对于怀疑细菌性心包炎病例，至少进行 3 次心包积液需氧菌和厌氧菌培养和血培养。

④嗜心脏病毒 PCR 分析有助于鉴别病毒性与自身反应性心包炎。

心包积液的比重（渗出液 > 1.015）、蛋白水平（渗出液 > 3.0g/dl，积液/血清比 > 0.5）、乳酸脱氢酶（渗出液 LDH > 200mg/dl，血清/积液比 > 0.6）和葡萄糖等分析可以区分渗出液和漏出液。对于培养阳性的化脓性心包积液，葡萄糖水平则很低。炎症性疾病尤其是细菌性和风湿性积液患者白细胞计数很高，黏液性水肿者白细胞计数很低；恶性积液和甲状腺功能减低患者单核细胞计数很高，细菌性和风湿性积液中性粒细胞很高。与细菌培养比较，心包积液革兰染色特异性99％，敏感性38％。上皮细胞膜抗原、CEA 和波形蛋白免疫细胞化学染色可以区分反应性间皮细胞和腺癌细胞。

（6）纤维心包镜检查　凡有心包积液需手术引流者，可先行纤维心包镜检查。心包镜在光导直视下观察心包病变特征，并可在明视下咬切病变部位做心包活检，从而提高病因诊断的准确性。

（7）血液分析　急性心包炎经常伴有非特异性炎症表现，包括白细胞增多、血沉增快、C反应蛋白增高。心肌损伤标记物通常是正常的，但TnI，CK-MB升高与心包膜下心肌受损有关。

（8）其他实验室检查　根据患者病史及临床表现选择性进行：

①结核菌素皮肤试验可用于疑为结核性心包炎者。

②血培养可除外感染性心内膜炎及菌血症。

③"ASO"用于疑有风湿热的儿童。

④抗核抗体测定对结缔组织病具有诊断价值；⑤血清促甲状腺素和T_3、T_4测定有助于甲状腺疾病的诊断。

在可能并发心包炎的疾病过程中，如出现胸痛、呼吸困难、心动过速和病因不明的体静脉淤血和心影扩大，应考虑急性心包炎可能。在心前区听到心包摩擦音，心包炎诊断即可成立。心包心肌炎常伴有心功能异常、心肌损伤标记物、肌红蛋白和肿瘤坏死因子升高，可听到第3心音，及ST段抬高，超声影像和MRI可显示心脏结构变化，心包膜/心内膜心肌活检是主要诊断依据。渗液性心包炎心影扩大应与其他原因引起的心脏扩大鉴别。病毒性心包炎的胸痛应与心肌梗死相鉴别。

4. 鉴别诊断

（1）主要病因类型心包炎的鉴别

①急性非特异性心包炎病因不明，病毒感染和感染后发生的过敏反应，可能是主要病因。起病多急骤，表现为心前区疼痛，呈较剧烈的心前区刀割样痛，有发热、呼吸困难等，心包摩擦音是最主要的体征。心包积液一般为小量或中等量，为浆液纤维蛋白性，很少产生心包压塞。如心包下心肌广泛受累，可称为急性心包心肌炎。本病能自行痊愈，但可以多次反复发作，皮质类固醇能有效的控制症状。

②结核性心包炎：通常是由纵隔淋巴结核、肺胸膜结核直接蔓延而来，临床表现包括结核的全身反应和心包积液的体征，心前区和心包摩擦音出现，心包渗液为中等或大量，呈浆液蛋白性或血性，早期诊断和抗痨治疗对防止转变为缩窄性心包炎甚为重要。

③心包的原发性肿瘤：主要为间皮瘤，较少见，转移性肿瘤较多，主要为来自支气管和乳房的癌肿，淋巴瘤和白血病亦可侵犯心包。临床上表现为心包摩擦音和心包渗液的体征，渗液抽出后又迅速产生，呈血性，常引起心脏压塞，渗液中找到肿瘤细胞可确诊，预后极差。

④化脓性心包炎：主要致病菌为葡萄球菌和革兰阴性杆菌、肺炎球菌等，原发感染以肺炎、脓胸、纵隔炎及败血症为常见。心包渗液为浆纤维蛋白性，然后转为脓性。临床征象有高热、毒血症，可有心脏压塞，心包穿刺是诊断本症的主要措施，应用抗生素和切开引流术能使预后大力改善。

⑤心脏损伤后综合征：可发生在心脏直视或非直视术后及急性心肌梗死后综合征后，症状一般在心脏损伤后 2 周，临床表现有发热，有急性心包炎、胸膜炎及肺部炎症等征象，伴有肌肉痛、关节痛、血白细胞增加、血沉加快等。心包炎的纤维蛋白性渗液。本病有自限性，一般只需休息和对症处理，皮质类固醇对消除症状甚为有效。本综合征发病机理不清楚，可能为心脏损伤引起的自身免疫过程。

（2）非特异性心包炎与心肌梗死的鉴别　非特异性心包炎的剧烈疼痛，似急性心肌梗死，但前者起病前常有上呼吸道感染病史，疼痛因呼吸咳嗽或转变体位而明显加剧，早期出现心包摩擦音，心肌酶谱正常，心电图无 Q 波；后者发病年龄较大，常有心绞痛和心肌梗死病史，心包摩擦音出现在发病的 3～4 天，ECG 有异常 Q 波，ST 段弓背向上抬高，T 波倒置。常有严重的心律失常或传导阻滞。

（3）心包炎与心绞痛的鉴别　心包炎之胸痛可持续数小时至数天，休息或含化硝酸甘油不能缓解，而呼吸、咳嗽或转变体位时疼痛加剧。而后者年龄多较大，有反复发作史，疼痛持续1~5分钟，一般不超过15分钟，休息或含化硝酸甘油可缓解，ECG示心肌缺血改变。

（4）心包积液与普遍性心脏增大的鉴别 心包积液时常有奇脉，心尖搏动在心浊音界以内搏动较局限，可减弱或消失，坐位时心界向两侧扩大，呈三角形，卧位时心底浊音界增宽，心音遥远，一般无杂音，偶闻心包摩擦音。心脏普遍性增大者，可有交替脉，心尖搏动与浊音界一致，搏动正常，听诊第一音减弱，多有杂音，时有奔马律。X线检查心包积液时心脏正常轮廓消失，心影呈三角形扩大，卧位时心底阴影增宽，心尖搏动显著减弱，肺野常较清晰。而心脏普遍性增大，在心脏增大的同时，其原来轮廓依稀可见或呈球形扩大，肺部常淤血。此外超声心动图，同位素和心导管造影检查及心包穿刺都有较高诊断参考价值。

（二）中医诊断

1. 急性心包炎

（1）外邪犯肺

证候：发热，胸痛，胸闷，喘促，干咳，全身骨节酸痛，烦躁汗出，舌苔黄腻或白腻，脉滑数或结代。

（2）痰热互结

证候：胸中憋闷而痛，喘咳痰多而黄，不能平卧，烦躁不安，心悸气短，舌质红，苔黄腻或白腻，脉滑数或沉滑。

2. 慢性心包炎

（1）瘀血内阻

证候：胸闷憋气，心前区或右肋下疼痛，痛有定处，或心悸气短，舌质暗或有瘀点，舌下脉络怒张，脉弦涩或结代。

（2）痰饮内停

证候：喘促咳嗽痰多，清稀色白，胸膈不快，肢体浮肿，舌体胖有齿印，舌苔白滑，脉弦滑。

（3）阴虚内热

证候：午后低热，五心烦热，自汗或盗汗，心悸气短，身倦懒言，动则加剧，舌质淡少津，脉细或结代。

（三）民间经验诊断

患者可有发热、盗汗、咳嗽、咽痛，或呕吐、腹泻。心包很快渗出大量积液时可发生急性心脏填塞症状，患者胸痛、呼吸困难、紫绀、面色苍白，甚至休克。还可有腹水、肝肿大等症。

症状可由原发疾病引起，如结核可有午后潮热、盗汗。化脓性心包炎可有寒战、高热、大汗。心包本身炎症，则可见胸骨后疼痛、呼吸困难、咳嗽、声音嘶哑、吞咽困难等。急性心包炎早期和心包积液吸收后期在心前区可听到心包摩擦音，可持续数小时到数天。当心包积液量超过 300ml 以上时，心尖搏动可消失。心脏排血量显著减少可发生休克。心脏舒张受限，使静脉压增高可产生颈静脉怒张、肝肿大、腹水、下肢浮肿、奇脉等。

二、治疗

（一）民间和经验治疗

1. 体针

主穴：曲池、膻中。

配穴：热甚者加刺大椎穴，胸痛者加刺内关、外关、合谷、心俞、后溪、太冲、神门、通里等穴。

针法：每次选用 3～5 穴，采用平补平泻法，得气后留针 10～15 分钟，每日 1 次。

2. 耳穴

主穴：心穴。

配穴：内分泌、皮质下、肾、神门、交感等穴。

针法：采用按压和采用王不留行籽法，每次 3～4 穴，每次一侧，隔日换一次。

3. 推拿按摩治疗

（二）中医和经典治疗

1. 急性心包炎

（1）外邪犯肺　发热，胸痛，胸闷，喘促，干咳，全身骨节酸痛，烦躁汗出，舌苔黄腻或白腻，脉滑数或结代。

治法：清热宣肺，化瘀活血。

方药：银翘散加减。药用双花、连翘、竹叶、荆芥、牛蒡子、薄荷、生甘草、桔梗、黄芩、赤芍、丹皮、茜草、丹参。方中双花、连翘、黄芩清解透邪、清热解毒；竹叶、荆芥、薄荷、开皮毛而透邪，并清上焦之热；桔梗、牛子宣肺止咳；赤芍、丹皮清热凉血；茜草、丹参活血止痛；生甘草解毒，并调和诸药。诸药合用共奏清热宣肺、化瘀活血之功。

（2）痰热互结　胸中憋闷而痛，喘咳痰多而黄，不能平卧，烦躁不安，心悸气短，舌质红，苔黄腻或白腻，脉滑数或沉滑。

治法：清热化痰，宽胸散结。

方药：小陷胸汤合导痰汤加减。药用瓜蒌、黄连、黄芩、半夏、橘红、胆南星、枳实、茯苓、甘草。方中瓜蒌、胆南星清热化痰、散胸膈之痞；黄芩、黄连清热降火、除心下之痞；半夏、枳实降逆消痞、除心下之结；半夏与黄连合用，辛开苦降，得瓜蒌则清热涤痰、宣痹散结之力益著；橘红、茯苓理气化痰，使湿去脾旺、痰无由生。诸药共奏清热化痰、宽胸散结之效。胸中刺痛明显、唇舌色暗者，加丹参、茜草以活血化瘀；寒热往来者加柴胡以和解少阳；大便秘结加大黄以通腑泻热，本药并有活血作用。

（三）现代和前沿治疗

急性心包炎诊断后，尚需进一步明确其病因诊断，为治疗提供方向。主要病因类型有：

1. 病毒性心包炎

病毒性心包炎是一种浆液纤维蛋白性心包炎，由于病毒直接感染、自身免疫应答（抗病毒或抗心脏）引起的炎症。发病前数周常有上呼吸道感染史，起病急剧。临床特征：剧烈胸痛、发热，约在70%的患者中可以听到心包摩擦音，心包渗液一般为小量或中等量，很少产生严重心包压塞症状。检查常有血沉加快、白细胞升高、心电图ST段抬高、X线心影增大。如果心肌受累，可形成急性心肌心包炎。本病可自行痊愈，以对症治疗为主，包括卧床休息、止痛剂及镇静剂等，糖皮质激素可有效的控制症状。

2. 结核性心包炎

结核性心包炎由气管、支气管周围及纵膈淋巴结结核直接蔓延而来，临床上少数患者找不到病原发病灶。临床表现除结核病的全身表现外，患者有倦怠、体重减轻、食欲不振、低热盗汗、呼吸困难及心包积液症状等，胸痛和心包摩擦音少见。心包积液为中等或大量，呈浆液纤维蛋白性或浆液血性。未经治疗的结核性心包炎几乎全部发展为缩窄性心包炎，经过系统抗结核治疗的患者近半数可发展为缩窄性心包炎。

3. 化脓性心包炎

化脓性心包炎由胸内感染直接蔓延、膈下或肝脓肿穿破、或心包穿透性损伤感染而引起，也可由血行细菌播散所致。心包渗出液最初为浆液性纤维蛋白性，其后转化为脓性，随着病程进展，炎症可使渗液浓稠，机化导致心包粘连，使心包腔间隙消失，心包增厚或钙化，极易发展成缩窄性心包炎。临床表现常为急性、暴发性疾病，前驱症状平均3天，通常都有高热、寒战、全身中毒症状及呼吸困难，多数患者没有典型的胸痛。几乎所有的患者有心动过速，少数患者有心包摩擦音。颈静脉怒张及奇脉，可能是心包积液的首先表现，脓性心包积液可发展为心包压塞和心包缩窄。一旦细菌性心包炎的诊断成立，除全身使用足量的抗生素外，仍应立即施行心包切开。

4. 心脏损伤后综合征

心脏损伤后综合征在心脏手术、心肌梗死或心脏创伤后2周出现发热、心前区疼痛、干咳、肌肉关节痛、白细胞增高、血沉增快等临床症状。目前认为可能与高敏反应或自身免疫反应有关。心包炎可以是纤维蛋白性、渗出性，积液常为浆液性，可发生心包压塞。此综合征可复发，有自限性，糖皮质激素治疗有效。

急性心包炎的治疗包括对原发疾病的病因治疗、解除心脏压塞和对症治疗。患者必须住院观察，卧床休息，胸痛时给予镇静剂、阿司匹林、布洛芬，必要时可使用吗啡类药物。

急性心包炎应根据不同的病因选择药物治疗。如风湿性心包炎应加强抗风湿治疗，一般对糖皮质激素反应好。对结核性心包炎应尽早抗结核治疗，一般采用三联药物，足量长疗程，直至病情控制一年左右再停药，避免因治疗不彻底而复发。化脓性心包炎选用敏感的抗生素，反复心包穿刺排脓和心包腔内注入抗生素，疗效不佳时进及早行心包切开引流。急性心包压塞时，心包穿刺抽液是解除压迫症状的有效措施。

病毒性心包炎的治疗：急性心包炎的治疗包括直接缓解症状、预防并发症、清除病毒等。慢性和复发性心包炎的治疗，在明确病毒感染者，给予特殊治疗。①巨细胞病毒性心包炎：高免疫球蛋白在第0、4、8天肌内注射4ml/（kg·d），在第12和16天肌内注注射2ml/（kg·d）；②科萨奇病毒性心包炎：干扰素α或β250万U/m^2；③腺病毒：免疫球蛋白静脉注射，在第一天和第三天。

三、预后和预防

急性心包炎的自然病程和预后取决于病因。病毒性心包炎、特发性心包炎、心肌梗死后或心包切开术后综合征通常是自限性的，临床表现及实验室检查在2~6周消退。若心包炎并发于恶性肿瘤、系统性红斑狼疮、尿毒症等预后差。化脓性或结核性心包炎随着抗生素或抗结核药物的疗法及外科手术的进展，预后已大为改善，部分患者遗留心肌损害或发展为缩窄性心包炎。

第二节　缩窄性心包炎

缩窄性心包炎指心脏被致密厚实的纤维化心包所包围，使心脏舒张期充盈受限而产生一系列循环障碍的临床征象。近几年临床观察到急性心包炎1~3个月内可以发生心包粘连、缩窄，迅速进展为缩窄性心包炎。缩窄性心包炎的病因以结核性占首位，其次为化脓性和创伤性。近年认为为特发性、尿毒症性、系统性红斑狼疮心包炎也可引起缩窄性心包炎，肿瘤性、放射性和心脏直视手术引起缩窄性心包炎者在逐年增多。

缩窄性心包炎的心脏一般在正常范围或偶有缩小，心包病变常累及心外膜下心肌，严重时导致心肌萎缩、纤维变性、脂肪浸润和钙化。心包脏层和壁层广泛粘连，心包增厚一般在0.3~0.5厘米，心包腔有时被纤维组织完全填塞成为一个纤维疤痕组织外壳，常伴有钙化。

普遍增厚的心包束缚心脏，全身各脏器淤血，出现颈静脉怒张、肝大、腹水、胸水等征象。结核性心包炎可在急性期后3~6个月出现症状。常见的有疲乏、气短、尿少、腹胀、食欲减退、腹水、肝大乃致全身水肿者，呼吸困难加重。心电图、超声心动图、X线右心导管检查可诊断。

急性心包炎后，随着积液逐渐吸收可有纤维组织增生、心包增厚粘连、壁层与脏层融合钙化，使心脏及大血管根部受限。心包增厚可为全面的，也可仅限于心包的局部。心脏大小仍正常，偶可较小；长期缩窄，心肌可萎缩。心包病理显示为透明样变性组织，为非特异性；如有结核性肉芽组织或干酪样病变，提示为结核性病因。

心包缩窄使心室舒张期扩张受阻，心室舒张期充盈减少，使心搏量下降。为维持心排血量，心率必然增快；同时上、下腔静脉回流也因心包缩而受阻，出现静脉压升高、颈静脉怒张、肝肿大、腹水、下肢浮肿等。吸气时周围静脉回流增多而已缩窄的心包使心室失去适应性扩张的能力，因此静脉压反而增高，形成了吸气时颈静脉更明显扩张的现象，称 Kussmaul 征。

一、诊断

（一）现代科学方法诊断

1. 临床表现

缩窄性心包炎多数病例起病隐匿，也可以在急性心包炎 1~3 个月内发生，增加了心包炎急性期治疗的困难。判断心包缩窄的时间及临床出现的早晚对于外科治疗及判断其预后有意义。

（1）症状　劳力性呼吸困难为缩窄性心包炎的最早期症状，是由于心排血量相对固定，在活动时不能相应增加所致。后期可因大量的胸水、腹水使膈肌上抬和肺部淤血，以致休息时也可发生呼吸困难并伴有咳嗽、咳痰，甚至出现端坐呼吸。由于心排血量降低、大量腹水压迫腹内脏器或肝脾肿大，患者可呈慢性病容，有软弱乏力、体重减轻、纳差、上腹部膨胀及疼痛。

（2）体征　颈静脉怒张是缩窄性心包炎最重要的体征之一。Kussmaul 征是吸气时颈静脉更加充盈，扩张颈静脉在心脏舒张时突然塌陷。肝脏肿大、腹水及下肢水肿是最常见的体征。心排量减少使动脉收缩压降低，反射性引起周围小动脉痉挛，使舒张压升高，使脉压变小，脉搏细弱无力。因僵直的心包不受胸内压力影响，大约 35% 合并有心包积液患者可发现奇脉。心浊音界正常或稍增大，多数患者有收缩期心尖负性搏动，在胸骨左缘 3~4 肋间可闻及舒张早期额外音，即心包叩击音，通常发生在第二心音后 0.09~0.12 秒，呈拍击样。心率较快，有时可出现心房颤动、心房扑动等异常节律，与心包钙化和心房扩大有关，提示预后较差。

2. 实验室和辅助检查

（1）化验检查　可有轻度贫血。病程较长者因肝淤血常有肝功能损害，血浆蛋白尤其是白蛋白生成减少。腹水和胸水常为漏出液。

（2）心电图　QRS 波低电压、T 波平坦或倒置，两者同时存在是诊断缩窄性心包炎的强力佐证。心电图的改变常可提示心肌受累的范围和程度。50% 左右的 P 波增宽有切迹，少于半数患者有心房颤动，而房室传导阻滞及室内束支阻滞较少见。有广泛心包钙化时可见宽的 Q 波。约 5% 患者由于心包疤痕及右室流出道致右室肥厚伴电轴右偏。

（3）X 线　心包钙化是曾患过急性心包炎最可靠的 X 线征象，大多数缩窄性心包炎患者中均可见到，常呈不完整的环状。心影大小多正常，部分患者轻度增大可能与心包积液或心包增厚有关，部分患者心影呈三角形或球形，心影变直或形成异常心弓，如主动脉结缩小或隐蔽不见，左右心房、右心房或肺动脉圆锥增大，上腔静脉扩张等。X 线透视见心搏动减弱，以心包最厚处明显，还可见肺门影增宽、肺水肿、胸膜增厚或有胸水。

（4）超声心动图　超声心动图虽然可见心包增厚，但没有特异性指标用于诊断缩窄性心包炎。M 型超声心动图可显示增厚的心包组成两条平行线，脏层和壁层心包之间至少有 1mm 的清楚间隙，还可见舒张早期心房收缩过程中室间隔突然向后移动，与心包叩击音恰好重迭。二维超声心动图可显示增厚的心包、室间隔在吸气时膨入左室、突出的舒张早期充盈以及肝静脉和下腔静脉扩张等。

（5）CT 与 MRI 检查　CT 检查对心包增厚具有相当高的特异性和分辨率，可评估心包的形状及心脏大血管的形态，如腔静脉扩张、左室后壁纤维化及肥厚等，是对可疑的缩窄性有价值的检查手段。MRI 可清楚显示缩窄性心包炎的特征性改变即心包增厚，能准确测量其厚度，判断其累及范围，并能显示心脏舒张功能受限所引起的心脏大血管形态及内径的异常改变，如右室流出道狭窄及肝静脉、下腔静脉扩张等。

（6）心导管检查 缩窄性心包炎患者，可通过左右心导管同时记录左、右心的压力曲线。右心房压力曲线呈 M 型或 W 波形，由增高并几乎相等的 α 波、V 波和加深的 Y 波及正常 X 线波形；右心室压力曲线呈现舒张早期下陷和舒张后期的高原波即开放根号样曲线。

3. 诊断和鉴别诊断

患者有腹水、肝肿大、颈静脉怒张、Kussmaul 征、静脉压显著增高等体循环淤血体征，而无显著心脏扩大或瓣膜杂音时，应考虑缩窄性心包炎。结合心脏超声、X 线检查或 CT、MRI 等检查提示有心包钙化或增厚，心电图示 QRS 波群及 ST－T 改变等，诊断更易确定，少数不典型病例需做心导管等特殊检查方能确立诊断。

缩窄性心包炎与限制性心肌病的临床表现极为相似，鉴别甚为困难。缩窄性心包炎一般是逐渐发生、后来明显，吸气时颈静脉扩张，可以听到叩击音，常有奇脉，X 线、CT、MRI 示心包钙化，心内膜心肌活检是正常的。限制性心肌病发病初期就有疲劳和呼吸困难的症状，常可扪及心尖搏动，有奔马律，心内膜心肌活检则经常异常。

（二）中医诊断

中医认为本病多属"心痛"、"胸痹"、"痰饮"、"水肿"等病证范畴。其发病，尤其是心包积液多与脾胃受损，水湿内停，阻滞于心包络有关。水饮停聚于心包，可内迫于心，外逼于肺，致使喘憋不适。故治疗当以既去水饮之邪为要，水去其喘憋自平。

（三）民间诊断

本病病因大多数是结核性，其次是化脓性。急性心包炎后一般经过 2~8 个月即可有明显心包缩窄征象。在急性心包炎后一年内出现为急性缩窄，在一年以上者为慢性缩窄。主要表现有呼吸困难、心尖搏动减弱或消失，颈静脉怒张、肝肿大、大量腹水和下肢浮肿、奇脉等。

X 线检查：积液量超过 300ml 时，心影向两侧增大，心隔角变成锐角。超过 1000ml 时，心影呈烧瓶状，并随体位而异。心脏搏动减弱或消失。

心电图：干性心包炎时，各导联（avR 除外），ST 段抬高，数日后回至等电位线上，T 波平坦或倒置。心包有渗液时，QRS 波群呈低电压。

超声心动图：显示心包腔内有液化暗区，为一准确、安全、简便的诊断方法。

二、治疗

（一）民间和经验治疗

治疗原则为：治疗原发病，改善症状，解除循环障碍。

1. 一般治疗

急性期应卧床休息，呼吸困难者取半卧位，吸氧，胸痛明显者可给予镇痛剂，必要时可使用可待因或杜冷丁，加强支持疗法。

2. 病因治疗

结核性心包炎给予抗痨治疗，用药方法及疗程与结核性胸膜炎相同，也可加用强的松每日 15～30mg，以促进渗液的吸收减少粘连。风湿性者应加强抗风湿治疗。非特异性心包炎，一般对症治疗，症状较重者可考虑给予皮质激素治疗，化脓性心包炎除选用敏感抗菌药物治疗外，在治疗过程中应反复抽脓，或通过套管针向心包腔内安置细塑料导管引流，必要时还可向心包腔内注入抗菌药物。如疗效不佳，仍应尽早施行心包腔切开引流术，及时控制感染，防止发展为缩窄性心包炎。尿毒症性心包炎则应加强透析疗法或腹膜透析以改善尿毒症，同时可服用消炎痛 25～50mg，每日2～

3 次，放射损伤性心包炎可给予强的松 10mg 口服，每日 3～4 次，停药前应逐渐减量，以防复发。

3. 解除心包填塞

大量渗液或有心包填塞症状者，可施行心包穿刺术抽出液体减压。穿刺前应先作超声波检查，了解进针途径及刺入心包处的积液层厚度。穿刺部位有：①常于左第五肋间，心浊音界内侧约 1～2 厘米处（或在尖搏动以外 1～2 厘米处进针），穿刺针应向内、向后推进，指向脊柱，病人取坐位；②或于胸骨剑突与左肋缘形成的角度处刺入，针尖向上、略向后，紧贴胸骨后推进，病人取半坐位；③对疑有右侧或后侧包裹性积液者，可考虑选用右第 4 肋间胸骨缘处垂直刺入或于右背部第 7 或 8 肋间肩胛中线处穿刺，为避免刺入心肌，穿刺时可将心电图机的胸前导联连接在穿刺针上。在心电图示波器及心脏 B 超监测下穿刺，如针尖触及心室肌则 ST 段抬高但必须严密检查绝缘是否可靠，以免病人触电。另有使用"有孔超声探头"，穿刺针经由探头孔刺入，在超声波监测下进行穿刺、可观察穿刺针尖在积液腔中的位置以及移动情况，使用完全可靠。

（二）中医和经典治疗

一旦确诊，应在急性症状消退后，及早考虑心包剥离手术，以免发生心肌萎缩而影响手术疗效。古代中医治疗本病主要是还是在早期急性期阶段。（见前一节述）

（三）现代和前沿治疗

主要是外科手术治疗，即心包剥离术或心包切除术。手术宜在病程相对早期施行，病程过久，患者营养及一般情况不佳，心肌常有萎缩和纤维变性，即使心包剥离成功，但因心肌不健全，而影响手术效果，甚至因变性心肌不能适应进入心脏血流的增加而发生心力衰竭。内科治疗只能作为减轻患者痛苦及手术前准备的措施。

三、预后和调养

（一）预后

缩窄性心包炎是心包增厚和血流动力学障碍进行性加重的慢性疾病，多因衰竭、腹水及周围水肿或严重心脏并发症而致残或死亡，如果能及早进行彻底的心包剥离术，大部分患者可取得满意的效果。少数患者因病程较久，有明显心肌萎缩和心源性肝硬化则预后不佳。斜坡卧位，卧床休息，给予高热量、高蛋白、高维生素饮食，有水肿时给低盐饮食。

（二）调养

高热量饮食是在平常饮食基础上，另外供给高的碳水化合物食品以增加热量。一般在三餐基本饭食以外，可在上、下午或晚间各加点心一次。有条件的可采用牛乳、豆浆、藕粉等甜食，另加蛋糕、面包、饼干之类。富含蛋白质的食物可分为豆类、山产类、动物内脏、肉类、家禽类、水产类、蛋类等。一般来说，一块像扑克牌大小的煮熟的肉约含有 60～70g 的蛋白质，一大杯牛奶约有16～20g，半杯的各式豆类约含有 12～16g。所以一天吃一块像扑克牌大小的肉，喝两大杯牛奶，一些豆子，加上少量来自于蔬菜水果和饭，就可得到大约 120～140g 的蛋白质，足够一个体重 60 公斤的长跑选手所需。若是你的需求量比较大，可以多喝一杯牛奶，或是酌量多吃些肉类，就可获得充分的蛋白质。易消化的食物有：青菜，豆腐，绿豆粥，鲜奶，各类蛋，鱼，瓜类，像冬瓜、丝瓜、苦瓜、水瓜、黄瓜，还有西红柿，白菜之类的等等。助消化的食物肯定易消化，如山楂，萝卜，汤菜等。

第十二章　先天性心脏病

在人胚胎发育时期（怀孕初期 2～3 个月内），由于心脏及大血管的形成障碍而引起的局部解剖结构异常，或出生后应自动关闭的通道未能闭合（在胎儿属正常）的心脏，称为先天性心脏病。除个别小室间隔缺损在 5 岁前有自愈的机会，绝大多数需手术治疗。临床上以心功能不全、紫绀以及发育不良等为主要表现。

心脏病是遗传和环境因素等复杂关系相互作用的结果，下列因素可能影响到胎儿的发育而产生先天性性畸形。

因素一：胎儿发育的环境因素。①感染，妊娠前三个月患病毒或细菌感染，尤其是风疹病毒，其次是柯萨奇病毒，其出生的婴儿先天性心脏病的发病率较高。②其它：如羊膜的病变，胎儿受压，妊娠早期先兆流产，母体营养不良、糖尿病、苯酮尿、高血钙，放射线和细胞毒性药物在妊娠早期的应用，母亲年龄过大等均有使胎儿发生先天性心脏病的可能。

因素二：遗传因素。先天性心脏病具有一定程度的家族发病趋势，可能因父母生殖细胞、染色体畸变所引起的。遗传学研究认为，多数的先天性心脏病是由多个基因与环境因素相互作用所形成。

因素三：其它情况。有些先天性心脏病在高原地区较多，有些先天性心脏病有显著的男女性别间发病差异，说明出生地海拔高度和性别也与本病的发生有关。在先天性心脏病患者中，能查到病因的是极少数，但加强对孕妇的保健，特别是在妊娠早期积极预防风疹、流感等风疹病毒性疾病和避免与发病有关的一切因素，对预防先天性心脏病具有积极意义。

一、诊断

（一）现代科学方法诊断

1. 临床症状

（1）心衰　新生儿心衰被视为一种急症，通常大多数是由于患儿有较严重的心脏缺损。其临床表现是由于肺循环、体循环充血，心输出量减少所致。患儿面色苍白，憋气，呼吸困难和心动过速，心率每分钟可达 160～190 次，血压常偏低。可听到奔马律。肝大，但外周水肿较少见。

（2）紫绀　其产生是由于右向左分流而使动静脉血混合。在鼻尖、口唇、指（趾）甲床最明显。

（3）蹲踞　患有紫绀型先天性心脏病的患儿，特别是法乐氏四联征的患儿，常在活动后出现蹲踞体征，这样可增加体循环血管阻力从而减少心隔缺损产生的右向左分流，同时也增加静脉血回流到右心，从而改善肺血流。

（4）杵状指（趾）和红细胞增多症　紫绀型先天性心脏病，几乎都伴杵状指（趾）和红细胞增多症。杵状指（趾）的机理尚不清楚，但红细胞增多症是机体对动脉低血氧的一种生理反应。

（5）肺动脉高压　当间隔缺损或动脉导管未闭的病人出现严重的肺动脉高压和紫绀等综合征时，被称为艾森曼格氏综合征。临床表现为紫绀，红细胞增多症，杵状指（趾），右心衰竭征象，如颈静脉怒张、肝肿大、周围组织水肿，这时病人已丧失了手术的机会，唯一等待的是心肺移植。患者大多数在 40 岁以前死亡。

（6）发育障碍　先天性心脏病的患儿往往发育不正常，表现为瘦弱、营养不良、发育迟缓等。

（7）其它　胸痛、晕厥、猝死。

2. 诊断

确定是否患有先天性心脏病，可根据病史、症状、体征和一些特殊检查来综合判断。

（1）病史

①母亲的妊娠史：妊娠最初3个月有无病毒感染，放射线接触，服药史，糖尿病史，营养障碍，环境与遗传因素等。

②常见的症状：呼吸急促，青紫，尤其注意青紫出现时的年龄、时间，与哭叫、运动等有无关系，是阵发性的还是持续性的。心力衰竭症状：心率增快（可达180次/分），呼吸急促（50次/分～100次/分），烦躁不安，吃奶时因呼吸困难和哮喘样发作而停顿等。反复发作或迁延不愈的上呼吸道感染，面色苍白、哭声低、呻吟、声音嘶哑等，也提示有先天性心脏病的可能。

③发育情况：先天性心脏病患儿往往营养不良，躯体瘦小，体重不增，发育迟缓等，并可有蹲踞现象。

（2）体格检查　如体格检查发现有心脏典型的器质性杂音，心音低钝，心脏增大，心律失常，肝大时，应进一步检查排除先天性心脏病。

（3）特殊检查

①X线检查：可有肺纹理增加或减少、心脏增大。但是肺纹理正常，心脏大小正常，并不能排除先天性心脏病。

②超声检查：对心脏各腔室和血管大小进行定量测定，用以诊断心脏解剖上的异常及其严重程度，是目前最常用的先天性心脏病的诊断方法之一。

③心电图检查：能反映心脏位置、心房、心室有无肥厚及心脏传导系统的情况。

④心脏导管检查：是先天性心脏病进一步明确诊断和决定手术前的重要检查方法之一。通过导管检查，了解心腔及大血管不同部位的血氧含量和压力变化，明确有无分流及分流的部位。

⑤心血管造影：通过导管检查仍不能明确诊断而又需考虑手术治疗的患者，可作心血管造影。将含碘造影剂通过心导管在机械的高压下，迅速地注入心脏或大血管，同时进行连续快速摄片，或拍摄电影，观察造影剂所示心房、心室及大血管的形态、大小、位置

以及有无异常通道或狭窄、闭锁不全等。

⑥色素稀释曲线测定：将各种染料（如伊文思蓝、美蓝等），通过心导管注入循环系统的不同部位，然后测定指示剂在动脉或静脉血中稀释过程形成的浓度曲线变化，根据此曲线的变化可判断分流的方向和位置，进一步计算出心排血量和肺血容量等。

根据以上的病史、体检及特殊检查得出的阳性体征，加以综合分析判断，以明确先天性心脏病的诊断。

3. 分类

先天性心脏病有很多类型，既有可能是间隔的简单缺损（即"房间隔"或"室间隔"上有小孔）导致心脏左右血液的混合，也有可能是动脉瓣膜过于狭窄而阻碍了血液流向肺部或身体其它部分。另一些缺陷则更为复杂。这包括各种简单缺陷的组合，心脏上各血管的位置失当，甚至心脏发育的严重异常。

较常见的有：房间隔缺损、室间隔缺损、动脉导管未闭、肺动脉瓣狭窄、法乐氏四联征、完全性大动脉转位等。

4. 并发症

（1）肺炎 咳嗽、气促是肺炎的常见症状，临床上许多患儿常因肺炎就诊，被医生确诊为先天性心脏病，其实心脏病是肺炎的祸根。在血液从左向右大量分流的肺充血类的先天性心脏病中，如常见的室间隔缺损，动脉导管未闭和房间隔缺损等，造成患儿肺部充血，肺动脉压力升高，因而使水份向肺泡间质渗出，肺内水份和血流增加，肺泡壁趋于充实而失去顺应性，而发生呼吸费力，呛咳，当心脏功能受到影响时，造成肺部淤血，水肿，在此基础上，轻微的上呼吸道感染就很容易引起支气管炎或肺炎，往往和心力衰竭同时存在，如单用抗生素治疗难以见效，需同时控制心力衰竭才能缓解。先天性心脏病如不经治疗，肺炎与心力衰竭可反复发作，造成患儿多次病危乃至死亡，所以，先心病最新的诊疗原则：尽早治疗。

（2）心力衰竭 指心脏不能提供足够的血液以供应生理的需

要，于是运用一些代偿机制以弥补心功能的不足。若代偿功能不力，更使心功能衰竭，导致各种症状的出现，如活动能力下降、心跳增快，呼吸急促，频繁咳嗽，喉鸣音或哮鸣音，肝脏增大，颈静脉怒张和水肿等。出现心功能下降者，需尽早治疗。

（3）肺动脉高压　血液从左向右大量分流的先天性充血类心脏病，导致肺循环血流量增加，肺动脉压力升高，在小儿胎儿型血管尚未发育成熟和基础上，长期忍受高流量及高压的冲击，机体产生保护性反应，促使肺血管收缩，压力增高，以减少左向右的分流量，继而发展为肺动脉高压，最终造成不可逆的病变。也就是说即使手术治愈了心脏病的病变，但肺血管阻力无法改变，肺动脉压力仍高。因此，一般认为在先天性心脏病患儿如在2岁以内手术，术后肺动脉压力能恢复。另外，如肺动脉压力不断升高超过体循环压力，则会产生血液从右向左分流，患儿出现青紫，也就是艾森曼格综合征，失去手术机会。

（4）感染性心内膜炎　指心脏的内膜、瓣膜或血管内膜的炎症，多发生在有先天或后天性心脏病的患者。在小儿先天性心脏病的基础上，多发的疾病有：法乐氏四联征，动脉导管未闭，瓣膜病等。其诱发因素中菌血症是发病的前提，如呼吸道感染，泌尿系统感染，扁桃体炎，牙龈炎，其致病菌中常见的是链球菌，葡萄球菌，肺炎球菌，革兰氏阴性杆菌等。心内膜长期受到血流的冲击，会造成心内膜粗糙，使血小板和纤维素聚集，形成赘生物，血液中的致病菌在赘生物中生长繁殖，患者可出现败血症症状，如持续高热，寒战，贫血，肝脾肿大，心功能不全，有时出现栓塞表现，如皮肤出血点，肺栓塞等。抗生素治疗无效，需手术切除赘生物、脓肿，纠正心内畸形或更换病变瓣膜，风险较大。

（5）缺氧发作　法乐氏四联征是先天性心血管复合畸形，是小儿最常见的紫绀型先天性心脏病，该病在小儿出生时，紫绀多不明显，或只在哭闹时候出现，出生后3~6个月逐渐出现紫绀并加重，患儿在喂奶，啼哭，行走，活动后气促加重。儿童常有蹲踞现象，表现为想走一段路程后下蹲，双下肢屈曲，双膝贴胸。重症患者（约20%~70%）有缺氧发作史，临床表现为发病突然，面色苍白，四肢无力，呼吸急促困难，重症发生昏厥，甚至抽搐等症状，因严重缺氧而致低氧血症死亡。缺氧发作时间长短不一，一般常能自然缓解，但经常发作，对患儿威胁甚大。对有缺氧发作的重症患儿应尽早手术，频繁发作者应急诊手术。

（6）脑血栓和脑脓肿　为法乐氏四联征最严重的并发症之一。由于法乐氏四联征患儿长期缺氧，紫绀，因而红细胞增多，红细胞压积增高，血液黏稠，血流速度缓慢，为脑血管内形成血栓创造条件。如继发感染可形成感染性血栓，或由于脑组织缺氧，脑组织软化，引起细菌感染形成脑脓肿，表现为剧烈头痛，呕吐，意识障碍，偏瘫等。

（二）中医诊断

本病以青紫、气短或喘鸣、易疲乏、动则更甚为主要临床表现，可归属于中医学"血瘀"、"虚劳"、"喘证"、"心悸"等范围。病因多为先天不足，或母亲孕期感受风湿热毒，或服药损伤胎儿所致，病机关键为心肾不足，气滞血瘀，病位在心，与肾关系密切。

（三）民间经验诊断

1. 病史

（1）母亲的妊娠史　妊娠最初前3个月内有无病毒感染，放射线接触，治疗史，糖尿病史，营养障碍，接触特殊环境与遗传因素等。

（2）常见的症状　先心病患者多有活动能力下降、呼吸急促、发育迟缓、紫绀、蹲踞、杵状指（趾）和红细胞增多症、胸痛、心衰、晕厥等，在儿童也可表现为反复发作或迁延不愈的上呼吸道感染，面色苍白、哭声低、呻吟、声音嘶哑、多汗等，出现上述症状提示有先天性心脏病的可能。

（3）发育情况　先天性心脏病患儿往往营养不良，身体瘦小，体重不增，发育迟缓等。

2. 体格检查

如体格检查可发现有心脏典型的器质性心脏杂音，心音低钝，心脏增大，心律失常，肝大时，应进一步检查排除先天性心脏病。

二、治疗

（一）民间和经验治疗

虽然先天性心脏病的病因尚不十分明确，但为了预防先天性心脏病的发生，应注意母亲妊娠期特别是在妊娠早期保健，如积极预防风疹、流行性感冒、腮腺炎等病毒感染。避免接触放射线及一些有害物质。在医生指导下用药，避免服用对胎儿发育有影响的药物，如抗癌药、甲糖宁等。积极治疗原发病，如糖尿病等。注意膳食合理，避免营养缺乏。防止胎儿周围局部的机械性压迫。总之，为预防先天性心脏病，就应避免与发病有关的一切因素。

下面介绍一些先天性心脏病的可用专药

1. 补心气滋心阴口服液

主要成份：黄芪、麦冬等。功用与药理：补益心气，滋养心阴。研究表明，本品主要能影响血液流变学，扩张冠脉，增加心肌收缩力，降低心肌耗氧量，改善心功能，此外还能提高细胞免疫功能，用于本病证属气阴不足者。用量与用法：每次 10ml，每日 3 次口服。

2. 生脉注射液

主要成分：红参、麦冬、北五味子。功用与药理：益气养阴，敛汗生脉，止渴固脱。临床和实验研究表明，本品能增加冠脉血流量和心肌营养血流量，改善心肌缺血，调整心肌代谢，降低心肌耗氧量和耗能量，提高耐缺氧能力，增强心肌收缩力，改善左心功能而具强心作用。且能迅速而全面地改善血流动力学参数，而具抗失血性休克作用。此外尚能提高机体的细胞免疫功能，提高机体活力。用量与用法：每次 10 ~ 20ml，加入 2 ~ 4 倍量的 5% 或 10% 葡萄糖液静滴，每日 1 次。

3. 活心丹

主要成分：麝香、蟾蜍、附子、红花、人参、珍珠等。功用与药理：清心安神，镇静开窍。本品具有抗心肌缺血，耐常压缺氧，降低血液黏滞性及镇静作用。动物实验证实，本品对垂体后叶性心肌缺血有保护作用，能对抗心电图缺血性 T 波改变，延长动物存活时间，此外还可使心率减慢。用量与用法：每次 1 丸，每日 1 次，温开水送服。

(二) 中医和经典治疗

中医根据不同病人的不同病程、体质、临床表现进行辨证论治，可以加强先心患者心脏的能力，改善不良状况，提高生活质量，增强抗病力。但是，中医不可能从根本上治愈先天性心脏病，对于目前社会上个别个体"游医"所宣扬的"包治、根治"等非科学的广告内容，必须要认清。

下面对先天性心脏病进行辨证论治。

1. 强心灵

组成与用法：人参 5g，黄芪 15g，制附子 5g，北五加皮 3g，丹参 15g，川芎 5g，麦冬 15g，五味子 4.5g，葶苈子 8g，泽泻 15g，猪苓 15g。清水煎取汁 150ml，分早晚温服，每日 1 剂，2 周为 1 疗程。

功用评述：温阳益气，化瘀行水。方中有君药人参、制附子益气温阳，以治其本；臣药黄芪、五加皮、丹参补益五脏，通利血脉，标本兼治；佐药葶苈子、猪苓、麦冬等育阴利水，使药五味子能补能敛，引诸药入心。

药理研究证实：人参、附子、五加皮、葶苈子均具有强心作用；丹参等活血药扩张血管，增加心排出量，改善微循环；葶苈子、猪苓、泽泻利尿，减轻心脏负荷。

实践观察表明，本方不仅改善心功能状态包括临床症状、左室收缩、舒张功能和神经内分泌指标，并可大大降低洋地黄的毒副作用。故为临床治疗先天性心脏病以心衰为主要表现者提供了安全有效的方法。

2. 振心复脉汤

组成与用法：桂枝 6g，炙甘草 15g，太子参 10g，大枣 5 枚，茯苓 10g，茯神 6g，远志 4g，龙骨 20g，牡蛎 20g，珍珠母 20g。每日 1 剂，水煎 2 次，取汁 150ml，分 2 次温服。2 月为 1 疗程。

功用评述：通阳补气，安神复脉。方中太子参、桂枝、炙甘草益气温阳，通利心脉，能增加心肌收缩力，扩张冠状动脉及周围血管；茯神、远志、龙骨、牡蛎、珍珠母镇静安神，能降低异位节律点的自律性，纠正异常搏动。诸药共用，能改善心肌血氧供应，增强心泵功能，促进传导，抑制异位节律，对心率具有双向调节作用，可用于先天性心脏病患者心律失常的临床治疗。

3. 佛手瓜蒌汤

组成与用法：岷当归 15g，川芎 6g ~ 12g，瓜蒌 6g，薤白 6g，半夏 6g，丹参 9g，片姜黄 6g，甘草 6g。文火缓煎，每日 1 剂，3 周为 1 疗程。

功用评述：养血活血，通阳豁痰。方中岷当归系甘肃岷县特产，为当归之上品，配合川芎养血活血，具化内脏瘀滞之功，丹参助之；瓜蒌、薤白、半夏通阳豁痰，姜黄助之；甘草和诸药而缓疾痛。诸药合用，使气血充沛、胸府清朗、诸症锐减。适用于先天性心脏病血虚而致瘀痰凝滞之证。

4. 补肾活血方

组成与用法：丹参 15g，生地 10g，山萸肉 10g，女贞子 10g，仙灵脾 10g，仙茅 6g，杜仲 10g，川芎 6g，桃仁 6g，红花 6g，三七

3g（冲）。清水煎，取汁 150ml，分早晚温服，每日 1 剂，2 周为 1 疗程。

功用评述：滋阴补阳，活血化瘀。临床观察表明，本方能使血液流变学异常指标明显改善，优于对照组（P＜0.1），使血浆 SOD 升高，LPO 降低，能对抗机体的过氧化反应，扩张血管，改善心肌血供，增加心肌营养，从而改善临床症状与体征。

附：辨证论治评述

本病的病机关键在于心肾不足，气滞血瘀所致。治疗当以补心益肾，活血化瘀为大法。临床所见各有侧重，故应酌情选方用药。

方一主用温阳益气之药，辅佐化瘀利水之品，能迅速改善心功能状态，缓解症状，对本病出现充血性心力衰竭者尤为适宜。

方二在益阳补气基础上，重用安神复脉之味，可用于本病患儿心律失常时的治疗。

方三以佛手散与薤白白酒汤组合成方，重用岷当归以养血活血为主，通阳豁痰为辅，对本病以血虚导致瘀痰凝滞证候颇能见效。

方四以补肾活血立方，调补阴阳，标本兼治，可作为先天性心脏病患儿平时调养的通用方剂。

以上各方同中有异，临床应用不可胶柱鼓瑟，而应视其兼症不同加减用药：①心悸乏力者，酌加红参、琥珀、生黄芪；②咽干舌红者，加黄芩、知母；③胸闷隐痛者，加莪术、木香；④舌光滑者，加黄精、女贞子；⑤苔厚腻者，加胆南星、石菖蒲、滑石等。

（三）现代和前沿治疗

先天性心脏病一般是无法自行愈合的，均需通过手术或者介入的方法根治。但是对于缺损口径小于 0.5 厘米的室缺或房缺，可以无需治疗，它不会对患儿心脏功能及生长发育产生不良影响。但由于孩子存在心脏杂音，对将来升学、就业、婚姻有一定影响，而现在手术又非常成熟，有些家长由于这些社会因素还是选择手术。还有一些小的缺损，比如干下部位的室缺，由于靠近主动脉瓣，就是小于 0.5 厘米，也需要积极手术治疗。对于缺损口径大于 0.5 厘米的患儿建议行手术治疗。

先天性心脏病治疗方法有两种：手术治疗与介入治疗。

手术治疗为主要治疗方式，适用于各种简单先天性心脏病（如：室间隔缺损、房间隔缺损、动脉导管未闭等）及复杂先天性心脏病（如：合并肺动脉高压的先心病、法乐氏四联征以及其他有紫绀现象的心脏病）。

介入治疗为近几年发展起来的一种新型治疗方法，主要适用于动脉导管未闭、房间隔缺损及部分室间隔缺损不合并其他需手术矫正的畸形患儿，可考虑行介入治疗。两者的区别主要在于，手术治疗适用范围较广，能根治各种简单、复杂先天性心脏病，但有一定的创伤，术后恢复时间较长，少数病人可能会出现心律失常、胸腔、心腔积液等并发症，还会留下手术疤痕影响美观。而介入治疗适用范围较窄，价格较高，但无创伤，术后恢复快，无手术疤痕。

治疗时医生穿刺病人血管（一般采用大腿根部血管），通过特制的直径为 2~4mm 的鞘管，在 X 线和超声的引导下，将大小合适的封堵器送至病变部位封堵缺损或未闭合的动脉导管，以达到治疗目的。通过临床实践证实，先天性心脏病介入封堵具有创伤小、手术时间短（约 1 小时）、恢复快（术后第二天即可下床）、不需特殊麻醉及体外循环、住院周期短（约 1 周）等优点。只有当病人年龄小、不能配合手术者才需要全身麻醉。该封堵术的适应症很广，房间隔缺损、动脉导管未闭、室间隔缺损均可以采用介入方法进行治疗。介入治疗先天性心脏病也有其局限性，不适合于已有右向左分流、严重肺动脉高压、合并需要外科矫正的畸形、边缘不佳的巨大缺损等。

先心病介入治疗与外科手术相比有如下优点：①无需在胸背部切口，仅在腹股沟部留下一个针眼（3mm 左右）。由于创伤小，痛苦小，术后几天就能愈合，不留疤痕；也无需打开胸腔，更不需切开心脏。②治疗时无需实施全身外循环，深低温麻醉。患儿仅需不插管的基础麻醉就能配合，大龄患儿仅需局部麻醉。这样，可避免体外循环和麻醉意外的发生，也不会对儿童的大脑发育产生影响。

③由于介入治疗出血少，不需要输血，从而避免了输血可能引起的不良反应。④相比外科手术，介入治疗手术时间较短，住院时间短，术后恢复快。一般在30分钟至1个小时左右就开始进饮食，术后20小时就可下床活动，住院1~3天即可出院，局麻的患儿可在门诊完成。⑤目前，对合适做介入治疗的患儿，各种介入治疗的成功率在98%以上，术后并发症少于外科手术。它就像外科手术一样，可起到根治效果。

最佳治疗时间。手术最佳治疗时间取决于多种因素，其中包括先天畸形的复杂程度、患儿的年龄及体重、全身发育及营养状态等。一般简单先天性心脏，建议1~5岁，因为年龄过小，体重偏低，全身发育及营养状态较差，会增加手术风险；年龄过大，心脏会代偿性增大，有的甚至会出现肺动脉压力增高，同样会增加手术难度，术后恢复时间也较长。对于合并肺动脉高压、先天畸形严重且影响生长发育、畸形威胁患儿生命、复杂畸形需分期手术者手术越早越好，不受年龄限制。

随着介入器材的不断改进、介入经验的积累和操作技术的提高，先天性心脏病介入治疗的范围将会日趋扩大，如先天性心脏病复合畸形的介入治疗、外科术后残余分流或残余狭窄的介入治疗、介入技术与外科手术联合治疗复杂先天性心脏病等。

不可否认，仍然有一部分先天性心脏病是无法通过介入技术治疗的，因此在治疗之前，应该进行全面的检查，严格区分介入治疗和外科手术治疗的适应征，权衡利弊，制定合理、可行的最佳方案。

三、康复

先天性心脏病护理方法有以下内容

尽量让孩子保持安静，避免过分哭闹，保证充足的睡眠。大些的孩子生活要有规律，动静结合，既不能在外边到处乱跑（严格禁止跑跳和剧烈运动），也不必整天躺在床上，晚上睡眠一定要保证，以减轻心脏负担。

心功能不全的孩子往往出汗较多，需保持皮肤清洁，夏天勤洗澡，冬天用热毛巾擦身（注意保暖），勤换衣裤。多喂水，以保证足够的水份。

保持大便能畅，若大便干燥、排便困难时，过分用力会增加腹压，加重心脏的负担，甚至会产生严重后果。

居室内保持空气流通，患儿尽量避免到人多拥挤的公共场所逗留，以减少呼吸道感染的机会。应随天气冷暖及时增减衣服，密切注意预防感冒。

定期去医院心脏心科门诊随访，严格遵照医嘱服药，尤其是强心、利尿药，由于其药理特性，必须绝对控制剂量，按时、按疗程服用，以确保疗效。每次服用强心药前，须测量脉搏数，若心率过慢，应立即停服，以防药物毒性作用发生，危及孩子生命。

先天性心脏病的术后护理内容

呼吸机的配合：心脏手术病人一般都要上呼吸机，麻醉清醒后，病人会感到咽部不舒服，不能讲话，病人需主动配合。头部切勿过多转动，不要随意吞咽，尤其是婴幼儿呼吸道黏膜反复磨擦可引起声门出血。对于不配合的小儿，可给予镇静剂。如有需求，如大、小便、咯痰等，可用手语告诉护士。为防止肺内感染，护士要定时给呼吸机的病人进行气管内吸痰，吸痰时会有气短，疼痛等不适的感觉，要忍耐一下。

拔除气插管后的配合：病情平稳脱离呼吸机，用面罩或鼻导管继续吸氧。此时病人应保持安静。术后有效咯痰，是病人是预防肺内感染或肺不张等并发症的重要环节，应积极配合。病人疼痛而不敢咯痰时，可给予止痛药。要保持呼吸道通畅，以防肺内感染或肺不张造成的更大痛苦。

第十三章　心脏血管疾病

第一节　主动脉夹层

主动脉夹层系指主动脉内的循环血液通过内膜破裂口进入中层形成的血肿，是一种极为严重的大动脉疾病。又称主动脉夹层动脉瘤或主动脉夹层血肿。该病变发病率约为 0.5~1.0/10 万人口，男性比女性高 2~3 倍，90% 患者伴有高血压或 Marfan 综合征，发病年龄多在 40 岁以上。

正常成人的主动脉壁可耐受巨大压力，当主动脉壁有病变或缺陷时，使内膜与中层之间的附着力降低。在血流冲击下，先形成内膜破裂，继之血液从裂孔冲入动脉中层，形成血肿，并不断向近心端和/或远心端扩展，引起主动脉壁裂开和相应内脏供血不足等严重症状。

主动脉夹层除原发病的病理改变外，由于血流冲击作用，其主动脉内膜破口常位于升主动脉瓣上 2~3 厘米或降主动脉峡部，形成夹层血肿后，局部明显增大，呈梭状或囊状。可向近心端和/或远心端扩展，但以后者多见。

升主动脉夹层向近心端扩展时，可引起主动脉瓣膜水肿、增厚、撕裂、移位和瓣环扩大，导致主动脉瓣关闭不全；亦可引起冠状动脉开口狭窄或闭塞，导致冠脉供血不足，甚至心肌梗死。升主动脉夹层向近心端扩展时，可波及主动脉弓部的头臂动脉、左颈总动脉和左锁骨下动脉，可引起脑部和/或上肢供血不足，甚至出现偏瘫或昏迷。降主动脉夹层向远端扩展时，可累及腹主动脉及其分支、甚至髂总动脉，可引起相关内脏（肝、胃、肠或肾等）及下肢缺血症状。其扩展范围大小取决于主动脉壁基础病变轻重、血压高低、破口大小及血流冲击量多少等因素。部分严重患者可发生主动脉外膜破裂，使大量血液流入心包腔、纵隔、胸腔或腹膜后间隙，如不及时发现和有效救治，常迅即死亡。

一、诊断

（一）现代科学方法诊断

根据病变部位和扩展范围将本病分为三型：Ⅰ型：内膜破口位于升主动脉，扩展范围超越主动脉弓，直至腹主动脉，此型最为常见；Ⅱ型：内膜破口位于升主动脉，扩展范围局限于升主动脉或主动脉弓；Ⅲ型：内膜破口位于降主动脉峡部，扩展范围累及降主动脉或/和腹主动脉。Daily 和 Miller 提出凡升主动脉受累者为 A 型（包括Ⅰ型和Ⅱ型），又称近心端型；凡病变始于降主动脉者为 B 型（相当于 DeBakeyⅢ型），又称远端型。

本病分为急性期（发病 3 天之内）、亚急性期（发病 3 天至 2 个月）和慢性期（发病后 2 个月以上）。急性期症状凶险、死亡率高，慢性期多为幸存者，症状相对较轻，亚急性期临床表现介于两者之间。由于本病基础病变、夹层部位与扩展范围不同，临床范围不同，临床表现差异较大。

1. 突发剧烈疼痛

为发病开始时最常见的症状，约见于90%以上患者。其特点：①疼痛程度一开始即极为剧烈、难以忍受、呈撕裂样、刀割样或搏动样，病人常烦躁不安、大汗淋漓、恶心呕吐或晕厥等；②疼痛部位多在前胸部靠近胸骨区，并向后背部扩展。以前胸部剧痛为主者多见于Ⅰ型和Ⅱ型；以肩胛区疼痛为主者多见于Ⅲ型。疼痛范围扩大多与夹层扩展有关，如可引起头颈部、腹部、腰部或下肢疼痛等；③疼痛常呈持续型，应用常规剂量的强镇痛剂（如吗啡）多不能完全止痛。有的患者剧痛自发病开始一直持续至死亡；有的患者发病数天后剧痛逐渐缓解，但在夹层继续扩展时有反复出现。少数患者可因出现晕厥等症状而掩盖了疼痛的典型表现。

2. 休克与血压异常

急性期约有 1/3 患者出现面色苍白、大汗淋漓、皮肤湿冷、脉搏快弱及呼吸急促等休克征象。但血压仅轻度下降或反而升高，可能与肾缺血、主动脉腔不全阻塞、剧痛反应及主动脉减压神经受损害等相关。少数患者因夹层扩展至肾动脉引起急性肾梗死，导致血压急剧升高。若主动脉夹层发生外膜破裂引起大出血，则血压迅即降低，常伴晕厥及甚至死亡。

3. 相关系统症状与体征

主动脉夹层在发病过程和扩展过程中，可引起相关脏器供血不足、夹层血肿压迫及外膜破裂穿孔等征象。由于病变部位的不同，不同患者的表现可差异较大。

（1）心血管系统　Ⅰ型和Ⅱ型约50%患者可发生主动脉瓣关闭不全，此由瓣环扩大、瓣膜移位或撕裂等引起，常导致急性左心衰竭。当夹层累及冠状动脉时，可引起急性心肌缺血、甚至心肌梗死。夹层向外膜破裂时，可引起急性心包填塞，病情急剧恶化，甚至死亡。本病在发病后数小时即可出现周围动脉阻塞征象，表现为颈、肱、桡或股动脉搏动减弱、消失或两侧强弱不等、两上臂血压明显差别（＞20mmHg）、上下肢血压差距减小（＜10mmHg）或主动脉夹层部位可有血管杂音及震颤等。

（2）神经系统　当主动脉夹层沿无名动脉或颈总动脉向上扩展时或因发生休克，均可引起脑或脊髓急性供血不足，可出现头晕、神智模糊、定向力障碍、失语、嗜睡、昏厥、昏迷或对侧偏瘫、腱反射消失或减弱、病理反射（＋）、同侧失明、眼底检查呈现视网膜苍白等。主动脉夹层压迫喉返神经时可引起声音嘶哑；累及椎动脉时可引起截瘫、尿潴留；累及髂动脉时可引起下肢动脉搏动减弱或消失、肢痛、感觉异常、肌张力减弱或完全性麻痹等。

（3）呼吸系统　主动脉夹层压迫气管或支气管时可引起咳嗽、呼吸困难等；破入胸腔时引起胸腔积血，一般多见于左胸，可出现胸痛、咳嗽、呼吸困难、甚至出血性休克等；破入气管或支气管时，可引起大咯血、窒息、甚至死亡。

（4）消化系统　主动脉夹层累及腹主动脉及其大分支时，可出现剧烈腹痛、恶心、呕吐等症状；压迫食管或迷走神经时可出现吞咽困难；破入食管时可引起大呕血；累及肠系膜上动脉时可引起急性肠缺血坏死而发生便血等。

（5）泌尿系统　主动脉夹层累及肾动脉时，可出现腰痛、血尿、肾性高血压、甚至急性肾衰竭。

4. 实验室和辅助检查

（1）实验室检查　急性期可有血白细胞增多、中性粒细胞比例增高、血沉增快；累及心肌供血时可有 CK、CK－MB、LDH、AST 等增高；累及颈总动脉、椎动脉时可有脑脊液红细胞增多；累及肠系膜上动脉时可有血清淀粉酶增高；累及肾动脉时可有尿蛋白、红细胞及管型、血型、血尿素氮、肌酐增高等。

（2）心电图　主动脉夹层本身可引起非特异性 ST－T 波改变；累及主动脉瓣和原有高血压者可出现左室肥厚心电图改变；累及冠脉供血时可出现急性心肌缺血、甚至急性心肌梗死心电图改变；破入心包腔引起心包积血时可出现急性心包炎心电图改变等。

（3）X 线胸片　主动脉夹层时可出现上纵膈增宽、主动脉增宽延长及外形不规则、主动脉内膜钙化影与外膜间距达 10mm 以上（正常 2～3mm）等，且有动态改变。有时尚可见食管气管移位、心包胸腔积血或左室肥大等征象。

（4）超声心动图　M 型超声心动图示主动脉根部内径 >40mm（正常 <36mm）、主动脉壁回声带间距 >15mm（正常 <7mm）；二维超声心动图示主动脉腔内可有分离的内膜片、真假双腔征象；彩色多普勒超声心动图示主动脉夹层内可出现正负双向湍流信号、内

膜破口；多平面经食管超声心动图可清楚显示主动脉壁双重回声、剥脱内膜飘带样声影、内膜破口位置及真假腔内超声新技术检查能较全面观察主动脉夹层，在明确内脏动脉与真假腔等方面有独特的优势。

（5）主动脉造影　　选择性动脉造影和数字减影血管造影是诊断本病最可靠的方法，诊断准确率＞95％。可显示被撕裂内膜将主动脉腔分为真假二腔、真腔变窄或畸形歪曲、主动脉外形增宽等，且能确定有无主动脉瓣关闭不全及冠脉等动脉分支病变等。但对急性期危重患者作选择性动脉造影有较大风险，而本法比较安全。

（6）计算机断层扫描（CT）和磁共振成像（MRI）　　CT和MRI可清楚地显示被撕裂的内膜片和主动脉夹层真假二腔，诊断准确率＞90％。但对确定主动脉夹层的破裂口、分支血管情况和是否有主动脉瓣关闭不全较为困难，且不宜用于血流动力学不稳定者，MRI不适于检查已安装人工起搏器等金属装置的患者。

5. 诊断和鉴别诊断

急性主动脉夹层由于基础病变、夹层部位和扩展范围不同，临床表现变化多端。根据突发剧烈疼痛特点、休克与血压异常及相关系统症状应疑忌本病，但确诊有赖于超声心动图、主动脉造影等检查。并需与下列疾病相鉴别：

（1）急性心肌梗死　　主要鉴别点为：

①急性心肌梗死疼痛一般逐渐加剧、部位多局限于胸骨后、不向后背放射、吗啡止痛疗效较好；本病疼痛常突然发生、极为剧烈、部位广泛、多向后背放射、吗啡常用剂量多无效。

②急性心梗发病时血压偏高、后逐渐降低、休克时血压明显降低、双侧脉搏、血压及上下肢血压对称；本病休克时血压不一定降低、有时反而增高、夹层累及主动脉分支时可出现双侧脉搏、血压及上下肢血压不对称。

③急性心梗发病时心电图和心肌酶谱呈规律性异常演变；而本

病心电图和心肌酶谱仅呈非特异性异常。但需注意本病累及冠状动脉时，亦可出现典型的心肌梗死的心电图和心肌酶谱演变。

（2）急腹症　主动脉夹层累及腹主动脉及其大分支时，可引起各种急腹症样临床表现，易误诊为肠系膜动脉栓塞、急性胰腺炎、急性胆囊炎、消化性溃疡穿孔及肠梗阻等。但如能注意本病疼痛特点和血压和脉搏的异常，再结合超声心动图等影像学检查可资鉴别。

（3）其他原因引起的急性主动脉瓣关闭不全　如感染性心内膜炎引起的主动脉瓣穿孔或腱索断裂、主动脉窦破裂等均可引起突然胸痛和主动脉关闭不全，进而发生急性左心衰竭。但这些疾病的胸痛并不剧烈、亦无主动脉夹层累及其他部位血管征象，结合超声心动图等影像学检查可资鉴别。

（二）中医诊断

心前区剧烈疼痛，伴见面色苍白、冷汗淋漓、四肢发凉、脉微欲绝为主要临床表现的病证。如不及时救治，常可危及生命。

（三）民间诊断

1. 疼痛为本病突出而有特征性的症状

约96%的患者有突发、急起、剧烈而持续且不能耐受的疼痛，不像心肌梗死的疼痛是逐渐加重且不如其剧烈。疼痛部位有时可提示撕裂口的部位；如仅前胸痛，90%以上在升主动脉，痛在颈、喉、颌或脸也强烈提示升主动脉夹层，若为肩胛间最痛，则90%以上在降主动脉，背、腹或下肢痛也强烈提示降主动脉夹层。极少数患者仅诉胸痛，可能是升主动脉夹层的外破口破入心包腔而致心脏压塞的胸痛，有时易忽略主动脉夹层的诊断，应引起重视。

2. 发病后表现

约半数或1/3患者发病后有苍白、大汗、皮肤湿冷、气促、脉速、脉弱或消失等表现，而血压下降程度常与上述症状表现不平行。某些患者可因剧痛甚至血压增高。严重的休克仅见于夹层瘤破入胸膜腔大量内出血时。低血压多数是心脏压塞或急性重度主动脉瓣关闭不全所致。两侧肢体血压及脉搏明显不对称，常高度提示本病。

二、治疗

（一）民间和经验治疗

本病在围手术期，应该积极降压，食疗的偏方如下：

1. 饮食对于高血压的重要性

民以食为天，合理的膳食可以使你不胖也不瘦，胆固醇不高也不低。

2. 高血压患者的饮食宜忌

（1）碳水化合物食品　适宜的食品——米饭、粥、面、面类、葛粉、汤、芋类、软豆类。应忌的食品——蕃薯（产生腹气的食物）、干豆类、味浓的饼干类。

（2）蛋白质食品　适宜的食品——牛肉、猪瘦肉、白肉鱼、蛋、牛奶、奶制品（鲜奶油、酵母乳、冰淇淋、乳酪）、大豆制品（豆腐、纳豆、黄豆粉、油豆腐）。应忌的食物——脂肪多的食品（牛、猪的五花肉、排骨肉、鲸鱼、鲱鱼、金枪鱼等）、加工品（香肠）。

（3）脂肪类食品　适宜的食品——植物油、少量奶油、沙拉酱。应忌的食品——动物油、生猪油、熏肉、油浸沙丁鱼。

（4）维生素、矿物质食品　适宜的食品——蔬菜类（菠菜、白菜、胡萝卜、番茄、百合根、南瓜、茄子、黄瓜）水果类（苹果、桔子、梨、葡萄、西瓜）。海藻类、菌类宜煮熟才吃。应忌的食物——纤维硬的蔬菜（牛蒡、竹笋、豆类）。刺激性强的蔬菜

（香辛蔬菜、芫荽、葱、芥菜）。

（5）其他食物 适宜的食品——淡香茶、酵母乳饮料。应忌的食物——香辛料（辣椒、咖喱粉）、酒类饮料、盐浸食物（咸菜类、咸鱼子）酱菜类、咖啡。

3. 高血压病人应注意的饮食习惯

（1）首先要控制能量的摄入，提倡吃复合糖类、如淀粉、玉米、少吃葡萄糖、果糖及蔗糖，这类糖属于单糖，易引起血脂升高。

（2）限制脂肪的摄入 烹调时，选用植物油，可多吃海鱼，海鱼含有不饱和脂肪酸，能使胆固醇氧化，从而降低血浆胆固醇。还可延长血小板的凝聚，抑制血栓形成，防止中风。还含有较多的亚油酸，对增加微血管的弹性，防止血管破裂，防止高血压并发症有一定的作用。

（3）适量摄入蛋白质 高血压病人每日蛋白质的量为每公斤体重 1g 为宜。每周吃 2~3 次鱼类蛋白质，可改善血管弹性和通透性，增加尿钠排出，从而降低血压。如高血压合并肾功能不全时，应限制蛋白质的摄入。

（4）多吃含钾、钙丰富而含钠低的食品，如土豆、茄子、海带、莴笋。含钙高的食品：牛奶、酸牛奶、虾皮。少吃肉汤类，因为肉汤中含氮浸出物增加，能够促进体内尿酸增加，加重心、肝、肾脏的负担。

（5）限制盐的摄入量 每日应逐渐减至 6g 以下，即普通啤酒盖去掉胶垫后，一平盖食盐约为 6g。这量指的是食盐量包括烹调用盐及其他食物中所含钠折合成食盐的总量。适当的减少钠盐的摄入有助于降低血压，减少体内的钠水潴留。

（6）多吃新鲜蔬菜，水果 每天吃新鲜蔬菜不少于 8 两，水果 2~4 两。

（7）适当增加海产品摄入 如海带、紫菜、海产鱼等。

（二）中医和经典治疗

1. 药物

肝阳上亢证：眩晕伴面红目赤，口苦易怒，重者肢麻震颤，眩晕欲仆，头痛，语言不利，恶心呕吐，舌红苔黄，脉弦数。

治法：平肝潜阳。

方药：天麻 10g，钩藤 10g，石决明 30g，生牡蛎 30g（先煎），代赭石 30g（先煎），川牛膝 10g，益母草 10g，黄芩 10g，山栀 10g，杜仲 10g，桑寄生 12g，茯神 12g。

2. 针灸

（1）体针　肝阳眩晕急性发作可针刺太冲穴，泻法。气血亏虚眩晕，可选脾俞、肾俞、关元、足三里等穴，取补法或灸之。肝阳上亢者，可选用风池、行间、侠溪等穴，取泻法。兼肝肾阴亏者，加刺肝俞、肾俞用补法。痰浊中阻者，可选内关、丰隆、解溪等穴，用泻法。各种虚证眩晕急性发作均可艾灸百会穴。

（2）耳针　选用肾、神门、枕、内耳、皮质下。每次取 2～3 穴，中、强刺激，留针 30 分钟，间歇捻针。每日 1 次，5～7 日为 1 个疗程。

（三）现代和前沿治疗

1. 急性期紧急处理

当临床疑为主动脉夹层时，应将患者绝对卧床休息、严密检测生命体征和血管受累征象，立即入住 ICU 或 CCU 病房，给予有效止痛、镇静和吸氧等，忌用抗凝或溶栓治疗。

2. 药物治疗

主要发挥稳定病情的作用，也是手术前和术后处理的重要措施。

（1）止痛药物　剧痛患者应立即静脉应用较大剂量吗啡（≥5mg/次）或哌替啶（≥100mg/次），亦可佐以舌下含服盐酸二氢埃托啡（20~40微克/次）。疼痛缓解是主动脉夹层停止扩展的重要指标，但应注意上述药物的副作用。

（2）降压药物　血压升高者应迅速静脉应用降压药物，将收缩压降至100~120mmHg左右，既有效遏止主动脉夹层的继续扩展，又能维持心、脑、肾等重要脏器的供血。常用药物有硝普钠、乌拉地尔、艾司洛尔、拉贝洛尔等。待病情和血压稳定后渐改为口服降压药。但一般不应用血管紧张素转换酶抑制剂（卡托普利等），因其致咳嗽副作用可能加重病情，也禁用肼屈嗪、二氮嗪和米诺地尔等强降压药，因其可同时增加心肌收缩力和心率，加重主动脉夹层分离。

（3）减低心肌收缩力　可选用β受体阻滞剂（普萘洛尔等）或钙离子拮抗剂（维拉帕米、地尔硫卓等），使用时应注意它们的降压作用等。

3. 手术治疗

手术治疗是血管重建的重要治疗手段，国内外多数学者主张本病急性期夹层>5厘米或有并发症的急、慢性期患者均应手术治疗，以期挽救更多病人的生命。常用的手术方式有Bentall手术（适用于Marfan综合征合并Ⅰ型、Ⅱ型主动脉夹层者）、Wheat手术（适用于非Marfan综合征合并Ⅰ型、Ⅱ型伴主动脉关闭不全者）、升主动脉移植术（Ⅰ型、Ⅱ型伴主动脉正常者）、次全主动脉弓移植术（适用于Ⅰ型伴弓部分支狭窄者）和胸腹主动脉移植术（适用于Ⅲ型降主动脉及腹主动脉均有破口者）。

4. 介入治疗

近年来，介入治疗（包括经皮腔内带膜支架隔绝术、经皮血管内膜间隔开窗术等）发展较快，对于多数适宜手术的Ⅲ型患者可采用介入治疗。

三、康复

1. 生活基础护理

嘱患者严格卧床休息，避免用力过度；协助患者进餐、床上排便、翻身；饮食以清淡、易消化、富含维生素的流质或半流质饮食为宜；鼓励饮水、指导患者多食用新鲜水果蔬菜及粗纤维食物；常规使用缓泻剂，如便乃通、果导片、芦荟胶囊、液体石蜡、开塞露等，保持大便通畅。

2. 心理护理

剧烈疼痛使患者容易产生恐惧和焦虑心理，烦躁不安、精神紧张、焦虑恐惧等心理状态不利于病情控制。因此，在镇静止痛和控制血压、心率的同时，不能忽视患者心理感受，应加强心理护理，根据患者不同的心理感受，及时评估患者的应激反应和情绪状态，并确定相适应的心理护理对策。给患者提供感情支持，以启发患者乐观心理期待，淡化患者对预后的忧虑，消除其恐惧心理；给予患者信息支持，使他们获得本疾病治疗及护理知识。从被动接受治疗、护理转为主动参与治疗、护理。帮助他们形成新的生活方式，为回归家庭、社会及提高生存质量打下良好的基础。

3. 预后和预防

主动脉夹层是最严重的心血管疾病之一，既往报道多数在急性期死亡，一周内死亡率60%～70%，3个月死亡率可达90%以上。随着近年来该病的诊断和治疗方法的进展，3个月内死亡率已降至25%～35%以下，5年生存率可达50%以上。其早期死亡率原因多为夹层血肿向外膜破裂、急性心肌梗死或急性肾衰竭等，晚期死亡原因常为充血性心力衰竭或心、脑、肾等重要脏器严重供血不足所致。

为了预防本病的发生，高血压患者应积极有效降压治疗；

Marfan 综合征患者应使用 β 受体阻滞剂、雄激素和维生素 C（刺激胶原形成）等；做介入性心血管诊治操作时，应动作轻柔、娴熟，以避免主动脉内膜损伤等。

第二节　多发性大动脉炎

多发性大动脉炎是主动脉及其主要分支的慢性非特异性炎症性疾病，常引起多发性动脉狭窄和闭塞，出现相应器官和组织供血不足征象。又称为无脉病、主动脉弓综合征等。本病多发于 40 岁以下年轻女性（约占 90% 以上），常见于中国、日本等亚洲国家。

本病病因和发病机制至今尚不清楚，目前多认为由链球菌、结核杆菌、病毒和立克次体感染后引起体内免疫反应所致。特别是该类患者的血清 C 反应蛋白、抗溶血性链球菌素"O"、α 球蛋白、γ 球蛋白、免疫球蛋白 IgG、IgA、IgM 和抗主动脉抗体滴度常增高，糖皮质激素有明显疗效等，均支持本病是自身免疫性疾病。部分学者认为本病与遗传因素有关。

本病可侵及含弹性纤维的大、中动脉，其中以主动脉弓及其分支（如无名动脉、锁骨下动脉或颈总动脉等）最为常见；其次，好发于胸、腹主动脉及其分支（如肾动脉、腹主动脉或肠系膜动脉等）；冠状动脉和肺动脉等亦可累及，但一般不侵及肢体的中小动脉。病变血管常呈灰白色，管壁僵硬、钙化、萎缩，与周围组织粘连，管腔狭窄或闭塞，常合并血栓形成。少数病变血管弹性纤维和平滑肌纤维破坏严重，结缔组织修复不足，可形成动脉扩张或动脉瘤。显微镜见炎症早期各层均有以淋巴细胞核浆细胞为主的炎性细胞浸润，中层可见上皮样细胞核郎汉细胞。弹性纤维撕裂、基层破坏、纤维结缔组织增生，至后期全层血管壁均被破坏。根据受累血管的部位分为四种类型：①头臂动脉型（主动脉弓综合征）：主要累及主动脉弓及其头臂血管分支；②腹主动脉型：主要累及腹主动脉及其分支；③胸腹动脉型：主要累及胸腹主动脉及其分支；④

肺动脉型：主要累及肺动脉。

本病属于中医学"脉痹"的范畴，脉痹语出《素问·痹论》，凡是指以血脉症状为主的痹证。临床表现为有不规则的发热，肌肤有灼热感、疼痛、皮肤或见红斑。多因血虚，以及寒湿邪气留滞血脉所致。

脉痹的致病原因比较复杂。大凡外因多与严冬涉水、步履冰雪、久居湿地或负重远行等，致风寒湿热毒邪入侵有关；内因则主要为脏腑阴阳失调，正气不足。与嗜食肥甘厚味和辛辣炙煿、饮酒、吸烟等也关系密切。术后、产后、外伤等长期卧床，以及输血、输液致药毒伤脉等常是重要的诱发因素。上述病因致血脉痹阻，影响营卫、气血、津液运行则成脉痹。血滞则瘀，津停痰生，故瘀血、痰浊又是贯穿本病始终的重要病理因素。痰瘀互结常是本病缠绵难愈的主要原因。

一、诊断

（一）现代科学诊断

1. 临床表现

本病病程分为急性炎症期和慢性血管闭塞期，前者约 2 ~ 3 个月左右。有时两期之间无明显界限，且慢性期亦可呈现急性炎症性病情加重。

（1）急性炎症期　约见于半数以上病人，常有发热、心悸、盗汗、乏力、食欲不振和关节酸痛等非特异性炎症症状。体检可有结节性红斑、血管神经性水肿和关节肿痛表现。

（2）慢性血管闭塞期　常出现血管狭窄、闭塞而引起的相应器官和组织的缺血性表现。

①头臂动脉型：累及颈动脉时可出现头晕、记忆力减退、视觉障碍、甚至晕厥、失语、偏瘫或昏迷等脑缺血症状，颈部可闻及血管杂音、颈动脉搏动减弱或消失、眼底可见视网膜贫血样改变；累

及锁骨下动脉时可出现患肢麻木、无力、肢凉、活动后肢痛、甚至肌肉萎缩等上肢缺血症状，患侧锁骨下区可闻及血管杂音，桡、肱动脉搏动减弱或消失，血压较健侧明显降低或不能测出。

②腹主动脉型：累及肠系膜动脉时可致肠道功能紊乱或肠梗死；累及肾动脉时可致肾性高血压、肾区或脐周血管杂音；累及髂总动脉时可致患侧下肢麻木发凉、间歇性跛行、动脉压降低，股、腘、足背动脉减弱或消失，髂总动脉部位可闻及血管杂音。

③腹主动脉型：可同时出现上述两型的临床表现。

④肺动脉型：可有心悸、气促、肺动脉瓣区收缩期杂音，严重者可致咳血、发绀等肺动脉高压表现。

2. 实验室和辅助检查

（1）实验室检查　急性炎症期有血沉增快和白细胞升高；慢性血管闭塞期多有轻度贫血和 α、γ 球蛋白及免疫球蛋白 IgG、IgM 升高等。部分病例可有非特异性 C 反应蛋白、抗溶血性链球菌素"O"升高及血清抗主动脉抗体、类风湿因子、抗核抗体阳性。近年来有作者报道多数患者血清抗内皮细胞抗体（AECA）阳性，有一定的诊断价值。

（2）影像学检查　超声多普勒、MRI、螺旋 CT、DSA 和 X 线血管造影等可检出受累血管异常血流、管壁不规则影、管腔狭窄或闭塞、囊状血管瘤和侧支循环等。导管法 X 线血管造影因有一定危险性及并发症，故仅作术前准备时应用。

（3）其他检查　病变累及主动脉瓣、冠状动脉时，心电图可显示左心室肥大、心肌缺血或心肌梗死等；颈动脉受累者眼底检查可显示视网膜苍白、变性或萎缩等；脑血流图可显示脑部血流减少等。

3. 诊断和鉴别诊断

（1）诊断　根据以下特点可诊断本病：

①40 岁以下，特别是女性，出现不明原因长期发热、关节肿痛、继之头晕、顽固性高血压或间歇性跛行等典型症状。

②体检有脉搏减弱或消失、双上肢血压明显不等、下肢血压低于上肢血压和多部位血管杂音。

③影像学检查发现相应累及血管狭窄或闭塞等改变。

采用 1990 年美国风湿病学会的分类标准：

①发病年龄≤40 岁：出现症状或体征时年龄 <40 岁。

②肢体间歇性跛行：活动时一个或更多肢体出现乏力、不适或症状加重，尤以上肢明显。

③肱动脉搏动减弱：一侧或双侧肱动脉搏动减弱。

④血压差 >10mmHg：双侧上肢收缩压差 >10mmHg。

⑤锁骨下动脉或主动脉杂音：一侧或双侧锁骨下动脉或腹主动脉闻及杂音。

⑥动脉造影异常：主动脉一级分支或上下肢近端的大动脉狭窄或闭塞，病变常为局灶或节段性，且不是由动脉硬化、纤维肌发育不良或类似原因引起。

符合上述 6 项中的 3 项者可诊断本病。主要与先天性主动脉狭窄、动脉粥样硬化、血栓闭塞性脉管炎、白塞病、结节性多动脉炎等疾病鉴别。

（2）鉴别诊断　应与其他闭塞性动脉疾病相鉴别。如：

①闭塞性动脉粥样硬化症：多于 50 岁后起病，以男性多见，常有动脉粥样硬化的其他临床表现和危险因素等。

②血栓闭塞性脉管炎：多见于年轻男性，有吸烟史，易累及下肢中、小动脉。

③先天性主动脉缩窄：多见于男性，无急性炎症期表现，自幼即有局限性心前区及背部血管杂音，血管造影可见主动脉弓及其上下有孤立性节段性狭窄，无其他部位血管病变等。

（二）中医诊断

（1）发病可缓可急　以缓慢发病居多。发病年龄以青壮年多见，老年次之，男女均可发病。发病季节不一，因于湿热者多夏季发病，由于阳虚、寒湿者冬季好发。

（2）自觉症状　肢体疼痛、麻木、倦乏、发冷、发热或蚁行感，甚至头晕、头痛、视物模糊、昏厥等。

（3）皮肤苍白，或紫红，或潮红，或青紫，肢体肿胀或萎缩。

（4）舌色暗红或紫瘀，或有瘀点、瘀斑。

（5）跌阳脉（足背动脉）、太溪脉（胫后动脉）搏动微弱或无脉。寸口脉（桡动脉）涩、微弱或无脉（可辅以示波测量法检测）。

（6）皮肤测温多有皮温降低，电阻降低，电阻抗血流测定多有肢体血流量减少、血液流出阻力增加，多普勒超声波检查可见动脉搏动波形幅度降低，动脉造影可见受累段动脉脉管狭窄或闭塞等有关征象。

具备第（2）、第（3）两条，再参照其他各条，即可确立脉痹的诊断。

（三）民间诊断

本病以肢体疼痛为先发症，但其病初发时，肢体疼痛较轻，多表现为隐痛、钝痛、胀痛、麻痛，疼痛多于遇凉或活动后出现，得温或静息后则逐渐缓解。继之疼痛加重，多表现为剧痛或痉挛性痛，或见灼痛，疼痛常持续不解，日轻夜重。并且患肢皮色改变也较明显，或苍白，或潮红、紫红，可渐致出现患肢肌肤肿胀，或呈红斑，或呈索条状肿物，尚可出现患肢肌肤、爪甲失荣诸症。故本病初发多见风寒阻络、阳虚寒凝或气郁血瘀之证，继之多为寒凝血瘀、痰浊瘀阻、阴虚内热；而后则发生气血两虚乃至脾肾阳虚之证。至于湿热瘀阻证，则在脉痹各期均可出现。脉痹病程中因受邪性质及内舍脏腑的不同，尚可不同程度地出现一些全身症状，甚至还可继发溃烂、坏疽、昏厥、偏瘫及急性疼痛等。本病病程不一，短者数周，长者数月至数年，或终身难愈。

二、治疗

(一) 民间和经验治疗

1. 自限性

约 20% 是自限性的, 在发现时疾病已稳定, 对这类病人如无合并症可随访观察。对发病早期有上呼吸道、肺部或其他脏器感染因素存在, 应有效的控制感染, 对防止病情的发展可能有一定的意义。高度怀疑有结核菌感染者, 应同时抗结核治疗。

2. 肾上腺皮质激素

激素对本病活动仍是主要的治疗药物, 及时用药可有效改善症状, 缓解病情。一般口服泼尼松每日 1mg/kg, 早晨顿服或分次服用, 维持 3 ~ 4 周后逐渐减量, 每 10 ~ 15 天减总量的 5% ~ 10%, 以血沉和 C - 反应蛋白下降趋于正常为减量的指标, 剂量减至每日 5 ~ 10mg 时, 应长期维持一段时间。如用常规剂量泼尼松无效, 可改用其他剂型, 危重者甚至可大剂量静脉冲击治疗, 但要注意激素引起的库欣综合征、易感染、继发高血压、糖尿病、精神症状和胃肠道出血等不良反应, 长期使用要防止骨质疏松。

3. 免疫抑制剂

单纯肾上腺皮质激素疗效欠佳、或为增加疗效和减少激素用量可用免疫抑制剂。即使临床缓解, 免疫抑制剂维持使用仍应持续较长时间, 要注意药物不良反应。

4. 扩血管抗凝改善血循环

使用扩血管、抗凝药物支持治疗, 能部分改善因血管狭窄较明显病人的一些临床症状。

（二）中医和经典治疗

1. 风寒阻络证

肢体胀痛，骨节胀痛，骨节酸痛，皮肤或脉络青紫，周身沉重乏力，恶寒，发热，无汗或汗出，舌淡红苔薄白，脉浮紧或浮缓。以肢体胀痛、皮肤青紫、恶寒、发热为本证诊断要点。

治法：祛风散寒，除湿通络。

方药：蠲痹汤加减。羌活 15g，独活 15g，桂心 10g，秦艽 15g，海风藤 15g，桑枝 15g，当归 10g，川芎 15g，乳香 6g，广木香 6g，甘草 3g，细辛 10g。

方解：方用羌活、独活、秦艽、海风藤祛风宣痹；桂心、细辛、苍术温经通阳，散寒除湿；乳香、木香、川芎、当归理气活血；桑枝通络，甘草调和诸药。共奏祛风散寒，除湿通络之功。加减法：痛甚加威灵仙 20g，防己 15g；恶寒、无汗加荆芥 10g，薄荷 10g，麻黄 15g；发热、汗出，加柴胡 15g，知母 10g，石膏 20g；湿盛，加苡仁 20g，萆薢 15g。

2. 阳虚寒凝证

患肢或肢端麻木、发凉、胀痛，局部皮肤温度降低且皮色苍白或青紫、潮红，遇冷或冬季加重，得温则减，或行动后肢体胀痛、抽搐，静息后缓解，跌阳脉或太溪脉搏动微弱，或患肢现游走性条索状肿物，舌淡苔白滑，脉沉细。以患肢胀痛、发凉、皮色苍白或青紫为本证诊断要点。

治法：温阳散寒，解凝宣痹。

方药：当归四逆汤合阳和汤加减。桂枝 15g，白芍 15g，甘草 3g，生姜 15g，大枣 15g，当归 10g，细辛 10g，干姜 10g，鹿角胶 10g（熔），肉桂 6g，白芥子 10g，麻黄 10g，熟地 10g。

方解：方用干姜、桂心、白芥子辛热温阳，散在里之寒凝；生姜、细辛、桂枝辛温通阳，发散在表之寒邪；熟地、当归、白芍、鹿角胶温养血脉，甘草、大枣益气健中，利于扶正祛邪，标本兼顾。诸药和用，能起到温阳散寒、解凝宣痹之效用。加减法：病于上肢，加姜黄 15g，羌活 15g；下肢，加牛膝 15g，独活 15g；寒甚，加附片 15g（先煎）；气虚不固，加黄芪 15g，党参 15g。雷诺氏病、血栓闭塞性脉管炎、闭塞性脉硬化等初期，多以阳虚为本，寒凝为标，治疗应以温阳扶正为主，散寒通络为次，用药时鹿胶、肉桂、干姜、细辛必不可少。

3. 寒凝血瘀证

患肢发凉、麻木、疼痛较甚，日较夜重，皮肤苍白或潮红、紫瘀，甚至皮肤干燥脱屑、破裂，汗毛脱落，少汗或无汗，指（趾）甲增厚、脆硬、变形，肌肉萎缩，顽麻不仁，跌阳脉或太溪脉搏动消失，舌质紫瘀苔薄白，脉沉涩。以患肢疼痛、皮肤变色、肌肉萎缩、跌阳脉或太溪脉搏动消失为本证诊断要点。

治法：温经散寒，活血通痹。

方药：乌头汤合身痛逐瘀汤加减。制乌头 15g（先煎），麻黄 15g，桂枝 15g，赤芍 15g，甘草 6g，制附片 15g（先煎），桃仁 6g，红花 6g，当归 10g，没药 6g，五灵脂 10g，川芎 15g，细辛 15g。

方解：方选乌头、附片、麻黄、细辛、桂枝、干姜，温阳散寒，以解表里之寒凝，用赤芍、当归、川芎、桃仁、红花、没药、五灵脂活血消瘀，以通血脉之瘀阻，甘草调和诸药。诸药共用，能起温经散寒、活血通痹之作用。加减法：经脉拘急者，加全蝎 10g，僵蚕 10g；血瘀甚，加土元 10g，水蛭 10g；气虚加黄芪 15g，党参 15g；痛甚，加乳香 10g，玄胡索 15g。

4. 气郁血瘀证

情绪激动或稍事活动，则现肢体皮色苍白或青紫、潮红，肢体胀满，胸胁痞满而痛，太息，纳呆，大便不调，日久肢体肿痛、皮色紫红加重，或午后潮热，月经不调，经行腹痛而有血块，舌紫瘀，苔薄白或薄黄，脉弦涩。以患肢胀痛、皮色苍白、青紫、潮红阵作，情绪激动或稍事活动则发作或加重为本证诊断要点。

治法：疏肝理气，活血散瘀。

方药：血府逐瘀汤或膈下逐瘀汤加减。柴胡15g，香附10g，枳壳10g，川芎15g，乌药10g，赤芍15g，甘草3g，当归10g，桃仁6g，红花6g，丹参15g，五灵脂10g，延胡索15g，牛膝15g。

方解：方用柴胡、香附、枳壳、乌药、川芎疏肝解郁；用当归、赤芍、桃仁、红花、丹参、五灵脂、延胡索活血化瘀，牛膝通络，甘草缓急。诸药共奏理气行血、开通血脉的作用。加减法：可加桂枝15g，白芍15g调和营卫；加僵蚕10g，全蝎10g，地龙10g息风解痉。

5. 湿热瘀结证

患肢喜冷怕热、沉重、疲软、肿胀剧痛，患处络脉红热灼痛，或有索条状物，按之则痛，或肢端溃烂、流黄水，身热口渴不欲饮，胸闷，纳呆，小便黄赤，舌苔黄腻，脉滑数。以患肢喜冷怕热、或络脉红热灼痛、或肢端溃烂流黄水为本证诊断要点。

治法：清热利湿，活血消瘀。

方药：茵陈赤小豆汤加减。茵陈15g，赤小豆15g，连翘15g，金银花15g，忍冬藤20g，苡仁20g，苍术20g，苦参15g，汉防己15g，泽泻15g，黄柏10g，牛膝15g，赤芍15g，玄参15g。

方解：方中银花、连翘、茵陈、黄柏、苦参、赤小豆、玄参、忍冬藤，清热解毒，苍术、苡仁、防己、泽泻，利湿疏风，赤芍、牛膝活血通络，共起清热利湿、活血通痹之效。加减法：发于胸腹者，可用柴胡清热饮；湿盛，宜加土茯苓20g，车前子15g，猪苓15g；瘀滞明显者，加丹参15g，泽兰15g，地龙15g，王不留行15g，水蛭10g；热盛，加蒲公英20g，紫花地丁20g，野菊花20g；若湿热蕴结酿成热毒，病情加重者，可改方为解毒济生汤或四妙活血汤。

6. 痰浊瘀阻证

患肢肿胀、顽麻、疼痛、发凉，皮色暗滞或见核硬结，头晕头重，胸闷脘痞，纳呆，泛吐痰涎，久病而形体不瘦，舌胖色暗，或见瘀斑，苔白腻，脉沉弦滑。以患肢肿胀、顽麻、疼痛、皮色暗滞，形体不瘦，舌胖色暗苔白腻为本证诊断要点。

治法：豁痰散结，活血祛瘀。

方药：双合汤加减。干姜 10g，陈皮 10g，白芥子 10g，竹沥 10g，桃仁 6g，红花 6g，川芎 15g，当归 10g，地龙 10g，丹参 15g。

方解：方中干姜、陈皮、白芥子、竹沥温中蠲饮，理气化痰；桃仁、红花、川芎、当归、丹参活血化瘀；麝香、地龙通经络，活血脉。诸药同用，能起搜痰散结、活血祛瘀作用。加减法：痰瘀不散，疼痛不已，加炮山甲 10g，白花蛇 10g，蜈蚣 2 条，土元 10g，水蛭 10g；肢凉畏寒者加桂枝 15g，制附子 15g（先煎），细辛 10g，鹿角霜 20g。

7. 阴虚内热证

肢体酸痛，关节灼痛，皮肤潮红，低热或午后潮热，盗汗，头晕，耳鸣，失眠，视力障碍，口干舌燥，舌红少苔，脉数细。以肢体酸痛、关节灼痛、皮色潮红、低热、舌红少苔为辨证依据。

治法：养阴清热，活血通痹。

方药：滋阴清热通络汤或养阴活血汤加减。玄参 20g，青蒿 20g，白薇 15g，知母 15g，黄芩 15g，丹皮 15g，生地 20g，赤芍 15g，川芎 10g，连翘 15g，鸡血藤 20g，丝瓜络 15g，银柴胡 20g。

方解：方中玄参、生地、丹皮、白薇、知母、连翘、黄芩、银柴胡、青蒿养阴清热，赤芍、川芎、鸡血藤活血养血，丝瓜络疏通经络，共奏养阴清热、活血通痹的作用。加减法：关节痛、血沉快者，加威灵仙 20g，络石藤 25g，海风藤 20g，海桐皮 20g；头痛头晕者，加钩藤 20g，白菊花 10g，蔓荆子 15g，白芷 15g；血压高者，加生磁石 20g，紫石英 20g，石决明 20g，草决明 15g，夏枯草 15g。

8. 气血两虚证

患肢酸软、顽麻、掣痛、皮色苍白无泽，肌肉萎缩，肌肤干燥脱屑，或创面色淡红，久不愈合，面色萎黄，形体消瘦，自汗，四肢乏力，头昏，眼花，心悸，气短，舌淡苔薄白，脉沉细无力。以肢体酸软而疼痛、肌肉萎缩、肌肤干燥脱屑、面色萎黄、肢端肿胀为本证诊断要点。

治法：益气养血，活血通痹。

方药：三痹汤加减。党参 15g，黄芪 15g，当归 10g，川芎 15g，白芍 15g，熟地 15g，续断 15g，防风 10g，桂心 10g，细辛 10g，怀牛膝 15g，独活 15g，甘草 6g，丹参 15g。

方解：方用党参、黄芪、当归、白芍、熟地、甘草、续断、淮牛膝益气养血，滋养肝肾；丹参、川芎、独活、细辛活血通络，祛风散寒。诸药同用，能起益气养血、活血通痹作用。加减法：肢体偏瘫者，用补阳还五汤加味；胃纳差者，可加神曲 15g，麦芽 15g，鸡内金 15g，焦山楂 15g；肢体发凉甚者，加制附片 15g（先煎），桂枝 15g，胡芦巴 15g，巴戟天 15g；瘀血重者，加三棱 10g，莪术 10g，水蛭 10g，地龙 10g，土元 10g。

9. 脾肾阳虚证

肢体冷痛，腰膝酸软，手足逆冷，皮色晦暗或青紫、瘀斑，肌肤萎缩或皮肤增厚，畏寒，神疲乏力，面色苍白，食少，大便稀溏，小便多，舌淡胖苔薄白，脉沉细无力或脉微欲绝。以肢体冷痛，皮色晦暗、畏寒为本证诊断要点。

治法：温补脾肾，散寒活血。

方药：消阴来复汤加减。鹿茸 10g（冲），制附片 15g，枸杞子 10g，菟丝子 15g，破故纸 10g，狗脊 10g，小茴香 10g，独活 15g，怀牛膝 15g，肉桂 6g，干姜 10g，当归 10g，川芎 15g，熟地 10g。

方解：方中鹿茸、枸杞、菟丝子、破故纸、狗脊、淮牛膝补肾精，附片、肉桂、干姜、小茴香、独活温脾肾之阳兼散寒宣痹，当归、熟地、川芎养血活血，补阴和阳。诸药共用，具温补脾肾、散寒活血作用。加减法：阳虚肢冷甚，加巴戟天、胡芦巴、仙灵脾各 15g。

（三）现代医家中医治疗经验

中医认为该病多因先天不足，后天失养，以致气血亏损，湿寒内盛，复感风寒湿热之邪侵袭，使脉道受损，经络阻塞，气血运行不畅，气滞血瘀而成。选中药黄芪、茯苓、鸡血藤、虎杖、党参、柴胡、川芎、丹参、毛冬青、白花蛇舌草组成的大动脉炎 2 号方，具有益气养血、活血通络、清热解毒作用。配合黄芪、纤溶类药物降低纤维蛋白在血管中的量起到抗凝作用，使抗原抗体复合物不易沉积到血管壁，进一步减轻血管壁炎症。使得血沉、CRP 下降。

经临床观察研究，该方案具有提高免疫识别系统对自身及外来抗原的识别功能，在不降低免疫机能的基础上，缓解了对自身组织进行的免疫反应，促进大动脉内膜特异性炎症消退，保护血管内膜。经血管彩色多普勒及血管彩色 B 超检查证实，肾动脉流速由高向正常恢复性下降，或伴有侧枝循环开放等，肾内血流灌注增加，少数轻度肾萎缩患者肾体积增大恢复正常；检验证实，血沉、CRP、肾功能改善。因此血压可以下降。配合降压药取得明显的效果。尽管如此，其详细的机理仍不清楚。但在目前在对多发性大动脉炎肾性高血压无特效药的情况下，中西医结合治疗不失为一种有效的治疗手段。

(四) 现代和前沿治疗

1. 急性炎症期

主要应用糖皮质激素，可缓解症状和遏制炎症病变。初始剂量泼尼松每天 40~60mg 或地塞米松每天 2.5~4.5mg。如糖皮质激素疗效不满意、副作用明显或有禁忌证时，可合用或改用环磷酰胺等免疫抑制剂，后者剂量每天 1~4mg/Kg。需密切观察药物的副作用，同时以血沉作为监测指标，酌情调节剂量。

2. 慢性心血管闭塞期

可应用抗血小板药物（如阿司匹林、双密达莫或低分子右旋糖酐等）改善微循环和防止血栓形成；血管扩张药（妥拉唑林、己酮可可碱或盐酸酚苄明等）改善相关脏器和组织供血；合并高血压者应选用钙拮抗剂（硝苯地平控释片、非洛地平或氨氯地平等）或血管紧张素转化酶抑制剂（卡托普利、依那普利或雷米普利等）等降压药物。血管严重狭窄者应选用经皮血管腔内成形术、支架植入术、动脉旁路移植术或旁路抑制。有作者报道应用抗炎药物、丙种球蛋白和中药等对治疗时本病有一定疗效。

三、康复

本病进展缓慢，病程可达 1~28 年以上。近年来随着长疗程激素、PTA 和及时的外科手术治疗，10 年生存率已达 90% 以上。主要死亡原因为病变血管所致脑血管意外、肾衰竭、心肌梗死和主动脉夹层等。

第三节 周围动脉疾病

本病主要包括闭塞性周围动脉硬化和血栓闭塞性脉管炎，属于中医学"脱疽"的范畴。其临床特点是好发于四肢末端，以下肢多见，初起患肢末端发凉、怕冷、苍白、麻木，可伴有间歇性跛行，继则剧烈疼痛。

一、诊断

（一）现代科学方法诊断

1. 闭塞性周围动脉硬化

闭塞性周围动脉粥样硬化系指周围动脉由于粥样硬化病变引起管腔进行性狭窄或闭塞所致的缺血性症状。

病变早期动脉内膜被血浆脂蛋白渗透和沉积，继之发生动脉内膜增生和形成粥样斑块。这些斑块逐渐伴有钙化和增大突出，使动脉管腔狭窄。随后由于血流涡流或斑块内出血可发生继发性血栓，致动脉管腔完全阻塞。当阻塞性病变进行性加重而侧支循环不能及时建立和满足肢体血供时，即出现肢体缺血症状，严重者可出现缺血性坏死病变。由于血流动力学因素，动脉粥样硬化闭塞性病变好发于动脉分叉起始部的后壁及动脉主干弯曲或受压部位，如腹主动脉末端、髂总动脉、股浅动脉及腘动脉分叉处等。

（1）临床表现　本病好发于50岁以上男性，男女发病率之比为10：1，主要累及下肢动脉。

1）症状　根据病情进展大致可分为以下四期：

①轻微不适期：病人可有患肢发凉、麻木或感觉异常，活动后易感疲乏，有时足癣等感染不易治愈。

②间歇性跛行期：此为最常见的早期症状，表现为典型的病侧下肢"行走－疼痛－休息－缓解"的重复规律。疼痛部位有助于判断动脉阻塞的水平，小腿疼痛常常示浅表股动脉阻塞；大腿和小腿均疼痛常示髂股动脉阻塞；髂部和臀部疼痛常示主髂动脉阻塞。上肢病变者可出现间歇性乏力、感觉缺失等。

③静息性肢痛期：此时常提示动脉严重阻塞，肢痛以夜间为著，与卧位时失去重力性血流灌注有关，故将患肢下垂可减轻疼痛。至病程晚期出现患肢持续疼痛性剧痛，即使下垂肢体也不能缓解，继之出现坏死性病变。

④组织坏死期：患肢远端出血性溃疡和坏疽，渐向上扩展（但很少超过膝关节），甚至并发局部蜂窝组织炎、骨髓炎或败血症。

2）体征　患肢闭塞性远端动脉搏动减弱或消失，以致两侧肢体脉搏显著不一。病侧患肢血压降低或测不出，两侧肢体血压相差＞20mmHg。被累腹主动脉或周围动脉严重狭窄时可闻及收缩期或连续性血管杂音，尤以运动后为显著。同时，早期可见患肢营养障碍性改变（皮肤变薄、毛发脱落、肌肉萎缩等），晚期可见坏死性病变（慢性溃疡、坏疽等）。

3）患肢抬高及下垂试验　病人平卧，将患肢抬高45°持续1～2分钟，正常者足底应呈淡红色，如皮肤苍白提示供血不足；如在踝关节背屈运动后才出现皮肤苍白，提示缺血程度较轻；然后让病人迅速坐起，将患肢下垂，正常者足部潮红应立即出现，静脉在

10秒内充盈，如渐红和静脉充盈时间分别超过20秒和30秒，则提示严重缺血和侧支循环不足。

（2）试验室和辅助检查　血液检查常有血糖和血脂增高，应用血压计可测得踝动脉收缩压与肱动脉收缩压比值（指数）降低（<1.0），如<0.4，则示病变严重，常伴休息时肢痛。可疑患者在运动后该指数可明显降低。作彩色超声多普勒检查、腹主动脉或股动脉造影时，可显示动脉狭窄或闭塞的部位、范围以及侧支循环等情况。

（3）诊断和鉴别诊断　50岁以上男性，患有冠心病、脑动脉粥样硬化或高血压、高血脂症、糖尿病、吸烟等危险因素者，如出现间歇性跛行、肢痛伴下肢动脉减弱、消失、不对称，多普勒检查踝/肱动脉收缩压指数<1.0，即可诊断本病，相关动脉造影可确定诊断。本病应与其他闭塞性周围动脉疾病鉴别，如多发性大动脉炎、血栓闭塞性脉管炎及动脉栓塞症等。此外，尚需与神经源性跛行、红斑性肢痛症等相鉴别，但因这些疾病无脉搏减弱、消失等血管病变表现，一般鉴别不难。

2. 血栓闭塞性脉管炎

血栓闭塞性脉管炎是一种周围动脉慢性炎症、血栓形成和管腔逐渐闭塞性疾病，又称Buerger病。

本病主要累及下肢中小型动脉，偶可侵及上肢及其他内脏血管。病变特点为血管全层的非化脓性炎症，有广泛的淋巴细胞浸润及内皮细胞和/或纤维细胞增生。早期即有管腔内血栓形成，后期血栓机化和逐渐导致血管闭塞，虽有侧支循环，但常不足以代偿。病变常出现节段性，病变和正常管壁之间界限分明。

（1）临床表现　本病多发于寒冷季节，病变常从指（趾）端开始，数月或数年后逐渐向上蔓延。根据病情轻重可分为局部缺血期、营养障碍期和组织坏死期。主要表现有间歇性跛行、游走性血栓性静脉炎、活动后肢痛发展至静息痛、肢体营养障碍和肢端溃疡和坏疽等。

（2）实验室和辅助检查　血液检查可显示血液黏滞度增高、红细胞电泳时间减慢、抗凝血酶Ⅲ和纤维蛋白溶酶原减少以及纤维蛋白原、α_2-巨球蛋白、α-抗胰蛋白酶增加等。多普勒超声血管检查、肢体血流和甲周循环检查等常显示患肢血流减少和血供不足。动脉造影可确定病变部位、范围和侧支循环情况，但因可引起血管痉挛、损伤血管和加重患肢缺血，故一般在作血管重建手术前进行。

（3）诊断和鉴别诊断　根据男性青壮年、嗜烟、下肢慢性进行性动脉缺血表现、游走性血栓性静脉炎和无高血压、高血脂及糖尿病等病史，诊断本病一般不困难。但需与其他闭塞性周围动脉炎疾病相鉴别。

（二）中医诊断

（1）绝大多数发生于男性，年龄多在 25～40 岁之间。

（2）好发于四肢末端，以下肢更为多见。

（3）发病前有吸烟、寒冻、小腿外伤史等。

（4）初期患肢有沉重、怕冷、麻木感，足趾有针刺样痛，小腿肌肉有抽搐样痛，并出现间歇性跛行。手足受冷后疼痛加剧，足背动脉搏动减弱无力。或伴有浅静脉迁移性血栓性静脉炎，有的在发病前即有此表现。

（5）中期（初期至中期的病程较长）局部皮肤发冷，患肢抬高则皮肤颜色苍白，下垂则暗红，疼痛转为持续性。行走困难，夜寐不安，患肢肌肉逐渐萎缩（亦可有水肿），足背皮肤萎缩，汗毛脱落，趾甲变厚，并可有粟粒样黄色瘀点反复出现，足背动脉搏动消失或微弱。

（6）后期患肢皮色暗红，犹如煮熟的红枣，皮肤上起黄泡，渐变为黑色，呈浸润性蔓延；甚则五趾相传，波及足背，肉枯筋萎，呈干性坏死；溃破腐烂，创口流紫黑血水，创面肉色不鲜，气味甚臭，疼痛剧烈，如汤泼火烧，彻夜不得安眠，常须屈膝抱足按摩而坐，足背动脉搏动消失。腐烂蔓延，五趾相传，上至足背，逐节脱落，乃至踝骨，日久不愈，疮口难敛。

（7）肢体位置试验阳性　患者取平卧位，将下肢抬高（45°）3分钟，足部皮肤迅速变为苍白，伴有麻木发凉，疼痛加剧。然后让患者坐起，将患肢下垂，足部皮肤颜色回复时间缓慢，可呈潮红色、紫红色或斑块状紫绀，此为阳性，表示动脉痉挛或阻塞后肢体有血液循环障碍，动脉血流量不足。

（8）本病需与下列疾病进行鉴别诊断：

①雷诺氏病：本病多见于青年女性，好发于双手，两侧对称。由于寒冷或情绪激动可使手指突然变冷，皮色苍白，继而变为紫绀。待诱因消失后，可恢复常态，脉搏正常，可伴有皮肤硬化，很少发生坏疽。

②动脉硬化性闭塞症：多见于50岁以上的老年人，双侧下肢常同时发病，多数病人血胆固醇含量较高，脂蛋白代谢异常，并伴有高血压、冠状动脉供血不足等并发症。

③糖尿病性坏疽：多为湿性坏疽，范围较大，蔓延迅速，并有尿糖阳性，空腹血糖增高，多饮、多食、多尿等。

（三）民间经验诊断

指发生于足趾或手指处之疽，临床以足趾为多见。亦名脱痈、脱骨疽、脱骨疔、敦痈、甲疽、蛀节疔、蜣螂蛀，出自《刘涓子鬼遗方》卷四。因患病日久不愈可使趾落，故名脱疽，其病多因过食厚味，致使郁火毒邪蕴于脏腑，加之肾阴亏损，不能制火而发；或因外感寒湿毒邪，营卫不调，气血凝滞而成。《外科正宗》云："脱疽者，外腐而内坏也……其形骨枯筋纵，其秽异臭难辨，其命仙方难治。"本病发病经过缓慢，症见初起患趾色白发凉，麻疼，日久患趾如煮熟红枣，痛如火烧，逐渐由红转暗变黑，足趾常自行脱落并可染及五趾。创面极难收口。如肢节脱落后渐见新肉护骨者为向愈现象。治宜和营活血，温经通络，或滋阴降火，和营解毒。可选用解毒济生汤、阳和汤、顾步汤、四妙勇安汤、人参养荣汤等。外治宜去腐、生肌、止痛。早期不痛者宜用隔姜灸法，痛者可用大麦米煮饭、芙蓉叶各 15g，捣贴以止痛，或附子、干姜、吴茱萸等捣敷脚心；如腐烂黑陷，痛不可忍者，宜用大甘草研极细末，香油调厚敷，每日一换，勿间断；腐去后再以生肌玉红膏及生肌散敷之；若已色黑坏死，则应手术切除之。该病相当于血栓闭塞性脉管炎和闭塞性动脉粥样硬化。现多采用中西医结合方法诊治，临床可分为寒凝络痹，气血郁滞，阴虚热毒，气血双虚四种类型。在实际治疗时，根据分型，多采用既定方剂为基础，同时又须辨证施治，酌情予以加减，疗效有所提高。

二、治疗

(一) 民间和经验治疗

脱疽未溃的外治　可选用冲和膏、红灵丹油膏外敷，或用毛冬青根 100g，水煎待温后浸泡患肢，每日 1～2 次；或用当归 15g，桑枝 30g，威灵仙 15g，水煎熏洗，每日 1 次。此外，可用附子、干姜、吴茱萸等份研末，蜜调敷于患肢涌泉穴，如发生药疹即停用。也可用红灵酒少许按摩患肢足背、小腿，每次 20 分钟，每日 2 次。

脱疽已溃的外治　溃疡面积小者，可用毛冬青根煎水浸泡后，外敷生肌玉红膏保护伤口。溃疡面积较大，坏死组织难以脱落者，可用蚕食方式清除坏死组织：先将患肢放平，避免下垂，外用冰片锌氧油软化创面硬结痂皮，待患肢炎症消退，坏死组织开始软化，即可作分期逐步清除坏死组织。原则上疏松的先除，牢固的后除；腐肉先除，腐骨后除；彻底的清创术必须待炎症完全消除后才可进行。新鲜肉芽红活时，应及时施行点状植皮术。

1. 针灸疗法

针刺：上肢取合谷、内关、曲池穴；下肢取足三里、血海、解溪、三阴交、阴陵泉等穴。中强度刺激、留针 15 分钟，每日 1 次。耳针取交感、皮质下、趾、跟等穴，强刺激。

艾灸：肢体冷感较明显者，可灸涌泉穴。

2. 饮食疗法

毛冬青猪蹄汤：毛冬青根 180g，猪蹄 1 只，加水煎 3 ~ 4 小时，吃肉喝汤，分 3 次 1 日服完，连续服 1 ~ 3 个月。

赤小豆红枣汤：赤小豆 60g，红枣 5 枚，水煎至豆熟烂，加红糖适量，取汁代茶，每日 1 剂。

（二）中医和经典治疗

本病主要是由于脾气不健，肝肾不足，寒湿侵袭，凝滞脉络所致。脾肾阳气不足、肝肾不足是发生本病的根本，寒冷刺激是发生本病的一个重要因素，此外还与长期吸烟、外伤等因素有关。四肢为诸阳之末，得阳气而温。脾肾阳气不足，不能温养四肢，复感寒湿之邪，则气血凝滞，经络阻遏，不通则痛；四肢气血不充，失于濡养，则皮肉枯槁不荣，汗毛脱落；肝肾不足，或寒邪郁久化热蕴毒，湿毒浸淫，脉络闭阻，肢末无血供养，而致趾（指）焦黑坏死，甚则脱落。病久耗伤气血，导致气血两虚。本病治疗以温阳通脉、活血祛瘀为原则。

1. 虚寒证

患肢喜暖怕冷，触之冰凉，干燥，皮色苍白，感觉麻木、酸胀，呈间歇性跛行，疼痛遇冷加重，趺阳脉搏动减弱或消失。舌质淡，苔薄腻，脉沉迟细。

治法：温阳通脉，祛寒化湿。

方药：独活寄生汤（孙思邈《备急千金要方》）合当归四逆汤（张仲景《伤寒论》）加减。

处方：独活 9g，桑寄生 15g，牛膝 9g，续断 12g，当归 12g，党参 15g，桂枝 15g，熟地黄 12g，赤芍 9g，细辛 6g，木通 9g，红花 6g，制川乌 9g。水煎服，每日 1 剂。食欲减退者，加鸡内金 10g。发热者，加柴胡 10g，黄芩 10g，金银花 30g；下肢肿胀者，加黄柏 10g，苍术 10g。

散寒通脉汤（田积有等《北京中医学院学报》1988.1）

处方：熟附子15g，桂枝15g，炙甘草15g，细辛10g，炮姜10g，生薏苡仁30g，鸡血藤30g，当归12g，川芎12g，通草12g，独活20g，乳香6g，没药6g。水煎服，每日1剂。

2. 瘀滞型

患肢畏寒，触之发凉，皮色暗红，紫红或青紫，下垂时更甚，抬高则见苍白，足背毳毛脱落，皮肤肌肉萎缩，趾甲变厚，并可有粟粒样黄色瘀点反复出现。患肢呈持续性静止痛，尤以夜间为甚，不能入睡，趺阳脉搏动消失。舌质紫暗或有瘀斑，苔薄白，脉沉细而涩。

治法：活血通脉止痛。

方药：桃红四物汤（陈师文等《太平惠民和剂局方》）加味。

处方：桃仁9g，红花9g，川芎9g，熟地黄15g，当归尾9g，赤芍9g，鸡血藤30g，地龙12g，土鳖虫6g，桂枝9g，穿山甲9g。水煎服，每日1剂。痛甚者，加乳香3g，没药3g；挟湿者，加黄柏9g，苍术9g。

（1）中成药

①毛冬青片，用法参照虚寒证。

②复方当归注射液，每次4ml，肌注，每日1次。

③川芎嗪注射液，每次4~6ml，加入5%~10%葡萄糖液250~500ml中静脉滴注，每日1次。

④四虫丸，每次3g，每日3次，温开水送服。

（2）单方验方活血汤（辽宁中医学院附属医院外科验方）

处方：当归15g，红花6g，桃仁6g，乳香6g，没药6g，甘草6g。水煎服，每日1剂。气虚者，加黄芪、党参；凉甚者，加肉桂、附子；有坏疽溃疡者，加金银花。

3. 热毒型

患肢皮肤暗红而肿，趺阳脉搏动消失，患趾如煮熟之红枣，皮肤上起黄泡，渐变为紫黑色，呈浸润性蔓延，甚则五趾相传，波及足背，肉枯筋萎，色黑而干枯。溃破腐烂，疮面肉色不鲜，疼痛异常，如汤泼火燎，彻夜不得安眠，伴有发热，口干，食欲减退，便秘，尿黄赤。舌红苔黄腻，脉洪数或细数。

治法：清热解毒止痛。

方药：四妙勇安汤（鲍相璈《验方新编》）加味。

处方：玄参 15g，金银花 30g，当归 9g，生甘草 6g，知母 9g，紫花地丁 9g，金石斛 12g，黄柏 9g，赤芍 9g，天花粉 9g，生地黄 15g，水煎服，每日 1 剂。疼痛剧烈者，加丹参 12g，延胡索 9g，乳香 3g，没药 3g。

中成药：①醒消丸，每次 3g，每日 2 次，温开水送服。②一粒珠，每次 1 粒（1.5g），温开水送服。③毛冬青片，用法参照虚寒证。

单方验方清热通脉汤（田积有等《北京中医学院学报》1988.1）

处方：忍冬藤 50g，蒲公英 40g，紫花地丁 40g，野菊花 30g，丹参 30g，赤芍 30g，玄参 30g，车前子 30g，猪苓 30g，泽泻 30g，乳香 6g，没药 6g，地龙 15g，防己 15g，炙甘草 15g。水煎服，每日 1 剂。

4. 气血两虚型

患肢疼痛已较轻，皮肤干燥，肌肉消瘦，心悸气短，畏寒自汗，神疲倦怠。溃后疮口久不愈合，肉芽灰暗，脓液稀薄。舌质淡，苔薄白，脉沉细无力。

治法：补养气血。

方药：主方十全大补汤（陈师文等《太平惠民和剂局方》）加减。

处方：党参 15g，黄芪 15g，炙甘草 6g，白术 9g，川芎 9g，当归 9g，赤芍 9g，白芍 9g，茯苓 12g，山药 9g，熟地黄 12g。水煎服，每日 1 剂。

（三）现代和前沿治疗

1. 闭塞性动脉硬化的治疗

（1）内科治疗

①一般治疗：保持患肢清洁，避免外伤和穿过紧的鞋袜，睡抬高床头的斜坡床。适当患肢运动、忌烟，控制高血压、高血脂、糖尿病等危险因素。

②改善患肢血液循环：可选用己酮可可碱（200～400mg/次，每日三次），妥拉唑啉（25mg/次，每日3次），低分子右旋糖酐（500ml静滴，每日1次，10～15天为1疗程）等。

③介入治疗：经皮球囊取栓术、血管成形术、支架植入术等，主要适用于狭窄段相对较短和血管尚未完全闭塞者。

④抗凝疗法：适用于同时伴有冠心病、缺血性脑血管病或经皮球囊血管成形术后、外科血管手术后患者，可选用华法林、肝素、或链激酶等药物。

（2）外科治疗 适用于内科治疗无效和大中动脉严重病变患者，有自体血管或人工血管动脉旁路移植术、动脉内膜剥脱术、腰交感神经切除术等。

2. 血栓闭塞性脉管炎的治疗

（1）病人必须戒烟，防止寒冷、潮湿和外伤，加强足部运动，促进侧支循环形成。

（2）服用扩血管药物，如前列腺素 E_1、I_2、妥拉唑啉、酚苄明、己酮可可碱及熟地、桂枝、红花、黄芪、当归等中药。

（3）低分子右旋糖酐疗法、局部血管内溶栓疗法和高压氧疗法，必要时应用止痛药物。

（4）手术治疗：腰交感神经节切除术、动脉血栓内膜剥除术、动脉旁路移植术和发生坏疽等时进行截指（趾）或截肢姑息手术等。但由于病因未明，单纯手术治疗并不能控制病情的发展。

三、康复

戒烟是获得疗效和防止复发的首要措施。注意防寒，尤其在寒冷季节要防止冻伤。防止肢体外伤，以免诱发或加重本病。足部霉菌感染应积极治疗，以免诱发本病。对因患肢剧痛而影响睡眠的病人，应防止坠床。患肢功能锻炼，以改善患肢气血运行。

经及时治疗，可使疼痛缓解，红肿消退，坏死局限，腐去肌生，溃疡可获痊愈。治愈后仍需继续以活血化瘀、通经活络为主的辨证治疗，以避免复发。

第四节　静脉疾病

本病主要包括血栓性静脉炎和上腔静脉阻塞综合征。其临床特点是体表静脉呈条索状红肿、灼热疼痛。初期可出现发热、全身不适等症状。多见于四肢和胸腹部。血栓性静脉炎又称静脉血栓形成，包括血栓浅静脉炎和深静脉血栓形成。

一、诊断

（一）现代科学方法诊断

1. 血栓性静脉炎

血栓性浅静脉炎的静脉壁有不同程度的炎症反应、组织增生和增厚，其腔内血栓与管壁之间的粘连较为紧密而不易脱落和发生栓塞。深静脉血栓形成之血栓与管壁仅有轻度粘连，易于脱落和发生栓塞；较大深静脉血栓形成时可致局部静脉高压，引起受累肢体肿痛；部分深静脉血栓可有自溶性倾向而致血液再通。

（1）临床表现　血栓性浅静脉炎常累及上肢贵要静脉、头静脉、下肢大隐静脉、小隐静脉及其分支，受累静脉局部红肿、疼痛和压痛，皮肤温度增高，可触及条索状静脉，部分病例有低热。约有1～3周静脉炎症消退，局部遗留条索状物和皮肤色素沉着，常经久不退。

深静脉血栓形成常累及下肢深静脉，其中以小腿深静脉和腘静脉为最好发部位，其次可累及髂或股静脉，偶可发生于下腔静脉、上肢静脉和上腔静脉。其症状差异较大，轻者可无症状，重者常有发热、受累肢体肿痛，甚至难以忍受。肺栓塞常为本病的首发症状。常见体征有：

①受累静脉处压痛和牵拉痛：有时可触及压痛的条索状静脉（如腘静脉）。Homan's 征和 Lowenberg's 征阳性。前者将下肢伸直，使踝关节急速背屈，可因腓肠肌牵拉刺激小腿病变静脉而发生疼痛，后者用血压计袖带在小腿或大腿充气加压，使静脉受压而发生疼痛。

②静脉阻塞体征：患肢肿胀、凹陷性水肿、局部皮肤温度升高、浅静脉扩张，出现花斑状发绀，严重者常为肢体坏死先兆。下腔静脉血栓形成时可见下腹部及双下肢明显水肿，腹壁浅静脉扩张和向上回流。上腔静脉血栓形成时可见上肢、胸壁、颈和头面肿胀和静脉回流受阻。

（2）实验室和辅助检查　深部静脉血栓形成时：

①患处静脉压常增高。正常时中心静脉压为 4～12cmH$_2$O，足背静脉为≤19cmH$_2$O，肘前静脉压为 3.0～14.5cmH$_2$O，颈外静脉压为≤10cmH$_2$O，肝门静脉压为≤13cmH$_2$O。

②多普勒血管超声图检查时受累深静脉血流声明显减弱或消失。

③深静脉造影可显示阻塞部位、程度、范围及侧支循环情况。

④放射性核素检查、阻抗容积描记法和静脉血流描记法等对深静脉血栓形成也有较高的诊断价值。

⑤血浆Ⅷ因子和 Von Willebrand 因子水平与深静脉血栓危险性增加呈线性相关。血浆 D－二聚物 <400U，其阴性预测值可达96%～100%。

（3）诊断和鉴别诊断　血栓性浅静脉炎根据静脉壁损伤等病

因和临床表现，一般较易确定诊断。对长期卧床等患者出现肢体肿痛或肺栓塞时，应疑及深部静脉血栓形成，多普勒血管超声图和深静脉造影可确定诊断。在同时需注意与腓肠肌断裂、腰椎间盘突出、急性小腿肌炎和小腿蜂窝组织炎等疾患鉴别。

2. 上腔静脉综合征

上腔静脉阻塞综合征系指由各种原因引起的上腔静脉完全或不完全阻塞的症状。绝大多数由恶性肿瘤压迫上腔静脉所致，其中以支气管肺癌和纵膈肿瘤最为常见。此外，尚可由纵膈淋巴结炎、慢性纵膈炎、缩窄性心包炎及升主动脉瘤等引起。

（1）临床表现 本征除原发表现外，可出现：

①面、颈、上胸部和上肢淤血、水肿、皮肤呈暗红色。

②眼眶水肿、结合膜充血及喉、气管、支气管黏膜淤血，可有视力模糊、胸闷、胸痛、气促、咳嗽、声音嘶哑等症状，严重者可有头痛、头晕、甚至晕厥。症状于坐位、立位时减轻。

③体检时阻塞位于奇静脉入口以上者可见胸前部侧支静脉曲张，阻塞位于奇静脉入口以下者胸腹部同时见侧支静脉曲张，血流方向均向下。

（2）诊断和鉴别诊断 根据头、颈部和上肢淤血、水肿、皮肤呈暗红色伴胸腹壁侧支静脉曲张、血流方向向下，本征诊断基本成立。可疑病例应作静脉压测定，如上肢静脉压 $>30cmH_2O$，1分钟内连续握拳和放松 30~40 次后静脉压较前升高 $>1.0cmH_2O$、静脉压吸气时上升及呼气时下降（正常时相反），且下肢静脉压正常（$\leqslant 19cmH_2O$），则更支持本征诊断。上腔静脉造影术可确定本征阻塞部位、性质、范围及侧支循环情况。胸部 X 线摄片、CT 和超声心动图等检查有助于明确胸部和纵膈的病因诊断。本病尚应与充血性心力衰竭、缩窄性心包炎、限制型心肌病或腋静脉血栓鉴别。

（二）中医诊断

本病多见于青壮年，男女都可发病，好发于四肢筋脉（尤多见于下肢），次为胸腹壁等处，由于发病部位不同，临床表现各异。

发于四肢者，下肢多于上肢，病初为肢体某一筋脉（静脉）行走区疼痛、压痛，继而红肿灼热，可扪及条索状物。继则疼痛加剧，条索状物延长，嫩红灼热。全身可有恶寒发热、周身不适。一般为节段性，经治疗后，红肿热痛可减轻，硬条索物可缩短，约经2～3个月治疗硬条索可完全消失。

发于胸腹壁者，以疼痛为主症，在疼痛区可扪及条索状压痛区，长约3～5厘米或10～20厘米不等，疼痛在胸部，屈伸时加重，条索状物位于皮下，质硬，与周围组织及皮肤粘连，拉紧其上下端皮肤可出现凹陷性浅沟。一般无全身症状。

另外，下肢浅静脉曲张，或静脉某一段反复穿刺，或输入高渗糖及酸性药物后，浅静脉局部可出现红硬痛性肿物，或条索状肿物，有压痛，难以消退。

本病多与红丝疔相鉴别。红丝疔多发于四肢，因有红丝一条，迅速向上走窜，微痛不适，按之稍痛但无肿硬，可引起腋下或胯间毕核肿大。多由四肢末端疔疮、手足癣糜烂或皮肤破损染毒后毒邪扩散，向上走窜所致，相当于西医的急性淋巴管炎。经治疗一般2～3日可消失。

（三）民间经验诊断

（1）卧床，抬高患肢超过心脏水平，直至水肿及压痛消失。

（2）使用抗凝剂防止血栓增大，并可起动内源性溶栓过程。孤立的腓肠肌部位的深静脉血栓形成，发生肺栓塞的机会甚少，可暂不用抗凝治疗，密切观察。如有向上发展的趋势再考虑用药。急性近端深静脉血栓形成抗凝治疗至少持续6～12个月以防复发。对复发性病例或恶性肿瘤等高凝状态不能消除的病例，抗凝治疗的持续时间可无限制。

（3）浅静脉血栓形成治疗上采取保守支持疗法，如休息、患肢抬高、热敷。非甾体抗炎药可止痛并可防止血栓发展。

二、治疗

（一）民间和经验治疗

（1）早期可选用如意金黄散、玉露散等外敷。

（2）后期可用红灵丹油膏外敷；或鸡血藤30g，桂枝30g，红花30g，煎水浸泡患肢，每日1次。

（二）中医和经典治疗

1. 湿热瘀滞

病变局部筋脉红肿热痛，或上下游走，肢体活动不利；多伴有发热；舌红，苔黄腻，脉弦数。

辨证分析：湿热入侵，气血瘀滞，筋脉不利，郁而化热，则筋脉红肿热痛，甚则肢体活动不利；或挟风邪，则上下游走；热邪为患，则见发热；舌红、苔黄腻、脉弦数为湿热壅滞之象。

治法：清热利湿，凉血活血。

方药：五神汤合凉血四物汤加减。

组成：茯苓30g，车前子30g，金银花90g，牛膝15g，紫花地丁30g，当归、黄连、山栀、香附、槐花、川芎各9g，白芍、生地各6g。

2. 瘀阻脉络

病程日久，局部筋脉硬肿如条索，粘连不移，牵扯不适，或多个硬性结节，皮色褐黑，胫踝水肿；舌边有瘀点，苔薄白，脉沉涩。

辨证分析：病程日久，气血瘀滞于筋脉，则形成硬索肿块，粘连不移；气血瘀滞，局部失养，故皮色褐黑；气血瘀滞，水道不利，则胫踝水肿；舌边有瘀点、苔薄白、脉沉涩皆为气血瘀滞之征。

治法：理气活血，化瘀散结。

方药：活血通脉汤加减。

组成：当归15g，熟地15g，络石藤15g，黄芪15g，赤芍10g，川芎15g，苏木10g，地龙10g，牛膝10g，郁金10g，制川乌10g，干姜10g，桂枝10g，制乳香6g，制没药6g，红花6g，鸡血藤30g。

（三）现代和前沿治疗

1. 血栓性浅静脉炎的治疗

血栓性浅静脉炎应驱除病因和对症治疗。患肢应休息、抬高、热敷，酌情口服阿斯匹林、吲哚美辛或抗炎药物，对靠近股静脉的大隐静脉炎或浅静脉炎不断向近心端延伸时，可进行抗凝治疗。

深部静脉血栓形成患者需要按内科重症住院治疗。①一般治疗：急性期必须卧床休息1~2周，抬高患肢以利于静脉回流。待患肢肿痛基本缓解后始可逐步起床活动，病人定期抬高患肢；②溶栓治疗：宜在血栓形成早期进行，常用尿激酶、链激酶或重组组织型纤溶酶原激活剂，用法同急性心肌梗死溶栓疗法；③抗凝治疗：溶栓治疗后，应用肝素持续静脉滴注7~10天，使部分凝血活酶时间为正常对照的2~2.5倍。此后用口服抗凝药华法林等维持治疗，并以国际标准化凝血酶原时间比值达到2~3调整剂量；④手术治疗和介入治疗：内科治疗无效、有溶栓禁忌证或累及髂股静脉的严重血栓等患者，宜尽早（<5~7天）作静脉血栓摘除术或血管旁路移植术。近年有作者报道，对急性下肢深静脉血栓形成患者，及时采用Fogarty导管取栓疗效较好，同时，放置下腔静脉滤器，以防止肺栓塞。

2. 上腔静脉阻塞综合征的治疗

①病因治疗：是解除上腔静脉阻塞的关键，如癌症患者应行手术、放疗或化疗，结核性淋巴结炎、纵膈炎应给予抗结核治疗等；②手术治疗：对上腔静脉周围纤维化或血栓机化者可施行人造血管或自身血管静脉吻合术；③介入治疗：对阻塞症状发展快、静脉回流障碍明显、伴有呼吸困难或颅内压增高患者，应选用自张式血管

支架植入术，以及时缓解阻塞症状，为施行其他治疗创造条件；④其他辅助治疗：可选用抗凝、溶栓、利尿、抗感染、祛痰药等，有利于症状缓解。

三、康复

青蛇毒是体表筋脉发生的炎性血栓性疾病，以体表筋脉肿胀灼热、红硬压痛、可触及条索状物为特点。相当于西医的血栓性浅静脉炎。多因湿热毒邪外侵、气血瘀滞筋脉所致。应与红丝疔相鉴别。湿热瘀结证，治宜清热利湿、凉血活血，方用五神汤合凉血四物汤加减；瘀阻脉络证，治宜理气活血、化瘀散结，方用活血通脉汤加减。

患于下肢者，宜抬高患肢，卧床休息。静脉穿刺术后，局部立即用湿毛巾热敷，注射时注意严格消毒，以免外邪入侵。

第十四章　心脏神经官能症

心脏神经官能症（又名心血管神经症、心脏植物神经功能紊乱）是神经官能症的一种特殊类型，以心血管系统功能失常为主要表现，可兼有神经官能症的其他表现。其症状多种多样，时好时坏，常见有心悸、心前区疼痛、胸闷气短、呼吸困难、头晕失眠、多梦等。大多发生于青壮年，以 20～40 岁者最多，多见于女性，尤其是更年期妇女。

一、诊断

（一）现代科学方法诊断

1. 病史症状

青壮年女性多见，出现心血管系统的症状多种多样，时轻时重但多不严重，一般无器质性心脏病证据，但可与器质性心脏病同时存在或在后者的基础上发生。病史应详细询问有无焦虑、情绪激动、精神创伤或过度劳累等诱因，是否曾被诊断为"心脏病"，心慌、气短或心前区不适等感觉与活动、劳累和心情的相关关系，睡眠状况如何。既往的心脏检查结果、用药史及疗效有助于诊断。

2. 体检发现

体格检查常无特殊发现。多呈焦虑状态或紧张表情，血压可正常或轻度升高。心脏听诊时可有心率增快、心音增强，可伴有心前区Ⅰ-Ⅱ级柔和的收缩期杂音，偶有早搏出现。

3. 辅助检查

心电图常表现为窦性心动过速，部分病人出现 ST 段压低或水平性下移，T 波低平、双相或倒置，多在 II、III、aVF 或 V4－6 导联出现，并经常发生变化，心得安试验阳性。部分病人运动试验阳性，但进行"心得安运动试验"时 ST 段和 T 波恢复正常。心脏超声检查可排除心脏、大血管和瓣膜的结构异常。

4. 鉴别诊断

心脏神经官能症的诊断需在排除心脏器质性病变的基础上做出，诊断时宜慎重。应排除内分泌性疾病，如甲状腺功能亢进、嗜铬细胞瘤及器质性心脏病如冠心病、心肌病或病毒性心肌炎等。冠心病患者的胸部不适常与活动或体力劳动有关，心得安试验阴性，运动试验阳性；心肌病患者心脏超声检查有阳性发现；病毒性心肌炎患者多有上感病史，急性期血清心肌酶升高可供鉴别。

5. 并发症

关于本病的并发症非常少见，唯一需要注意的是，部份病人因对本病缺乏正确的了解，因本病的种种症状，而产生焦虑抑郁的症状，随着时间的延长，症状逐渐加重，而形成一个恶性循环，对本病的治疗极为不利。

（二）中医诊断

心脏神经官能症属于中医学"惊悸"、"不寐"、"虚劳"等范畴。多因久病气血亏耗，失血之后阴血耗伤，使心失所养，神不潜藏；或过劳多思，用心过度，伤及心脾，心阴暗耗，心神失养或素体阴虚，热病之后阴津更伤，肾阴不足，水不济火等引致心悸、疲惫、眩晕、气短、胸痛。

本病的中医病机主要涉及虚实两方面，虚为气、血、阴、阳的亏虚，导致心脏气血亏虚，心神失养；实则多为肝郁气滞，瘀血阻络，饮邪上泛，以致心脉不畅，心神失宁。总之，本病虚实之间常互相夹杂，互为因果，相兼为患。

（三）民间经验诊断

心脏神经官能症的主要病因是由于长期精神紧张，心理或工作负担过重、情绪易激动或受到过惊吓以后，工作与生活无一定规律，不能做到劳逸结合以及久病体弱者居多。

该病突出临床表现有两大特点：一是心脏功能失常，比如出现的胸闷、气短或叹气样呼吸、心跳过快或缓慢不均，可有心前区刺痛或隐痛，持续时间长短不等。部位也不固定，胸壁皮肤可有压痛，血压可有波动，也可以有心脏杂音。心电图多数改变不大或心率增快等。心脏的这些症状及心电图改变用心得安治疗后能得到缓解，这就是本病区别于器质性心脏病的一大特点。第二个特点是心脏神经官能症有神经衰弱的全身表现，如头昏、头痛、失眠、食欲下降、腹胀、便秘、阳痿、遗精、面部潮红、手颤、多汗等等。该病起病缓慢，病程时间长症状多但易变性大。

二、治疗

（一）民间和经验治疗

中医认为，此病大多由于心虚胆怯、情志不畅、暴惊暴恐，损伤心气，扰乱心神；或因心脾血虚不能养心；或因肾阴不足，心火内动而致病。采用药粥调理，效果颇佳。

（1）桂圆枸杞粥　桂圆肉 15g，枸杞 20g，百合 30g，红枣（去核）10 枚，粳米（大米）60g。同放砂锅内，加水适量，文火煮粥。晨起空腹、晚睡前各服一次。

功效：清心除烦、养血安神，可用于心烦意乱、坐卧不安、头晕目眩、心悸、失眠等。

（2）核桃茯苓粥　核桃仁、黑芝麻各 30g，茯苓 20g（3 味药捣碎），粳米60g。同放砂锅内，加水适量，文火煮粥，代早餐食。

功效：补肾、养血，可用于心肾亏虚所致心悸、失眠、健忘、多梦、阳痿、早泄、腰膝酸软等。

（3）枣仁莲子粥　炒酸枣仁（捣碎）20g，远志10g，莲子（捣碎）30g，小米60g。远志水煎，过滤取汁，此汁再加水适量，煮枣仁、莲子、小米成粥，睡前服食。

功效：宁心安神、健脑益智，可用于心血亏虚所致心烦、惊悸、健忘、失眠、神志不宁、智力衰退等。

（4）合欢大枣粥　合欢皮、夜交藤各15g，小麦50g，红枣（掰开）15枚，甘草10g，粳米60g。先水煎合欢皮、夜交藤、甘草，去渣取汁，以药汁加水适量煮小麦、红枣、粳米为粥，加蜂蜜适量调味，睡前服食。

功效：养心、安神、解郁，适用于烦躁易怒、悲伤欲哭、不能自主、心烦不寐、胆怯易惊、心悸多梦等。

另外，也可配合下列方法来放松自己的情绪和疾病。

当出现症状时，可采取放松疗法。具体做法是以舒适的姿势靠在沙发或躺椅上。首先闭上眼睛，将注意力集中在头部，咬紧牙关，然后将牙关松开，咬牙的肌肉就会产生松弛感。接着把注意力转移到颈部，尽量使脖子的肌肉紧张，感到酸痛，然后把脖子的肌肉全部放松。第三步是把注意力集中到两手上，将两手用力握紧，直至发麻、酸痛，然后放松，放在舒服位置，保持松软无力状态。第四步是把注意力移到胸部，先做深吸气，憋几秒钟，缓缓把气吐出，如此反复，让胸部觉得轻松为止。如此类推，依次将注意力集中于肩部、腹部、腿部，逐次放松。最后，全身软软地处于轻松状态，保持2~3分钟。按此法学会放松全身肌肉，并记住放松的次序，每日照此法做2次，持之以恒必有效。

（二）中医和经典治疗

1. 实证

（1）气滞血瘀　心悸不安，胸闷不适，心痛时作，痛有或无定处，时欲太息，遇情志不舒则发或疼痛加剧，舌质紫暗或有瘀斑，苔薄白，脉弦涩或结代。

证候分析：情志抑郁，气滞上焦，胸阳失展，血脉不和，故胸闷心痛，心悸不安，时欲太息；气行无着，故以气滞为主者，常痛无定处；气滞日久，血瘀于胸，则常痛有定处，且均可因情绪波动而使得气机更加滞郁而加重诸证；舌质紫暗或有瘀斑，苔薄白，脉弦、涩或结代为血瘀气滞之征。

治法：活血化瘀，理气通络。

方药：血府逐瘀汤加减。方中以当归、赤芍、川芎、桃仁、红花活血化瘀，柴胡、枳壳疏肝理气，调整气机，取气为血帅，气行则血行之意。若胸痛甚者，可配伍失笑散（蒲黄、五灵脂）或加用降香、郁金、延胡索、三七以加强活血止痛之力；以肝郁气滞为主者，可以选用柴胡疏肝散舒调气机。

（2）痰浊内阻　心悸胸闷，脘腹痞满，眩晕，痰多，或恶心吐涎；食少，舌苔白腻或滑腻，脉弦滑。

证候分析：痰浊阻滞，上焦之气机不得宣畅，故见心胸痞闷胀满；中焦气机不畅，则食少腹胀；痰阻心包，则心神不宁，而见心悸；痰浊蒙蔽清阳故眩晕；胃失和降则见恶心吐涎；舌苔白腻或滑腻，脉弦滑为内有痰浊之象。

治法：理气化痰，宁心安神。

方药：导痰汤加减。方中以半夏、陈皮理气化痰；茯苓健脾渗湿；枳实、南星行气除痰；甘草和中补土，方中可加炒枣仁、柏子仁、远志以养心安神。若痰浊郁久化热，痰热上扰，而见心神不宁，可选用温胆汤清热化痰，和胃降逆。

2. 虚证

（1）心胆气虚　心悸，善惊易恐，坐卧不安，多梦易醒，恶闻声响，舌苔薄白，脉动数或虚弦。

证候分析：心虚则神摇不定，胆怯则善惊易恐，故心悸多梦而易醒；胆虚则易惊而气乱，故恶闻声响；舌苔薄白，脉动数或虚弦力气血逆乱之象。本型病情较轻者，心悸时发时止；重者则怔忡不宁，心慌神乱，不能自主。

治法：益气养心，镇惊安神。

方药：平补镇心丹加减。方中以人参、炙甘草、山药补益心气；生地、麦冬、天冬、当归补养心血；五味子收敛心气；肉桂配合上述诸药，有鼓舞气血生长之效；酸枣仁、茯神、远志养心安神；朱砂、龙齿镇惊定志。兼痰热上扰，头晕欲呕，心烦不安者，可加川连、胆星、半夏、竹茹以清热化痰；胆气虚怯，心神失养，彻夜不眠，头晕头痛者，加当归、丹参、白僵蚕、全蝎以补虚止痛；气虚不足，肢体乏力，自汗出者，加黄芪、防风、白术、浮小麦以益气固表。

（2）心脾两虚　心悸怔忡，面色不华，倦怠无力，头晕，腹胀便溏，少寐多梦，舌质淡红，苔薄白，脉细弱。

证候分析：心主血脉，其华在面，心脾两虚，心血不足，无以养心，故心悸怔忡、面色不华；不能上荣于脑，故头晕、少寐多梦；脾气亏虚则倦怠无力，腹胀便溏。舌淡红，苔薄白，脉细弱为心脾不足之象。

治法：补益心神，益气养血。

方药：归脾汤加减。方中以人参、黄芪、白术、炙甘草益气健脾，以资生化之源；当归、龙眼肉补益心血；酸枣仁、远志养心安神；再辅以木香行气，使之补而不滞。如见心动悸，脉结代，为气虚血少，血不养心，可选用炙甘草汤益气养血，滋阴复脉；心血不足，心神不宁，心悸不安，善惊易恐明显者，可加煅龙骨、煅牡蛎、夜交藤以镇惊安神。

（3）阴虚火旺　心悸不宁，心烦少寐，头晕目眩，手足心热，耳鸣腰酸，盗汗，口干，舌红少津，少苔或无苔，脉细数。

证候分析：心阴亏虚，心失所养，故心悸不宁；心阴不足，心火内生，故致心烦不寐，五心烦热；伤及肾阴，肾水不足，府窍失养，故腰酸耳鸣；虚火逼津外泄则盗汗；伤津耗液则口干少津；舌红少苔或无苔，脉细数为阴虚有热之象。

治法：滋阴清火，养心安神。

方药：天王补心丹或朱砂安神丸。前者偏于补益，清心作用较弱，适宜于心气不足，阴虚内热者。方中以天冬、麦冬、玄参、生地养阴清热；当归、丹参补血养心；党参、茯苓补益心气；酸枣仁、柏子仁、五味子、远志养心安神；朱砂镇心安神；后者重在清热，滋阴作用不强，对阴虚不甚而心火内动者较为适合。方中以生地、当归滋阴养血；黄连清心泻热；朱砂镇心安神；甘草调合诸药。兼有五心烦热，梦遗腰酸者可用知柏地黄丸滋阴降火；心阴虚而神情焦虑，烦热不宁者，可酌加珍珠母、琥珀粉以镇静安神；盗汗较甚者，可加丹皮、地骨皮、浮小麦、糯稻根以收敛止汗。

（4）心阳不振　心中空虚，惕惕而动，胸闷气短，形寒肢冷，面色苍白，舌质淡白，苔白滑，脉象虚弱或沉细。

证候分析：久病体虚，损伤心阳，心失温养，故心中空虚，惊惕不安；胸中阳气不足则胸闷气短；心阳虚衰，肢体失于温煦，故形寒肢冷，面色苍白。舌淡白，苔白滑，脉虚弱或沉细为心阳不足，鼓动无力之象。

治法：温补心阳，安神定惊。

方药：桂枝甘草龙骨牡蛎汤加味。方中以桂枝、甘草温补心阳；龙骨、牡蛎安神定惊。可加人参、肉桂温阳益气。若病情进一步发展出现汗出肢冷，面色青紫，喘息不得平卧者，可冲服黑锡丹以回阳救逆。

（三）现代医家治疗经验

1. 李应东教授治疗心脏神经官能症经验

心脏神经官能症在中医学中无直接对应的病名，根据临床表现，本病可归入中医学"惊悸"、"怔忡"、"心痛"等范畴。本病的病因病机主要是由于现代生活紧张，竞争激烈，过度的情志刺激下，超过了常度，破坏了人体内、外环境的平衡状态，引起机体失调，气血不和，经脉失畅，脏腑功能紊乱而发病。《素问·举痛论》有云："余知百病生于气也。怒则气上，喜则气缓，悲则气消，恐则气下，惊则气乱，思则气结"。故本病是一种本虚标实之证，气血两虚为本病的主要内因，为其本，情绪失调导致肝气郁结，气滞血瘀为其标。本病临床常见症状是心慌心悸，气短，头晕，疲倦乏力，夜卧不安，多梦，甚至失眠，时有胸闷、胸痛等。从临床症状上看，本病与心血管病很相似，但检查提示并无器质性病变。虽然本病的证候特点多样，但不外乎虚实兼挟，其中实者以肝气郁滞、痰火扰心为主；虚者以心、脾、肾亏虚多见，以此辨证施治，临床屡现良效。

李教授主张用阴阳、气血、脏腑辨证合参，临证主要分为四种类型辨证施治。

（1）气滞血瘀，理气活血　胸痛，气短，烦躁，易怒，善惊易恐，坐卧不安，少寐多梦，症状多变，时重时轻，舌质暗或有瘀点、瘀斑，脉弦细。治则：疏肝理气，活血化瘀。

方药：逍遥散合血府逐瘀汤加减。

基本方：柴胡 12～15g，白芍 12～15g，枳壳 12～15g，川芎 12～15g，当归 10～15g，川牛膝 12～15g，桃仁 10～15g，红花 10～12g，丹参 15～20g，酸枣仁 15～20g，夜交藤 15～20g，合欢皮 15～20g，炙甘草 6～10g。加减：若胸闷，或胸胁及背部胀痛，心情抑郁、嗳气者，为肝气郁结证，加香附、陈皮、薤白等；若胸痛部位固定，频频发作，为气滞血瘀证，加泽兰、王不留行、三棱、莪术等；若胸部灼热、心烦易怒、心悸、口干而苦、大便干者，为肝郁化火证，加黄芩、栀子、生地、丹皮、麦冬、玄参等。

（2）痰热内扰，化痰宁心　心烦易怒，心悸不宁，胸闷，常伴有叹息样呼吸，心中烦热，时有咽干，气短，胸痛或刺痛，口苦，少寐多梦，头晕目眩，耳鸣，口渴，面红，舌红苔薄黄，脉滑数。治则：清化痰热，宁心安神。

方药：柴胡疏肝散合温胆汤加减。

基本方：柴胡 12～15g，白芍 12～15g，枳实 12～15g，香附 10～12g，陈皮 12～15g，川芎 12～15g，半夏 12～15g，石菖蒲 10～12g，茯苓 10～12g，丹参 15～20g，酸枣仁 15～20g，夜交藤 15～20g，合欢皮 15～20g，炙甘草 6～10g。加减：可加用黄芩、山栀清化痰热以达宁心安神；胸痛明显加川楝子、郁金、延胡；胸闷明显者加陈皮、瓜蒌、薤白等；面红易怒加丹皮、栀子；头胀头痛加野菊花、川芎、天麻、钩藤等；咽部异物感，咳之不出咽之不下者，加厚朴、生姜、苏梗、葛根等；舌暗紫或有瘀点加桃仁、红花、王不留行等。

（3）肝郁气滞，疏肝解郁　心悸，气短，胸闷，善叹息，胸痛，头晕，目眩，面色无华，胃脘痞满，食欲不振，倦怠乏力，舌质淡，苔白、脉细弦。治则：疏肝健脾，解郁安神。

方药：逍遥散合归脾汤。

基本方：柴胡 12～15g，白芍 12～15g，枳实 12～15g，川芎 10～12g，当归 10～12g，丹参 15～20g，生黄芪 15～30g，太子参 12～20g，茯苓 12～15g，炒白术 12～15g，酸枣仁 15～20g，生山楂 10～15g，炒麦芽 10～15g，炙甘草 6～10g。加减：自汗者加煅龙骨、煅牡蛎；畏寒肢冷有阳虚症者，加肉桂、附子；五心烦热阴虚明显者加生地、黄精、枸杞子等。

（4）阴虚火旺，滋阴降火　心悸怔忡，虚烦不宁，失眠多梦，头晕，耳鸣，精神不易集中，腰膝酸软，咽干口燥，男子遗精，女子月经紊乱，舌红少苔，脉沉弦细。本型症状繁多，痛苦异常，常见于更年期妇女。治则：滋阴降火，交通心肾。

方药：交泰丸合天王补心丹加减。

基本方：太子参12～15g，生黄芪15～30g，女贞子12～15g，麦冬12～15g，炙五味子12～15g，当归12～15g，生地12～15g，丹参15～20g，黄芩6～10g，黄柏6～10g，白芍12～15g，茯苓12～15g，酸枣仁15～20g，夜交藤15～20g，合欢皮15～20g，远志12～15g，炙甘草6～10g。加减：手足烦热者加鳖甲、栀子、赤芍；腰酸腿软者加杜仲、川牛膝；肩背沉困不支者加山萸肉、黄精、枸杞子。

上述辨证中，临床以气滞血瘀型最常见，其次为痰热内扰型，其它两种类型相对较少。对本病的治疗应注重心理疏导，反对专事药石以祛病；鼓励患者畅情志，忌嗔怒，正告患者病无大碍，增强患者治疗的信心，使患者保持愉悦的心情，将取得事半功倍的效果。

2. 严世芸教授治疗心脏神经官能症经验

严教授认为，心脏神经官能症患者虚实兼有。其病起于精神抑郁，情志不畅者，多属实；其病起于思虑过度，烦劳苦读者，多属虚。其实多责之于肝气郁而不达，气血不畅；其虚多责之于心脾两虚，气阴耗伤。其实则有气机郁滞和气郁化火之别，前者可见胸胁胀满，隐痛阵作，痛无定处，心情抑郁，时欲叹息，舌淡红，苔薄白，脉弦；后者可见心悸阵作，胸胁窜痛，烦躁口苦，头晕痛，舌质红，苔薄黄，脉弦数。其虚有心脾两虚和气阴两虚之分，前者可见心悸气短，头晕目眩，神疲乏力，纳呆腹胀，舌质淡，苔薄白，脉细弱；后者可见心悸气短，口干，烦热，失眠健忘，舌红苔薄，脉细数或结代。临床上一般分以下四型。

（1）气滞心胸　症见胸胁胀满，隐痛阵作，痛无定处，情志忧郁，时欲叹息，舌淡红，苔薄白，脉弦。治疗宜疏理气机，方选柴胡疏肝散加减：柴胡12g，枳壳12g，郁金12g，茯苓15g，当归

15g，白术、白芍各15g，川芎10g，陈皮6g，甘草6g等。

（2）气郁化火　症见心悸阵作，胸胁窜痛，烦躁口苦，头痛目赤。舌质红，苔薄黄，脉弦数。治疗宜疏肝清火，方选丹栀逍遥散加减：丹皮12g，山栀12g，柴胡12g，当归12g，茯苓12g，白术、白芍各15g，薄荷（后下）6g，甘草6g，煨生姜3片。若肝火较盛，合用龙胆泻肝丸12g吞服，增强清肝泻火之效。

（3）心脾两虚　症见心悸气短，头晕目眩，失眠健忘，面色不华，神疲乏力，纳呆腹胀，舌质淡，苔薄白，脉细弱，治疗宜补益心脾。方选归脾汤加减：党参15g，白术12g，当归12g，远志10g，茯苓12g，酸枣仁12g，生姜3片，大枣5枚，黄芪30g，炙甘草6g，广木香6g等。

（4）气阴两虚　症见心悸气短，口干，烦热，失眠健忘，舌红苔薄，脉细数，治疗宜益气养阴，宁心安神。方选天王补心丹加减：党参15g，麦冬12g，天冬12g，玄参12g，丹参15g，生地、熟地各20g，茯苓12g，柏子仁12g，酸枣仁12g，远志10g，百合12g，淮小麦30g，红枣5枚，煅龙骨、煅牡蛎各30g，生黄芪30g。胸痛明显加郁金、川楝子、延胡索；胸闷明显加瓜蒌皮、薤白头；头晕加天麻、潼蒺藜、白蒺藜；头胀头痛加细辛；舌苔厚腻、体胖者加菖蒲、胆星、郁金。

3. 王守富主任中医师论治心脏神经官能症经验

张景岳曰："心为脏腑之主，而总统魂魄，并赅意志，故忧动于心而肺应，思动于心而脾应，怒动于心而肝应，恐动于心而肾应，此所以五脏唯心所使也"。又云："情志之伤，虽五脏各有所属，然求其所由，则无不从心而发"。故王教授认为心脏神经官能症的病位在心。

然肝在五行属木，喜条达而恶抑郁；肝主疏泄，调畅情志，为气机升降之枢纽，故情志内伤首先犯肝。肝失疏泄，肝木不得条达，少阳之气抑遏不伸，气机郁滞不畅。根据五行相生相克、母病及子之理，肝气郁滞，顺传于心，则见惊悸、怔忡、胸闷、心痛等；肝气郁结，日久化火，则见口干苦、目眩等；肝藏血，主疏泄，肝气郁结，日久不解，影响血液的正常运行，导致血行不畅，瘀血内阻，从而出现胸胁刺痛，舌暗或有瘀斑、瘀点；肝郁侮脾，脾虚不能化生气血，心失所养，导致心脾两虚，出现心悸胆怯、少寐健忘、面色不华；"脾为生痰之源"，脾虚使其运化水液功能失常，从而聚湿生痰，导致痰浊壅盛，出现头晕乏力、舌淡、苔白腻、脉弦滑。赵献可曰："木者生生之气，即火气，空中之火，附于木中，木郁则火亦郁于木中矣。不特此也，火郁则土自郁，土郁则金亦郁，金郁则水亦郁，五行相因，自然之理"。故王教授认为心脏神经官能症虽病位在心，却由肝气郁结而始，渐及他脏。

（四）现代和前沿治疗

首先医生和患者要正确认识心脏神经官能症是一种功能性疾病，建立相互信任的医患关系，共同详细分析发病的因素，必要时进行包括心电图、心脏超声、心得安试验等检查，向患者仔细解释病情，让患者解除不必要的顾虑。一般不必卧床休息，应生活有规律，去除不良生活习惯，适当参加体力活动。减轻症状的药物包括小剂量的镇静剂，如安定，早上服用安定多可减轻白日的症状。β受体阻断剂对心率较快者有效，也可应用心得安10mg，3～4次/d，或倍他乐克12.5～25mg，2次/d，有疗效后应维持治疗2～3个月以上再逐渐停药，否则症状易出现反复。

三、康复

心脏神经官能症不是器质性心脏病，它是由于患者的心理障碍而引起的一种心血管功能失调综合征。一旦患者被确诊为心脏神经官能症，要注意以下几点：①心脏神经官能症的预后是良好的，它既不会影响患者的寿命，又不会增加患者罹患其它疾病的机会。②心脏神经官能症患者不宜住院治疗，可在家或门诊治疗，因为住院反而容易使患者的病情恶化。患者的亲友和同事要对患者多一份理解和鼓励，以帮助其早日摆脱困境。③患者可在医生的指导下适当服用药物进行对症治疗，常用的药物有谷维素、安定、复合维生素等。④患者应适当进行体育锻炼，因为静养反而对疾病的康复不利。具体的运动方式和持续时间可视患者的年龄、体力和病情轻重而定，一般以轻柔的太极拳、气功、散步等为宜。患者在运动时应以不觉累为原则，切忌盲目地加大运动量，更不可急于求成。

第十五章　心源性休克

心源性休克（cardiogenic shock）是心泵衰竭的极期表现，由于心脏排血功能衰竭，不能维持其最低限度的心输出量，导致血压下降，重要脏器和组织供血严重不足，引起全身性微循环功能障碍，从而出现一系列以缺血、缺氧、代谢障碍及重要脏器损害为特征的病理生理过程。

心源性休克（心血管内科）是指由于心脏功能极度减退，导致心输出量显著减少并引起严重的急性周围循环衰竭的一种综合征。其病因以急性心肌梗死最多见，严重心肌炎、心肌病、心包填塞、严重心律失常或慢性心力衰竭终末期等均可导致本症。本病死亡率极高，国内报道为70%～100%，及时、有效的综合抢救可望增加患者生存的机会。

本病临床表现有血压下降、心率增快、脉搏细弱、全身软弱、无力、面色苍白、皮肤湿冷、发绀、尿少或尿闭、神志模糊不清、烦躁或昏迷，若不及时诊治，病死率极高。是心脏病最危重征象之一。其特点有如下几点：①由于心泵衰竭，心输出量急剧减少，血压降低；微循环变化的发展过程基本上和低血容量性休克相同，但常在早期因缺血缺氧死亡；②多数病人由于应激反应和动脉充盈不足，使交感神经兴奋和儿茶酚胺增多，小动脉、微动脉收缩，外周阻力增加，致使心脏后负荷加重；但有少数病人外周阻力是降低的（可能是由于心室容量增加，刺激心室壁压力感受器，反射性地引起心血管运动中枢的抑制）；③交感神经兴奋，静脉收缩，回心血量增加，而心脏不能把血液充分输入动脉，因而中心静脉压和心室舒张期末容量和压力升高；④常比较早的出现较为严重的肺淤血和肺水肿，这些变化又进一步加重心脏的负担和缺氧，促使心泵衰竭。

一、诊断

(一) 现代科学诊断方法

1. 病因

(1) 心肌收缩力极度降低　包括大面积心肌梗死、急性暴发性心肌炎（如病毒性、白喉性以及少数风湿性心肌炎等）、原发性及继发性心肌病（前者包括扩张型、限制型、肥厚型心肌病晚期；后者包括各种感染、甲状腺毒症、甲状腺功能减退）、家族性贮积疾病及浸润（如糖原贮积病、黏多糖体病、淀粉样变、结缔组织病）、家族遗传性疾病（如肌营养不良、遗传性共济失调）、药物性和毒性过敏性反应（如阿霉素、酒精、奎尼丁、锑剂等所致心肌损害）、心肌抑制因素（如严重缺氧、酸中毒、药物、感染毒素）、药物（如钙通道阻滞药、β受体阻滞药等）、心瓣膜病晚期严重心律失常（如心室扑动或颤动），以及各种心脏病的终末期表现。

(2) 心室射血障碍　包括大块或多发性大面积肺梗死（其栓子来源包括来自体静脉或右心腔的血栓、羊水栓、脂肪栓、气栓、癌栓和右心心内膜炎赘生物或肿瘤脱落等）、乳头肌或腱索断裂、瓣膜穿孔所致严重的心瓣膜关闭不全、严重的主动脉口或肺动脉口狭窄（包括瓣上瓣膜部或瓣下狭窄）。

(3) 心室充盈障碍　包括急性心包压塞（急性暴发性渗出性心包炎、心包积血、主动脉窦瘤或主动脉夹层血肿破入心包腔等）、严重二尖瓣、三尖瓣狭窄、心房肿瘤（常见的如黏液瘤）或球形血栓嵌顿在房室口、心室内占位性病、限制型心肌病等。

(4) 混合型　即同一病人可同时存在两种或两种以上的原因，如急性心肌梗死并发室间隔穿孔或乳头肌断裂。其心源性休克的原因既有心肌收缩力下降因素，又有心室间隔穿孔或乳头肌断裂所致的血流动力学紊乱。再如风湿性严重二尖瓣狭窄并主动脉瓣关闭不全患者风湿活动时引起的休克，既有风湿性心肌炎所致心肌收缩力下降因素，又有心室射血障碍和充盈障碍所致血流动力学紊乱。

（5）心脏直视手术后低排综合征　多数病人是由于手术后心脏不能适应前负荷增加所致，主要原因包括心功能差、手术造成对心肌的损伤、心内膜下出血，或术前已有心肌变性坏死、心脏手术纠正不完善，心律失常手术造成的某些解剖学改变，如人造球形主动脉瓣置换术后引起左室流出道梗阻，以及低血容量等导致心排血量锐减而休克。

2. 临床表现

（1）临床分期　根据心源性休克发生发展过程，大致可分为早中、晚三期。

①休克早期：由于机体处于应激状态，儿茶酚胺大量分泌入血，交感神经兴奋性增高，患者常表现为烦躁不安、恐惧和精神紧张，但神志清醒、面色或皮肤稍苍白或轻度发绀、肢端湿冷、大汗、心率增快。可有恶心、呕吐，血压正常甚至可轻度增高或稍低，但脉压变小，尿量稍减。

②休克中期：休克早期若不能及时纠正，则休克症状进一步加重，患者表情淡漠，反应迟钝、意识模糊或欠清，全身软弱无力，脉搏细速无力或未能扪及，心率常超过120次/分钟，收缩压＜80mmHg（10.64千帕斯卡）。甚至测不出脉压＜20mmHg（2.67千帕斯卡），面色苍白发绀，皮肤湿冷发绀或出现大理石样改变，尿量更少（＜17ml/h）或无尿。

③休克晚期：可出现弥散性血管内凝血（DIC）和多器官功能衰竭的症状。前者可引起皮肤黏膜和内脏广泛出血；后者可表现为急性肾、肝和脑等重要脏器功能障碍或衰竭的相应症状。如急性肾功能衰竭可表现为少尿或尿闭，血中尿素氮、肌酐进行性增高，产

生尿毒症代谢性酸中毒等症状，尿比重固定，可出现蛋白尿和管型等。肺功能衰竭可表现为进行性呼吸困难和发绀，吸氧不能缓解症状，呼吸浅速而规则，双肺底可闻及细啰音和呼吸音降低，产生急性呼吸窘迫综合征之征象。脑功能障碍和衰竭可引起昏迷、抽搐、肢体瘫痪、病理性神经反射、瞳孔大小不等脑水肿和呼吸抑制等征象，肝功能衰竭可引起黄疸、肝功能损害和出血倾向，甚至昏迷。

（2）休克程度划分　按休克严重程度大致可分为轻中、重和极重度休克。

①轻度休克：表现为患者神志尚清但烦躁不安，面色苍白、口干、出汗，心率 > 100 次/分钟，脉速有力，四肢尚温暖，但肢体稍发绀、发凉，收缩压 ≥ 80mmHg（10.64 千帕斯卡），尿量略减，脉压 < 30mmHg（4.0 千帕斯卡）。

②中度休克：面色苍白、表情淡漠、四肢发冷、肢端发绀，收缩压在 60 ~ 80mmHg（8 ~ 10.64 千帕斯卡），脉压 < 20mmHg（2.67 千帕斯卡），尿量明显减少（< 17ml/h）。

③重度休克：神志欠清、意识模糊、反应迟钝、面色苍白发绀，四肢厥冷发绀、皮肤出现大理石样改变，心率 > 120 次/分钟，心音低钝，脉细弱无力或稍加压后即消失。收缩压降至 40 ~ 60mmHg（5.32 ~ 8.0 千帕斯卡），尿量明显减少或尿闭。

④极重度休克：神志不清、昏迷，呼吸浅而不规则，口唇皮肤发绀，四肢厥冷，脉搏极弱或扪不到，心音低钝或呈单音心律，收缩压 < 40mmHg（5.32 千帕斯卡），无尿，可有广泛皮下黏膜及内脏出血，并出现多器官衰竭征象。

（3）其他临床表现　由于心源性休克病因不同，除上述休克的临床表现外，还有相应的病史、临床症状和体征。以急性心肌梗死为例，本病多发生在中老年人群，常有心前区剧痛可持续数小时伴恶心、呕吐、大汗、严重心律失常和心功能不全，甚至因脑急性供血不足可产生脑卒中征象。体征包括心浊音界轻至中度扩大，第一心音低钝，可有第三或第四心音奔马律；若并发乳头肌功能不全或腱索断裂，在心尖区可出现粗糙的收缩期反流性杂音；并发室间隔穿孔者在胸骨左缘第3、4肋间出现响亮的收缩期杂音，双肺底可闻湿啰音。

3. 诊断依据

（1）严重的基础心脏病（广泛心肌梗死、心肌炎、心包填塞、心律失常、机械瓣失灵等）。

（2）休克的典型临床表现（低血压、少尿、意识改变等）。

（3）经积极扩容治疗后低血压及临床症状无改善或反恶化。

（4）血流动力学指标符合以下典型特征：a. 平均动脉压 < 8KPa（60mmHg）；b. 中心静脉压正常或偏高；c. 左室舒张末期充盈压或肺毛细血管楔嵌压升高；d. 心输出量极度低下。

（二）中医诊断

以突然昏倒、不省人事，或伴有四肢逆冷为主要临床表现的病证，又称暴厥、尸厥等。发病后多可在短期内神志苏醒，重者也可一厥不复。常因此导致阴阳失调，气机暴乱，气血运行失常，气血上逆，挟痰挟食，使清窍闭塞；或气血虚亏、精明失养而引起。在诸多病因中，以精神因素较为多见。临证时有虚实之分：①虚厥。证见面白口张，呼吸微弱，汗出肢冷，脉沉微细。属气虚者当用回阳四味饮加味以补气回阳；属血虚者用人参养营汤补养气血。②实厥。证见呼吸气粗，肢体强直，牙关紧闭，脉沉实或沉伏。其中因情志刺激而发病者为气厥，治以顺气开郁，方用五磨饮子加味。因暴怒等气血并逆于上，兼见面赤唇紫，舌红脉弦者为血厥，治宜活血开郁，方用通瘀煎。如痰湿素盛之人，因暴怒而致厥，兼见喉中痰鸣，苔腻脉滑者为痰厥，治宜行气豁痰，方用导痰汤。因暴饮过食而致厥者为食厥，兼见脘腹胀满，苔厚脉滑，治宜和中开郁，方用保和丸加减。因感受暑邪而发病者为暑厥，兼见面红身热，舌干脉洪数，用清暑益气汤以解暑益气。

情志因素主要是指恼怒惊骇恐吓的情志变动，精神刺激是厥证的主要病因。在通常情况下，情志是人体生理活动的一部分，然而突遇剧烈的情志变动，超过了生理活动所能调节的范围，就会引起脏腑的功能失调而发病。"怒则气上"、"惊则气乱"、"恐则气下"等即可致气逆上冲或清阳不升，而清窍失灵发生昏仆致厥。

体质因素是厥证的病因之一。体质是指人的素质而言，是个体在其生长发育过程中形成的机能与结构上的特殊性，这种特殊性往往决定机体对某些致病因素的易感性。平素气血阳阴亏虚，陡遇巨大精神刺激，遂致气血逆乱，脑海失养，发为厥证。亡血失津，气随血脱，阳随阴脱。饮食不节，聚湿生痰，痰浊阻滞，气机不畅，清阳被阻。厥证的病机主要是气机突然逆乱，升降乖戾，气血运行失常，正如《景岳全书·厥逆》所说："厥者尽也，逆者乱也，即气血败乱之谓也"。所谓气机逆乱是指气上逆而不顺。情志变动最易影响气机运行，轻则气郁，重则气逆，逆而不顺则气厥。气盛有余之人，骤遇恼怒惊骇，气机上冲逆乱，清窍壅塞而昏倒为厥；素来元气虚弱之人，徒遇恐吓，清阳不升，神明失养而昏仆发厥。

升降失调是指气机紊乱的病理变化。气的升降出入，是气运动的基本形式，由于情志、痰食、外邪而致气的运行逆乱，或痰随气升而成痰厥；或食滞中焦，胃失和降，脾不升清而致食厥；或暑热郁逆，上犯神明而致暑厥。气为阳，血为阴，气与血有阴阳相随、互为资生、互为依存的关系，气血的病变也是互相影响的。素体肝阳偏亢，又暴怒伤肝，肝气上逆，肝阳上亢，血随气升，气血逆乱于上，发为血厥；同样，大量失血，血脱气无以附，气血不能上达清窍而昏不知人，发为血厥。

（三）民间经验诊断

患者在发病之前，常有先兆症状，如头晕、视力模糊、面色苍白、出汗等，而后突然发生昏仆，不知人事，呈一时性，"移时苏醒"，发病时常伴有恶心、汗出，或伴有四肢逆冷，醒后感头晕、疲乏、口干，但无失语、瘫痪等后遗症，缓解时和常人一样。

应了解既往有无类似病证发生。发病前有明显的情志变动、精神刺激之因素，或有大失血病史，或有暴饮暴食史，或有素体痰盛宿疾。注意询问发作时的体位、持续时间以及厥之前后的表现。脑电图、脑干诱发电位、心电图、颅脑 CT、MRI 等检查有助于诊断。厥证有时易与眩晕、中风、痫病、昏迷等病相混淆，在临床上应注意鉴别。

厥证可发生于各种年龄，有明显的诱发因素，其昏倒时间较短，发时或伴有四肢逆冷，醒后无明显的后遗症。

眩晕是指头晕目眩，视物旋转不定，甚则不能站立，耳鸣，但无神志异常的改变。中风病以中老年人为多见。素体肝阳亢盛，中脏腑者，突然昏仆，并伴有口舌歪斜、瘫痪失语等症，神昏时间较长，苏醒后有瘫痪、失语等后遗症。痫证常有先天因素，以青少年为多见。痫之重者亦为突然昏仆，不知人事，发作时间短暂，但发作时常伴有号叫，抽搐，口吐涎沫，咬破舌头，两目上视，小便失禁，且常反复发作，每次症状均相类似，苏醒缓解后如常人。此外还可经脑电图检查，以资鉴别。昏迷为多种疾病发展到一定阶段所出现的危重症候。一般发生较为缓慢，有一个昏迷前的临床过程，先轻后重，由烦躁、嗜睡、谵语渐次发展，一旦昏迷后，持续时间一般较长，恢复较难，苏醒后原发病仍然存在。

二、治疗

（一）民间和经验治疗

（1）生脉注射液　益气养阴。40～100ml，加入葡萄汤或生理盐水中，静脉点滴。

（2）参附注射液　益气回阳。20～40ml，稀释后静脉点滴。

（3）清开灵注射液　清热解毒，醒脑开窍。40～100ml，加入葡萄汤或生理盐水中，静脉点滴。

（4）安宫牛黄丸　清热解毒，豁痰开窍。每服 1 丸，每日 2

次。紫雪丹清热解毒，开窍镇惊，每次1支，每日2次。至宝丸清热解毒，化浊开窍。每服1丸，每日2次。

厥证乃急危之候，当及时救治为要，醒神回厥是主要的治疗原则。

实证：开窍、化痰、辟秽而醒神。开窍法适用于邪实窍闭之神昏证，以辛香走窜的药物为主，具有通关开窍的作用，如搐鼻散取嚏，后用苏合香丸。主要是通过开泄痰浊闭阻，温通辟秽化浊，宣窍通利气机而达到苏醒神志的目的。在使用剂型上应选择丸、散、气雾、含化以及注射之类的药物，宜吞服、鼻饲、注射，不宜加热煎服。针灸抢救厥证简便有效，常用针刺的穴位有人中、内关、十宣等，灸法的穴位有百会、神阙、关元、气海等。本法系急救治标之法，苏醒后应按病情辨证治疗。

虚证：益气、回阳、救逆而醒神。适用于元气亏虚、气随血脱、精竭气脱之神昏证。主要是通过补益元气，回阳救逆而提高气的统摄能力。对于失血过急过多者，还应配合止血、输血，以挽其危。由于气血亏虚，故不可妄用辛香开窍之品。

厥证抢救病人昏厥发作跌倒时，应让其平卧，迅速解开衣领，注意保持呼吸道通畅。痰多时，应吸痰，以免痰液阻塞，气道不利。当患者开始清醒时，不要急于坐起，更不要站起，应再平卧几分钟，然后徐徐坐起，以免昏厥再发。

厥证是以突然昏倒，不省人事或有四肢厥冷为主要表现的一种病证。其病因多由七情内伤、外邪侵袭、亡血失津、饮食劳倦等引起气机逆乱，阴阳气不相顺接所致。临床上有气、血、痰、食、暑等厥之分。治疗以醒神回厥为总的治疗原则，但厥醒之后应注意调理善后，治疗原有病证。气厥、血厥尤宜详辨虚实，而二者之实证又有相似之处，如形体壮实，情致引发，发作时均见卒然昏厥，牙关紧闭，脉沉弦等症，但气厥实证是因肝气上逆所致，兼见情绪改变，反复发作的特点，醒后也可出现哭笑无常等表现，治宜顺气开郁；血厥实证是由肝气上逆，血随气升引起，平素多有阳亢表现，治宜活血顺气；气厥虚证则多见于元气素虚之人，加以惊恐、过劳、饥饿、睡眠不足等诱发，因一时气机不相顺接，清阳不升所致，治宜益气回阳。血厥虚证，则多见于失血之人，血虚不能上荣所致，治宜补气养血。至于痰厥乃痰气交阻，上蒙清窍所致，治宜行气豁痰。食厥乃食气相并，气机痞膈所成，治宜消导和中，此型多见于小儿。暑厥乃中暑或暑伤气阴所致，治宜清暑益气，开窍醒神。因厥证常复发，故预防调理尤为重要。

（二）中医和经典治疗

1. 热厥证

发热不恶寒，汗出肢冷，口干烦躁，或有痰涎壅盛，或见大便秘结，数日不下，舌红苔黄，脉细数。

辨证分析：邪热与痰浊胶结于中，或与燥矢蕴结肠腑，可导致阴阳两气不相顺接，气机逆乱，阳气不达四末则发热不恶寒而肢厥，痰盛或便秘为本证辨证要点。

治法：泄热益气解毒。

方药：白虎加人参汤加味。常用药：红参12g（另炖兑服），生石膏30g（先煎），知母12g，黄芩15g，生大黄9g（后下）。痰多者加陈皮10g，清半夏10g，竹沥12g，菖蒲15g；便秘者加芒硝12g（冲），枳实15g。

2. 寒厥证

手足厥逆，神情淡漠，尿少或遗尿，舌淡苔白润，脉细数。

辨证分析：阳主煦之，今阳气大虚，不能温煦四末及脏腑则厥逆神昧；气不化水则小便不利；舌淡苔白润亦为寒象。辨证要点是肢厥神昧，小便不利、舌淡苔白。

治法：温阳散寒，通经回厥。

方药：参附加龙骨牡蛎汤加味。

常用药：红参15g（另炖兑服），制附子12g，龙骨15g（先煎），锻牡蛎 15g（先煎），干姜 9g，炙甘草 6g。舌暗者加当归 15g，红花 9g；小便不利者加通草 6g，细辛 6g。

3. 阴脱证

四肢厥逆，面色潮红，虚烦不安，舌红少津，少苔或无苔，脉微细而数。

辨证分析：阴为阳之守，阴脱则阳无以系，不能畅达四末故厥逆；面红、虚烦、舌红无苔、脉细数乃阴虚不制阳而生虚热之象。病性属虚。辨证要点是肢厥面红、舌红无苔、脉细数。

治法：益气养阴固脱。

方药：生脉散合左归饮加味。常用药：红参 9g（另炖兑入），麦冬 20g，五味子 9g，熟地 12g，山药 12g，枸杞 15g，山萸肉 9g，黄精 15g，炙甘草 6g。口干者加沙参 15g，玉竹 15g，天花粉 15g；心烦者加炒栀子 12g，莲子心 6g。

4. 阳脱证

神昏、大汗淋漓、面色苍白，四肢湿冷，舌质淡润，脉细数。

辨证分析：阳为一身之主，阳脱则神失其主则昏不知人；津随气脱则大汗肢冷；阳虚则舌淡脉细数。病情属虚。神昏肢冷、大汗淋漓、舌淡润乃本证辨证要点。

治法：温阳救逆，益气固脱。

方药：人参四逆汤加味。常用药红参 15g（另炖兑入），附子 12g，干姜 12g，肉桂 6g，炙甘草 6g。大汗不止加锻龙骨 30g，煅牡蛎 30g（均先煎）；肢厥者加当归 15g，细辛 6g。

5. 阴阳俱脱证

神志昏迷，呼吸急促，汗出如油，二便失禁，舌质淡胖，脉微欲绝。

辨证分析：阴阳俱损，不能互相维系，有离绝之势，病情险恶。阳脱则汗出如油，脉弱不可触及。辨证要点在神昏气促、油汗与二便失禁、脉微欲绝。

治法：救逆固脱，阴阳双补。

方药：回阳救急汤加味。常用药：制附子 15g，干姜 12g，肉桂 6g，红参 12g（另炖兑入），炒白术 15g，茯苓 12g，五味子 12g，麦冬 15g。唇甲紫暗者加丹参 15g，川芎 15g；小便不利者加细辛 6g，通草 6g。

（三）现代中西医结合治疗经验

赵兰巧等用中西医结合治疗心源性休克，取得良好的疗效。治疗方案是汲取了中西医各处的优势，在西药治疗的基础上联合中药益气回阳通脉法，使患者血压维持在一个稳定的水平上，同时使患者血液动力学保持稳定以及进一步改善患者的微循环，使心脏能得到有效的供血供氧，最大限度地保存心肌细胞的活性，从根本上逆转心源性休克。益气回阳通脉法既有回阳救逆、益气固脱之功，又有活血化瘀、通行血脉之效。偏于阳气厥脱者用参附针，偏于气阴两脱者用生脉针；活血化瘀用疏血通针（水蛭、地龙组成）针对了心肌梗死合并休克的主要病理生理为心排血量与全身微循环的障碍，以及中医病机为阳气衰、血脉瘀阻的实质。益气回阳通脉法同时具有回阳救逆、行瘀通脉的功效。现代药理研究表明：参附针和生脉针不仅具有强心、升压作用，而且有扩血管和对心肌耐缺血缺氧的作用；疏血通中的水蛭、地龙活血化瘀药有改善微血管循环、抗凝抑制血小板聚集的作用，水蛭素对弥漫性血管内凝血有很好的治疗作用，而且同肝素比较具有不增加凝血酶Ⅲ消耗的特点。

胡敏等用生脉注射液治疗心肌梗死合并心源性休克 46 例，与常规治疗组比较，生脉治疗组患者平均动脉压、心率、尿量、肺毛细血管楔压及心脏指数均好于常规治疗组，可使血清肌酸磷酸激酶和肌酸磷酸激酶同工酶降低，心电图改善，病死率下降，两组差异均有统计学意义。生脉注射液治疗急性心肌梗死合并心源性休克患者的疗效显著，降低病死率，适合临床广泛应用。生脉注射液组方来源于李东垣的《内外伤辨惑论》，是由传统古方"生脉散"又称"生脉饮"利用现代制剂工艺制成的高效提取物，由红参、麦冬、五味子按 1：3.12：1.56 比例配伍组成。其药物成份中的红参能刺激和兴奋垂体－肾上腺皮质系统，提高机体耐缺氧和抗应激能力，并能激活网状内皮系统，加速细胞内毒素的清除，促进前列腺素合成，抑制血栓素生成；生脉散总皂甙及麦冬总皂甙能抑制多形核白细胞（PMN）被激活后的产氧自由基（OFR）作用；人参皂甙可直接灭活黄嘌呤氧化酶，清除氧自由基，保护心肌细胞功能；麦冬具有防止心肌脂质过氧化、改善心肌代谢作用；五味子能直接清除活性 OFR，并具有增加冠脉血流和组织血液氧供应的作用，因而能改善心肌及组织细胞的微循环，促进代谢产物的排除。

（四）现代和前沿治疗

心源性休克的病死率颇高，大约半数病人死于休克发生后 10 小时之内。因此，临床应尽可能早期识别心源性休克，在形成不可逆的代谢性改变和器官损害或微循环障碍之前开始病因治疗至关重要，目的是使心排血量达到保证周围器官有效灌注的水平。病因治疗指应用全身或冠状动脉局部溶纤维治疗、急性冠状动脉旁路手术、急性心瓣膜置换术、急性室间隔穿孔修补术等。如果暂时没有病因治疗的条件，则应采取紧急维持生命功能的对症治疗。心源性休克的对症治疗要求达到以下指标：动脉平均压维持在 9.33 ～ 10.7kpa（70 ～ 80mmHg）；心率 90 ～ 100 次/分钟；左室充盈压（lvfp）2.67kpa（20mmHg），心脏做功降低。最好的指标是心搏出量提高，动脉血氧分压（PO_2）和血压、尿量可以做为病情转归的判定指标。

1. 扩充血容量

除静脉压明显上升达 1.96kpa（$20cmH_2O$）以上，或有明显肺水肿处，首先可以 20ml/min 的速度静注 5% 葡萄糖 200 ～ 300ml，每3分钟测定一次尿量、静脉压。如有效则尿量增加、静脉压暂时性上升。嗣后点滴液体速度则可依据尿量、静脉压、血压、肺部体征或肺毛细血管楔压、心排血量而定。肺毛细血管楔压，应控制在2.67~3.20kpa（20~24mmHg），静脉压的上升限于1.47~1.96kpa（15~20cmH$_2$O）左右，并结合临床肺水肿体征适当掌握输液量和速度。

2. 通气及纠正酸中毒

首先保持上呼吸道通畅，当意识不清时，因舌根容易下坠，去掉枕头，使前颈部伸展，经鼻导管供氧5~8L/min。意识不清或动脉血二氧化碳分压（PCO$_2$）上升时，应做气管内插管，行辅助呼吸。当患者PCO$_2$在6.13kpa（46mmHg）以上，ph7.35以下时，需采用人工呼吸机通气。另一方面，由于休克引起PCO$_2$降低和呼吸肌过度活动，也可以用呼吸机加以抑制。对于肺水肿病人，采用呼吸机正压呼吸，有减轻和防止肺水肿的作用。静注碳酸氢钠（5%或8.4%），可以纠正组织低氧引起的酸中毒，开始给药可按计算所得的半量，以后根据血气分析的结果决定用药剂量。

3. 儿茶酚胺类

常用药物有去甲肾上腺素、肾上腺素、异丙肾上腺素、多巴胺、多巴酚丁胺等。在低血压的情况下，肾上腺素可以提高血压和心脏指数。当血压较高时，肾上腺素不能使心肌灌注量再增加，反而使心脏指数下降，故肾上腺素仅能短期应用，待血流动力学稳定后，尽快改用较弱的升压药。但也有人认为肾上腺素可使冠状动脉狭窄段后的血供区血流量相对降低，所以不适用于急性心肌梗死后心源性休克的治疗。心源性休克时，应用低浓度的（0.03~0.15mg/kg·min）去甲肾上腺素，可通过提高心肌血流量而改善心肌供氧。异丙肾上腺素虽可提高心排血量，但由于扩血管作用降低血压，而使心肌氧供减少。多巴胺是去甲肾上腺素的前体，具有正性心力作用，用药后心率增加不明显。对不同的血管其作用与药物浓度有关，2~4（~8）μg/（kg·min）时对肾脏和内脏血管有扩张作用，引起肾血流量增加，尿量增加。因此适合于明显的心动过速和末梢循环阻力低下的休克患者，有时往往与异丙肾上腺素并用。用量从 1μg/（kg·min）开始，逐渐可增加到 15μg/（kg·min）。多巴酚丁胺（dobutamin）是最近新发现的儿茶酚胺类药物，有与多巴胺相似的正性心力作用，有轻微的增加心率和收缩血管的作用，用药后可使心脏指数提高，升压作用却很弱。本药静脉点滴，治疗量为 5~10μg/（kg·min）。

4. 强心甙

在心源性休克时除特殊情况不应使用，因为洋地黄不能增加心源性休克时的心排血量，却可引起周围血管总阻力增加，反而减少心搏出量。还可诱发心律失常，因此只有在伴发快速性心律失常时方考虑应用。

5. 其他药物

皮质激素、极化液对心源性休克均有其有利的一面，但其疗效不确切。血管扩张剂对急性二尖瓣返流和室间隔穿孔时的血流动力学障碍有调整作用。对于急性心肌梗死合并心源性休克者，有选择地给于抗凝治疗，可防止发展为消耗性凝血病，降低血栓栓塞并发症的发生率，预防左心室内腔梗死部位的附壁血栓形成，并可防止冠状动脉内的血栓增大。肝素常用量为 3 万~4 万 U/24h。此外，对于早期急性心肌梗死病人，冠状动脉内或周身采用溶血栓治疗，可使缺血心肌的血供恢复，从而改善心室功能与消除心源性休克的发生。因为冠状动脉闭塞后至形成心肌坏死尚需一段时间；目前认为在动脉闭塞后 3~6 小时内，如能通过系统的或冠状动脉内溶血栓治疗，或是利用机械方法，使血管再通，恢复心肌血液供应，则至少有一部分心肌不致发展到坏死的程度。

三、预后预防及康复

心源性休克多为急性心肌梗死严重泵衰竭所致，也是急性心肌梗死住院患者目前的主要死亡原因。急性心肌梗死并发心源性休克时，梗死相关冠状动脉急性血栓完全阻塞，引起大块左心室心肌梗死（一般＞40%）和收缩功能减低，导致血压下降使冠状动脉灌注压下降，非梗死相关冠状动脉狭窄，远端心肌缺血和收缩功能减退，左心室总体泵血功能下降（射血分数＜30%）。这些变化又使血压进一步下降，形成心源性休克时的致死性恶性循环。心源性休克住院病死率大多在80%以上。近年来开展各种早期冠状动脉再灌注和维持血压的措施，使病死率有所下降。但心源性休克仍是目前急性心肌梗死患者住院死亡的主要原因。近年来急性心肌梗死的治疗中，由于及时发现致命性心律失常，并给予有效的治疗，死于心律失常者大大减少，泵衰竭已成为最重要的死亡原因。据 Norris 的报道，20 世纪 60 年代末期急性心肌梗死死于心律失常者占 52%，死于泵衰竭者占 41%。而至 20 世纪 70 年代末期，在冠心病监护病房内死于泵衰竭者占 62%，死于心律失常者占 12%。国内 20 世纪 80 年代，上海地区报道心源性休克占急性心肌梗死死亡原因的 43.1%，北京地区占 24.8%。据"八五"国家攻关课题研究组报道，在溶栓治疗的 90 年代，急性心肌梗死患者死于泵衰竭和休克者占 32.1%。尽快诊断可引起休克的疾病并及时予以治疗，是防止发生休克的最有效措施。由于急性心肌梗死是心源性休克的最常见的病因，故及早防治冠心病的危险因素（如高血脂症、高血压、糖尿病和吸烟）对于预防心源性休克的发生有一定的临床意义。SPRINT 研究表明：糖尿病、心绞痛、外周血管或脑血管疾病、陈旧性心肌梗死、女性等都是急性心肌梗死患者发生休克的危险因素，如果入院时同时有这 6 种因素，则发生休克的可能性是 25%，急性心肌梗死发生休克的高危患者最好早期进行 PTCA。

第十六章　肺源性心脏病

第一节　急性肺源性心脏病

急性肺源性心脏病：来自静脉系统或右心的栓子脱落或其他异物进入肺循环，造成肺动脉主干或其分支的广泛栓塞，同时并发广泛肺细小动脉痉挛，使肺循环受阻，脉动脉压急剧升高而引起右心室扩张和右心衰竭。临床症见：突然呼吸困难，胸痛、胸闷、心悸和窒息感，但可以平卧；剧烈咳嗽，或咳鲜红色血痰，数日后咳暗红色血痰；中度发热、恶心、呕吐；紫绀，呼吸频率增快，病情严重者昏厥、休克，甚至死亡。

本病最常见于严重的肺动脉栓塞。栓子的来源主要有：①周围静脉栓塞：以下肢深部静脉和盆腔静脉血栓形成或血栓性静脉炎的血栓脱落为常见，其他如盆腔炎、腹部手术与分娩亦可为促进局部血栓形成与血栓性静脉炎的重要原因；②右心血栓：长期心房颤动，右心房的附壁血栓、心内膜炎时肺动脉瓣的赘生物等均可脱落引起肺动脉栓塞；③癌栓：癌细胞可产生激活凝血系统的物质（如组蛋白、组织蛋白酶），而导致血液高凝状态，易致血栓形成，恶性肿瘤本身的癌栓子也可以脱落；④脂肪栓塞：股、胫等长骨骨折所致者最常见，此外严重创伤常可发生乳糜微粒集聚所致的脂血症，引起脂肪栓；⑤其他：如心血管手术、肾周空气造影、人工气腹等因操作不当，空气进入右心腔或静脉所致的气栓；妊娠期或分娩的羊水栓塞；急性寄生虫病有大量成虫或虫卵进入肺循环引起广泛的肺小动脉栓塞。以上均可引起肺动脉压急骤升高，发生急性右心衰竭。

血栓运行到肺部，对肺循环影响的大小，视血管阻塞的部位、面积、肺循环原有的储备能力以及肺血管痉挛的程度而定。当肺动脉两侧的主要分支突然被巨大的血块栓子阻塞以及血块表面的血小板崩解释放的体液因子如组胺、5-羟色胺、多种前列腺素、血栓素 A_2 等进入肺循环，可引起广泛的肺细小动脉痉挛，或因大量的小栓子同时发生肺小动脉栓塞，造成肺循环横断面积阻塞过半时，均可使肺动脉压急升，右心室排血受阻，发生右心室扩张与右心室衰竭。此外，可因左心血回流减少，左心排血量突然减少，血压下降，冠状动脉供血不足等影响左心功能。

一、诊断

（一）现代科学方法诊断

1. 症状

当大块或多发性肺栓塞时，患者常突然感呼吸困难、胸闷、心悸、甚至窒息感，可有剧烈咳嗽或咳暗红色或鲜血痰。可有中度发热、胸痛，刺激膈时瞳可放射到肩部，有时胸痛可类似心绞痛，可能因冠状动脉痉挛引起供血不足。严重时，患者烦躁、焦虑、出冷汗、恶心、呕吐、昏厥、血压急剧下降甚至休克，大小便失禁，甚至死亡。

2. 体征

病变广泛时可有发绀。肺大块硬死区叩诊浊音，呼吸音减弱或伴有干、湿性罗音。如病变累及胸膜，可出现胸膜摩擦音和胸腔积液体征。心率多增快，心浊音界扩大，胸骨左缘第2、3肋间隙浊音界增宽，搏动增强，肺动脉瓣区第二心音亢进，并有收缩期和舒张早期杂音。三尖瓣区亦有收缩期杂音及舒张期奔马律。可有心律失常，如房性、室性期前收缩、心房扑动、心房颤动等，亦可发生心脏骤停。右心衰竭时，有颈静脉怒张，肝大并有压痛，可出现黄疸，双下肢浮肿。部分患者可有血栓性静脉炎的体征。

3. 辅助检查

（1）血液检查 血液白细胞数可正常或增高，红细胞沉降率（简称血沉）增快。血清乳酸脱氢酶常增高，血清胆红素可增高。

（2）心电图和心电向量图检查 心电图典型的改变常显示电轴显著右偏，极度顺钟向转位和右束支传导阻滞。Ⅰ导联 S 波深，ST 段压低，Ⅲ导联 Q 波显著和 T 波倒置，呈 SⅠQⅢTⅢ波形，Avf 导联 T 波形态与Ⅲ导联相似，aVR 导联 R 波常增高，心前区导联 V1、V2T 波倒置，P 波高尖呈肺型 P 波。心向量图示 QRS 环起始电力向左略向前上，此后 QRS 主体部主要向上（相当于 SⅠ）。但多无传导延迟表现。偶尔终末环运行缓慢，类似右束支传导阻滞。T 波向后上，并常向左移位。P 环更垂直、振幅增大。上述变化可于起病后 5～24 小时内出现，大部分于数天后恢复。

（3）影像检查 X 线检查：可见肺动脉总干及肺动脉圆锥显著扩大和突出，肺门阴影和肺血管影可较正常宽，但周围肺动脉阴影可有局部变细，心影向两侧扩大。如作选择性肺动脉造影，则可准确地了解栓塞所在部位和范围。急性血吸虫病所致急性肺源性心脏病时，有相应血吸虫所致肺部改变，见"血吸虫病"条。超声心动图检查：示肺动脉总干增宽；右心室内径增大；右心房内径亦可示增大，部分患者有室间隔反常运动。多普勒超声心动图有时可见右房室瓣返流的表现。放射性核素肺灌注扫描：是诊断肺栓塞无创伤而又阳性率高的方法。用放射性核素 113mIn、131I、99mTc、87mSr 或 11C 等标记的人体白蛋白灌注肺扫描，可发现肺动脉阻塞区的肺部放射性分布稀少或缺损。但很多肺部病变、慢性支气管炎、左房室瓣狭窄和胸腔积液等都可使肺扫描异常，应结合放射性核素如 133Xe 溶扫描等了解通气功能的检查来进一步提高诊断价值。

4. 诊断

根据突然发病、剧烈胸痛、与肺部体征不相称的呼吸困难、发绀和休克，尤其发生长期卧床、手术或分娩以后及心力衰竭患者，结合肺动脉高压体征、心电图、心电向量图和 X 线检查的结果可以初步诊断。高分辨 CT 或（和）放射性核素肺灌注扫描检查和肺动脉造影可以确诊栓塞的部位和范围。严重肺梗死须与心肌梗死相鉴别。

（二）中医诊断

本病从中医而言，属于心悸、喘证、胸痹、厥证的范畴。病变的内因在于先天禀赋特异体质，外因则在于感受外邪、毒邪。邪气乘虚侵袭，深入血脉，内舍于心，留而不去，痹阻脉络，心脉阻滞而为病。

病机乃后天失调，感受"毒邪"，致使气滞血瘀，心脉痹阻；或伤及气阴，气阴两虚，日久及阳，心肾阳虚，水气凌心射肺，进一步发展则为阳虚欲脱之危象。总之，本病以脾肾阳虚，心阳不振为本，毒邪、瘀血、水饮、痰浊为标，其病位在心，波及脾、肺、肾诸脏。

（三）民间经验诊断

根据发病突然，出现呼吸困难、窒息、心悸、发绀、剧烈胸痛、昏厥和休克，尤其发生于长期卧床或手术后的患者，应考虑肺动脉大块栓塞引起急性肺源性心脏病的可能。结合心电图、X 线、超声心动图检查及肺扫描等结果可以诊断。

肺栓塞的部位和原有肺功能情况决定预后。肺栓塞的自然病死率不完全清楚。大约不到 10% 的栓塞在急性期致死，其中 75% 在症状出现后 1 小时内死亡，其余 25% 在以后的 48 小时死亡。大多肺栓塞可在血凝块碎破、脱落和蛋白溶解作用下被消除；或在原位机化收缩后血流动力学改善，大约 2～8 周可恢复至原来水平。肺栓塞极少导致慢性肺部疾病，发生永久性肺动脉高压亦为罕见。当频繁反复发生栓塞而吸收不充分时可发展成慢性肺动脉高压，主要见于慢性病患者。

二、治疗

（一）民间和经验治疗

（1）吸烟的患者必须戒烟，并远离吸烟环境，防止被动吸烟。

（2）应进食蛋白含量高、质量优的食物，原则上应少食多餐，还可适当服一些健胃或助消化药物。

（3）不宜进食太咸的食品，保持足够的维生素摄入，如绿叶蔬菜、水果。

（4）参加适当的体育活动，可提高机体的抗病能力，并可提高肺活量，促进血液循环，有利于改善心肺功能，锻炼不宜过分剧烈。

（5）生活要有规律，居室环境应保持清洁、通风。冬天应注意保暖，在寒冷季节外出，要戴好帽子、口罩和围巾，防止冷空气对呼吸道的刺激。

（二）中医和经典治疗

急性肺源性心脏病的治疗重点在肺，多因患者在肺、脾、肾正虚的基础上复受痰瘀等毒邪停滞，致使肺气壅滞、痰阻上焦。治疗时可按以下证型辨证论治。

1. 寒痰壅肺

证候：咳喘气急，劳则即著，胸部胀闷，痰白而稀，纳少，倦怠，舌苔薄白而腻，脉弦滑。

证候分析：病程日久而肺虚脾弱，故见纳少、倦怠。正虚复感寒邪，肺气不宣，痰浊上犯，故喘咳、痰多。因肺虚而又痰阻气机，故喘咳劳则加重，舌苔薄腻；脉弦滑亦为寒痰内阻之候。

治法：温肺化痰。

方药：小青龙汤加减。该方用麻黄、桂枝、细辛、干姜温肺化饮。若痰浊涌盛、肺实喘满、痰多黏腻，可用三子养亲汤加减。若见痰多、纳少、倦怠等脾虚证候，可加用六君子汤以健脾补肺。如寒痰化热、烦躁而喘，可用小青龙加石膏汤。

2. 热痰壅肺

证候：咳嗽气促，痰黄而稠，不易咯出，大便干燥，小便黄赤，口干，舌红，舌苔黄或黄腻，脉滑数或弦数。

证候分析：痰浊内蕴化热，痰热壅肺，故痰黄而难以咯出；肺气上逆，故见气促；热伤津液，肺不布津，故口干、小便黄赤；肺与大肠相表里，大肠运化失司，故大便干燥；舌红、苔黄或黄腻，脉弦数或滑数均为痰热内蕴之征。

治法：清热化痰，降逆平喘。

方药：桑白皮汤加减。方中桑白皮、黄芩、黄连清泻肺热；贝母、杏仁、苏子、半夏降气化痰，痰多黏稠者加海蛤粉，口干加天花粉，痰涌便秘可加葶苈子、大黄。另外，可加丹参、红花以活血化瘀。

3. 痰蒙清窍

证候：神志恍惚，烦躁不安，或表情淡漠，嗜睡，昏迷，或肢体抽搐，咳喘气促，咯痰不爽，舌质暗红或淡紫，苔白腻或黄腻，脉细滑数。

证候分析：痰迷心窍，蒙闭气机，故见神志恍惚、烦躁不安、表情淡漠、嗜睡、昏迷；痰浊引动肝风，故见肢体抽搐；痰浊壅肺，气机上逆，故见咳喘气促、咯痰不爽。舌质暗红或淡紫为心血瘀阻之征，舌苔白腻或黄腻、脉细滑数为痰浊内蕴之象。

治法：化痰开窍，熄风活血。

方药：涤痰汤加减，另服苏合香丸或至宝丹。涤痰汤可涤痰开窍、熄风止痉。方中半夏、茯苓、橘红、胆星涤痰熄风，竹茹、枳实清热化痰，菖蒲开窍化痰。若痰热内盛、神昏谵语、舌红苔黄者，加葶苈子、天竺黄、竹沥；肝风内动、抽搐者，加钩藤、全蝎；血瘀见唇甲紫绀者，加丹参、桃仁、红花活血通脉，苏合香丸或至宝丹以芳香开窍。

4. 肺肾气虚

证候：呼吸短浅难续，甚则张口抬肩、不能平卧，咳嗽，痰白而稀，无力咯出，胸闷，心悸，汗出。舌淡或暗，脉沉细数，或有结代。

证候分析：肺虚无以主气，肾虚无以纳气，故呼吸短浅、张口抬肩、不能平卧；肺气不足，不能宣肺布津，故痰多而无力咯出；肺病及心，心气虚弱，气机不利，故胸闷、心悸、汗出。气虚不能推动血液运行，故舌淡或暗，脉沉细数或结代亦为肺肾气虚、兼有血瘀之征。

治法：补肺益肾。

方药：平喘固本汤、补肺汤加减。见有肺肾气虚、喘咳有痰者，用前方补肺纳肾、降气化痰。见有肺气虚弱为主，喘咳不足以息者，用后方补肺益气。方中人参、黄芪、炙甘草补肺气；冬虫夏草、熟地、胡桃肉、坎脐益肾纳气；磁石、沉香纳气；紫菀、款冬、苏子、半夏、橘红化痰降气。二方均可加当归、丹参、苏木等以活血化瘀。肺虚有寒，怕冷、舌淡者加肉桂、干姜；兼有阴伤、低热、舌红苔少者，加麦冬、玉竹、生地。如见喘脱危象者，急加参附汤送服蛤蚧粉或黑锡丹补气纳肾、回阳固脱。

5. 脾肾阳虚

证候：面浮肢肿，心悸，喘咳，咯痰清稀，脘痞纳差，形寒肢冷，腰膝酸软，小便清长，大便稀溏，舌胖质暗，苔白滑，脉沉细。

证候分析：阳气衰微，气不化水，水邪泛滥则面浮肢肿，水饮上凌心肺故心悸、喘咳、咯痰清稀；脾阳虚则脘痞、纳差、便溏；肾阳虚则形寒肢冷、腰膝酸软、小便清长。舌胖质暗、苔白滑、脉沉细亦为阳虚水停血瘀之征。

治法：温肾健脾，化饮利水。

方药：真武汤加减。方中附子温肾通阳，白术、茯苓、生姜健脾温阳利水，赤芍活血化瘀；若肿甚，可加猪苓、泽泻、黑白丑、沉香行气逐水；血瘀甚加泽兰、红花化瘀行水。

（三）现代和前沿治疗

大块肺动脉栓塞引起急性肺源性心脏病时，由于病情危急，必需紧急积极处理以挽救生命。治疗措施包括以下内容。

1. 一般治疗

卧床休息，吸氧，有严重胸痛时可用吗啡 5～10mg 皮下注射，休克者应慎重应用。同时纠正休克，补充血容量，最好用漂浮导管检测中心静脉压，以防止肺水肿。抗休克多用多巴胺，将 20mg 加入 200ml 液体中，开始每分钟 20 滴（相当于每分钟滴入 100μg），根据血压情况进行调节，使血压维持在 90mmHg。右旋糖酐 40（低分子右旋糖酐）也可作为主选的扩容剂。

2. 溶栓治疗

溶栓是药物将纤维蛋白溶酶原转变成纤维蛋白溶酶，以溶解血管腔内的纤维蛋白，缩小或消除血栓，恢复栓塞肺血管的血液循环，改善血流动力学和血气交换，从而降低病死率。一般新鲜血栓或发病 5 天以内效果最好，在发病二周之内亦可采用。通常用于大块肺栓塞（>2 个肺叶）或肺栓塞伴休克者。常规治疗方法：首先检查血常规、血小板、凝血酶原时间（PT），激活的部分凝血活酶时间（APTT）。若无异常，采用尿激酶 4 万 U/kg 加入 100ml 生理盐水或 5% 葡萄糖中，于 2 小时滴完。每 2 小时测一次 APTT，当其恢复至对照组 1.5～2.5 倍时，给予低分子肝素钙溶液 0.3～0.4ml（0.1ml 含 1025 抗激活 X 因子的国际单位）皮下注射，每日 2 次，共 7 天。

3. 抗凝治疗

抗凝首选肝素，它可以防止肺栓塞的复发。具体给药方法有：①连续静脉滴注法：负荷量为 2000～3000U/h，继之 1000～1200U/h 为或 25U/（kg·h）维持；②间歇静脉注射法：500U/h，每6～8小时1次，24小时候剂量减半；③间歇静脉、皮下注射法：500U静脉注射，同时1000U皮下注射，以后每8～12小时皮下注射1次。应用肝素使凝血时间延长一倍或APTT延长至对照值的1.5～2.5倍为所需用的肝素剂量。肝素治疗48小时后开始口服抗凝药，常用的药物为华法林。首次剂量为4mg，以后参考凝血酶原时间及活动度调整剂量，凝血酶原活动度维持在20%～30%之间，凝血时间为正常的1.5～2倍，疗程3～6个月。

4. 手术治疗

手术摘除动脉血栓，主要用于大肺动脉栓塞（＞50%肺动脉）；患者处于严重休克或低氧血症经内科治疗不改善；抗凝或溶栓治疗有禁忌症者，经肺动脉造影证实后均可行手术治疗。在体外循环的条件下切开肺动脉取出栓子。术前必须先作选择性肺动脉造影或放射性核素肺扫描检查以明确栓子所在部位，且术前不用溶栓或杭凝治疗。

三、康复

积极防治静脉血栓或血栓性静脉炎。如口服阿司匹林肠溶片25～50mg，1次/日或双嘧达莫（潘生丁）25～50md，3次/日。有一定预防作用。长期卧床患者应经常翻身、活动肢体，以助静脉血回流通畅。手术后患者早期下床活动，腹带或肢体绷带勿过紧或压迫过久，以免妨碍膈肌运动及下肢静脉回流。保持大便通畅，避免突然用力使腹压升高，栓子脱落。

第二节 慢性肺源性心脏病

慢性肺源性心脏病，是由肺组织、肺动脉血管或胸廓的慢性病变引起肺组织结构和功能的异常，造成肺血管阻力增加，肺动脉压力增高，使右心扩张、肥大、伴或不伴右心衰竭的心脏病。是一种常见病，多发病。患病年龄多在40岁以上，随年龄增长而患病率增高。寒冷地区、高原地区、农村患病率高。其原发病以慢性支气管炎、肺气肿最常见。急性发作以冬春季多见。常因呼吸道感染而诱发肺、心功能不全。

一、诊断

（一）现代科学方法诊断

1. 临床表现

本病病程进展缓慢，可分为代偿期与失代偿期两个阶段，但其界限有时并不清楚。

（1）功能代偿期　患者都有慢性咳嗽、咳痰或哮喘史，逐步出现乏力、呼吸困难。体检示明显肺气肿表现，包括桶状胸、肺部叩诊呈过清音、肝脏浊音上界下移、心脏浊音界缩小，甚至消失。听诊呼吸音低，可有干湿罗音，心音轻，有时只能在剑突下处听到。肺动脉区第二音亢进，上腹部剑突有明显心脏搏动，是病变累及心脏的主要表现。颈静脉可有轻度怒张，但静脉压并不明显增高。

（2）功能失代偿期　肺组织损害严重引起缺氧，二氧化碳潴留，可导致呼吸和（或）心力衰竭。

①呼吸衰竭：缺氧早期主要表现为紫绀、心悸和胸闷等，病变进一步发展时发生低氧血症和高碳酸血症，可出现各种精神神经障碍症状，称为肺性脑病。表现为头痛、头胀、烦躁不安、语言障碍，并有幻觉、精神错乱、抽搐或震颤等。动脉血氧分压低于 3.3 千帕斯卡（25mmHg）时，动脉血二氧化碳分压超过 9.3 千帕斯卡（70mmHg）时，中枢神经系统症状更明显，出现神志淡漠、嗜睡，从而昏迷以至死亡。

②心力衰竭：多发生在急性呼吸道感染后，因此常合并有呼吸衰竭，患者出现气喘、心悸、少尿、紫绀加重，上腹胀痛、食欲不振、恶心甚至呕吐等右心衰竭症状。体检示颈静脉怒张、心率增

快、心前区可闻及奔马律或有相对性三尖瓣关闭不全引起的收缩期杂音，杂音可随病情好转而消失。可出现各种心律失常，特别是房性心律失常，肝肿大伴压痛，肝颈静脉反流征阳性，水肿和腹水，病情严重者可发生休克。

此外，由于肺心病是以心、肺病变为基础的多脏器受损害的疾病，因此在重症患者中，可有肾功能不全、弥散性血管内凝血、肾上腺皮质功能减退所致面颊色素沉着等表现。

2. 辅助检查

（1）血液检查　红细胞计数和血红蛋白常增高，红细胞压积正常或偏高，全血黏度、血浆黏度和血小板聚集率常增高，红细胞电泳时间延长，血沉一般偏快；动脉血氧饱和度常低于正常，二氧化碳分压高于正常，呼吸衰竭时更为显著。在心力衰竭期，可有丙氨酸氨基转移酶和血浆尿素氮、肌酐、血及尿 β2 微球蛋白、血浆肾素活性、血浆血管紧张素 Ⅱ 等含量增高等肝肾功能受损表现。合并呼吸道感染时，可有白细胞计数增高。在呼吸衰竭不同阶段可出现高钾、低钠、低钾或低氯、低钙、低镁等变化。

（2）痰细菌培养　以甲型链球菌、流感杆菌、肺炎球菌、葡萄球菌、奈瑟球菌、草绿色链球菌等多见。近年来革兰阴性杆菌增多，如绿脓杆菌、大肠杆菌等。

（3）X 线检查

①肺部变化：随病因而异，肺气肿最为常见。

②肺动脉高压表现：肺动脉总干弧突出，肺门部肺动脉扩大延长及肺动脉第一分支。一般认为右肺动脉第一下分支横径≥15mm，或右下肺动脉横径与气管横径比值≥1.07，或动态观察较原右肺下动脉干增宽 2mm 以上，可认为有该支扩张。肺动脉高压显著时，中心肺动脉扩张，搏动增强而外周动脉骤然变细呈截断或鼠尾状。

③心脏变化：心脏呈垂直位，故早期心脏都不见增大。右心室流出道增大时，表现为肺动脉圆锥部显著凸出。此后右心室流入道也肥厚增大，心尖上翘。有时还可见右心房扩大。心力衰竭时可有

全心扩大，但在心力衰竭控制后，心脏可恢复到原来大小。左心一般不大，偶见左心室增大。

（4）心电图检查 右心室肥大及（或）右心房肥大，是肺心病心电图的特征性改变。并有一定易变性。急性发作期由于缺氧、酸中毒、碱中毒、电解质紊乱等可引起 ST 段与 T 波改变和各种心律失常，当解除诱因，病情缓解后常可有所恢复及心律失常等消失，常见改变为：

①P 波变化：额向 P 波电轴右偏，在 +70°～+90°之间。Ⅱ、Ⅲ、aVF 导联中 P 波高尖，振幅可达 0.22mV 或以上、称"肺型 P 波"。如 P＞0.25mV，则诊断肺心病的敏感性、特异性和准确性均增高。

②QRS 波群和 T 波变化：额面 QRS 波群平均电轴右偏≥+90°。有时电轴极度右偏呈 SⅠ、SⅡ、SⅢ的电轴左偏假象。右侧胸导联出现高 R 波。V5 呈深 S 波，显著右心室肥大。有时在 V3、V1 导联可出现 q 波，或在 V1、V5 导联都呈 QS 与 rS 波形。重度肺气肿患者如心电图从正常转至出现不完全性右束支传导阻滞，往往表示有右心负荷过重，具有一定诊断价值。极少数患者有左心室肥大的心电图改变，这可能由于合并高血压、冠心病或支气管动脉分支扩张有左到右分流，左室泵出比右室更多血流而肥厚所致。Ⅱ、Ⅲ、aVF 导联和右侧胸导联的 T 波可倒置。可出现各种心律失常。

此外，肺心病常出现肢体导联低电压、顺钟向转位等心电图改变，这类表现也见于肺气肿，因此不能作为诊断肺心病的心电图改变。

3. 诊断依据

（1）有慢性支气管炎、肺气肿及其他引起肺的结构或功能损害而导致肺动脉高压、右心肥大的疾病。

（2）有慢性咳嗽、咯痰症状及肺气肿体征，剑突下有增强的收缩期搏动和（或）三尖瓣区心音明显增强或出现收缩期杂音，肺动脉瓣区第二心音明显亢进（心肺功能代偿期）。在急性呼吸道感染或较剧烈活动后出现心悸、气短及紫绀等症状及右心功能不全的表现（心肺功能失代偿期）。

（3）胸部 X 线诊断

①右下肺动脉干扩张：横径≥15mm。经动态观察后动脉干横径增宽达 2mm 以上。

②肺动脉段凸出，高度≥3mm。

③中心肺动脉扩张与外周分支纤细两者形成鲜明对比，呈"残根状"。

④右前斜位圆锥部凸出高度≥7mm。

⑤右心室增大（结合不同体位判断）。

具有①至④项中两项以上或⑤1 项者可诊断。

（4）心电图检查

①主要条件：额面平均电轴≥ +90°；重度顺钟向转位 V5R/S ≤1（阳性率较高）；V1R/S≥1；aVRR/S 或 R/Q≥1（阳性率较低）；V1~V3 呈现 QS、Qr、qr（须除外心肌梗塞）；RV1 + SV5 > 1.05mv；肺型 P 波：P 波电压≥0.22mv；或电压≥0.2mv，呈尖峰型；或低电压时 P 波电压 >1/2R 波呈尖峰型；P 电轴≥ +80°。

②次要条件：肢体导联普遍低电压；完全或不完全性右束支传导阻滞。

具有 1 项主要条件即可诊断，两项次要条件者为可疑。

（5）超声心动图检查

①主要条件：右心室流出道内径≥30mm。右心室内径≥20mm。右心室前壁的厚度≥5mm，或者前壁搏动幅度增强者。左/右心室内径比值 <2。右肺动脉内径≥18mm，或肺动脉干≥20mm。右心室流出道/左心房内径比值 >1.4。肺动脉瓣曲线出现肺动脉高压征象者（a 波低平或 <2mm，有收缩中期关闭征等）。

②参考条件：室间隔厚度≥12mm，搏幅 <5mm 或呈矛盾运动征象者。右心房增大≥25mm（剑突下区）。三尖瓣前叶曲线 DE、EF 速度增快，E 峰呈尖高型，或有 AC 间期延长者。二尖瓣前叶

曲线幅度低，CE < 18mm，CD 段上升缓慢，延长；呈水平位元或有 EF 下降速度减慢，< 90mm/秒。凡有胸肺慢性疾病的患者，具有上述二项条件者（其中必具一项主要条件）均可诊断肺心病。

（6）右心导管检查　有条件时可作漂浮导管检查，静息状态下肺动脉收缩压 > 4 千帕斯卡（30mmHg），平均压 > 2.6 千帕斯卡（20mmHg）作为早期肺心病诊断依据；平均肺动脉压 > 4 千帕斯卡（30mmHg）则应考虑肺动脉高压伴右心室肥厚。

（7）心电向量图检查　显示右心室及右心房增大图形。

（8）放射性核素检查　用 99mTc – MAA 做肺灌注检查，出现肺上部血流增加，下部减少，示肺动脉高压存在。

（9）肺功能检查　显示通气和换气功能障碍。

（10）动脉血气测定　绝大多数晚期肺心病患者低氧血症与高碳酸血症同时存在。

（11）化验检查　红细胞计数和血红蛋白含量可增高；白细胞计数及中性粒细胞在感染时增高；痰培养可见病原菌；血沉一般偏慢；谷丙转氨酶和血浆尿素氮、血及尿的 β_2 微球蛋白、血浆肾素活性、血浆血管紧张素 II 等含量增高。

（12）其他检查　肺阻抗血流图检查、血液流变学检查、甲皱微循环检查等亦有助于诊断。

4. 鉴别诊断

（1）冠心病　本病和冠心病都见于老年患者，且均可发生心脏扩大、心律失常和心力衰竭，少数患者心电图上 I、aVL 或胸导联出现 Q 波，类似陈旧性心肌梗死。但肺心病无典型心脏病或心肌梗死的临床表现，又如有慢性支气管炎、哮喘、肺气肿等胸、肺疾患史，心电图中 ST – T 改变多不明显，且类似陈旧性心肌梗死的图形多发生于肺心病的急性发作期和明显右心衰竭时，随着病情的好转，这些图形可很快消失。

（2）风湿性心脏病　肺心病患者在三尖瓣区可闻及吹风样收缩期杂音，有时可传到心尖部；有时出现肺动脉瓣关闭不全的吹风样舒张期杂音。加上右心肥大、肺动脉高压等表现，易与风湿性心瓣膜病相混淆。一般通过详细询问有关慢性肺、胸疾患的病史、有肺气肿和右心室肥大的体征，结合 X 线、心电图、心向量图、超声心动图等表现，动脉血氧饱和度显著降低，二氧化碳分压高于正常等，可资鉴别。

（3）原发性扩张型心肌病、缩窄性心包炎　前者心脏增大常呈球形，常伴心力衰竭、房室瓣相对关闭不全所致杂音。后者有心悸、气促、紫绀、颈静脉怒张、肝肿大、腹水、浮肿及心电图低电压等，均需与肺心病相鉴别。一般通过病史、X 线、心电图等检查不难鉴别。此外，紫绀明显有胸廓畸形者，还需与各种紫绀型先天性心脏病相鉴别，后者多有特征性杂音，杵状指较明显而无肺水肿，鉴别一般无多大困难。

（4）其他昏迷状态　本病有肺性脑病，昏迷时尚需与肝性昏迷、尿毒症昏迷和少数脑部占位性病变或脑血管意外的昏迷相鉴别。这类昏迷一般都有其原发疾病的临床特点，不难鉴别。

（二）中医诊断

从临床表现来看，慢性肺源性心脏病属于中医学"肺胀"范畴。肺胀是多种慢性肺系疾患反复发作，迁延不愈，导致肺气胀满，不能敛降的一种病证。临床表现为胸部膨满，憋闷如塞，喘息上气，咳嗽痰多，烦躁，心悸，面色晦暗，或唇甲紫绀，脘腹胀满，肢体浮肿等。其病程缠绵，时轻时重，经久难愈，严重者可出现神昏、痉厥，出血、喘脱等危重证候。

肺胀的发生，多因久病肺虚，痰浊潴留，而致肺不敛降，气还肺间，肺气胀满，每因复感外邪诱使病情发作或加剧。病变首先在肺，继则影响脾、肾，后期病及于心。病理因素主要为痰浊、水饮与血瘀互为影响，兼见同病。病理性质多属标实本虚，但有偏实、偏虚的不同，且多以标实为急。

1. 诊断依据

（1）有慢性肺系疾患病史多年，反复发作。病程缠绵，时轻时重，经久难愈。多见于老年人。

（2）常因外感而诱发。其它如劳倦过度，情志刺激等也可诱发。

（3）临床表现为咳逆上气，痰多，胸中憋闷如塞，胸部膨满，喘息，动则加剧，甚则鼻煽气促，张口抬肩，目胀如脱，烦躁不安。胸廓隆起如桶状，叩之呈过清音，听诊有痰鸣声及湿罗音，心音遥远。病情轻重不一，每因感受外邪加甚而致伴有寒热表证。

（4）日久可见心慌动悸，面唇紫绀，脘腹胀满，肢体浮肿，严重者可出现喘脱，或并发悬饮、鼓胀、症积、神昏、谵语、痉厥、出血等证。

2. 病证鉴别

肺胀是多种慢性肺系疾病日久积渐而成，除咳喘外，尚有心悸，唇甲紫绀，胸腹胀满，肢体浮肿等症状。哮是呈反复发作性的一个病种，以喉中哮鸣有声为特征；喘是多种急慢性疾病的一个症状，以呼吸气促困难为主要表现。从三者的相互关系来看，肺胀可以隶属于喘证的范畴，哮与喘病久不愈又可发展成为肺胀。此外，肺胀因外感诱发，病情加剧时，还可表现为痰饮病中的"支饮"证。凡此俱当联系互参，掌握其异同。

（三）民间经验诊断

辨证总属标实本虚，但有偏实、偏虚的不同，因此应分清其标本虚实的主次。一般感邪时偏于邪实，平时偏于本虚。偏实者须分清痰浊、水饮、血瘀的偏盛。早期以痰浊为主，渐而痰瘀并重，并可兼见气滞、水饮错杂为患。后期痰瘀壅盛，正气虚衰，本虚与标实并重。偏虚者当区别气（阳）虚、阴虚的性质，肺、心、肾、脾病变的主次。早期以气虚为主，或为气阴两虚，病在肺、脾、肾；后期气虚及阳，甚则可见阴阳两虚，病变以肺、肾、心为主。

二、治疗

(一) 民间和经验治疗

下面简要介绍一些治疗肺源性心脏病的食疗方法。

(1) 经霜白萝卜适量，水煎代茶饮。萝卜有下气、止咳化痰的作用，适用于肺心病痰多者。

(2) 生姜汁适量、南杏仁15g，核桃肉30g。捣烂加蜜糖适量，炖服。本方具有温中化痰、补肾纳气作用。肺肾气虚者适宜用本方。

(3) 黑芝麻15g，生姜15g，瓜蒌12g。水煎服，日服1剂。该方具有润肺清肺、温中化痰的作用。适用于老年慢性肺心病人常食。

(4) 炒白芥子6g，炒萝卜子9g，橘皮6g，甘草6g。水煎服。适用于肺心病急性发作时服用。

(5) 紫菜15g，牡蛎50g，远志15g。水煎服。本方有祛痰、清热、安神之功。适用于夜间咳嗽重的病人。

(6) 牛肺150～200g切块，糯米适量。文火焖熟，起锅时加入生姜汁10～15ml，拌匀调味服用。牛肺乃血肉有情之物，以脏养脏，适用于肺虚咳嗽的病人。

(7) 人参3～6g，核桃5枚。加水适量，煎汤服用。本方有健脾益气、补益肺肾之功效。用于咳而少气、自汗、乏力、食少纳呆者。

(8) 苏子12g，粳米100g，冰糖少许。先将苏子洗净，捣碎，与粳米、冰糖一同入锅内，加水适量，先用武火煮沸，再改为文火煮成粥，每日分早晚二次温服。本方具有健脾燥湿、化痰止咳之功效。适用于咳嗽痰多、胸闷纳呆者。

(9) 款冬花12g，冰糖10g。放入盅内，加适量水，隔水炖，去渣饮糖水。本方可起到益气养阴，润肺止咳的作用，适用于咳嗽气短，自汗盗汗者。

　　（10）冬虫夏草 10g，鲜胎盘 1 个。放入盅内，加水适量，隔水炖熟服之。具有温补脾肾之功效，适用于喘咳遇冷加重，四肢不温者。

（二）中医和经典治疗

　　本病治疗应抓住治标、治本两个方面，祛邪与扶正共施，依其标本缓急，有所侧重。标实者，根据病邪的性质，分别采取祛邪宣肺（辛温或辛凉），降气化痰（温化、清化），温阳利水（通阳、淡渗），甚或开窍、熄风、止血等法。本虚者，当以补养心肺、益肾健脾为主，或气阴兼调，或阴阳两顾。正气欲脱时则应扶正固脱，救阴回阳。

　　1. 证治分类

　　（1）痰浊壅肺证　　胸膺满闷，短气喘息，稍劳即著，咳嗽痰多，色白黏腻或呈泡沫，畏风易汗，脘痞纳少，倦怠乏力，舌暗，苔薄腻或浊腻，脉小滑。

　　证机概要：肺虚脾弱，痰浊内生，上逆干肺，肺失宣降。

　　治法：化痰降气，健脾益肺。

　　代表方：苏子降气汤合三子养亲汤加减。二方均能降气化痰平喘，但苏子降气汤偏温，以上盛兼有下虚，寒痰喘咳为宜；三子养亲汤偏降，以痰浊壅盛，肺实喘满，痰多黏腻为宜。

　　常用药：苏子、前胡、白芥子化痰降逆平喘；半夏、厚朴、陈皮燥湿化痰，行气降逆；白术，茯苓，甘草运脾和中。

　　痰多，胸满不能平卧，加葶苈子、莱菔子泻肺祛痰平喘；肺脾气虚，易出汗，短气乏力，痰量不多，酌加党参、黄芪、防风健脾益气，补肺固表。

　　若属外感风寒诱发，痰从寒化为饮，喘咳，痰多黏白泡沫，见表寒里饮证者，宗小青龙汤意加麻黄、桂枝、细辛、干姜散寒化饮。饮郁化热，烦躁而喘，脉浮，用小青龙加石膏汤兼清郁热。若痰浊夹瘀，唇甲紫暗，舌苔浊腻者，或用涤痰汤加丹参、地龙、桃仁、红花、赤芍、水蛭等。

（2）痰热郁肺证　咳逆，喘息气粗，胸满，烦躁，目胀睛突，痰黄或白，黏稠难咯，或伴身热，微恶寒，有汗不多，口渴欲饮，溲赤，便干，舌边尖红，苔黄或黄腻，脉数或滑数。

证机概要：痰浊内蕴，郁而化热，痰热壅肺，清肃失司。

治法：清肺化痰，降逆平喘。

代表方：越婢加半夏汤或桑白皮汤加减。前方宣肺泄热，用于饮热郁肺，外有表邪，喘咳上气，目如脱状，身热，脉浮大者；后方清肺化痰，用于痰热壅肺，喘急胸满，咳吐黄痰或黏白稠厚者。

常用药：麻黄宣肺平喘；黄芩、石膏、桑白皮清泄肺中郁热；杏仁、半夏、苏子化痰降气平喘。

痰热内盛，胸满气逆，痰质黏稠不易咯吐者，加鱼腥草、金荞麦、瓜蒌皮、海蛤粉、大贝母、风化硝清热滑痰利肺；痰鸣喘息，不得平卧，加射干、葶苈子泻肺平喘；痰热伤津，口干舌燥，加天花粉、知母、芦根以生津润燥；痰热壅肺，腑气不通，胸满喘逆，大便秘结者，加大黄、芒硝通腑泄热以降逆平喘；阴伤而痰量已少者，酌减苦寒之味，加沙参、麦冬等养阴。

（3）痰蒙神窍证　神志恍惚，表情淡漠，谵妄，烦躁不安，撮空理线，嗜睡，甚则昏迷，或伴肢体瞤动，抽搐，咳逆喘促，咯痰不爽，苔白腻或黄腻，舌质暗红或淡紫，脉细滑数。

证机概要：痰蒙神窍，引动肝风。

治法：涤痰，开窍，熄风。

代表方：涤痰汤加减。本方可涤痰开窍，熄风止痉，用于痰迷心窍，风痰内盛，神识昏蒙或嗜睡，痰多，肢体瞤动者。

常用药：半夏、茯苓、橘红、胆星涤痰熄风；竹茹、枳实清热化痰利膈；菖蒲、远志、郁金开窍化痰降浊。另可配服至宝丹或安宫牛黄丸以清心开窍。

若痰热内盛，身热，烦躁，谵语，神昏，苔黄舌红者，加葶苈子、天竺黄、竹沥；肝风内动，抽搐，加钩藤、全蝎，另服羚羊角粉；血瘀明显，唇甲紫绀，加丹参、红花、桃仁活血通脉；如皮肤黏膜出血，咯血，便血色鲜者，配清热凉血止血药，如水牛角、生地、丹皮，紫珠草等。

（4）阳虚水泛证　心悸，喘咳，咯痰清稀，面浮，下肢浮肿，甚则一身悉肿，腹部胀满有水，脘痞，纳差，尿少，怕冷，面唇青紫，苔白滑，舌胖质黯，脉沉细。

证机概要：心肾阳虚，水饮内停。

治法：温肾健脾，化饮利水。

代表方：真武汤合五苓散加减。前方温阳利水，用于脾肾阳虚之水肿；后方通阳化气利水，配合真武汤可加强利尿消肿的作用。

常用药：附子、桂枝温肾通阳；茯苓、白术、猪苓、泽泻、生姜健脾利水；赤芍活血化瘀。

若水肿势剧，上凌心肺，心悸喘满，倚息不得卧者，加沉香、黑白丑、川椒目、葶苈子、万年青根行气逐水；血瘀甚，紫绀明显，加泽兰、红花、丹参、益母草、北五加皮化瘀行水。待水饮消除后，可参照肺肾气虚证论治。

（5）肺肾气虚证　呼吸浅短难续，声低气怯，甚则张口抬肩，倚息不能平卧，咳嗽，痰白如沫，咯吐不利，胸闷心慌，形寒汗出，或腰膝酸软，小便清长，或尿有余沥，舌淡或黯紫，脉沉细数无力，或有结代。

证机概要：肺肾两虚，气失摄纳。

治法：补肺纳肾，降气平喘。

代表方：平喘固本汤合补肺汤加减。前方补肺纳肾，降气化痰，用于肺肾气虚，喘咳有痰者；后方功在补肺益气，用于肺气虚弱，喘咳短气不足以息者。

常用药：党参（人参）、黄芪、炙甘草补肺；冬虫夏草、熟地、胡桃肉、脐带益肾；五味子收敛肺气；灵磁石、沉香纳气归原；紫菀、款冬、苏子、法半夏、橘红化痰降气。

肺虚有寒，怕冷，舌质淡，加肉桂、干姜、钟乳石温肺散寒；兼有阴伤，低热，舌红苔少，加麦冬、玉竹、生地养阴清热；气虚瘀阻，颈脉动甚，面唇紫绀明显，加当归、丹参、苏木活血通脉。

如见喘脱危象者，急用参附汤送服蛤蚧粉或黑锡丹补气纳肾，回阳固脱。

病情稳定阶段，可常服皱肺丸。

2. 临证备要

（1）掌握证候的相互联系　临床常见痰浊壅肺、痰热郁肺、痰蒙神窍、肺肾气虚、阳虚水泛五个证候。各证常可互相兼夹转化，夹杂出现。临证既需掌握其辨证常规，又要根据其错杂表现灵活施治，其中以痰蒙神窍、肺肾气虚、阳虚水泛尤为危重，如不及时控制则预后不良。

（2）老年、久病防止感邪恶化　老年、久病体虚的后期患者，每因感邪使病情恶化，但因正气衰竭，无力抗邪，正邪交争之象可不显著，故凡近期内咳喘突然加剧，痰色变黄，舌质变红，虽无发热恶寒表证，亦要考虑有外邪的存在，应注意痰的色、质、量等变化，结合全身情况，综合判断。

（三）现代医家治疗经验

1. 赵锡武治疗慢性肺源性心脏病临床经验

邓某，女，48岁。入院日期：1963年6月15日。主诉：浮肿已半年，1周来加重而入院。患者于1961年元月感冒后，开始咳嗽气喘，下肢浮肿，经治疗后好转，但常心悸。两月前症状又加重，动则心悸气短，下肢逐渐浮肿，心下痞满，咳嗽，吐白痰，尿少。经西医检查，诊断为慢性支气管炎、阻塞性肺气肿、慢性肺源性心脏病、心力衰竭Ⅲ度。辨证：心肾阳虚，痰湿阻遏，肺气壅塞。治法：宜温阳宣肺，豁痰利湿，真武汤加开鬼门法治之。处方：附子6g，杭芍9g，白术9g，云苓12g，甘草9g，麻黄3g，生石膏12g，生姜9g，杏仁9g，白茅根30g，车前子（包）15g，大枣（擘）5枚。上方服药3剂后，尿量显著增加，每日达1500～1900ml，下肢浮肿明显减退。用药至第五剂后肿退，仅小腿略肿，咳嗽减轻，故上方加入宽胸理气之品，厚朴6g，陈皮6g。服药至第六剂后浮肿消失，心率减慢，两肺底可闻及湿性啰音，考虑还有胸闷、咳嗽、气短等症，上方去白茅根、厚朴、车前子，加入止咳降气之苏子9g。再服药5剂后咳嗽已止，仅微有气喘，心下稍有痞满，又予厚朴麻黄汤清肺泻热、豁痰平喘之剂。服药1周后，诸症均除，心率83次/分，食纳正常，二便自调，故出院返家。

2. 周仲瑛治疗慢性肺源性心脏病临床经验

患者秦某，男，55岁。咳喘5年，冬夏易发。此次于10月复发，迁延两月，经用青、链霉素，平喘止咳药等，减不足言。上月因外感而加重，乃予入院。症见气急咳喘，不能平卧，胸膈满闷，喉间有水鸡声，痰多色黄，咯吐不易，汗多怕冷，大便溏薄，舌苔薄黄，脉细滑数。辨证施治：先从痰浊阻肺，肾不纳气论治，予以三拗汤、三子养亲汤、二陈汤加南沙参、熟地、沉香、脐带，同服黑锡丹，并予吸氧，配用氨茶碱等。经治9天，病情尚无好转，喘甚时头汗较多，痰黄如脓，舌质红，舌苔黄，中后光脱，脉细滑数（110次/分）。此属痰热伤阴，拟麻杏石甘汤加味，用麻黄3g，杏仁6g，石膏30g，甘草3g，黄芩10g，桑白皮10g，川贝10g，苏子10g，蛤粉12g，射干3g，竹茹5g。药后喘急缓而头汗少，越日能停止输氧。上方加鱼腥草，芦根，又经4天，脉静（90次/分），喘递减。仍服上方，1周后喘平。但咳痰稠黄难咯，口咽干，舌红少津，脉细滑。阴虚之象已露，转予养阴清化痰热，药用南北沙参、天冬、五味子、白芍、蛤蚧，知母、贝母、白前、杏仁、苏子、生甘草、瓜蒌皮。经治半月，病情得解，继予六味地黄汤加味，巩固后出院。

按：本例始起虽因感寒而作，并见汗多怕冷、便溏、动则喘甚等肾不纳气之症，但痰多色黄，舌苔薄黄，脉数等症，提示病有化热趋势，故投以温化寒痰、补肾纳气等法效均不显，后改予清化痰热，方合效机，终投滋养肾阴而使病情稳定。

3. 汪履秋治疗慢性肺源性心脏病临床经验

江苏省名老中医汪履秋把辨证与辨病有机结合起来，将肺心病的临床表现归为五大症、五个证型和四大危象，并制定了相应的治法，经验独到，令人获益非浅，现总结整理如下。

（1）五大症状　五大症状是指闷、咳、喘、痰、悸，乃肺心病人的主要临床表现。汪老认为，通过对这五大症状的观察，可了解病人病情轻重，辨别虚实寒热。闷越重，表明病人肺功能越差，预后欠佳；咳嗽剧烈却可能是病情较轻的表现，说明病人正气尚旺，能通过气逆作咳而逐邪外达；喘当辨虚实，实喘乃痰气郁结所致，虚喘当分肺肾，操劳后少气不足以息者，为肺虚不能主气，静息时也有气短，活动后明显者，乃肾虚不能纳气之候；痰当分寒热，白痰多为寒，黄痰多为热，但痰白质黏则是热象，黄痰质稀亦可见寒象；悸，心悸之谓也，是肺病及心，心气、心阳衰弱，常为病情危重的表现。

（2）五大证型

①痰浊壅肺证：症见咳嗽气喘，胸满闷胀，痰多黏腻，舌苔白腻，脉滑。治拟化痰降气，方选苏子降气汤、三子养亲汤。药用半夏、陈皮、茯苓、苏子、白芥子、莱服子、苍术、厚朴等，如痰从寒化为饮，外感风寒诱发，喘咳痰多，色白而有泡沫，见表寒里饮者，可予小青龙汤加减以散寒化饮。

②痰热蕴结证：多为肺心病合并感染，症见咳嗽气粗，胸膈烦闷不安，痰黄或白，黏稠难咯，舌红、苔黄腻，脉滑数。治拟清肺化痰，降逆止喘，方选泻白散或三子养亲汤加金荞麦、鱼腥草等清热之品。药用桑白皮、黄芩、贝母、竹沥半夏、莱菔子、白芥子、苏子、金荞麦、鱼腥草、一枝黄花、平地木等。

③肺肾两虚证：症见呼吸浅促，声低气怯，咳嗽痰白如沫，咯吐不利，舌淡或红，脉沉细或有结代。治拟养肺阴，益肾气，方选生脉散合人参胡桃饮加减。药用太子参（党参、人参）、麦冬、五味子、沉香、炒熟地、钟乳石、紫石英、蛤蚧等。

④脾肾两虚证：症见食少痰多，短气息促，纳后脘痞，腰酸腿软，舌淡、苔薄，脉沉细。治拟健脾补肾，方选桂苓理中汤、金匮肾气丸加减。药用桂枝、茯苓、白术、附子、党参、熟地、山萸

肉等。

⑤心阳亏虚证：症见喘咳心悸，咯痰清稀，面浮肢肿，小便量少，舌质淡胖、苔白滑，脉沉细。治拟通阳化气，方选真武汤加减。药用附子、桂枝、白术、猪苓、茯苓、赤芍、生姜等。

以上5大证型以前3型最为多见，其中前2型为实证，后3型为虚证。但临床症情错综复杂，须掌握发时每多虚中求实，缓解期每多实中求虚，虚实之间，交叉出现，贵在权衡。如痰浊壅肺，兼见易汗、短气乏力等肺脾气虚之象时，可酌加党参、黄芪、白术等补肺健脾之品，此乃实中求虚；如肺肾两虚，兼见咳嗽痰多，色黄或白，黏稠难咯等痰热之象时，可酌加金荞麦、鱼腥草等以清化痰热，此乃虚中求实。

（3）四大危象

①喘脱：症见喘咳甚剧，鼻煽气促，心慌动悸，面青唇紫，汗出肢冷，脉浮大无根或见歇止或模糊不清。治拟扶正固脱，方选参附龙牡汤送服蛤蚧粉或黑锡丹，药用人参、附子、生龙骨、生牡蛎、干姜等。

②痰厥：症见面色青紫，胸闷如窒，喉有痰声，不能咯出，舌苔腻，脉沉滑。治拟开胸结，化痰浊，方选香附旋覆花汤、半夏厚朴汤加减，药用香附、旋覆花、苏子、杏仁、半夏、厚朴、橘皮、瓜蒌等。

③出血：症见皮肤、黏膜出血、咯血、便血等。多为气不摄血，热盛动血，治拟益气摄血，凉血止血，方选归脾汤加地榆、槐花、丹皮、水牛角等。

④昏迷：症见神志恍惚，撮空理线，表情淡漠、嗜睡、昏迷，或肢体瞤动，抽搐，咳逆喘促，咯痰不爽。多为肝风内动或热盛动风，痰蒙心窍所致，治拟平肝化痰，熄风开窍，方选天麻钩藤饮加减，另服至宝丹或紫雪丹，药用天麻、钩藤、黄芩、半夏、茯苓、石菖蒲、矾水郁金、胆星等。

(四) 现代和前沿治疗

由于绝大多数肺心病是慢性支气管炎、支气管哮喘并发肺气肿的后果，因此积极防治这些疾病是避免肺心病发生的根本措施。应讲究卫生、戒烟和增强体质，提高全身抵抗力，减少感冒和各种呼吸道疾病的发生。对已发生肺心病的患者，应针对缓解期和急性期分别加以处理。呼吸道感染是发生呼吸衰竭的常见诱因，故需要积极予以控制。

1. 缓解期治疗

是防止肺心病发展的关键。可采用：①冷水擦身和膈式呼吸及缩唇呼气以改善肺脏通气等耐寒及康复锻炼。②镇咳、祛痰、平喘和抗感染等对症治疗。③提高机体免疫力药物如核酸酪素注射液（或过期麻疹减毒疫苗）皮下或肌肉注射和（或）雾化吸入，每次2~4ml，每周二次，或核酸酪素口服液 10ml/支，3 次/日，3~6月为一疗程。气管炎菌苗皮下注射，免疫核糖核酸、胎盘脂多糖肌肉注射，人参、转移因子、左旋咪唑口服等。④中医中药治疗，中医认为本病主要证候为肺气虚，其主要表现为肺功能不全。治疗上宜扶正固本、活血化瘀，以提高机体抵抗力，改善肺循环情况。可选用党参、黄芪、沙参、麦冬、丹参、红花等。对缓解期中患者进行康复治疗及开展家庭病床工作能明显降低急性期的发作。

2. 急性期治疗

（1）控制呼吸道感染　呼吸道感染是发生呼吸衰竭和心力衰竭的常见诱因，故需积极应用药物予以控制。目前主张联合用药。宜根据痰培养和致病菌对药物敏感的测定结果选用，但不要受痰菌药物试验的约束。未能明确何种致病菌时，可选用青霉素 160 万~600 万单位/日，肌肉注射或庆大霉素 12 万~24 万单位/日，分次肌肉注射或静脉滴注。一般需观察 2~3 天。如疗效不明显可考虑改用其他种类抗菌药物，如氨苄青霉素 2~6 克/日，羧苄青霉素4~10 克/日，林可霉素 1.2~2.4 克/日等肌肉或静脉滴注，或羧胺苄青霉素 2~4 克/日，分 2 次口服。头孢噻吩、头孢羧唑、头孢哌酮 2~4 克/日，分次肌内注射或头孢环已烯同量分次口服也可选用。但切不可不必要地频繁调换。金黄色葡萄球菌感染可用红霉素加氯霉素；苯唑青霉素或头孢噻吩或头孢唑啉加卡那霉素或庆大霉素等。绿脓杆菌感染，可用羧苄青霉素、磺苄青霉素、呋苄青霉素、氧哌嗪青霉素、头孢噻甲羧肟或加丁胺卡那霉素或庆大霉素等联合应用。除全身用药外，尚可局部雾化吸入或气管内滴注药物。长期应用抗生素要防止真菌感染。一旦真菌已成为肺部感染的主要病原菌，应调整或停用抗生素，给予抗真菌治疗。

（2）改善呼吸功能，抢救呼吸衰竭　采取综合措施，包括缓解支气管痉挛、清除痰液、畅通呼吸道、持续低浓度（24%~35%）给氧、应用呼吸兴奋剂等。必要时施行气管切开、气管插管和机械呼吸器治疗等。最近有用肝素 25~100mg 或肝素 50mg、654-2 10mg 加于葡萄糖溶液中每日静脉滴注，共 7~10 天，以降低痰及血液黏滞性，解除支气管痉挛，抗过敏，但同时需测凝血酶原时间以免导致出血。

（3）控制心力衰竭　轻度心力衰竭给予吸氧、改善呼吸功能、控制呼吸道感染后，症状即可减轻或消失。较重者加用利尿剂亦能较快予以控制。

①利尿剂的应用除个别情况下需用强力快速作用制剂外，一般以间歇、小量交替使用缓慢制剂为妥。除能减少钠、水潴留外，并使血气低含量异常可取得改善。但使用时应注意到可引起血液浓缩，使痰液黏稠，加重气道阻塞；电解质紊乱尤其是低钾、低氯、低镁和碱中毒，诱致难治性浮肿和心律失常。因此，应用双氢氯噻嗪、丁苯氧酸、速尿等排钾药物时，应补充氯化钾或加用保钾利尿剂如氨苯喋啶或安体舒通等。

②在呼吸功能未改善前，洋地黄类药物疗效差，使用时剂量宜小，否则极易发生毒性反应，出现心律失常。最好采用作用快、排泄快的制剂如毛花丙甙（西地兰）或毒毛旋花子甙 K。口服洋地黄类的剂量，通常采用每天口服地高辛 0.25mg 一次给药法。应用

小剂量地高辛后，心力衰竭未能满意控制时，可加用卡托普利25～75mg/日，分次服用。要注意血压、中性白细胞降低和蛋白尿等副作用。

③血管扩张剂如酚妥拉明是α-肾上腺素能受体阻滞剂，可用10～20mg加入5％葡萄糖液250～500ml中，或再加入肝素50mg缓慢静脉滴注1次/日。此外如硝普钠、消心痛、多巴胺和多巴酚丁胺等药物均有一定疗效。

（4）控制心律失常　除常规处理外，需注意治疗病因，包括控制感染、纠正缺氧、纠正酸碱和电解质平衡失调等。病因消除后心律失常往往会自行消失。此外，应用抗心律失常药物时还要注意避免应用心得安等β肾上腺素能受体阻滞剂，以免引起支气管痉挛。

（5）应用肾上腺皮质激素　在有效控制感染的情况下，短期大剂量应用肾上腺皮质激素，对抢救早期呼吸衰竭和心力衰竭有一定作用。通常用氢化考的松100～300mg或地塞米松10～20mg加于5％葡萄糖溶液500ml中静脉滴注，每日一次，后者亦可静脉推注，病情好转后2～3天停用。如胃肠道出血，肾上腺皮质激素的使用应十分慎重。

（6）并发症的处理　并发症如酸碱平衡失调和电解质紊乱、消化道出血、休克、弥散性血管内凝血等的治疗。

3. 以下为简化的用药原则

（1）轻度或中度感染病例可以口服复方新诺明片或红霉素、氟哌酸等，也可肌注青霉素加庆大霉素及其他辅助药治疗。

（2）重度感染病例使用抗生素应以早期足量、联合、静脉给药为主辅以局部雾化吸入，并要采取综合措施改善呼吸功能，包括缓解支气管痉挛，清除痰液，持续低浓度给氧，应用呼吸兴奋剂等。在有效控制感染后短期应用肾上腺皮质激素，对抢救早期呼吸衰竭和心力衰竭有一定作用。

（3）轻度心力衰竭给予吸氧、改善呼吸功能、控制呼吸道感染后可好转。

（4）重度心力衰竭者可加用利尿剂，慎用强心剂。应用双氢克尿塞、速尿等排钾利尿剂时，可并用保钾利尿剂如氨苯喋啶或安体舒通。使用血管扩张剂可以减轻心脏前、后负荷，降低肺动脉压，如酚妥拉明、硝普钠、心痛定、巯甲丙脯酸等。

（5）控制心律失常可用心律平。应注意避免应用心得安等β肾上腺素能受体阻滞剂，以免引起支气管痉挛。

（6）应用降低血黏度的药物，如藻酸双脂钠（PSS）、肝素、川芎秦等对肺心病防治有一定疗效。

（7）治疗并发症如酸碱平衡失调和电解质紊乱、消化道出血、休克等。加强营养支持疗法，如复方氨基酸、补血康、白蛋白等，提高机体抵抗力。

三、康复

慢性肺源性心脏病，绝大多数是慢性支气管炎、支气管哮喘并发肺气肿的后果，因此积极防治这些疾病是避免肺心病发生的根本措施。应讲究卫生和增强体质，提高全身抵抗力，减少感冒和各种呼吸道疾病的发生。对已发生肺心病的患者，应针对缓解期和急性期分别加以处理。本病易反复发作，使病情日益加重，但肺心病病程中多数环节是可逆的，如能及时积极控制感染，改善心、肺功能，对病情的转归具有积极的意义。缓解期间宜采用中西医结合的综合措施进行防治，如鼓励患者进行呼吸锻炼，耐寒锻炼，提倡戒烟等，防止或减少、减轻急性发作，延缓病情的进一步发展。近年提倡家庭长期氧疗，能改善预后。

护理要点：

1. 做好心理护理

患者因长期患病，对治疗失去信心，护士应经常与患者谈心，解除对疾病的忧虑和恐惧，增强与疾病斗争的信心；同时要解决患者实际困难，使其安心治疗。

2. 做好生活护理

患者心肺功能代偿良好时，可让患者适当参加体能锻炼，但不易过度活动，还应注意休息。当患者出现呼吸困难、紫绀、浮肿等症状加重时、心肺功能失代偿时，应绝对卧床休息或半坐卧位，抬高床头减轻呼吸困难，给低流量持续氧气吸入，生活上满足患者需求，做好生活护理，加强巡视病情。

3. 做好基础护理

病室保持整洁、光线充足，经常开窗，空气对流，温湿度要适当。对长期卧床患者应预防褥疮发生，保持皮肤清洁，每4小时按摩受压部位或给气垫床，骨突部位给棉垫圈或气圈，每日早晚用温水擦洗臀部，经常为患者翻身，更换衣服。保证营养供给，做好口腔护理，防止口腔溃疡、细菌侵入，必要时用朵贝尔氏液漱口。减少院内感染，提高护理质量。

4. 饮食指导

肺心病是慢性疾病，应限制钠盐摄入，鼓励患者进高蛋白、高热量、多维生素饮食，同时忌辛辣刺激性食物，戒烟、酒，出汗多时应给钾盐类食物，不能进食者可行静脉补液，速度不宜过快，以减轻心脏负担。

5. 控制感染

控制呼吸道感染是治疗肺心病的重要措施。应保持呼吸道通畅，可给氧气吸入，痰多时可行雾化吸入，无力排痰者及时吸痰，协助病人翻身；按医嘱给抗菌素，注意给药方法和用药时间，输液时应现用现配，以免失去疗效；做好24小时出入量记录，对于全身浮肿患者，注射针眼处应压迫片刻，以防感染。用利尿剂时，需观察有无水电解质紊乱及给药效果。

6. 密切观察病情，提高对病情的观察能力

要认真观察神志、紫绀，注意体温、脉搏、呼吸、血压及心率

变化，输液速度不宜过快，一般以 20～30 滴/分为宜，以减轻心脏负担。护士夜间加强巡视，因肺心病的死亡多发生夜间 0～4 时，询问病情要详细，观察有无上消化道出血及肺性脑病的征象，警惕晚期合并弥漫性血管内凝血，发现情况及时报告医生，所以护士在抢救治疗肺心病患者中起着重要作用。

第十七章　糖尿病性心脏病

　　糖尿病心脏病是糖尿病患者致死的主要原因之一，尤其是在 II 型糖尿病患者中。广义的糖尿病心脏病包括冠状动脉粥样硬化性心脏病（冠心病），糖尿病心肌病和糖尿病心脏自主神经病变等。糖尿病心脏病与非糖尿病患者相比常起病比较早，糖尿病患者伴冠心病常表现为无痛性心肌梗死，梗死面积比较大，穿壁梗死多，病情多比较严重，预后比较差，病死率较高；如冠状动脉造影和临床排除冠状动脉病变，糖尿病患者出现严重的心律失常、心脏肥大、肺淤血和充血性心力衰竭，尤其是难治性心力衰竭，临床可考虑糖尿病心肌病。以下重点介绍糖尿病冠心病和糖尿病心肌病。

　　糖尿病患者有 70% ~ 80% 死于心血管并发症与非糖尿病患者相比，男性糖尿病患者心血管疾病死亡和充血性心衰发生的危险性增加 2 倍，女性增高 3 倍。国外有学者报告在多因素干预试验的 12 年随访研究中，与非糖尿病男性相比，在年龄、种族、胆固醇、收缩压及吸烟等配对的情况下，男性糖尿病患者心血管疾病死亡增高 3 倍，在低危险状态［收缩压 < 120mmHg，胆固醇 < 5.2mmol/L（200mg/dl 非吸烟）］的患者中，则心血管死亡的相对危险性增高 5 倍多。除了发生率和病死率增高之外，糖尿病患者冠状动脉损害的程度要明显严重，冠状动脉造影和尸检显示糖尿病患者 2 ~ 3 支血管同时受损的发生率明显高于非糖尿病对照组，且常呈现弥漫性病变。但既往对糖尿病患者合并心脏病常仅注意冠心病，而随着对糖尿病心脏病患者进行非创伤性检查和冠状动脉造影的开展，发现部分糖尿病心脏病患者并未见冠状动脉病变，甚至尸检亦未见冠状动脉阻塞和心肌梗死，而表现为心肌小血管和微血管病变，这亦与糖尿病患者心脏病发生率和病死率增高部分有关。

一、诊断

（一）现代科学方法诊断

1. 临床表现

（1）休息时心动过速 糖尿病早期可累及迷走神经，而交感神经处于相对兴奋状态，故心率常有增快倾向。凡在休息状态下心率超过 90 次/分钟者，应疑及自主神经功能紊乱。此种心率增快常较固定，不易受各种条件反射所影响，有时心率可达 130 次/分钟，则更提示迷走神经损伤。

（2）无痛性心肌梗死 由于糖尿病病人常存在着自主神经病变，心脏痛觉传入神经功能减退，无痛性心肌梗死的发病率较高，可达 24% ~ 42%。病人仅有恶心、呕吐、充血性心力衰竭，或表现为心律不齐、心源性休克。有些仅出现疲乏无力、头晕等症状，无明显心前区疼痛，故易于漏诊与误诊，病死率亦高达 26% ~ 58%。糖尿病病人发生急性心肌梗死者，较非糖尿病病人为多，病情较重，预后较差，且易再次发生梗死。此时预后更差，易发生心搏骤停，必须提高警惕，平时糖尿病不严格控制者更易发病，有的病人因口服降血糖药物而发生室颤。

（3）直立性低血压 当病人从卧位起立时，如收缩期血压下降 >4 千帕斯卡（30mmHg）或舒张期血压下降 > 2.67 千帕斯卡（20mmHg），称直立性低血压（或体位性低血压、姿位性低血压）。有时收缩期和舒张期血压均下降，尤以舒张压下降明显，甚至下降到 0，常伴头晕、软弱、心悸、大汗、视力障碍、昏厥，甚至休克，尤其合并高血压而口服降压药者或用利尿剂、血管扩张剂和三环类抗抑郁制剂者更易发生，也可见于注射胰岛素后，此时应注意与低血糖反应鉴别。形成体位性低血压的原因可能是多方面的，调节血压反射弧的任一环节损害均可导致低血压，但在多数患者，交感神经的损害是引起体位性低血压的主要原因。糖尿病性自主神经病变者易发生体位性低血压的原因可能是：

①站立后有效循环血容量下降，不能发生反射性心率加快。

②外周血管不能反射性地收缩或收缩较差。

③儿茶酚胺与肾素－血管紧张素－醛固酮系统不能迅速起调节反应，其中主要是交感神经功能损害。此类表现见于较晚期心血管自主神经病变者，其主要发病机制为血压调节反射弧中传出神经损害所致，病人从卧位站立时，由于交感神经病变使去甲肾上腺素的释放量减少，未能代偿性地引起周围血管收缩；由于肾上腺素的分泌量亦不足而使心搏出量减少，以致收缩压与舒张压均降低。

（4）猝死　本病病人偶因各种应激如感染、手术、麻醉等均可导致猝死。临床上表现为严重的心律失常（如室性颤动、扑动等）或心源性休克，发病突然，病人仅感短暂胸闷、心悸，迅速发展至严重休克或昏迷状态，体检时血压明显下降，阵发性心动过速或心跳心搏骤停，常于数小时内死亡伴发感染时，则症状常被原发病所掩盖，而贻误诊断和治疗。

2. 并发症

糖尿病心肌梗死的症状是在糖尿病症状的基础上突然发生心肌梗死的，所以其病情理应偏重而复杂。但是糖尿病心肌梗死的症状往往比非糖尿病心肌梗死为轻。有外国学者比较了糖尿病心肌梗死100 例与非糖尿病心肌梗死100 例，发现糖尿病心肌梗死轻、中度胸痛多见，无胸痛者非糖尿病组只有 6 名，糖尿病组却有 46 名，而且糖尿病组死亡率较非糖尿病组死亡率高。1975 年国外某学者分析糖尿病心肌梗死 285 例的临床症状，结果有 33% 无典型心绞痛症状，发作后一个月内有 40% 死亡。实际上，并非糖尿病心肌梗死症状较轻，而是由于糖尿病患者同时伴有未被发现的末梢神经炎和自主神经功能障碍的结果，掩盖了疼痛的症状，常常成为一种无痛性心肌梗死，所以其死亡率较高。此乃糖尿病心肌梗死发生后值得注意的临床特点。

（1）糖尿病心肌梗死

①先兆症状：有的出现胸闷、气短，或者原为阵发性变为持续

性；有的出现心绞痛或者心前区不适感。根据一般心肌梗死观察，其先兆症状有早有晚。其先兆症状 56.9% 是在发病前 1 周；21.6% 是在发病前 2 周；6.6% 是在发病前 3 周；其余的是在发病前 4 周或更早。

先兆症状主要是心绞痛占 61.8%，其特点是疼痛频繁发作，疼痛程度逐渐加剧，发作时间逐渐延长。对于先兆症状宜密切观察，及时处理，对于心梗预后大有裨益。

②胸痛：胸痛为心肌梗死的主要症状，多发生于情绪激动、精神紧张或劳累搬移重物之后。有时发生在熟睡中。其疼痛性质、部位酷似心绞痛，但其疼痛性质甚为剧烈。持续时间较长，通常在 0.5～24 小时。有时少数患者不典型疼痛，如上腹部、颌部、肩胛以及牙痛等。尚有个别患者尤其是老年无任何疼痛，称为无痛性心肌梗死。这些不典型症状或无疼痛现象极易漏诊误诊，应十分注意。

③消化道症状：糖尿病心肌梗死发病后，约有 1/3 患者伴发有恶心、呕吐、腹胀现象。偶尔甚至发生腹泻。这些消化道症状可能与自主神经功能障碍有关，或者缺血累及肠系膜动脉所致。

④体征：急性病容，焦虑不安，面色灰白，多汗、呼吸紧迫。发病 12 后，可有发热，次日体温可达 38℃，甚至 39℃。以后逐渐下降，约 1 周后恢复正常。脉细数，多数超过 100 次/分钟，血压下降，收缩压常在 70～100mmHg（9～13 千帕斯卡），有时血压下降，预示休克可能发生。心律多数规律，心音微弱，常有第二心音分裂，有时出现奔马律，心尖部可有收缩期杂音，多数提示乳头肌功能受损指征。少数病人可有心包摩擦音。约 20% 在梗死发生后几天并发心包炎。

⑤心电图检查：心电图检查对确诊心肌梗死的诊断有重要意义。90% 以上病人发病后几小时甚至十几小时可显示明确的异常心电图。但是，有时典型的心电图，常在 24 小时后出现或更加明显。急性心肌梗死的心电图形态，常常是缺血型损害型和坏死型先后综合出现。

Ⅰ. 病理性 Q 波：提示坏死型改变，主要特征是面向心肌坏死区的导联显示出病理性 Q 波，宽度 >0.04 秒，可呈 QR 型或 QS型，且其深度 >1/4R 波。

Ⅱ.S-T 段抬高：为损伤型改变，其特点是面向损伤部的导联，显示出 S-T 段异常升高，可高达 2～15mm，且呈凸形，弓背向上。其开始点为 R 波下降支，距 R 波尖端高低不一，有时离尖峰很近，呈凸形弓背向上的弧线，然后下降至等压线，因此，心电图形上称为单向曲线。S-T 段的升高是心肌梗死早期出现的波型，有时可持续十几小时或几天的时间，才逐渐回到等压线上。

Ⅲ. 缺血型 T 波：又称倒置 T 波，提示心外膜下缺血。当心电图 S-T 段呈单向曲线时，出现 S-T 段与 T 波融合，不易分清。待数天后，S-T 段恢复至等压线时，T 波倒置则显露出来而且愈变愈深。经过很长时间，T 波才逐渐由变浅而直立。

心电图面向梗死区的导联，出现上述三种典型图形，同时与之相对应的背向梗死区的导联则 R 波增高，S-T 段下降与 T 波高尖称之为镜影图形。

Ⅳ. 心内膜下心肌梗死图形：有些心内膜下心肌梗死，仅梗死心内膜下一薄层，不像穿壁性完全坏死，其坏死程度未及心外膜下的 1/3 厚度，心电图上并不出现 Q 波，而是在相应导联上有明显的 S-T 段下降现象，有时可以下降至 3～5mm，同时伴有 T 波倒置，并常有 R 波变低。这种变化通常可持续几天甚至几周。

V.T 波倒置：有些比较轻度的心肌梗死患者，心电图上并不出现 Q 波，只有 T 波在动态观察下逐渐变为倒置，成为对称的深大 T 波。有时伴有轻度 S-T 段抬高，经过数周后逐渐恢复，由双向、平坦变为直立。这种情况提示可能为心内膜下梗死，或其梗死范围很小，所谓小灶性梗死，在梗死灶中尚有正常心肌纤维，故不出现 Q 波。

病理性 Q 波持续时间，最长常持续数年甚至终生不消失。然而当结缔组织在病灶收缩时，其面积将逐渐缩小，加之良好的侧支循环，Q 波有的逐渐变小，甚至在某些导联可以完全消失出现 γ波。

（2）心源性休克 糖尿病心肌梗死并发心源性休克发生率并无专项报告，北京地区的资料为20.6%，休克死亡率为56.1%。

（3）充血性心力衰竭 心力衰竭是急性心肌梗死的重要并发症之一。北京地区1971~1975年对急性心肌梗死的分析，心力衰竭的发生率为16.1%~23.8%，合并心肌梗死的病死率为18.2%~45.1%。急性心肌梗死并发心力衰竭主要为左心衰竭，但是病情持续发展，亦会导致双侧心力衰竭或全心衰竭。

（4）心律失常 心律失常是心肌梗死常见的并发症，其发生率约占80%左右。心律失常的类型约80%~100%为室性期前收缩。近十几年来，利用电子监护系统和冠心病监护病室（CCU）的发展，使心律失常早期发现及时处理，已经大大地降低了心肌梗死并发心律失常的死亡率。

（5）心脏破裂和乳头肌功能失调 心脏破裂是急性心肌梗死的一种最危急的合并症。根据其破裂情况分成两种类型：其一为心室壁破裂，穿通于心包腔，引起心包填塞心脏猝死；其二是心肌内结构断裂，包括乳头肌断裂和室间隔穿孔，常常突然发生心力衰竭或休克。

（6）晚期并发症

①心室壁瘤：心室壁瘤并非真正瘤。其发生机制主要是由于心肌坏死后，病变部位被结缔组织取代形成瘢痕所致。

②梗死后综合征：急性心肌梗死的恢复期中，一般多在心肌梗死后第2~11周，出现发热、胸闷、乏力、咳嗽等症状，称为梗死后综合征。常伴发三联征即心包炎、胸膜炎（胸腔积液）、肺炎。其原因多数认为自身免疫所致，发生率为1%~4%。

糖尿病并发急性心肌梗死是一种严重的急性、慢性混合性疾病。病情重笃而复杂，难以控制，死亡率较高。所以治疗应全面及时合理。在抢救心肌梗死用药时，要始终想到糖尿病；对糖尿病治疗处理时，更要考虑心肌梗死的严重性。如此才能达到治疗的目的。

3. 诊断

（1）糖尿病冠心病诊断标准与非糖尿病患者相似，但糖尿病患者无痛性心肌缺血和心肌梗死的发生率较高；应予以警惕。其诊断条件主要如下：

①糖尿病诊断明确。

②曾发生心绞痛、心肌梗死、心律失常或心力衰竭。

③心电图显示 S－T 段呈水平或下斜型压低，且幅度≥0.05～0.1mV，T 波低平、倒置或双相。

④多普勒超声提示左室舒张和收缩功能减退，室壁节段性运动减弱。

⑤冠状动脉造影提示管腔狭窄＞50%；是诊断冠心病最准确的方法。

⑥放射性核素（如201Tl）检查出现心肌灌注缺损，结合单光子发射计算机断层显像（SPECT）或正电子发射断层显像（PET），可发现心肌的代谢异常，有助于提高诊断的准确性。

⑦核磁共振显像(MI)可提示心脏大血管病变和心肌梗死部位。

⑧排除其他器质性心脏病。

（2）糖尿病心肌病临床诊断比较困难，与其他心肌病如高血压心肌病有时难以区别，以下几点可作为参考：

①糖尿病诊断确立。

②有心律失常、心脏扩大或心力衰竭等发生。

③超声心动图提示左心室扩大、心脏舒张或收缩功能减退，心肌顺应性降低。

④放射性核素或 MI 提示心肌病存在。

⑤胸部 X 线显示心脏增大，可伴有肺淤血。

⑥冠状动脉造影排除冠状动脉狭窄。

⑦排除其他原因的心肌病。

（3）糖尿病心脏自主神经病变缺乏特异性标准，临床诊断可参考以下指标：

①糖尿病诊断确立。

②休息时心率大于 90 次/分钟，或心率快而固定，且不受其他各种条件反射的影响，排除其他导致因素如心功能不全、贫血和发热等。

③直立性低血压，立位时收缩压降低 ≥30mmHg 和舒张压降低 ≥20mmHg。

④深呼吸时每分钟心率差 ≤10 次；立卧位每分钟心率差 ≤10 次；乏氏动作反应指数 ≤1.1；立位时第 30 次心搏 R-R 间距与第 15 次心搏的 R-R 间距的比值 <1.03。

4. 鉴别诊断

（1）与其他原因所致的冠状动脉病变引起的心肌缺血鉴别 如冠状动脉炎（风湿性、血管闭塞性脉管炎）、栓塞、先天畸形、痉挛等。

（2）与其他引起心力衰竭、心脏增大的疾病鉴别 如先天性心脏病、风湿性心脏病、肺源性心脏病、原发性心肌病等。

（3）与其他引起心前区疼痛的疾病鉴别 如肋间神经痛、心脏神经官能症等。

以上各种疾病通过仔细临床分析，并结合各种实验室检查，多数病例可得到明确鉴别。

5. 实验室检查

1997 年美国糖尿病协会（ADA）提出了新的糖尿病诊断标准，建议将糖尿病 FPG ≥7.8mmol/L（140mg/dl）的诊断标准降至 7.0mmoL/L（126mg/dl），继续保留 OGTT 或餐后 2 小时血糖（P2hPG）≥11.1mmol/L 的诊断标准不变。原因：①流行病学调查分析 FPG≥7.0mmol/L 时，糖尿病微血管并发症发生的危险性明显增加；②FPG≥7.8mmol/L 与 OGTT 或 P2hPG≥11.1mmol/L 两者在反映糖尿病血糖水平时存在明显的不一致。流行病学资料分析发现，几乎所有 FPG ≥7.8mmol/L 的患者其 OGTT 或 P2hPG 均 ≥11.1mmol/L，而约 25% OGTT 或 P2hPG≥11.1mmol/L 患者其 FPG

未达 7.8mmol/L，说明 FPG≥7.8mmol/L 的标准反映高血糖的程度高于 P2hPG 反映的水平，而修改后的 FPG>7.0mmol/L 与 P2hPG ≥11.1mmol/L，两者基本一致。1999 年 WHO 糖尿病专家委员会和亚太地区糖尿病政策组确认将 FPG 由 7.8mmol/L 降为 7.0mmol/L 并建议作为临床诊断糖尿病的空腹血糖标准。但多数研究认为 OGTT2h 后血糖≥11.1mmol/L 仍是诊断糖尿病的重要指标。

其它辅助检查如下：

（1）心电图检查　S-T 段呈水平型或下斜型降低，且≥0.05mV，T 波呈低平双相或倒置。

（2）必要时可进行 24 小时动态心电图和（或）心脏负荷试验（如活动平板试验、踏车运动试验、心房调搏异丙肾上腺素静脉滴注、二阶梯运动试验等）。

（3）X 线、心电图、超声心动图和心向量图检查提示心脏扩大，心肌酶检查对心肌梗死可起辅助诊断作用。

（4）CT 检查　心脏形态、心功能、心肌组织检查和心肌灌注的定量和定性分析，确定有冠心病的存在。

（5）磁共振成像提示心脏大血管病变和清楚的心肌梗死部位；PET 可显示早期心肌代谢异常但价格昂贵，经济条件许可者可以选用。

（6）放射性核素心脏显像　包括静息时心肌显影和结合运动试验的动态显影。有 201Tl 或 99mTc-MIBI 使正常心肌显影而缺血区不显影的"冷点"显影法，和用 99mTc 焦磷酸盐使新近坏死的心肌显影而正常心肌不显影的"热点"显影法，进行心梗定位和冠心病的早期诊断。较新的显像法包括单光子发射计算机断层显像。

（7）冠状动脉造影　是诊断冠状动脉粥样硬化性病变的金指标，可明确诊断，并定位指导选择治疗方案，判断预后，但应注意 X 综合征患者可有典型心绞痛表现，但冠状动脉造影结果可能为阴性，因其可能由小血管痉挛所引起。

（二）中医诊断

中医无糖尿病合并冠心病的病名，一般认为冠心病属于中医学

"胸痹、心痛、真心痛"范畴。其临床特征以"胸闷，膺背肩胛间痛，两臂内痛，短气"为特征。病情严重者"胸痛彻背，喘息不得卧，大汗淋漓，旦发夕死，夕发旦死"。如《素问·标本病传论》云："夫病传者，心病心是痛，一日而欬，三日胁发痛。"又如《素问·脉要精统论》云："心病者，胸中痛，胁支满，肋下痛，膺背肩胛间痛，两臂内痛。"与现代医学心绞痛临床表现颇为类似。其发病机制主要是消渴日久气阴两伤，阴虚内热，瘀血阻络而成。除了正虚失养之外，其特征是容易为火热之邪、情志波动、瘀血阻滞、水饮痰浊所伤。其病理变化常常表现为阳气鼓动无力，引起心痛和脉之结、代、细、涩；血不养心，引起惊悸、怔忡；气血阴阳亏虚，心神失养，造成失眠、多梦、健忘，甚则神志涣散，谵妄、神昏，或发生猝死。又因心主藏神，为"精神之所舍"，情志变化时常伤及于心。心主血脉，气虚、气滞、痰浊、寒凝等常可造成血液瘀滞，心脉痹阻，最终出现"胸痹、真心痛"。

（三）民间经验诊断

根据上述糖尿病性心脏病病因病机的探讨，可得出以下结论：瘀血、痰湿是消渴致胸痹的中心环节。糖尿病性心脏病是在消渴病基础上久治不愈而发生的，是消渴病中后期的并发症，以气阴两虚、血脉瘀阻、郁热或痰湿阻脉为其特点，进一步发展可致心气衰微、水饮停聚，甚或阴竭阳绝。病位在心，涉及肺、脾、胃、肝、肾等脏腑。

二、治疗

（一）民间和经验治疗

1. 收集下述验方供参考

冠通汤：丹参 9g，炒赤芍 9g，桃仁 4.5～9g，降香 3g，生香附 9～15g，广郁金 15g，全瓜蒌 15g，元胡 9g，远志 3g，炙甘草

3g。水煎服，每日一剂。功能：活血化瘀，理气化痰。主治：冠心病。临床上对糖尿病合并冠心病证属痰瘀互阻，气滞血瘀者有效。加减：气虚加党参、黄芪；气阴两虚加太子参、麦冬、五味子；脉结代加川桂枝；胸闷甚者加佛手、薤白、檀香；心悸加炒枣仁、茯苓、茶树根；伴有高血脂属湿热阻滞者加茵陈、泽泻。

益气活血方：黄芪40g，党参30g，当归20g，赤芍20g，川芎15g，红花10g，丹参15g，葛根15g，麦冬15g，五味子15g。水煎服，每日一剂。功能：益气养心，活血化瘀。适用于糖尿病心脏病证属气虚血瘀者。

解郁舒心汤：太子参10g，麦冬10g，五味子10g，桔梗5g，枳壳5g，香附10g，丹参10g，婆罗子6g，佛手片3g，玫瑰花3g。功能：益气养阴，理气活血。适用于糖尿病性心脏病证属气阴两虚气滞不畅者。

2. 应急措施

以胸闷气短，心痛彻背，喘息不得卧属心绞痛者，可用：①复方丹参滴丸，10粒含舌下。适用胸痹心痛轻症患者。②麝香保心丸，2粒含舌下。适用于心脉瘀阻较重者。

真心痛而面白唇青，汗出肢冷，脉微欲绝者，可采用：①心气暴绝者，静脉滴注生脉散注射液，并以独参汤内服。②心阳暴脱者，静脉滴注香丹注射液或参附针剂。

3. 中成药

心可舒片，主要成分：三七、丹参、木香、葛根、山楂。功用：活血化瘀，行气止痛。用于：①冠心病，心绞痛，心律失常（各类早搏）；②高血压，头晕头痛，颈项疼痛。口服4片/次，日3次。

冠心苏合丸，主要成分：苏合香、乳香、青木香、冰片、檀香。功用：芳香开窍，理气止痛。用于心绞痛，胸闷，心肌梗死。口服1~2粒/次，1日3次。

速效救心丸，主要成分：川芎等。功用：增加冠脉血流量，缓解心绞痛。用于冠心病胸闷，胸痛，憋气。含服 4~6 粒/次，1 日 3 次。急性发作时 10~15 粒/次。

冠心丹参片，主要成分：丹参、三七、降香油。功用：活血化瘀，理气止痛。用于冠心病胸闷，胸痛，心悸气短。口服 3 片/次，1 日 3 次。

益脉康片，主要成分：灯盏细辛。功用：活血化瘀，增加脑心血流量，改善血循环。用于：①冠心病。②缺血性脑血管病，中风后遗症。口服 2 片/次，1 日 3 次，10 日为 1 个疗程。

（二）中医和经典治疗

本病的发病机制，以阴阳气血虚损为本，痰、瘀、风冷邪气为标，临证每多虚实夹杂。初病年壮者，实证居多，治以豁痰，散寒，疏瘀为主；久病年高者，虚证为多，治以益气养阴，温阳为主；虚实夹杂者，则须权衡标本，分析孰轻孰重或标本兼顾，或急则治标，或缓图根本，合宜而用。

分型证治如下：

1. 寒凝心脉型

猝然心痛如绞，冷汗自出，心悸气短，或心痛彻背，背痛彻心，多因气候骤冷或骤遇风寒而发病或加重症状，舌苔薄白，脉沉紧。

治法：温经散寒，养血通脉。

方药：当归四逆汤。

处方：当归 12g，桂枝 9g，赤芍 9g，细辛 1.5g，炙甘草 5g，通草 3g。

加减：若胸痛较剧者，加丹参 15g，川楝子 10g，元胡 10g。瘀血较重者加川芎 15g，鸡血藤 15g，三七粉 3g 冲入，加强活血化瘀。若痛剧而四肢不温者，即含服冠心苏合丸，芳香化浊，理气温通开窍。

2. 气滞心胸型

胸胁胀闷，隐痛阵发，痛无定处，时欲太息，遇情志不遂时容易诱发或加重，或兼有脘腹胀闷，得嗳气或矢气则舒。苔薄白或薄白腻，脉细弦。

治法：疏调气机，和血止痛。

方药：柴胡疏肝散。

处方：柴胡 12g，川芎 10g，香附 9g，枳壳 10g，赤芍 15g，甘草 3g。

加减：若兼有脘腹胀满、嗳气、纳少等脾胃气滞表现，可用逍遥散疏肝行气，理脾和胃；苔腻者为气滞湿阻，加用檀香 10g，丹参 15g，调气行瘀，加砂仁 6g，化湿畅中。以达疏调气机，理脾止痛之效。

3. 瘀血痹阻型

心胸疼痛剧烈，如刺如绞，痛有定处，甚则心痛彻背，背痛彻心，或者痛引肩背，伴有胸闷，日久不愈，舌暗有瘀斑，苔薄白脉弦涩或结代。

治法：活血化瘀，通脉止痛。

方药：血府逐瘀汤。

处方：当归 9g，生地 9g，桃仁 12g，红花 9g，枳壳 6g，赤芍 6g，柴胡 3g，甘草 6g，桔梗 12g，川芎 5g，牛膝 9g。

加减：若瘀血痹阻重症，胸痛剧烈，可加乳香 3g，没药 3g，郁金 10g，元胡 10g，丹参 15g，加强活血理气作用。若血瘀气滞并重，胸痛甚者，加沉香、檀香等辛香理气止痛药物。并吞服三七粉；若伴有气短乏力，自汗，脉细缓或结代，为气虚血瘀之象，当益气活血，用人参养营汤合桃红四物汤加减，重用人参、黄芪等益气祛瘀之品。

4. 心阴亏损型

证候：心胸疼痛时作，或灼痛，或闷痛，心悸怔忡，五心烦热，口干盗汗，颜面潮热，舌苔白或质暗少津，脉细数或结代。

治法：滋阴养血，补心安神。

方药：天王补心丹。

处方：人参10g，茯苓20g，丹参15g，玄参10g，桔梗10g，远志10g，当归10g，五味子10g，麦冬10g，天冬10g，柏子仁10g，酸枣仁30g，生地20g。

加减：若阴虚导致阴阳气血失和，心悸怔忡症状明显，脉结代者用炙甘草汤，方中重用生地30g，配以阿胶10g，麦冬10g，麻仁10g，滋阴补血，人参、大枣补气益胃，资脉之本质；桂枝、生姜以行心阳。诸药同用，使阴血得充，阴阳调和，心脉通畅。若阴虚兼有火热实邪、痰火、痰热者，应配合应用清热泻火，清热化痰及泻火逐痰药。

5. 心气阳衰，水饮凌心犯肺

心悸气短，胸闷喘憋，不得平卧，畏寒肢冷，腰膝酸软，双下肢水肿，或兼视物不清，或兼纳呆泄泻，舌胖淡暗，苔白滑，脉沉细数。

治法：益气养心，肃肺利水。

方药：生脉散合葶苈大枣泻肺汤。

处方：人参10g，黄芪30g，麦冬10g，五味子10g，葶苈子30g，大枣5枚，猪苓、茯苓各30g，泽泻、泽兰各15g，桑白皮12g，桂枝10g，当归10g，车前子10g。

（三）现代医家治疗经验

1. 施今墨验方选（《施今墨医案验方合编注笺》）验方如下

（1）验方一　元参90g，苍术30g，麦冬60g，杜仲60g，茯苓60g，生黄芪120g，枸杞子90g，五味子30g，葛根30g，二仙胶60g，熟地60g，怀山药120g，山萸肉60g，丹皮30g，人参60g，玉竹90g，冬青子30g。研为细末，另用黑大豆1000g，煎成浓汁去渣，共和为小丸，每次6g，每日3次。适用于成年人糖尿病，血糖尿糖控制不理想者。

（2）验方二　葛根 30g，花粉 90g，石斛 60g，玄参 90g，生地 90g，天冬 30g，麦冬 30g，莲须 30g，人参 30g，银杏 60g，五味子 30g，桑螵蛸 60g，菟丝子 60g，破故纸 60g，山萸肉 60g，西洋参 30g，何首乌 60g，生黄芪 120g，怀山药 90g，女贞子 60g。研为细末，金樱子膏 1000g 合为小丸，每服 6g，每日 3 次。适用于糖尿病中医辨证为上消下消者。

（3）验方三　莲子肉 60g，芡实米 60g，党参 60g，熟地、红参、天竺子、桑椹子、淡苁蓉、阿胶、黄精各 60g，西洋参 30g，杭白芍 60g，黄柏 30g，生黄芪 90g。共研细末，雄猪肚一个，煮烂如泥，和为小丸，每服 6g，每日 3 次。主要适用于糖尿病中医辨证为中消者。

2. 赵锡武验方选（《消渴病中医防治》）　验方如下

验方：生熟地各 30g，天麦冬各 12g，党参 30g，当归 9g，山萸肉 12g，菟丝子 30g，元参 12g，黄芪 30g，泽泻 15g。水煎服，每日一服。赵锡武教授对糖尿病的治疗积有丰富经验，他认为上中下三消"其始虽异，其终则同"，主张分期治疗，早期以养阴清热泻火为主，肺胃兼治；中期当养阴益气；晚期应针对阴阳俱虚证相应施治。上方是赵老治疗糖尿病中晚期常用方。阳明热甚口渴者加白虎汤、川连以清胃泻火；阳虚加用，桂附可用至 10g；腹胀加大腹皮；腹泻重用茯苓、泽泻，去生地，熟地减量；兼有高血压者加杜仲、牛膝；兼有冠心病者加瓜蒌、薤白、半夏。

3. 刘惠民验方选（《刘惠民医案》）　验方如下

验方：炒酸枣仁 42g，枸杞子 15g，生地 18g，丹皮 10g，菟丝子 24g，何首乌 12g，花粉 12g，生石膏 24g，沙参 12g，白及 12g，橘络 12g，白术 12g，鸡内金 15g，山栀 10g。水煎服，每日一剂。另配合药粉：白及 90g，沙参 45g，柿霜 36g，三七 30g，西洋参 24g，冬虫夏草 36g，琥珀 15g。共研细粉，每次 4.5g，每日 2 次。刘惠民老中医常用以上两方配合，治疗糖尿病合并肺结核者具有一定疗效。

4. 祝谌予验方选，验方如下

祝谌予教授认为糖尿病在临床虽可分为阴虚、血瘀、阴阳两虚、气阴两虚等型，但临床以气阴两虚多见。常用黄芪、山药、苍术、元参、生地、熟地、丹参、葛根为基本方治疗。阴虚型以一贯煎为主方；阴阳两虚型以桂附八味丸为主方；血瘀型以降糖活血方为主，药物组成：木香、当归、益母草、赤白芍、川芎。若燥热或烘热加黄芩、黄连；口渴欲饮加知母、石膏；渴饮无度加浮萍30g；多食明显重用生地、熟地，加玉竹；全身瘙痒加白蒺藜、地肤子；腰腿疼加鸡血藤、桑寄生；足跟痛加青黛、木瓜；眼目昏花加川芎、白芷、谷精草、菊花；兼有冠心病加生脉散；胸痛加川朴配郁金；大便干加麻仁、郁李仁，必要时加川军；胸腹胀满加枳壳、桔梗、杏仁、薤白；阳痿加仙茅、仙灵脾、阳起石、蜈蚣；眼底出血加大小蓟、三七粉；血压高加夏枯草、紫石英或三石汤（生石膏、石决明、代赭石）；胆固醇增高加决明子、首乌；少数病人血糖不降者，可重用黄芪50g，生熟地各30g。

5. 岳美中验方选（《临床验集》）验方如下

验方：生地120g，天冬60g，红参60g，首乌180g，胎盘1具或河车粉60g。研为细末，炼蜜为丸，每日2次，每次1丸。适用于老年糖尿病，热证不明显，气阴两虚的病人。

6. 吕仁和验方选，验方如下。

（1）验方一　黄精、生地、元参、丹参各30g，葛根、知母各15g，枳壳、黄连、生军各10g，甘草6g。水煎服，每日一剂。滋阴清热、生津止渴。适用于Ⅱ型糖尿病阴虚化热型，若口渴甚加生石膏30g，寒水石30g。

（2）验方二　生黄芪、黄精、紫河车、丹参、猪苓、肉苁蓉、山楂、芡实、木瓜各1000g，葛根、秦艽、当归、狗脊、牛膝各500g，研末制成水丸，每次6g，每日3次。适用于Ⅱ型糖尿病，形体消瘦，气虚为主，络脉瘀阻，气短乏力，手足麻痛，面足微肿者。

（3）验方三　太子参、生地、元参、黄精、丹参、大黄、川芎各1000g，枳实、桃仁、皂刺各500g，制成口服液，每支10ml，每次1支，每日3次。具有益气养阴、活血通脉作用。适用于Ⅱ型糖尿病慢性病变早期。

（4）验方四　黄精、生地、丹参各30g，赤芍15g，皂刺、秦艽、川断、牛膝、狗脊各10g，青黛6g，蜈蚣1条，共研末制成水丸，每次6g，每日3次。具有益气养阴、活血通络作用。适用于Ⅱ型糖尿病合并周围神经病变，中医辨证为气阴两虚，络脉瘀阻者。

（5）验方五　太子参、川芎、赤芍各15g，丹参30g，麦冬、五味子、葛根、苏梗、丹皮、泽泻各10g，黄连、香附、香橼、厚朴各6g，每日一剂，水煎服。具有益气养阴、理气活血的作用。适用于糖尿病性心脏病，中医辨证为气阴两虚，气滞血瘀者。

（6）验方六　太子参、麦冬、牛膝各15g，生地、元参、丹参、黄精各30g，山萸肉、川芎、桃仁、酒军、枳实、菊花、泽泻各10g。水煎服，每日一剂。具有益气养阴，补肾活血的作用。适用于糖尿病肾病，中医辨证为肝肾气阴两虚者。

（四）现代和前沿治疗

1. 一般治疗

注意劳逸结合，低脂肪、高纤维饮食，戒烟酒，逐渐减肥，适当做有氧运动。

2. 糖尿病本身的治疗和纠正相关的危险因素

（1）糖尿病的治疗　高血糖是心血管疾病持续的危险因素之一。糖尿病病人患心血管疾病的危险性随血糖的升高而增加，随HbA1c水平的增高，糖尿病病人心脏事件及并发症的发生率增加，不存在明显的发生并发症的血糖阈值。

有研究结果显示，非胰岛素依赖型糖尿病病人强化血糖控制，使心肌梗死等心血管终点事件发生的危险性明显降低，应采取各种积极措施，将病人的血糖降至接近正常水平，但也要避免低血糖，因低血糖可诱发心绞痛或心肌梗死。为了预防动脉硬化，最重要的是正确选择治疗糖尿病的方法，饮食治疗是基本措施，不论糖尿病类型、病情轻重或有无并发症，也不论是否应用药物治疗，都应严格和长期执行，饮食总热量和营养成分，须适应生理需要，进餐定时定量，以利于血糖水平的控制。

体育锻炼也是糖尿病治疗的一项基础措施，按年龄、性别、体力、有无并发症等不同条件，循序渐进和长期坚持。在饮食和运动治疗的基础上，选择适当的口服降糖药物或胰岛素力争血糖控制在理想水平。在糖尿病本身的治疗中既要控制高血糖，纠正酮症酸中毒，又要防止低血糖反应的发生，以改善心肌代谢状态，并且要稳定和加强循环系统功能，以上都是治疗心血管并发症的基本问题。

（2）控制高血压　有国外研究表明糖尿病伴高血压者，收缩压每下降 10mmHg，并发症可明显减少。流行病学分析，严格控制血压所获益处优于一般控制，但收缩压与并发症发生间无明确阈值，建议理想控制血压为 130/85mmHg 以下。

近期公布的美国预防、检测、评估与治疗高血压全国联合委员会第七次报告（JNC7）建议，控制糖尿病高血压应以达到 <130/80mmHg 为目标血压。由于使用短效降压药时 24 小时内血压波动较大，而血压波动是导致靶器官损害的重要因素，所以，一般主张选用长效降压药。可选用血管紧张素转换酶抑制剂、钙通道阻滞剂和 β 受体阻滞剂，但应注意应用 β 受体阻滞剂可影响机体对低血糖的反应。

钙通道阻滞剂：除能降低血压外，还具有解除冠状动脉痉挛，改善心肌缺血，缓解心绞痛等作用。有研究表明硝苯地平控释片（拜新同）可有效降低糖尿病高血压，不干扰血糖代谢，同时减少新生糖尿病的发生，保护靶器官保护肾功能，减少终点事件 50%。

β 受体阻滞剂：多项研究已证实，其与安慰剂相比，可减少高血压病人的心血管患病率和死亡率。β 受体阻滞剂除可降低血压外还可减慢心率，降低心肌收缩力，从而减少心肌的氧耗量。用于糖尿病并冠心病者，有减轻症状，减少心绞痛发作次数的作用。但其对糖代谢和脂代谢有不良影响，而且可掩盖低血糖症状和延缓低血糖的恢复，可能延误低血糖的诊断和及时处理。使用时需注意 β 受体阻滞剂禁用于支气管哮喘、急性心力衰竭、病窦综合征、休克和 II 度以上房室传导阻滞。

血管紧张素转换酶抑制剂（ACEI）：除可降低血压，减轻心脏的后负荷外，还可预防或逆转左心室肌的肥厚，在急性心肌梗死病人，可改善心功能和预后，缩小梗死面积，降低恶性心律失常、不稳定型心绞痛再梗死的发生率，并改善左心室的重构，阻止充血性心力衰竭的发生和发展。心脏后果预防评价研究（heart outcomes prevention eval-uation study，HOPE）证明使用雷米普利可显著降低心血管死亡、中风和心肌梗死心力衰竭、血管重建术、新发糖尿病微血管并发症和糖尿病肾病的事件发生率，HOPE 的亚组研究（SECURE）证实雷米普利能有效延缓动脉粥样硬化的进展。其效果具有剂量相关性，10mg/d 疗效显著，且其延缓动脉粥样硬化的作用独立于降压作用。其另一个亚组研究（micro HOPE）证实雷米普利可使高危的中老年糖尿病患者显著减少，且不影响长期血糖控制。应用雷米普利的益处远远大于血压降低带来的害处，ACEI 的预防作用可能是直接的血管保护带来的。

血管紧张素 II（Ag II）：是心肌细胞肥大和成纤维细胞重构的主要原因，且可作用于血管壁、促进血栓形成。Ag II 受体阻滞剂可减轻心肌的肥厚，减缓充血性心力衰竭的发展和降低其死亡率，减少急性心肌梗死的梗死面积，改善心室重构；且可明显减弱血管成形术后再狭窄的程度。氯沙坦高血压患者生存研究（LIFE，Losartan intervention forfendpoint reduction in hypertension study）来自 945 个中心，由研究者发起的前瞻性的以社区为基础的、多国家、双盲、双模拟、随机、活性药物对照的平行对照研究，其结论：氯沙坦与阿替洛尔治疗相比，具有超越降压以外的更优越的降低心血管患病和死亡危险（包括脑卒中）的保护作用，对高危人群（如糖尿病）和低危人群（如非血管性）均具有保护作用，可降低新发生糖尿病的几率，比阿替洛尔有更好的耐受性。

（3）纠正脂代谢紊乱　对防治动脉粥样硬化有效。在赫尔辛基研究中应用吉非罗齐（gemfibrozil）的Ⅱ型糖尿病病人，发展成心脏病者明显减少。在辛伐他丁（simvastatin）的生存研究中4444名冠心病者中201人患糖尿病。糖尿病病人调脂治疗组冠状动脉事件发生率下降了54％，而全组仅下降30％；simvastatin治疗组死亡率为14％，而安慰剂组为25％。在糖尿病动脉粥样硬化干预研究（diabetic atherosclerosis intervention study，DAIS）中，给予具有Ⅱ型糖尿病典型血脂谱的患者，进行微粒化非诺贝特（力平脂）调脂干预治疗，可以预防动脉粥样硬化，降低糖尿病患者心血管疾病的发病率和死亡率。非诺贝特通过PPARα调节，在脂代谢中起主要作用的基因的表达，使小而致密的低密度脂蛋白减少，甘油三酯分泌减少，富含甘油三酯的脂蛋白降解增加，高密度脂蛋白增加，微粒非诺贝特治疗可明显改善高危人群的动脉粥样硬化进展，使局部病变进展降低40％，心血管事件降低23％，且可用于Ⅱ型糖尿病的长期调脂治疗，安全耐受性好。正在进行的阿伐他汀（立普妥）预防Ⅱ型糖尿病患者冠心病终点研究（ASPEN，atorvastatin study prevention endpoints in NIDDM）在Ⅱ型糖尿病病人，评价10mg阿伐他汀预防冠心病及非冠心病终点的作用（安慰剂对照），进行随机、双盲、多国、多中心试验。从现有报告资料来看，预期强化降脂治疗，可以减少非胰岛素依赖型糖尿病患者的心血管临床事件的发生。ATPⅢ将糖尿病定为冠心病的等危症，所以将糖尿病病人LDL治疗目标定为＜100mg/dl。美国糖尿病学会按治疗糖尿病血脂异常重要性制定的优先顺序为：

①降低LDL胆固醇，首选HMG–CoA还原酶抑制剂（他汀类），次选胆酸结合树脂。

②升高HDL胆固醇包括减重，加强体育锻炼，戒烟等治疗性行为方式改变。

③降低甘油三酯，控制血糖，应用纤维酸衍生物或贝特类，他汀类亦中度有效。

④混合高脂血症首选改善血糖控制，加用高剂量他汀类药物，其次联合应用他汀类及纤维酸类或他汀类和烟酸类。

（4）改善胰岛素抵抗，降低高胰岛素血症　已知糖尿病大血管病变的发生与胰岛素抵抗有关。后者是一种独立危险因素，故改善胰岛素抵抗有助于糖尿病血管并发症的防治。胰岛素增敏剂噻唑烷乙酮类药物，如罗格列酮可增加胰岛素敏感性改善血糖控制，显著降低血糖、游离脂肪酸和胰岛素水平。不断有证据表明，罗格列酮不仅对长期血糖控制有良好的作用，而且在减少心血管疾病风险方面也有潜在益处。

3. 心绞痛的治疗

控制糖尿病的基础上，按一般治疗心绞痛的处理原则进行治疗，即改善冠状动脉的供血和减轻心肌的耗氧，同时治疗动脉粥样硬化。

（1）发作时的治疗

①一般治疗：止痛、吸氧、稳定血压、休息（发作时立即停止活动，一般病人休息后症状可立即消除）等。

②药物治疗：较严重的发作，首选作用较快的硝酸制剂。这类药物除扩张冠状动脉，降低阻力，增加冠状循环的血流量外，还通过对周围血管的扩张作用，减少静脉回流心脏的血量，降低心室容量、心腔内压，减低心脏前后负荷和心肌的需氧从而缓解心绞痛。常用制剂有硝酸甘油片 0.3～0.6mg 和硝酸异山梨酯（ISDN）2.5～10mg 舌下含化，或硝酸甘油颊片 1～3mg 置于颊黏膜处，硝酸异山梨酯口腔喷雾剂 2 喷。在应用快作用硝酸酯药物的同时，可考虑适当使用镇静药。

（2）缓解期的治疗

①避免各种诱发因素、调节饮食结构。一次进食不宜过饱，禁烟酒。调整日常生活与工作量，减轻精神负担，保持适当的体育活

动。一般不需卧床休息，但发作频繁、心梗后心绞痛、疑为心梗前奏的病人，应予休息一段时间。

②药物治疗：使用作用持久的抗心绞痛药物，以防心绞痛发作；可单用、交替或联合应用作用持久的药物。常用制剂有硝酸酯制剂、肾上腺素能 β 受体阻滞剂（β 阻滞剂）、钙拮抗药、冠状动脉扩张剂和使用改善心肌代谢类药等。

采用 β 阻滞剂治疗本病时应注意以下情况：①有的糖尿病心脏病病人，心脏处于心衰的临界状态 β 阻滞剂可促发心衰；②使用非选择性 β 阻滞剂时应警惕发生低血糖；③应用大剂量 β 阻滞剂时，若突然停药，可诱发严重的心脏并发症，故应逐渐减量，若必须停药可在医院内连续监护下进行；④近年应用精制蝮蛇抗栓酶治疗心绞痛取得较好疗效，应用大剂量（每天 2U 静滴）治疗不稳定型心绞痛疗效更佳。由于该药具有抗凝、溶栓和扩血管等作用故能缓解心绞痛。曲美他嗪能维持缺血或缺氧细胞线粒体能量代谢，防止细胞内 ATP 水平下降，保持 $Na^+ - K^+ - ATP$ 酶（钠泵）正常功能和钾钠离子跨膜运动，增加心肌葡萄糖氧化，改善缺血心肌功能，从而增加心绞痛患者冠脉储备，显著减少心绞痛发作频率和硝酸甘油用量，20mg/次，3 次/日，舌下含服。由于心绞痛发病机制复杂，宜以个体化治疗为原则。

以上为对稳定型心绞痛的处理措施，对于不稳定型心绞痛（UAP）患者，因其易发生急性心肌梗死（AMI）或猝死（SD），且发作时可能伴有恶性室性心律失常或心功能不全，故应住院密切观察治疗，尤其对危重患者应送入 ICU 中，按 AMI 病人监护，然后根据其具体情况采取相应的个体化治疗方案。

4. 心肌梗死的治疗

糖尿病病人发生心肌梗死的治疗，按一般非糖尿病病人的治疗原则，包括入院前的就地抢救、住院期间的冠心病监护病房（CCU）和普通病房的治疗、康复期的冠心病二级预防即梗死后的 A、B、C 治疗。如糖尿病合并急慢性并发症，特别是酮症酸中毒时发生心肌梗死，应每天分次注射人胰岛素或根据临床情况而决定用量。每天要监测血糖，最好使血糖维持在 9～10.2mmol/L，可避免增加低血糖的危险。心梗合并心衰时不能给予苯乙双胍，因此时血乳酸水平升高，可导致乳酸酸中毒。糖尿病病人发生急性心肌梗死时，病情都较重，血糖升高明显伴随诱发的这种应激反应，必然加重糖尿病病情，故此时应将口服药改为胰岛素治疗有利于控制高血糖症。应用胰岛素后亦应注意低血糖症的发生。

（1）入院前（就地抢救）治疗

①AMI 早期猝死的防治：约 65% 猝死发生在 AMI 起病后 1 小时内，大多数是由于心电不稳定所致的心室颤动（室颤）引起，可以没有广泛心肌损伤，经现场或最先到达的基层急救人员或医护人员进行除颤后，约 60% 以上患者可获救。

②止痛和镇静：吗啡是解除 AMI 疼痛最有效的首选药物，其作用于中枢阿片受体而发挥镇痛作用，并阻滞中枢交感冲动传出导致外周动静脉扩张，从而降低心脏前、后负荷及心肌耗氧量；使循环中儿茶酚胺释放减少，减慢心率。5～10mg 皮下注射或 2～5mg 静脉注射，必要时 15～30 分钟重复，吗啡可抑制呼吸，有慢性阻塞性肺病者慎用。如有发生呼吸抑制，可使用钠络酮对抗，剂量为 0.4mg 静注，总量不超过 1.2mg。哌替啶也有镇静和清除焦虑的作用，50～100mg 皮下注射或 25mg 静脉注射哌替啶有致心动过速和呕吐作用，可用阿托品 0.5mg 静注以对抗。

③心动过缓及恶性心律失常治疗：心肌梗死早期极易并发心律失常，治疗上应视其具体类型和病情而定。有心动过缓者酌情使用适量阿托品（0.5mg 静注或 1mg 肌注）；有频发室性期前收缩或室性心动过速时酌情可给予利多卡因（1mg/kg 静注）进行转复。在后送途中发生室速或室颤，仍需及时电除颤；如发生心搏骤停立即就地心肺复苏，待心律、血压、呼吸稳定后再送入医院。

④院外溶栓治疗：美国 AHA 及其他国家对有 Q 波心肌梗死的静脉溶栓治疗进行了重大改革。现已规定，可由基层初级医护人员在入院前就地抢救现场，早期施行静脉内溶栓治疗。这一治疗措施

使梗死相关动脉及早恢复灌注，以挽救缺血心肌，限制梗死范围，改善左心室功能，降低病死率，具有重大临床意义。

（2）住院期间治疗　包括 CCU 治疗及普通病房的治疗。CCU 的设置使 AMI 早期病死率降低 50%。AMI 患者进入 CCU 后，通过连续心电图、心泵功能、心肌酶谱的监测及用侵入性方法对血流动力学指标监测，宜尽早、尽快地实施溶栓治疗及其相关的抗凝治疗，或进行 AMI 的急症 PTCA 或冠状动脉旁路移植术（CABG）等，其目的旨在抢救梗死边缘区的缺血心肌和限制梗死范围，挽救不少 AMI 伴严重心泵功能衰竭患者，使 AMI 的死亡率进一步降低。

①一般治疗

A. AMI 早期患者应严格卧床休息 2~3 天后，视恢复情形逐步增加活动量。

B. 饮食宜选择清淡、易消化食物，少吃多餐，禁绝烟酒，有高脂血症、糖尿病患者需用低脂、低胆固醇、低糖饮食。

C. 卧床休息、食量减少和（或）用吗啡均易引起便秘，可适当给予润肠通便的药物（如可在睡前给予比沙可啶（便塞停）5~10mg 或甘油/氯化钠（开塞露）10~20ml 注入肛门等以避免患者在床上用力解便时诱发肺水肿、肺梗死或心搏骤停的可能。

D. 对老年男性伴有前列腺肥大者，尽量让患者站或坐在床边、或坐在便桶上解小便，应尽量避免插导尿管。

E. 应尽快建立一条静脉输液通道，以保证迅速达到有效药物浓度及维持水电解质平衡，调整血容量，有条件宜在血流动力学监测情况下进行补液、利尿等治疗。

F. 同时应注意病人的心理护理，避免不良的精神刺激，消除患者的精神紧张等。

G. 给氧可减轻呼吸困难、胸痛和发绀，以及减轻 AMI 并发症，如充血性心力衰竭、肺水肿、心源性休克和肺动脉栓塞，可减轻焦虑恐惧心理，有利于梗死边缘区缺血心肌的氧供，使受损心肌能更有效地泵血。

H. 镇痛首选吗啡，亦可用作用较弱的哌替啶，必要时可考虑用人工冬眠（哌替啶 50～100mg、异丙嗪 25～50mg、双氢麦角碱 0.6～0.9mg 加入 5% 葡萄糖液 500ml 中静滴）或亚冬眠（哌替啶 50mg、异丙嗪 25mg 肌注，4～6 小时重复）治疗。

②控制血糖

发生急性心肌梗死时，由于应激反应，病人可出现血糖升高，甚至发生酮症酸中毒，后者反过来又可加重心肌梗死或诱发再梗死，要密切监测血糖，及时恰当处理。在对比研究心肌梗死后使用降血糖药物与病死率的关系时发现，使用口服降糖药物，心肌梗死病人多死于早期的心室颤动，且其病死率均较胰岛素治疗组为高。口服降血糖药物如磺脲类药物有减弱心肌收缩力的作用，增加浦氏纤维的自律性，二者都可增加心肌梗死的范围和严重程度，导致室颤。因此，对糖尿病病人的急性心肌梗死发生后，应立即开始胰岛素治疗，有降低心梗病死率的作用，并对心肌收缩力和浦氏纤维无影响。在处理高血糖时要慎防发生低血糖。低血糖可诱发再梗死，建议血糖维持在 8～10mmol/L。

③溶栓治疗

20 世纪 80 年代是 AMI 治疗的溶栓时代。溶栓疗法是心肌梗死治疗史上使病死率下降最显著的一项治疗措施。在心肌梗死的早期进行溶栓治疗，能迅速恢复冠脉血流，限制和缩小心肌梗死的面积，预防心室扩张和心力衰竭，降低病死率。研究显示，糖尿病并心肌梗死者溶栓治疗的益处大于非糖尿病病人。应在胸痛发作的 6 小时内（最晚不超过 12 小时）进行，以尽快、尽早地恢复闭塞的冠状动脉血流，使梗死相关血管达到充分而持续再灌注，才能抢救大部分濒死缺血心肌，减少梗死范围，保存心功能和降低死亡率。溶栓疗法分为静脉溶栓及冠脉内溶栓。静脉溶栓使用方便，费用较低，病死率也较低，可作为首选。溶栓疗法禁用于近期 2 周内有活动性出血、各种血液病、出血性疾病或有出血倾向者，如主动脉夹层动脉瘤、糖尿病性视网膜病变、严重高血压、妊娠、严重肝肾功能损害及恶性肿瘤等。常用药物包括尿激酶、链激酶和组织型纤溶酶原激活剂等。

④抗凝和抗血小板聚集药

由于 AMI 溶栓治疗后，抗凝治疗能减少再闭塞的发生，还可预防动脉栓塞和静脉血栓形成，明显降低死亡率，防止透壁性梗死区内膜面附壁血栓形成，减少体循环栓塞，防止外周深静脉血栓形成，减少肺动脉栓塞等。禁用于有出血倾向或活动性出血、活动性溃疡、脑卒中、严重高血压、严重肝肾疾患、败血症（尤其是感染性心内膜炎者）、行有创性床旁检查或手术者（如胸腔穿刺、锁骨下静脉穿刺、SwanGanz 导管检查等）、极度衰弱患者等。可在溶栓中或溶栓后开始应用。静脉使用者常用肝素，口服者常用阿司匹林（乙酰水杨酸）噻氯匹定、氯吡格雷或西洛他唑。抗凝前后需定期监测凝血时间、ACT 或 APTT，使上述各指标维持在其正常上限的 1.5～2 倍之间来调整肝素浓度。经国外多项大规模多中心的双盲随机试验已证实，抗血小板剂对溶栓后获成功再灌注患者，及未溶栓的 AMI 患者均能降低 AMI 早期、晚期再梗死率及病死率。常有抗血小板药物有阿司匹林（160～300mg/d）、双嘧达莫（潘生丁）（常与阿司匹林合用，每次 50mg，2～3 次/d）、噻氯匹定（抵克立得 250mg/次，2 次/d 持续 2～4 周后，改为 250mg/次，1 次/d，共 3 个月）等。

⑤ACEI

其作用机制包括抗心肌缺血（抑制血管紧张素 Ⅱ 生成，直接改善冠状动脉血流和心肌血流分布，抑制缓激肽降解，改善血管内皮依赖性舒张功能，抑制交感神经活性，增强迷走神经张力，降低心肌耗氧量，抗血小板作用），改善心功能（降低外周血管阻力，使心脏后负荷降低，降低肺毛细血管楔压、肺动脉压和右心房压，可降低心脏前负荷，降低心室内压和室壁张力，ACE 抑制剂引起外周血管扩张时不伴有反射性心率增加，从而降低血压－心率二乘积），预防或减轻 AMI 后心室重塑。AMI 后心室重塑包括：梗死部位室壁由于张力增大、心腔扩大而被拉长、变薄，严重导致室壁瘤形成。非梗死部位重塑是指心肌细胞肥厚，心肌外基质成分增加而心肌毛细血管密度相对减少，可改善心肌梗死病人心功能，减低再梗死和不稳定型心绞痛的发生率。ACEI 减轻或预防 AMI 后心室重塑的作用已为多项大规模临床试验证实，但其作用机制不清楚，推测可能是与上述多因素共同作用结果，可降低心肌梗死后心力衰竭的死亡率。特别适用于有左室收缩功能障碍者，禁用于有低血压、严重房室传导阻滞者。AMI 伴心功能不全者（除外低血压、心源性休克或血流动力学不稳定者）为 ACEI 治疗的肯定适应证。必须结合心功能不全的临床症状和射血分数（即 EF 值，每搏量与舒张末期容量的比值），筛选出合适的 ACEI 抑制剂治疗对象。临床试验结果表明，AMI 后患者 EF 值越低，ACEI 治疗对预后改善的净效益越大。认为早期 ACEI 治疗 AMI 后 3 ~ 10 天内开始，可能更为适宜，对降低患者总死亡率及心脏病死亡危险性、预防心力衰竭进一步恶化，改善左心室功能均具有肯定作用。AMI 后 ACEI 治疗原则是从小剂量开始，逐渐增加至患者能耐受的剂量，避免发生低血压副作用，需长期维持治疗。常用有卡托普利，美国 FDA 已批准用于 AMI 后心功能不全治疗开始用 6.25mg/d 剂量，作试验性治疗后，逐渐增加剂量至 75 ~ 150mg/d 分 3 次服。依那普利开始剂量 2.5mg/次，2 次/d，后逐渐增加至 5 ~ 10mg/次，2 次/d，口服。培哚普利开始剂量 1 ~ 2mg/d，后逐渐加大至 4 ~ 8mg/d，口服赖诺普利开始剂量 2.5 ~ 5mg/次，2 次/d，后逐渐增加至 5 ~ 10mg/次，2 次/d，口服等。

⑥β 受体阻滞剂

早期应用可限制梗死范围和降低病死率，减少并发症的发生；后期给药能降低再梗死率或（和）病死率。选用无内源性拟交感神经活性的选择性 β 受体阻滞剂为宜，如阿替洛尔和美托洛尔。对无 β 受体阻滞剂禁忌证的 AMI 患者，应用 β 受体阻滞剂原则：尽早应用，从最小剂量开始，逐渐缓慢递增，直至病人达到最大耐受量为止，长期维持。在治疗中注意患者个体化差异及监测心率、血压变化。普萘洛尔 1mg 缓慢静注，每 5 ~ 10 分钟/次，直至总量达 0.1mg/kg 继以口服 20 ~ 40mg，3 ~ 4 次/d；阿替洛尔 5 ~ 10mg，缓慢静注，继以口服 12.5 ~ 25mg，2 次/d；美托洛尔 5mg 静注，每2~3分钟1次，总量达15mg，继以口服25~50mg，2次/d。以上药物长期治疗，应根据血压、心率调节剂量，保持患者休息时心率在60/分钟左右。如出现以下情况应考虑停药：心率<50/分钟，收缩压<12千帕斯卡（90mmHg），P－R间期≥0.26秒，利尿剂不能控制肺淤血，禁忌证为窦性心动过缓，心率<50/分钟，收缩压<12千帕斯卡（90mmHg），严重充血性心力衰竭，房室传导阻滞（AVB），Ⅰ度、Ⅱ度Ⅰ型、Ⅱ度Ⅱ型及Ⅲ度AVB，严重慢性阻塞性肺疾病。副反应：心血管副作用包括心力衰竭、严重窦缓、低血压、休克、AVB、雷诺症、间歇性跛行及外周循环障碍等，非血管性的有疲乏、抑郁、嗜睡、眩晕、失眠、支气管痉挛、胃肠道不适、胰岛素治疗性低血糖及肾病所致肾功能恶化等。

⑦其他：心律失常、心源性休克等的处理，同非糖尿病病人促进心肌能量代谢药物的治疗。

A. 1.6－二磷酸果糖（FDP），临床资料证明，FDP对AMI并心力衰竭及低排综合征者有明显疗效，可改善心功能及预防室性心律失常发生。

B. 极化液（GIK）或镁极化液（Mg－GIK），国内常用处方：GIK加硫酸镁即Mg－GIK液（10%葡萄糖500ml＋人胰岛素12U＋10%氯化钾10ml＋25%硫酸镁20ml），静脉点滴1次/d（为安全起见，建议糖尿病病人改为5%葡萄糖加适量胰岛素为妥）。静滴速度1~2ml/分钟为宜，10~14天为1个疗程。Mg－GIK液中K^+与Mg^+比例为1:5即氯化钾1.0g，硫酸镁5.0g，低于此比例将影响疗效。

C. 辅酶Q10（CoQ10），具有直接稳定细胞膜作用及调节琥珀酰及NADH脱氢酶作用。其心血管药理作用：纠正心肌细胞CoQ10的缺乏状态，促进心肌氧化磷酸化，当心肌CoQ10>70%时，则心肌氧化磷酸化停止。CoQ10是细胞自身产生的天然抗氧化剂，能抑制线粒体的过氧化，有保护生物膜结构完整和保持各种离子通道正常运转功能，可缩小心肌梗死范围和抑制缺血后心肌酶学的升高。剂量：150~300mg/d，口服或10~20mg，肌注，1~2

天，连用 12 周，可配合大剂量维生素 C2～3g，静注，1 次/d 10 天 1 个疗程，或维生素 E100mg，3 次/d，口服等。

D. 曲美他嗪　作用及用法见心绞痛缓解期的药物治疗。

E. 代血浆类低分子右旋糖酐或羟乙基淀粉（706 代血浆）：其作用机制与适应证，本药借助于胶体高渗透压将组织中的液体吸收入血，使血容量增加，导致血液稀释，降低红细胞比积和血浆黏滞度改善微循环；另一方面药物覆盖于红细胞表面，使红细胞膜外的负电荷增加，从而抑制红细胞聚集；同样也能抑制血小板聚集，阻碍血小板释放第 3 因子和通过影响凝血因子Ⅷ。因此具有抑制血小板功能作用，并增强纤溶过程等作用。适应证：UAP 伴高黏滞血症患者，下壁心肌梗死和右室心肌梗死伴梗死后（早期）心绞痛患者，有低血压表现，但无明显左心功能受损，静滴本药可使血容量增加，从而使血压恢复正常。大面积心肌梗死伴有轻度左心功能不全或伴梗死后（早期）心绞痛患者，静滴本药可能诱发或加重左心功能不全，宜慎用。使用 6% 低分子右旋糖酐 250～500ml，1 次/d，静滴，连续 10～14 天为 1 个疗程。副反应有过敏反应，个别可引起血压下降、胸闷等，应用前宜做皮肤过敏试验。常用剂量 6% 低分子右旋糖酐 125～250ml 或羟乙基淀粉 250ml，缓慢静滴，1 次/d，2 周为 1 个疗程对并发有心力衰竭患者禁用。

F. 肾上腺皮质激素：本品具有稳定细胞膜通透性、保护溶酶体和增加心肌收缩力的作用，但有延缓心肌梗死后的愈合作用。下列情况可考虑应用：并发第二度Ⅱ型第三度 AVB（房室传导阻滞）泵功能衰竭时与升压药配合应用，严重炎症反应一般仅在 AMI 急性期短期应用，不宜超过 2～3 天。

⑧手术治疗

主要目的是使缺血的心肌重新获得较充足的血液供应，缓解心绞痛，改善生活质量和提高劳动能力，延长病人生命。可采用以下 2 种手术：经皮冠状动脉内成形术（PTCA）及冠状动脉内支架植入，指经外周动脉将带有球囊的心导管送到冠状动脉的狭窄部位，通过扩张的球囊，使动脉粥样斑块撕裂、中层被牵拉而使之扩张。

其优点是再灌注成功率高，残余狭窄轻，梗死后心绞痛发生率低，能明显改善左室功能，无溶栓剂引起的全身纤维蛋白溶解副作用，出血发生率低；缺点是与 PTCA 操作有关的并发症（内膜撕裂、夹层、冠状动脉痉挛及急性闭塞等）发生率较非 AMI 的 PTCA 为高，技术条件要求高，有一定风险，且费用昂贵。主要适用于有明确冠状动脉病变，反复心绞痛经药物治疗无效者。经治疗后大部分病人症状有不同程度改善，有效率约达 80%。PTCA 具有不需体外循环、住院时间短、手术并发症少等优点。但不适用于左冠状动脉主干狭窄、多部位病变和慢性完全性阻塞性病变的病人。冠状动脉内支架植入为 AMI 急症 PTCA 的开展提供了保障，其最大优点是避免了 PTCA 操作时可能出现的内膜夹层所引起的冠脉急性闭塞。此外，对高危 AMI 死亡率及需要急症做 CABG 者较单独 PTCA 大大减少。

冠状动脉搭桥术（冠状动脉旁路移植术，CABG）主要适用于冠状动脉严重狭窄，心绞痛反复发作而药物或 PTCA 治疗无效者。手术前行主动脉内球囊反搏术（IABP），待病情及血流动力学稳定后，可择期或急症作 CABG。糖尿病病人因心脏自主神经病变，心绞痛常不典型，如经冠状动脉造影证实，存在左冠状动脉主干或冠状动脉 2～3 支近端严重病变者，应尽早进行手术 CABG，禁用于心功能明显减退（左室 EF＜15%）、狭窄血管支配区域心肌已完全丧失功能、狭窄远端冠状动脉也明显缩窄（直径＜1 厘米）者。术后 6 小时即开始服用阿司匹林（乙酰水杨酸）200～300mg，1 次／d。

5. 心律失常的治疗

处理与非糖尿病病人并无差异，仅须注意用药时对糖尿病的影响和对动脉粥样硬化的不利。在治疗心律失常时必须兼顾糖尿病的治疗，在使用胰岛素、强效降血糖药和抗心律失常药物时宜慎重考虑其副作用。

6. 心力衰竭的治疗

治疗原则与非糖尿病病人相同，针对病理生理的异常，进行相应的治疗措施。主要包括减轻心脏负荷和增强心肌收缩力。为减轻心脏负荷，病人需要休息，包括限制体力和心理活动，控制钠盐摄入，应用利尿药和血管扩张剂；为增强心肌收缩力，可选用洋地黄类药物及其他正性肌力药物。治疗过程还需注意某些药物对糖代谢的影响，和其与降血糖药物之间相互应用的问题。如噻嗪类利尿剂有升血糖作用，但停药后血糖即恢复正常。对患有肥胖症、高血压病冠心病、脑动脉硬化的老年人，尤应注意抗心力衰竭药物的升糖作用，严防低血糖、低血钾、体位性低血压、高血脂等的发生。合并心力衰竭时，要及时用胰岛素，因为胰岛素不仅可对抗应激状态下的高血糖，也可使血糖下降，细胞外液容量减少，从而改善心力衰竭。

三、康复

糖尿病患者较普通人心脏病的发病要早、病情更重、预后更差。

糖尿病伴 AMI 近期预后（其主要观察指标是 AMI 后 4 周的住院病死率）的改善，决定于 AMI 早期（发病后 12 小时内，最迟不超过 24 小时）能否尽早、尽快地使梗死相关血管充分而持续再灌注，这是抢救大部分濒临死亡的缺血心肌、减少梗死面积、保护心功能和降低住院死亡率的主要关键。在 AMI 围溶栓期的抗凝药、抗血小板药、抗心肌缺血药以及辅以必要的抗心律失常药，最好联合应用，对防治其早期再闭塞，减少其严重并发症，降低住院死亡率均起到了决定作用，使近期住院病死率下降至 10% 左右。

糖尿病伴 AMI 的远期预后（主要观察终点是心肌梗死患者远期的病死率和并发症发生率）的改善，应强调 AMI 早期重建血运的重要性。只有在 AMI 早期尽早、尽快地使梗死相关血管充分而持续再灌注，才能减少梗死扩展，挽救大量濒死的缺血心肌，并显著减少心力衰竭、心源性休克等严重并发症，不仅改善了 AMI 的近期预后，而且可望能改善其远期预后，提高患者生存率。通过对 AMI 后各种危险因素的判断分层，对一些影响预后的高危因素进行防治，尤其是对相当部分的 AMI 早期未作溶栓和重建血运的患者，进行积极防治更是十分重要。这将直接影响到这些患者的远期预后，加强心肌梗死后的治疗，即冠心病二级预防。

影响糖尿病伴 AMI 远期预后的高危因素：梗死的部位、范围、性质及类型：超过左室 20% 以上大面积梗死，左主干病变、左主干等同病变或三支血管病变，透壁性梗死，梗死扩展、再梗死所致梗死后心绞痛，室壁瘤并发体循环栓塞者，前壁梗死较下壁、前间壁梗死预后差，而长期血糖控制不良者预后更差。故大面积、透壁性广泛前壁心肌梗死常伴有心功能不全，预后极差。AMI 并发症：心力衰竭、严重心律失常，可发生在 AMI 急性期或恢复期。包括频发、复杂的室早、快速室上性心律失常，持续性室性心动过速或室颤，Ⅱ度Ⅱ型 AVB 或Ⅲ度 AVB，AMI 并发束支传导阻滞伴心力衰竭者，晚期室性心律失常伴室壁瘤或有广泛室壁运动障碍者，常同时有心力衰竭，预后极差。其他：高龄患者伴糖尿病、高脂血症、高血压病经药物治疗效果不佳者。

预防方面可参考一下内容。

1. 一级预防或原发性预防

糖尿病冠心病的一级预防，实际上是预防动脉粥样硬化的易发病因。尸检证明动脉粥样硬化早从儿童时期已有发生，有的青年时期已相当严重，所以预防应从儿童时期开始。遗传学中已经证明，糖尿病为多基因遗传疾病。冠心病 20 世纪 70 年代后，国外已注意到其遗传学方面的问题，有的调查资料报告，父母 1 人有冠心病，其子女的冠心病发生率 2 倍于无冠心病家庭；父母 2 人有冠心病，其子女冠心病发生率 5 倍于无冠心病家庭。可见冠心病的发生与遗传家族因素有密切关系。因此，凡是家族中有近亲糖尿病冠心病和高血压者，都应该采取的积极的一级预防措施，防止糖尿病冠心病的发生。

2. 二级预防

又称继发性预防，凡是已患糖尿病冠心病者，对于诱发或促进其病情发展的诸因素都应该避免，对于有症状者应该积极进行治疗，控制心绞痛，纠正心力衰竭和心律失常，改善心功能。

3. 三级预防

根据病因、病机演变的途径进行预防。糖尿病并发症的发生有其特定的原因，预防这些病因、病机的演变是防止糖尿病冠心病发展的重要措施。

（1）要注意饮食营养合理化，避免药物经常化　许多资料表明，体胖者易患糖尿病与冠心病，二者对肥胖者犹如姊妹形影相伴。根据石家庄城乡的普查超过标准体重 10% 者为高体重；低于标准体重 10% 者为低体重；在平均标准体重以内者为正常体重。结果是高体重者患病率高（8.33% ~ 8.97%）。低体重者患病率低（2.33% ~ 2.92%）；正常体重者患病率介于二者之间（3.06% ~ 5.10%）；三者患病率中，低限为农村患病率，高限为城市患病率。北京地区对冠心病、心绞痛调查分析，肥胖者发生率为49.2%，体瘦者为 10.1%。两组的调查结果提示，体重的高低与患病率有着密切关系，尤其是糖尿病冠心病更是如此。因此，防止体肥超重是预防糖尿病冠心病的重要措施。

（2）体育运动经常化，防止好逸恶劳悠闲化　糖尿病是一种终身性新陈代谢性疾病，运动是糖尿病四大基本疗法之一。运动能够改善细胞膜的功能改善细胞器的功能，也能改善各系统器官的功能。所以，运动是防治糖尿病冠心病、降低体重的重要措施。尤为重要的，注重体育运动的经常化。生命在于运动，是至理名言。好逸恶劳悠闲化应该避免，这是体力活动与脑力活动降低的温床。有人曾统计，中国从秦始皇至清朝末代皇帝有生卒年月可考的 210人，其中 70 岁以上的仅有 10 人，占 4.76%；40 岁以内死亡的短命皇帝 120 人，占 57.14%，其早亡的一个重要原因是好逸恶劳悠闲化。

（3）建立合理的生活制度　戒除烟、酒不良嗜好，避免精神紧张，情绪激动，养成稳定的心理素质。主要包括生活方式和运动干预。适当参加运动或体力劳动，保持体重正常，避免超重和肥胖，尤其是腹型肥胖，有助提高糖尿病患者心血管功能。有报告常规参加运动者，心血管疾病的危险性降低35%～50%；低盐（建议每天摄入食盐不超过6g）、低脂饮食（多摄入不饱和脂肪酸）。戒烟，吸烟是心血管疾病的一重要危险因素，与不吸烟者相比，吸烟者心血管疾病的发生年龄较早，不吸烟者生活在吸烟的环境中（被动吸烟），亦易发生心血管疾病。停止吸烟可使心血管疾病发生的危险明显降低；戒酒，饮酒对心血管疾病产生的影响尚有一些争议，有认为少量饮酒（30～60ml/d）可能减少心血管疾病的发生，但大量饮酒可升高血压和血脂，糖尿病患者饮酒可能干扰糖代谢，应尽可能地避免饮酒或不饮酒。

1996年美国心脏病学会提出为减少心血管疾病发生的危险，建议一般人群的膳食及生活方式应争取达到以下目标：①戒烟；②适当的热量摄入和体力活动，防止肥胖，超重者减重；③脂肪摄入量占每天摄入总热量的30%或更少，饱和脂肪酸占每天摄入总量的8%～10%，多价不饱和脂肪酸摄入量占每天总热量达10%，单价不饱和脂肪酸摄入量占每天总热量达15%，胆固醇摄入量应在30mg/d以下；④热量的55%～60%应来自复杂碳水化合物；⑤饮酒者及不忌酒精者，每天饮酒不超过1～2个酒精单位，不要使不饮酒者开始饮酒或增加饮酒量。